Fach-
buch

Klett-Cotta

Karl Heinz Brisch

Bindungsstörungen

Von der Bindungstheorie zur Beratung und Therapie

19., erweiterte und vollständig überarbeitete Auflage

Klett-Cotta

»Bindungsstörungen« – ein internationaler Erfolg:
Englischsprachige Ausgabe: Guilford Press
Koreanisch: Sigma Press
Italienisch: Giovanni Fioriti
Japanisch: Seishin Shobo
Russisch: Co gito Centre
Tschechisch: Portál
Ukrainisch: UUAP
Persisch: Dr. Saeed Ghanbari
Chinesisch: Posts & Telecom Press Co.

FSC www.fsc.org MIX Papier | Fördert gute Waldnutzung FSC® C014889

Klett-Cotta
www.klett-cotta.de
J. G. Cotta'sche Buchhandlung Nachfolger GmbH
Rotebühlstraße 77, 70178 Stuttgart
Fragen zur Produktsicherheit: produktsicherheit@klett-cotta.de

Cover: Bettina Herrmann, Stuttgart
Unter Verwendung einer Abbildung von © southnorthernlights/photocase.de
Gesetzt von Eberl & Koesel Studio, Kempten
Gedruckt und gebunden von Friedrich Pustet GmbH & Co. KG, Regensburg
ISBN 978-3-608-94937-7
E-Book ISBN 978-3-608-11949-7
PDF-E-Book ISBN 978-3-608-20599-2

19., erweiterte und überarbeitete Auflage, 2022
21. Auflage, 2025

Bibliografische Information der Deutschen Nationalbibliothek
Die Deutsche Nationalbibliothek verzeichnet diese Publikation in der
Deutschen Nationalbibliografie; detaillierte bibliografische Daten
sind im Internet über http://dnb.d-nb.de abrufbar.

Ich widme dieses Buch
meinen Kindern Verena, Nicola und Jonathan
und meiner Frau Lizzy.
Durch sie habe ich viel über Bindung gelernt.

»Die Bindungstheorie begreift das Streben nach engen emotionalen Beziehungen als spezifisch menschliches, schon beim Neugeborenen angelegtes, bis ins hohe Alter vorhandenes Grundelement.
Im Säuglings- und Kleinkindalter sichert uns die Bindung an die Eltern (bzw. entsprechende Ersatzfiguren) neben Schutz und Zuwendung den Beistand dieser Personen; selbst bei gesunder psychischer Entwicklung bleibt sie bis weit ins Erwachsenenleben bestehen, ergänzt durch neue, meist heterosexuelle Bindungen.
Trotz der großen Bedeutung des Nahrungs- bzw. Sexualtriebs ist die Bindung, ihrer lebenswichtigen Schutzfunktion wegen, als solche eigenständig.«

John Bowlby, Elternbindung und Persönlichkeitsentwicklung

Inhalt

TEIL 4 Behandlungsbeispiele aus der klinischen Praxis

Danksagung

Es gibt viele Menschen, denen ich zu Dank verpflichtet bin, denn ohne ihre Hilfe hätte ich dieses Buch nie in so kurzer Zeit schreiben können.

Besonders zu Dank verpflichtet bin ich der am 1. Januar 2022 verstorbenen Lotte Köhler, die mich von Anfang an zur Idee dieses Buches angeregt und zur Erstellung des Manuskriptes motiviert hat. Mit großem Engagement hat sie das Manuskript in seinen verschiedenen Versionen mehrfach gelesen und mir viele differenzierte Hinweise und kritische Anmerkungen gegeben, die ich aufgreifen und in das Manuskript einarbeiten konnte. Darüber hinaus hat sie mich stets ermutigt und war sozusagen bei diesem Unternehmen meine »sichere Basis«.

Karin Grossmann danke ich für ihre hilfreichen Anmerkungen zum Theorieteil und ihre bindungstheoretischen Ideen zu den Fallbeispielen.

Meine damalige Mitarbeiterin Anna Buchheim hat ihre Kenntnisse im Bereich »Bindungstheorie und Bindungsforschung« in unserer Arbeitsgruppe beigesteuert und dadurch in vielfältiger Weise über viele Jahre in gemeinsamen Diskussionen Anregungen gegeben, die in der einen oder anderen Weise in dieses Buch eingingen. Ich danke ihr sowie meinen damaligen Mitarbeiterinnen und Mitarbeitern Gesine Schmücker, Brigitte Köhntop, Susanne Betzler, Doro Munz, Kristin Bemmerer-Mayer, Gerhard Mahler, Ute Barth und Irina Zimmer für die Durchsicht des Manuskripts.

Horst Kächele (gest. 2020) hat mir durch seine kritische Auseinandersetzung mit dem Theorieteil sehr geholfen; er gab mir wichtige Hinweise zu Unstimmigkeiten sowie weitere Anregungen. Walter Teller (gest. 1999) hat als Pädiater den Text in Hinblick auf seine Verständlichkeit für Nicht-Psychotherapeuten geprüft und mit Kritik und Verbesserungsvorschlägen die Lesbarkeit verbessert.

Darüber hinaus fühle ich mich allen Kolleginnen, Kollegen und Freunden für die Lektüre des Manuskripts der ersten Auflage, ihre hilfreichen Kommentare sowie ihren freundschaftlichen Beistand zu Dank verpflichtet: Johannes Brehm, Hans Hopf, Annegret Rein, Christoph Walker.

Ein besonderer Dank gilt meiner damaligen Sekretärin Birgit Vogel, die von

Anfang an mit großem Engagement das Manuskript erfasst hat. Ohne sie hätte dieses Buch nie in so kurzer Zeit erstellt werden können.

Ich danke meiner Frau Lizzy, ohne deren emotionale Unterstützung und kritische Rückmeldungen ich diese anstrengende Phase nicht annähernd so gut hätte bewältigen können. Meinen Kindern danke ich für ihr Verständnis, weil sie in dieser Zeit immer wieder phasenweise auf mich verzichten mussten. Mit Recht hat meine Tochter angemerkt, dass dieses Buch ein Kapitel darüber enthalten müsste, welche »Störungen« in den Bindungsbeziehungen innerhalb der Familie entstehen können, wenn der Vater ein Buch schreibt.

Mein Dank gilt auch Mathilde Fischer, die durch ihre Anfrage den Anstoß zu diesem Buchprojekt gab. Während der gesamten Zeit der Entstehung hat sie, damals Lektorin beim Verlag Klett-Cotta, den Prozess ermutigend begleitet und dafür gesorgt, dass dieses Buch in seiner Erstauflage im Verlag so rasch wie möglich produziert werden konnte.

Ein besonderer Dank gilt Dr. Heinz Beyer und seiner Nachfolgerin als Lektorin beim Verlag Klett-Cotta, Frau Katharina Colagrossi, für den Anstoß zu einer erneuten überarbeiteten Neuauflage und Christel Beck sowie Ulrike Wollenberg für die rasche Realisierung des Drucks der verschiedenen Überarbeitungen. Herrn Thomas Reichert bin ich zu großem Dank verpflichtet, weil er in Rekordzeit die überarbeiteten Neuauflagen redigiert und den schwierigen Part hervorragend bewältigt hat, neue und alte Teile des Buches zu einer Einheit zu verbinden. Verena Wagner und Olivia Madarász danke ich für ihre zuverlässige Unterstützung bei der Literaturrecherche für diese Neuauflage.

An dieser Stelle möchte ich mich auch bei allen Patienten und ihren Eltern bedanken, die mit ihrem Einverständnis zur Veröffentlichung ihres Falles die unentbehrliche Grundlage für dieses Buch gegeben haben.

Vorwort von Lotte Köhler zur 1. Auflage 1999

In den 50er Jahren erhielt der englische Psychoanalytiker John Bowlby zwei Aufträge: Er sollte für die Weltgesundheitsorganisation (WHO) einen Bericht über die psychische Befindlichkeit von Eltern und heimatlos gewordenen Kindern erstellen und in der Londoner Tavistock Clinic eine Abteilung für Kinderpsychotherapie aufbauen. Die dabei gewonnenen Erkenntnisse brachten ihn dazu, eine neue, von der psychoanalytischen Metapsychologie abweichende Theorie – die sogenannte »Bindungstheorie« – zu entwickeln.

Diese besagt, dass der Mensch, ebenso wie eine Vielzahl anderer Lebewesen, ein biologisch angelegtes »Bindungssystem« besitzt. Es wird aktiviert, sobald eine äußere oder innere Gefahr auftaucht. Kann diese Gefahr aus eigenem Vermögen nicht behoben werden, wird das sogenannte »Bindungsverhalten« ausgelöst. Ein kleines Kind wendet sich dann an die ihm vertraute Person, z. B. an seine Mutter oder seinen Vater, zu der es eine ganz spezifische »Bindung« aufbaut. In diese Bindungsbeziehung gehen seine Gefühle, Erwartungen und Verhaltensstrategien ein, die es aufgrund seiner Erfahrungen mit den wichtigsten Pflegepersonen entwickelt hat. Das sogenannte Bindungsmuster, das sich in Anpassung an diese während des ersten Lebensjahres ausprägt, wandelt sich im Laufe der Zeit, bleibt aber in seinen Grundstrukturen in den meisten Fällen relativ konstant.

Für das unselbständige menschliche Neugeborene und Kleinkind sind die Person, die Schutz und Fürsorge gewährt, und die Bindung an sie von lebenserhaltender Bedeutung. Das Bedürfnis nach dem »sicheren Hort oder Hafen« oder – mit anderen Worten – nach einer zuverlässigen Bindungsperson, die in Gefahrensituationen Schutz und Hilfe gewährt, bleibt aber während des ganzen Lebens bestehen. Auch bei Erwachsenen wird in einer solchen Lage das in der frühen Kindheit ausgeprägte Bindungssystem aktiviert und löst schutzsuchendes Bindungsverhalten aus.

Als Bowlby in den 60er Jahren diese Gedanken seinen Kollegen in London vorstellte, stieß er vonseiten der Psychoanalytiker auf erbitterten Widerstand, denn seine Theorie fußte nicht auf der damals gängigen Metapsychologie und Triebtheorie Freuds, sondern auf systemtheoretischen und kybernetischen Modellen. Auch warf man ihm vor, er befasse sich nur mit der Erklärung von »Verhalten«, nicht aber mit der »inneren Realität«, mit der sich die Psychoanalytiker beschäftigen. Die Folge dieser Kontroverse war, dass sich seinerzeit die Wege von Psychoanalyse und Bindungstheorie trennten.[1]

Dagegen wurde Bowlbys Bindungstheorie von der akademischen Entwicklungspsychologie akzeptiert und integriert, weil seine Schüler Untersuchungsmethoden entwickelten, die objektivierbare und reproduzierbare Befunde etwa von Bindungsverhalten und Bindungsmustern erbrachten. Insbesondere ist die von Bowlbys Mitarbeiterin Mary Ainsworth entworfene Untersuchungsanordnung für zwölf bis achtzehn Monate alte Kinder, die sogenannte »Fremde Situation«, zu einem Standardmessinstrument in der Entwicklungspsychologie geworden.

Ein wichtiger qualitativer Sprung erfolgte, als von Mary Main und Mitarbeitern eine bei Erwachsenen anwendbare Befragungs- und Auswertungsmethode entwickelt wurde. Aus deren Ergebnissen ist zuverlässig ableitbar, dass die innere Einstellung einer Mutter definiert, wie das Bindungsmuster und damit auch das Verhalten aussehen wird, das ihr Kind entwickelt. Selbst wenn diese Untersuchung, das sogenannte »Erwachsenen-Bindungs-Interview«, bei einer werdenden Mutter durchgeführt wird, gestatten die Ergebnisse eine valide Vorhersage des Bindungsmusters, das ein noch nicht geborenes Kind im Alter von einem Jahr ausgebildet haben wird. Damit war der Nachweis erbracht, dass innere Repräsentanzen der Mutter ihr Verhalten gegenüber dem Kind bestimmen. Daraus ergab sich die Möglichkeit einer Wiederannäherung zwischen Bindungstheorie und Psychoanalyse.

An genau dieser Stelle befinden wir uns jetzt.[2]

Bevor man sich der Nutzanwendung bindungstheoretischer Kenntnisse in der klinischen Praxis zuwendet, sollte man sich jedoch die grundsätzlichen methodologischen Ausgangspunkte von Psychoanalyse und Bindungstheorie vor Augen halten. Diese tragen auch zu einer Erklärung bei, warum Psychoanalyse und Bindungsforschung so lange getrennte Wege gingen.

Die Psychoanalyse gründet ihre Erkenntnisse auf Material, das in Behandlungen mittels freier Assoziation sowie durch das Übertragungs- und Gegenübertragungsgeschehen gewonnen wird. Der Analytiker erarbeitet mit dem Patienten eine Rekonstruktion von dessen Entwicklungsgeschichte, um auf diese Weise die

Bedingungen zu ergründen, die zur Entstehung seiner psychischen Störung führten. Dabei werden nicht nur Aspekte menschlicher Bindung einbezogen, sondern die gesamte Persönlichkeit, wie sie sich aus intensiver Zusammenarbeit zwischen dem Patienten und dem Therapeuten über einen längeren Zeitraum hinweg eröffnet. Die Psychoanalyse bezieht ihre Erkenntnisse im Wesentlichen aus Einzelfalldarstellungen.

In der Bindungsforschung dagegen werden Untersuchungen zu gezielten, damit aber auch beschränkten Fragestellungen durchgeführt. Die Befunde werden von zeitlich definierten Altersklassen der Kinder erhoben, mit quantitativen wie qualitativen Methoden untersucht und statistisch ausgewertet. Eine weitere Besonderheit der Bindungsforschung ist, dass ganze »Kohorten« von Eltern-Kind-Paaren, zum Teil bereits ab dem intrauterinen Leben des Kindes und bis zu dessen Erwachsenenalter, mit objektivierbaren Beobachtungsinstrumenten untersucht werden können. Solche systematischen Längsschnittuntersuchungen gibt es seitens der Psychoanalyse nur ganz vereinzelt. Diese Studien, wie überhaupt die Ergebnisse der modernen Säuglingsforschung, beweisen die Richtigkeit der von Bowlby vertretenen Auffassung, dass der Einfluss der äußeren Realität auf die Ausformung der inneren Realität nicht vernachlässigt werden darf. Die Forschungsergebnisse der Bindungsforschung haben den Vorteil der Replizierbarkeit, können aber im Gegensatz zur Methode der Psychoanalyse immer nur Ausschnitte der Entwicklung oder der Persönlichkeit erfassen. Diese »Partialsicht« der Bindungstheorie wird auch von Brisch immer wieder betont; die Bindungstheorie erhebt nicht den Anspruch, alle Aspekte der menschlichen Persönlichkeit zu erhellen.

Die Verbreitung und Erforschung der Bindungstheorie hat zu einer Fülle von Publikationen geführt, die ganze Bibliotheken füllen. Es wurden wichtige Befunde darüber erhoben, welche unterschiedlichen Bindungsmuster oder -verhaltensstile es gibt, unter welchen Bedingungen sie sich jeweils ausbilden und wie sie sich im Laufe des Lebens weiterentwickeln. Diese wiederum lassen Aussagen darüber zu, welche Bindungsmuster unter den gegenwärtigen gesellschaftlichen Bedingungen als adaptiv und welche als maladaptiv oder gar als pathogen anzusehen sind. Es gibt nämlich Bindungsmuster, die in Zeiten von Pest und Krieg durchaus überlebensfördernd waren, sich aber heutzutage eher als nachteilig erweisen.

Nun stellt die Situation, in der sich ein Patient hilfesuchend an einen Arzt oder Therapeuten wendet, einen jener Auslöser dar, der das Bindungssystem aktiviert. Es leuchtet daher ein, dass die Kenntnis der verschiedenen Ausprägungen dieser

Bindungsmuster und ihrer Entstehungsbedingungen für alle Heilberufe von größter Bedeutung ist. Sie erleichtert sowohl die Herstellung der für eine erfolgreiche Behandlung ausschlaggebenden guten Beziehung zum Patienten wie das Verständnis und die Handhabung des therapeutischen Prozesses insgesamt.

Die wissenschaftliche Entwicklung der Bindungstheorie erfolgte weitgehend im angelsächsischen Raum. Eine Ausnahme stellen die Entwicklungspsychologen Klaus und Karin Grossmann von der Universität Regensburg und ihre Schüler dar, die in Deutschland Bindungsforschung betreiben. Das hat zur Folge, dass die Bindungstheorie im deutschsprachigen Raum bei Analytikern und Therapeuten bisher noch wenig bekannt ist.[3]

Da die Psychoanalyse die Bedeutung der Bindungstheorie erst seit einigen Jahren akzeptiert hat, gibt es bislang aus psychoanalytischer Sicht kaum Literatur über Erfahrungen mit der Anwendung bindungstheoretischer Konzepte in der klinischen Praxis noch Literatur über »Bindungsstörungen« oder »Bindungspsychopathologie«.[4]

Diese Lücke füllt das vorliegende Buch von Karl Heinz Brisch. Er beschreibt in einem kurzen Überblick den persönlichen Werdegang von John Bowlby und die Entstehungsgeschichte der Bindungstheorie, stellt die Methoden und Befunde der Bindungsforschung dar und macht den Leser mit unterschiedlichen Formen sogenannter »Bindungsstörungen« vertraut.

Schließlich wendet er sich der psychoanalytischen Methode der Einzelfalldarstellung zu und erläutert die Anwendung dieser Erkenntnisse anhand von zahlreichen eindrucksvollen, für den Kliniker bzw. Praktiker sehr anschaulichen Krankengeschichten, die bindungstheoretisch interpretiert werden. Die Fokussierung auf bindungsrelevante Aspekte könnte den Eindruck einer gewissen Einseitigkeit erwecken. Sie ist aber didaktisch erforderlich, um den Leser in die bindungstheoretische Sichtweise einzuführen. Allerdings betont Brisch wiederholt, dass die Bindungstheorie nur einen Teil der gesamten Persönlichkeit zu erklären vermag, jedoch einen, der für die zwischenmenschlichen Beziehungen von ausschlaggebender Bedeutung ist. Überdies erörtert er an einzelnen Beispielen, zu welchen therapeutischen Konsequenzen eine andere Sichtweise geführt hätte. Diese Vergleiche ermöglichen dem Leser eine Einordnung in das ihm bekannte Wissen.

Die Falldarstellungen sind unter einem weiteren, vieldiskutierten Gesichtspunkt von großer Aktualität. Die in der frühen Kindheit erworbenen Bindungsmuster werden im sogenannten »prozeduralen Gedächtnis« als unbewusste Muster des Verhaltens und Erlebens gespeichert. Im weiteren Verlauf der Entwicklung werden sie aber teilweise auch explizit und damit der Reflexion zugänglich. Insofern bieten Bindungsprobleme vielleicht einen besonders guten Zugang, um über ein gezieltes Ansprechen bewusstseinsfähiger, bindungsrelevanter Probleme zusammen mit der »neuen Erfahrung« in der Übertragung auch die unbewusst prozeduralen Einstellungen zu ändern.

Brisch betreibt am Universitätsklinikum Ulm sowohl objektivierbare Studien zur Bindungsforschung als auch klinische Psychoanalyse.[5] Er ist also in beiden Bereichen zu Hause. Auf dem Hintergrund seiner breiten fachärztlichen Ausbildung in Psychiatrie, Neurologie, Kinder- und Jugendpsychiatrie und Psychotherapeutischer Medizin gelang es ihm, auch mit Vertretern benachbarter Disziplinen in der Medizin, aber auch in der Sozialarbeit und in den Schulen eine Zusammenarbeit aufzubauen. Er wies auf die Möglichkeiten bindungsbasierter psychotherapeutischer Interventionen hin, so dass dort der Blick für Problemfälle geschärft und diese an ihn überwiesen wurden.

Der Text macht ersichtlich, wie fruchtbar die Zusammenarbeit zwischen einem bindungstheoretisch geschulten Therapeuten und den genannten Berufsgruppen sein kann. Das gilt insbesondere für Frauen- und Kinderärzte, aber im Grunde für alle Heil- und Sozialberufe, ja selbst für die Vertreter von Krankenkassen. Aus den Darstellungen geht u. a. hervor, wie viele aufwendige Untersuchungen, Eingriffe und Behandlungen in solchen Fällen eingespart werden können, in denen ungelöste Bindungsprobleme zu körperlichen Erkrankungen und krankmachendem Fehlverhalten führen, wie beispielsweise zu der Neigung, Unfälle zu produzieren. Das Buch vermittelt dem Leser eine Vorstellung über solche Zusammenhänge und informiert über die Hinweise, die den Verdacht auf eine zugrunde liegende Bindungsstörung zu wecken geeignet sind.

Damit wäre zum abschließenden Teil des Buches überzuleiten, in dem Brisch seine Vorstellungen über mögliche fruchtbare Anwendungen bindungstheoretischer Kenntnisse auf Bereiche wie Prävention, Pädagogik, Familien- und Gruppentherapie darstellt. Auch wenn sich nur einige Denkanstöße dieses Buches verwirklichen ließen, wäre dies bereits ein erfreulicher Fortschritt.

Vorwort des Autors zur 1. Auflage

Es ist mir noch gut in Erinnerung, dass ich während meiner psychoanalytischen Ausbildung das dreibändige Werk von Bowlby über Bindung, Trennung und Verlust gelesen habe und mit seinen Theorien zur Bedeutung der Bindungsentwicklung gedanklich beschäftigt war. Weil ich aber nicht wusste, wie ich diese anregende Theorie in meinen psychotherapeutischen Behandlungen umsetzen sollte, und da die Bindungstheorie auch in den Fallseminaren keine Rolle spielte, rückte Bowlby in den Hintergrund.

Erst während meiner Facharztausbildung in der Psychiatrie sowie in der Kinder- und Jugendpsychiatrie stieß ich wieder auf Bowlbys Theorie. In zahlreichen Krankengeschichten fiel mir auf, welch bedeutenden Anteil Trennungs- und Verlusterlebnisse für viele Patienten an der Entstehung ihrer Erkrankung offenbar hatten. Gerade in der Kinder- und Jugendpsychiatrie wurde das Thema »Bindung, Trennung, Ablösung« fast in jeder Behandlung in irgendeiner Weise bearbeitet.

Als ich dann die Leitung der Ambulanz für Kinder- und Jugendpsychiatrie und -psychotherapie am Universitätsklinikum Ulm übernommen hatte, wurde ich im Konsiliarärztlichen Dienst mit der psychotherapeutischen Behandlung von Eltern konfrontiert, deren Kinder als sehr kleine Frühgeborene in der Neonatologie der Universitäts-Kinderklinik Ulm behandelt wurden. Ich hatte zwar während meiner pädiatrischen Weiterbildung die Neonatologie kennengelernt, aber dies lag viele Jahre zurück, und ich konnte kaum glauben, wie extrem klein Frühgeborene heute überleben. In vielen Gesprächen mit Eltern von Frühgeborenen wurde mir klar, dass sie sich in einer besonders tiefen psychischen Krise befanden, die ich als »Trauma der Frühgeburt« bezeichnen möchte. Diese Eltern trauerten um den Verlust der Schwangerschaft, die allzu früh – manchmal wie »aus heiterem Himmel« – geendet hatte. Auf dieses Ereignis waren sie psychisch nicht vorbereitet. Ich erkannte, wie schwierig es für diese Eltern trotz unbegrenzter Besuchszeiten ist, zu diesen sehr kleinen Frühgeborenen eine emotionale Bindung aufzubauen, wenn der Beginn des Lebens so anders als erwartet verläuft und das Frühgeborene oft wochenlang in einem Brutkasten gepflegt werden muss.

Angeregt durch diese klinischen Erfahrungen, erwuchs in Zusammenarbeit mit Frank Pohlandt, dem Leiter der Sektion Neonatologie und Pädiatrische Intensivmedizin am Universitätsklinikum Ulm, und seinem Team eine fruchtbare Forschungstätigkeit. Diese befasste sich mit Fragen der Bindungsentwicklung dieser sehr kleinen Frühgeborenen. Eine weitere Studie zur präventiven Psychotherapie für diese Eltern schloss sich an.

Ich hatte das Glück, in der Planungsphase unserer Studien Anna Buchheim kennenzulernen, die als Schülerin von Klaus Grossmann in Regensburg – seit 2008 ist sie Professorin für Klinische Psychologie an der Universität Innsbruck – ihre Kenntnisse über die Bindungstheorie mit nach Ulm in mein Team brachte. Dies war der Beginn einer intensiven Zusammenarbeit zwischen der Ulmer klinischen Bindungsforschung und der Regensburger Grundlagenforschung von Klaus Grossmann, Karin Grossmann und deren Team.

In den Jahren danach (1992–2000) haben wir die klinische Bindungsforschung dank der guten Zusammenarbeit mit der Universitäts-Frauenklinik in Ulm auf verschiedene Bereiche der pränatalen und perinatalen Zeit ausgeweitet, so dass wir uns schließlich u.a. auch mit der Frage beschäftigten, wie sich die pränatale Diagnostik und die Problematik einer Risikoschwangerschaft mit drohender Frühgeburt in den folgenden Jahren auf die Entwicklung der Kinder, die Mutter-Kind-Interaktion und die Bindung dieser Kinder zu ihren Eltern auswirken. Wir haben diese Fragen der Grundlagenforschung mit entsprechenden Angeboten der Psychotherapie für die betroffenen Eltern verbunden, weil nach unserer Ansicht Grundlagenforschung und psychotherapeutische Intervention eng miteinander verknüpft werden müssen, wenn wir mit unserer Arbeit auch die Situation für die Betroffenen verbessern wollen.

Eine solche Verbindung von psychotherapeutischer Forschung und klinischer Praxis in einem bisher vernachlässigten Feld ist nur durch die Kooperation zwischen verschiedenen Fachrichtungen – hier Kinderheilkunde, Geburtshilfe, Pränatale Medizin, Psychotherapie und Psychosomatik sowie Kinder- und Jugendpsychiatrie – möglich. Dieser Austausch lebte aber von dem Engagement meiner Mitarbeiterinnen und Mitarbeiter in unserer Arbeitsgruppe sowie von der Offenheit und der Neugier für unsere Fragen bei den Kolleginnen und Kollegen in den anderen Kliniken. Ohne die Fähigkeit meines Teams, »Bindungen« über Fachgrenzen hinweg herzustellen und aufrechtzuerhalten, wären unsere Aktivitäten zum Scheitern verurteilt gewesen. Wir hätten die längsschnittliche Planung unserer Studien zur Entwicklung dieser Risikokinder und der Eltern-Kind-Beziehung in den ersten Lebensjahren aus Raummangel nicht realisieren können, wenn wir nicht dank des weitsichtigen Engagements von Horst Kächele und dank der finanziellen Unterstützung der Köhler-Stiftung Darmstadt die Möglichkeit erhalten hätten, im sogenannten »gelben haus« ein »Projekt für frühkindliche Entwicklung und Eltern-Kind-Forschung« mit den notwendigen Forschungseinrichtungen zur Herstellung und Auswertung von Videoaufnahmen aufzubauen.[6]

Neben dieser bindungsbasierten Forschungsaktivität musste ich feststellen, wie meine erweiterten Kenntnisse über die Bindungstheorie auch zunehmend mein therapeutisches Vorgehen beeinflusst hatten. Vieles konnte ich unter einem neuen Blickwinkel betrachten, für mein Gefühl mit Gewinn für den therapeutischen Prozess und die Entwicklung der Patienten.

Bei den Lindauer Psychotherapie-Wochen 1998 wurde ich schließlich von Mathilde Fischer, zu dieser Zeit Lektorin beim Verlag Klett-Cotta, dazu angeregt, zum Thema der psychotherapeutischen Umsetzung der Bindungstheorie ein Buch zu schreiben. Ich war im Zweifel, ob die Zeit für ein solches Buch reif sei. Durch Ermutigungen von vielen Seiten, insbesondere aber von Lotte Köhler, fühlte ich mich unterstützt, meine therapeutischen Erfahrungen mit der Anwendung der Bindungstheorie weiterzugeben. Dabei entschloss ich mich für die Darstellungsform der Kasuistik, denn ich bin überzeugt, dass Praktiker an klinischen Beispielen am meisten lernen. Die Ergebnisse von Fallbeispielen können allerdings nicht generalisiert werden; dies war auch nicht intendiert.

Jede Schilderung einer Patientengeschichte setzt sich mit dem ethischen Spannungsfeld auseinander, das sich zwischen den Datenschutzrechten des Patienten und dem Schutz seiner Privatsphäre einerseits sowie dem wissenschaftlichen Interesse an der Kasuistik als Einzelfallstudie andererseits auftut. In einzelnen Fällen konnte von den Patienten kein Einverständnis eingeholt werden, weil sie z. B. unbekannt verzogen waren. Unter diesen Umständen wurden die persönlichen Merkmale der Kasuistik so weit verfremdet, dass kein Wiedererkennen mehr möglich ist. Dabei wurden allerdings die wesentlichen Kennzeichen der Psychodynamik beibehalten, damit die Entstehung der Störung und der Behandlungsverlauf nachvollzogen werden können.

Da die Bindungstheorie besagt, dass Bindung ein »lebenslanges Thema« bleibt und nicht mit der Entwicklung im ersten Lebensjahr abgeschlossen ist, wählte ich Kasuistiken aus allen Altersgruppen. Die Fallgeschichten habe ich immer ähnlich gegliedert, um bei der Fülle des klinischen Spektrums eine Orientierung zu geben. Sie beginnen mit dem Erstkontakt und der jeweiligen Inszenierung, die sich zwischen dem Patienten und mir entwickelte. Es folgt die Schilderung der Symptomatik und der biografischen Anamnese. Hieraus werden jeweils bindungsdynamische Überlegungen abgeleitet, die aus didaktischen Gründen speziell auf das Thema »Bindung« fokussiert sind. Je nach psychotherapeutischer Orientierung können aber auch andere psychodynamische Hypothesen und daraus abgeleitet andere Vorgehensweisen entworfen werden. An manchen Stellen führe ich eigene Überlegungen auf anderem Theoriehintergrund an, um zum »Querdenken« zu ermutigen. Die Schilderungen des Behandlungsverlaufs werden mit Überlegungen zur Therapie und Ergänzungen aus der Katamnese – soweit bekannt – abgeschlossen.

Ich beschäftige mich in diesem Buch mit der Entwicklung in einem neuen Bereich; daher stellt es eine selektive Momentaufnahme der Forschungslage, der eigenen Gedanken und der aktuellen persönlichen Sichtweise zum Thema dar.

Es ist nicht meine Absicht, mit diesem Buch eine neue Therapieschule zu gründen. Vielmehr kann ich mir vorstellen, dass »Bindung« eine grundlegende Variable im psychotherapeutischen Prozess darstellt, die in einem schulenübergreifenden Modell der Psychotherapie (»generic model of psychotherapy«) ihren bedeutungsvollen Platz hat.

Karl Heinz Brisch, im Dezember 1998

Vorwort des Autors zur überarbeiteten und erweiterten Neuauflage 2009

Seit der ersten Auflage dieses Buches ist das Wissen in der Bindungsforschung sowie in der Anwendung der Bindungstheorie enorm gewachsen, so dass eine überarbeitete Neuauflage des Buches erforderlich wurde. Wesentliche neue Erkenntnisse zur Neurobiologie, Genetik, Psychotraumatologie und Präventionsforschung werden in gesonderten Kapiteln beschrieben sowie an einzelnen Stellen, zusammen mit Hinweisen auf die aktuelle Literatur, ergänzt, zudem in ihrer Bedeutung für die Entwicklung einer Psychopathologie diskutiert. Besonders die Bedeutung der desorganisierten Bindung für spätere psychische Störungen und die transgenerationale Verbindung zu traumatischen Erfahrungen der Eltern werden im Kontext der Erkenntnisse der Psychotraumatologie und der Genetik in einer Zusammenschau dargestellt. Dabei stellt sich immer mehr heraus, dass die Entwicklung von einer gesunden sicheren Bindung über die unsichere Bindung, die desorganisierte Bindung bis zur Bindungsstörung ein Kontinuum darstellt, das durch entsprechende Erfahrungen des Kindes mit seinen bedeutungsvollen Bindungspersonen beeinflusst wird.

In diesem Zusammenhang wird die Verbindung zwischen desorganisierter Bindung und der Aufmerksamkeits-Hyperaktivitäts-Störung besonders diskutiert, ebenso neue Möglichkeiten der Bindungsdiagnostik in verschiedenen Altersgruppen. Feinfühlige empathische Erfahrungen eines Kindes – von Schutz, Sicherheit sowie von Exploration – fördern seine sichere Bindung; dagegen können sich auf dem Boden von traumatischen Erfahrungen des Kindes, wie sie durch alle Formen der Gewalt entstehen, denen es hilflos ausgeliefert ist, Pathologien bis hin zu schwersten Formen der Bindungsstörungen entwickeln.

Das Kapitel über Prävention wurde um die Beschreibung der bindungsbasierten Präventionsprogramms *SAFE® – Sichere Ausbildung für Eltern* sowie das Programm *B.A.S.E.® – Babywatching* erweitert; beide Programme wurden während meiner Zeit als Leiter der Abteilung Pädiatrische Psychosomatik und Psychotherapie im Dr. von Haunerschen Kinderspital der Ludwig-Maximilians-Universität München entwickelt. Die Arbeit mit *SAFE®* beginnt bereits in der Schwangerschaft und begleitet Eltern bis zum Ende des ersten Lebensjahres ihres Kindes, mit dem Ziel, dass sich möglichst viele Kinder sicher an ihre Eltern binden und so einen lebenslangen Schutzfaktor für ihre gesunde Persönlichkeitsentwicklung erwerben sollen. Dieses Programm findet inzwischen sowohl in Deutschland wie auch in anderen Ländern Europas, aber auch in Neuseeland, Australien und Singapur durch die Ausbildung von *SAFE®-Mentoren* große Verbreitung. Ziel ist es, dass die Teilnahme an diesem Programm für Eltern in Zukunft so selbstverständlich wird wie der Besuch eines Kurses zur Geburtsvorbereitung. Das Programm *B.A.S.E.® – Babywatching* ist eine besondere Form der Empathieschulung für Kindergarten- und Schulkinder. Durch die angeleitete reale Beobachtung der Interaktion zwischen Mutter und Baby sollen die Kinder lernen, sich in die Gedanken, Gefühle und Handlungsabsichten von Mutter und Kind hineinzuversetzen, und diese neue Fähigkeit auf ihr Miteinander im Spielalltag übertragen. Die Studienergebnisse sind ermutigend, so dass das Babywatching auch eine weitere Verbreitung in Europa wie auch in Neuseeland und Australien erfährt.

Während in der Forschung wie auch in der klinischen Anwendung im Hinblick auf die Entwicklung der Bindung bisher bevorzugt dyadische Beziehungen im Mittelpunkt standen, wird in einem besonderen Kapitel ausgeführt, wie sich die verschiedenen Bindungsmuster auch in Gruppen und im Verhalten des Einzelnen gegenüber Gruppen zeigen können.

Die Bindungstheorie gewinnt angesichts der wachsenden Zahl von Säuglingen und Kleinstkindern, die in außerfamiliären Einrichtungen mit Konzepten der Tagesbetreuung in großen Gruppen versorgt werden, eine ganz neue gesellschaftliche Bedeutung. Hier kann die Bindungstheorie zur Frage der absolut notwendigen Qualität von Krippen und Kindergärten, speziell im Hinblick auf sekundäre Betreuungspersonen – nämlich Krippen- und Kindergartenerzieherinnen – und die Voraussetzungen, die diese mitbringen sollten, einen wesentlichen Beitrag leisten.

Zusammenfassend gesagt, bringt diese Neuauflage den Leser somit auf den neuesten Stand der Forschung und beschreibt neue klinische Anwendungsbereiche sowie Präventionsansätze.

Ich wünsche den Leserinnen und Lesern aus allen Berufsgruppen sowie auch interessierten Eltern, dass Sie durch dieses Buch den Beitrag der Bindungstheorie für ganz unterschiedliche Bereiche schätzen lernen und dadurch so inspiriert werden, dass sie ganz eigene neue Möglichkeiten der Anwendung für sich entdecken können.

Karl Heinz Brisch, im Februar 2009

Vorwort des Autors zur überarbeiteten und erweiterten Neuauflage 2022

Seit dem Erscheinen der letzten überarbeiten und ergänzten Neuauflage dieses Buches im Jahr 2009 ist eine große Anzahl von neuen Studien erschienen, so dass es erneut notwendig wurde, das Buch auf den neuesten Stand zu bringen. Forschungsarbeiten der letzten Jahre diskutiere ich im Hinblick auf ihre Relevanz für die Anwendung in der Beratung, Psychotherapie und Klinik. Zudem wurde das Buch um inhaltliche Aspekte ergänzt, etwa um die Schematherapie, die Mentalisierungsbasierte Therapie (MBT) und die Bedeutung des epistemischen Vertrauens in Teil 1, wo es um Konzepte von Bindung und Trennung in anderen psychologischen Theorien und psychotherapeutischen Schulen geht, oder in Teil 5 um die Darstellung einer »Social Return on Investment«-(SROI-)Analyse, welche die monetären Kosten und die wirtschaftlichen Vorteile der Durchführung des SAFE®-Programms erforscht hat.

Die Bedeutung der Bindungstheorie ist in den letzten Jahren noch größer geworden. Das betrifft zum einen das Verständnis von kindlicher Entwicklung im Sinne gesunder Endwicklungspfade sowie die Anwendung in allen Lebensphasen bis hin zum hohen Alter und zum Sterben, zum andern psychische Störungen und Hintergründe von psychopathologischen Symptomen und psychischen Erkrankungen.

Alle Formen der Psychotherapie betonen heute die Bedeutung der Bindungstheorie und beziehen sich auf sie in ihren Behandlungsansätzen. Da die Bindungstheorie selbst mit keiner Behandlungsform exklusiv verknüpft ist, gilt sie heute als eine Grundvoraussetzung für gelingende Beratungen und psychotherapeutische Behandlungen, sowohl im Einzel- wie auch im Gruppensetting. Was sie beschreibt, zählt inzwischen zu den allgemeinen Wirkfaktoren. Dies bedeutet z. B., dass ohne die Herstellung einer sicheren Bindungsbeziehung zwischen Klient und Therapeutin bzw. Therapeut eine gelingende Behandlung kaum denkbar ist, was auch die jahrzehntelangen Ergebnisse aus der Psychotherapieforschung belegen.

Dies sind sehr positive Entwicklungen, die 1999, als die erste der inzwischen 19 Auflagen dieses Buches erschien, kaum denkbar und zu erwarten waren, ebenso wenig wie die vielen Übersetzungen in andere Sprachen; zuletzt ist eine iranische Ausgabe erschienen. Da die Suche nach einer sicheren Bindung – über alle Kulturen hinweg (vgl. Clayton, 2019) – als eine basale überlebensnotwendige, vermutlich genetisch angelegte Grundmotivation gilt, ist es nicht verwunderlich und äußerst erfreulich, dass das Buch Bindungsstörungen in vielen verschiedenen Ländern inzwischen eine ebenso große Resonanz gefunden hat wie im deutschsprachigen Raum. Ich wünsche mir, dass die Bindungstheorie in Zukunft noch umfassender in der Prävention und der Umsetzung der sog. Frühen Hilfen für Eltern angewendet wird, damit auf diese Weise die Behandlung von Bindungsstörungen, wie sie in diesem Band beschrieben werden, erst gar nicht notwendig werde.

Karl Heinz Brisch, im Juli 2022

Einleitung

In der psychotherapeutischen Arbeit mit Säuglingen und ihren Eltern, mit Kleinkindern, Kindern und Jugendlichen sowie mit Erwachsenen stellen wir uns die Frage, wie wir die Entwicklung einer bestimmten psychischen Symptomatik verstehen können. Alle psychotherapeutischen Schulen, ungeachtet ihrer Richtung, weisen heute der frühen Kindheit eine entscheidende Rolle für die Entwicklung von psychopathologischen Symptomen zu (Kächele et al., 1999; Resch, 1996; Dunn et al., 2018; Gunay-Oge et al., 2020).

Die Psychoanalyse entwickelte ihre Theorie zunächst auf der Grundlage der Erfahrungen, die aus der Patientenbehandlung von Erwachsenen stammten. Von den Erkenntnissen über psychodynamische Zusammenhänge, die in der Therapie gewonnen worden waren, wurde auf frühkindliche Entwicklungsphasen und deren Bedeutung für die psychische Entwicklung geschlossen. Die auf diese Weise entstandene Theorie war durch einen sogenannten »Adulto-Patho-Morphismus« geprägt: Krankheitssymptome im Erwachsenenalter wurden als Regression auf Phasen der frühkindlichen normalen Entwicklung verstanden und interpretiert. Die Begriffe »infantile Regression« und »Fixierung auf frühkindliche Entwicklungsphasen« spielten eine besondere Rolle.

In den Anfangsjahren hatte Freud in seiner Theorie noch die Bedeutung von realen Verführungserlebnissen in den Vordergrund gestellt: Reale frühe Erfahrungen von sexualisierter Gewalt an Kindern vonseiten ihrer engsten Bezugspersonen, auch vonseiten der Eltern, wurden von ihm als eine für die kindliche Psyche traumatische Erfahrung betrachtet. Später nahm er hiervon Abstand und postulierte, die häufig in den Erwachsenenanalysen erinnerten Erlebnisse von sexualisierter Gewalt seien lediglich den kindlichen Phantasien entsprungen.

Warum er seine Meinung änderte, hat er nie ausdrücklich erläutert. Er räumte nun den Phantasien eine Priorität für die psychische Entwicklung ein. Die jeweilige Verarbeitung durch die Phantasietätigkeit hielt er für die Entstehung einer Psychopathologie für bedeutungsvoller als das vom Patienten berichtete Erlebnis selbst. Dieses schrieb er eher dessen Phantasiewelt denn realen Erfahrungen zu.

Aus diesem Grunde konzentrierte sich die Psychoanalyse in der weiteren Entwicklung ihrer Behandlungstechnik auf die Bearbeitung insbesondere der unbewussten Phantasien und vernachlässigte die realen Erfahrungen der Patienten. Es kann vermutet werden, dass Freuds Theorie von der realen frühkindlichen Traumatisierung durch sexualisierte Gewalt so brisant war, dass er um seine Anerkennung als Wissenschaftler fürchten musste. Um diese war es zunächst nicht sonderlich gut bestellt, weil er durch die Entdeckung der kindlichen Sexualität angesichts der vorherrschenden bürgerlichen Moralvorstellungen im Wien des ausgehenden 19. Jahrhunderts in größte Schwierigkeiten geriet und seine Theorie zunächst einmal auf Skepsis, ja sogar Ablehnung stieß.

Ähnlich wie in Freuds früher Theorie vom Realtrauma entwickelte der Schweizer Psychiater Adolf Meyer (1957), auf den sich Bowlby später berief, eine an Darwin orientierte psychobiologische Konzeption. Er schrieb gerade den realen frühkindlichen traumatischen Umwelteinflüssen, die nicht nur auf sexualisierte Gewalt beschränkt waren, eine große Bedeutung für die psychische Entwicklung zu. Nach Meyer entstehen psychische Erkrankungen durch den misslungenen Versuch des Individuums, auf psychosoziale reale Belastungen zu reagieren. Ist das Individuum mit seinem Anpassungsversuch überfordert, können Krankheitssymptome entstehen. Die unterschiedliche Fähigkeit zur Anpassung an spätere reale äußere Belastungen hängt davon ab, welche frühkindlichen realen Erfahrungen während der ersten Jahre in der Primärfamilie und in anderen wichtigen Beziehungen gemacht wurden.

Der Londoner Psychiater und Psychoanalytiker John Bowlby ist beim Studium der Lebensläufe von psychisch schwer gestörten Kindern und Jugendlichen immer wieder auf extreme reale frühkindliche Traumatisierungen gestoßen und erkannte, dass diese in ihren Auswirkungen auf die Entwicklung der Persönlichkeit dieser Kinder bedeutungsvoll waren. Die Erfahrungen, von denen diese berichteten, hielt er nicht für Produkte ihrer Phantasie. Bei der Ursachenforschung in Bezug auf die mögliche Entwicklung der Psychopathologie dieser Kinder musste er erkennen, dass in ihren Lebensgeschichten Erfahrungen mit vielfachen frühen Verlusten und Trennungen von Bezugspersonen gegenüber anderen berichteten traumatischen Erlebnissen auffällig in den Vordergrund rückten.

Diese klinische Entdeckung auf der Basis von genauen Berichten kann man als die Geburtsstunde der Bindungstheorie bezeichnen. Dennoch war es für Bowlby von seinen ersten Ideen bis zur Formulierung der Theorie ein langer und schwieriger Weg. Anfangs konnte er nicht ahnen, dass seine ursprünglich stark angefeindete Theorie gerade in der Entwicklungspsychologie große Resonanz finden und den Anstoß zu einer umfangreichen Forschung geben sollte. Diese blieb nicht nur auf London begrenzt, sondern wurde durch Bowlbys Schülerinnen und Schüler – hier sei an erster Stelle die kanadische Mitarbeiterin Mary Ainsworth genannt – inzwischen in zahlreiche andere Länder getragen. Bindungsforschung findet heute im Prinzip »weltweit« statt.

In Deutschland ist die Bindungsforschung eng mit Klaus E. und Karin Grossmann verknüpft, zunächst in Bielefeld, danach am Lehrstuhl für Psychologie an der Universität Regensburg. Das Ehepaar und sein wissenschaftliches Team haben durch zahlreiche prospektive Längsschnittstudien mit reifgeborenen, gesunden Kindern weltweit Beachtung gefunden. Ein Schwerpunkt dieser Forschergruppe waren insbesondere die Frage der Kontinuität oder Wandlung früher Interaktionserlebnisse und Bindungsqualitäten von der Säuglingszeit bis ins Jugendalter sowie die Erforschung der Weitergabe von Bindungsmustern von der Generation der Eltern auf die der Kinder. Wesentliche Ergebnisse der bedeutendsten internationalen Längsschnittstudien zur Bindungsentwicklung wurden bereits von K. Grossmann, K. E. Grossmann und E. Waters dargestellt und diskutiert (K. Grossmann et al., 2005; K. Grossmann & K. E. Grossmann, 2021; Chopik et al., 2019).

Die Grundlagenforschung ist äußerst vielfältig und liefert eine so gewaltige Fülle von Ergebnissen, dass ein auch nur annähernd vollständiger Überblick den Rahmen dieses Buches sprengen würde.[7] Daher sollen lediglich die Grundkonzepte der Bindungsforschung im Überblick dargestellt werden. Weiterhin werden Befunde aufgegriffen, die für die klinische Anwendung der Bindungsforschung und die Behandlung auf der Grundlage der Bindungstheorie von Bedeutung sind. Bowlby selbst war ein engagierter Kliniker, der sich durch seine Erfahrungen aus der therapeutischen Praxis zur Neuformulierung von gängigen theoretischen Konzepten gezwungen sah. Mein Anliegen ist es, sein klinisches Interesse wieder aufzugreifen und das theoretische Wissen für praktizierende Psychotherapeuten zu erschließen.

Im *ersten Teil* dieses Buchs erläutere ich in einem kurzen historischen Rückblick die Entwicklung der Bindungstheorie. Nach einer Zusammenfassung der Bindungstheorie stelle ich ihre wesentlichen Konzepte vor, insbesondere zur Bedeutung der elterlichen Feinfühligkeit, der kindlichen Bindungsqualität und der Bindungsrepräsentation bei Erwachsenen. Hierbei werden auch Erkenntnisse aus der Neurobiologie diskutiert.

In diesem Zusammenhang gehe ich auch auf die transgenerationalen Aspekte der Weitergabe von Bindungsmustern und auf die Bedeutung von Schutz- und

Risikofaktoren für eine gesunde Entwicklung ein. Abschließend erläutere ich Konzepte von Bindung und Trennung in anderen psychologischen Theorien und psychotherapeutischen Schulen.

In einem *zweiten Teil* lege ich die theoretischen Aspekte eines Konzepts der Bindungsstörung im Sinne einer Psychopathologie dar. Insbesondere die Zusammenhänge zwischen Bindung und Trauma werden erläutert. In einem historischen Überblick verfolge ich, wie die heute häufig gebrauchten Diagnosemanuale sowie auch neuere diagnostische Systeme speziell für die Säuglings- und Kleinkindzeit bindungstheoretische Konzepte aufgegriffen haben. Da die bisherigen Klassifikationssysteme allerdings keine ausreichenden Möglichkeiten für die Diagnostik von Bindungsstörungen bieten, beschreibe ich eine weiterführende und umfassendere Klassifikation von Bindungsstörungen und stelle die Möglichkeiten der Bindungsdiagnostik in verschiedenen Altersstufen dar.

In einem *dritten Teil* formuliere ich die Theorie eines bindungsbasierten therapeutischen Vorgehens. Hierbei beziehe ich mich auch auf Ergebnisse aus der Psychotherapieforschung, die in der Bindung zwischen Therapeut und Patient[8] einen wichtigen Faktor für eine erfolgreiche Behandlung sehen.

Grundlegende technische Aspekte und Vorgehensweisen einer bindungsbasierten Behandlung werden ausgeführt. Schwerpunkte liegen hier auf der Erstbegegnung zwischen dem Patienten und dem Therapeuten, der Gestaltung des Settings, der Bedeutung der Frequenz, der Beendigung der Behandlung und den Fragen von Bindung und Autonomie im therapeutischen Prozess.

In einem *vierten Teil* schildere ich Fallbeispiele aus der klinischen Praxis. Aus didaktischen Gründen konzentriert sich die Betrachtung von Krankheitsgeschichte, Diagnostik und Behandlungsverlauf auf die jeweils spezifische Störung der Bindungsdynamik. Ich übergehe andere mögliche Interpretationen der jeweiligen Psychodynamik, um besonders den Aspekt der Bindungsstörung herauszuarbeiten. Die Symptomatik der Patienten kann allerdings aus dem Blickwinkel einer anderen Theorie auch ganz anders verstanden und mit einer anderen Technik behandelt werden.

Die kasuistischen Beispiele werden entlang der Bindungsentwicklung im Lebenslauf zeitlich gegliedert dargestellt, und zwar von der Phase an, in der sich ein Paar eine Schwangerschaft wünscht, bis zum Erwachsenenalter. Dieser Gliederung liegt eine Betrachtung zugrunde, die die Bindungsentwicklung als einen lebenszeitlichen Prozess mit immer wieder geforderten Phasen der Adaptation an neue Beziehungs- und Lebenssituationen versteht.

Im *fünften* und letzten *Teil* diskutiere ich Fragen der Prävention. Ich stelle Möglichkeiten einer frühzeitigen bindungsbasierten Schulung zur Vermeidung von späteren psychischen Störungen vor, die speziell Schwangeren und ihren Partnern sowie Eltern mit ihren Kleinstkindern angeboten werden kann.

In Anbetracht zunehmender Aggression und Gewalt in Kindergärten und Schulen kommt einer bindungsbasierten frühzeitigen Prävention und Beratung große Bedeutung zu. Gemäß dem heutigen Forschungsstand über den Zusammenhang von Bindung und Aggression werden Leitlinien für eine Prävention in der pädagogischen Arbeit dargelegt sowie die bindungsbasierten Präventionsprogramme *SAFE® – Sichere Ausbildung für Eltern* und *B.A.S.E.® – Babywatching in Kindergarten und Schule* vorgestellt.

Ich stelle Überlegungen an, inwieweit ein bindungsbasierter Ansatz auch auf andere Settings der Psychotherapie mit Gruppen oder mit Familien übertragbar ist und dort angewendet werden kann.

Zum Abschluss diskutiere ich noch offene Fragen und Perspektiven im Hinblick auf die Weiterentwicklung der Technik einer bindungsbasierten Psychotherapie sowie die Bedeutung für die psychotherapeutische Ausbildung.

TEIL 1

Die Bindungstheorie und ihre Konzepte

Historischer Überblick

John Bowlby (1907–1990) studierte zunächst Medizin, genauso wie sein Vater, der ein berühmter Chirurg war. Obwohl seine Leistungen in der Schule nicht die besten waren, schloss er seinen ersten Studienabschnitt in Cambridge mit verschiedenen Auszeichnungen ab. Warum er danach sein glänzend begonnenes Studium nicht in London fortsetzte, sondern für zwei Jahre als Lehrer in einer Schule für Kinder und Jugendliche mit gestörtem Sozialverhalten arbeitete, ist weitgehend ungeklärt. Jeremy Holmes (1993) berichtet in seinem Buch *John Bowlby and Attachment Theory* (dt.: *John Bowlby und die Bindungstheorie,* 2002), Bowlby habe damals zum ersten Mal ein Buch über Entwicklungspsychologie gelesen, das ihn sehr beeindruckt habe. Diese Erklärung reicht aber nicht aus, um Bowlbys Studienunterbrechung aus psychodynamischer Sicht zu verstehen.

Bowlby stammte aus einer wohlhabenden großbürgerlichen Familie in England. Sein Vater war beruflich stark in Anspruch genommen; die Kinder wuchsen unter der Obhut von Angestellten auf, und ihr Kontakt mit der Mutter war auf wenige festgelegte Stunden am Tag beschränkt. Biografisch gesehen ist es sicher von Bedeutung, dass der Sohn eher eine distanzierte Beziehung zu seiner Mutter hatte und mit drei Jahren seine wichtigste primäre Bezugsperson, sein Kindermädchen, verlor. Auf dem Hintergrund dieser Kindheitsgeschichte kann man sich erklären, warum er sich gerade für Fragen von Bindung, Trennung und Verlust so stark interessierte und sich auch theoretisch eingehend damit befasste.

Die Möglichkeit, dass Bowlby durch die erwähnte Lektüre angeregt war, über seine eigene Kindheit nachzudenken, könnte zumindest als psychodynamische Hypothese formuliert werden. Sein Engagement in einer fortschrittlichen Schule für sozial auffällige Jugendliche könnte ebenfalls als ein Versuch verstanden werden, jene Schattenseiten der eigenen Psyche und der Gesellschaft kennenzulernen, die ihm bis dahin fremd geblieben waren. Vielleicht kann das vorübergehende Aussteigen aus dem Medizinstudium als eine postadoleszente pubertäre Phase betrachtet werden, weil er sich in dieser Zeit mit seinen Ideen und seinen Interessen deutlich von seiner Familie und dem ihm vorgegebenen Weg abgrenzte.

Die Beschäftigung mit den Jugendlichen und Kindern war für ihn ein emotionales und inhaltliches Schlüsselerlebnis, das seine spätere Theorieentwicklung nachhaltig prägen sollte.

Nach der Beendigung des Medizinstudiums war er entschlossen, sich für die damals neu entstehende Fachrichtung Kinderpsychiatrie ausbilden zu lassen. Bereits während seiner Studienzeit hatte er mit einer psychoanalytischen Ausbildung begonnen. Schon früh setzte er sich mit den Theorien von Melanie Klein auseinander. Zeitlebens waren ihm eine kritische Einstellung gegenüber ideologisch gefärbten oder dogmatisch unterrichteten Lehrmeinungen und ein Engagement für demokratische Prozesse wichtig.

Damals drohte ein jahrelanger Streit zwischen Anna Freud und Melanie Klein – beide Pionierinnen der Kinderanalyse – die Britische Psychoanalytische Gesellschaft zu spalten. In London gab es mehrere psychoanalytische Fraktionen, darunter die Anhänger von Anna Freud, die Anhänger von Melanie Klein und eine »Independent Group«, in der Bowlby später selbst sehr aktiv war.

Bis zum Zweiten Weltkrieg arbeitete er als Leiter der London Child Guidance Clinic. Während des Krieges war Bowlby in einer Gruppe von Psychoanalytikern und Psychiatern aktiv, die vorwiegend mit testpsychologischen Untersuchungen bei jungen Offizieren beschäftigt war. Nach dem Krieg erhielt er relativ bald den Auftrag, eine Abteilung für Kinderpsychotherapie an der Tavistock Clinic aufzubauen. In der gesamten Aufbauphase, sowohl in diesem Krankenhaus als auch in der Britischen Psychoanalytischen Gesellschaft, zeigte sich immer wieder Bowlbys großes Organisationstalent und seine Fähigkeit, finanzielle Mittel für die verschiedensten Zwecke, etwa für die psychoanalytische Forschung, zu organisieren.

Einer neu gegründeten Forschungsgruppe schlossen sich unter anderen James Robertson und Mary Ainsworth an. Beide sollten als Mitarbeiter sowie für die weitere Entwicklung der Bindungstheorie eine große Bedeutung gewinnen. Robertson hatte bei Anna Freud als Hausmeister in einem Kindergarten gearbeitet und war dort in die Technik der Kinderbeobachtung eingeführt worden. Später hatte er Sozialpädagogik studiert und schließlich bei Anna Freud selbst eine psychoanalytische Ausbildung erhalten. Er machte sich rasch mit den Ideen von Bowlby vertraut, der frühe *reale* Umwelteinflüsse als für die Entwicklung von Kindern entscheidend ansah.

Gemeinsam mit Bowlby drehten James Robertson und seine Ehefrau Joyce mit einfachen technischen Mitteln zunächst einen sehr bewegenden und beeindruckenden Dokumentarfilm – dem später weitere Filme zum gleichen Thema folgten – mit dem Titel: »A two year old goes to hospital« (Bowlby et al., 1952; Robertson, 1952). In diesem Film verfolgt man die verschiedenen Phasen des Verhaltens bei einem zweijährigen Mädchen, das ohne seine Mutter ins Krankenhaus aufgenommen wird: Protest, Trauer und Anpassung. Diese Phasen der Reaktion eines Kindes auf die Trennung von seiner Mutter waren damals noch nicht bekannt. Das Echo auf diesen Film war sehr zwiespältig. Besonders hervorgehoben wird immer wieder, dass die Anhänger Melanie Kleins die Reaktionen der Zweijährigen im Film nicht der Trennungssituation, sondern den unbewussten Phantasien des Kindes über seine Mutter zugeschrieben hätten. Bowlby nutzte aber diesen Film, um gemeinsam mit Robertson die Besuchspraktiken in Kinderkliniken zunächst in London, schließlich sogar in vielen anderen Ländern der Welt zu verändern. Heute ist die Mitaufnahme von Müttern in pädiatrischen Krankenhäusern bei der Einweisung von Kleinkindern zur stationären Behandlung zwar noch nicht überall realisiert, wird aber als sinnvolle Maßnahme angestrebt und nicht mehr grundsätzlich in Frage gestellt. Dennoch ist es erschreckend, dass 70 Jahre nach den Publikationen von James und Joyce Robertson auch heute noch Eltern um die Mitaufnahme kämpfen müssen, wenn ihr schwerkrankes Kind auf der Kinder-Intensivstation einer Kinderklinik behandelt wird.[1]

Bowlbys erste Publikation, die sich mit der Wirkung von Umwelteinflüssen auf die frühkindliche Entwicklung beschäftigt, bezieht sich explizit auf seine Erfahrungen mit jugendlichen Dieben. Insgesamt studierte er 44 Fälle von Jugendlichen, wertete Aufzeichnungen aus und publizierte sie in dem Artikel »Forty-four juvenile thieves: Their characters and home life« (Bowlby, 1946). Er wollte damit deutlich machen, wie frühe emotionale Traumatisierungen durch Verlust- und Trennungserlebnisse die Entwicklung von Verhaltensstörungen beeinflussen können. Schon damals war Bowlby überzeugt, dass reale frühkindliche Erlebnisse in der Beziehung zu den Eltern die Entwicklung eines Kindes grundlegend bestimmen können und dass nicht nur der Ödipuskomplex und seine Lösung oder das Monopol der Sexualität für die emotionale Entwicklung eines Kindes verantwortlich seien.

In dem grundsätzlichen Beitrag »The nature of the child's tie to his mother« (Bowlby, 1958) legte er erstmals seine Überlegungen dazu vor, dass es ein biologisch angelegtes System der Bindung gebe, das für die Entwicklung der starken emotionalen Beziehung zwischen Mutter und Kind verantwortlich sei. Seine Gedanken dazu waren von seiner Bekanntschaft mit der ethologischen Forschung beeinflusst. Mehr durch Zufall war er auf die Arbeiten von Konrad Lorenz (1943) und Nikolaas Tinbergen (1952) aufmerksam geworden. In der Feldforschung von Lorenz (1965) über die frühe Prägung sowie später auch durch die Studien von

Harlow & Harlow (1969) über die Effekte von unterschiedlicher Mutter-Kind-Beziehungen auf das Verhalten bei Rhesusaffen fand er seine eigenen Beobachtungen bestätigt. Schließlich hielt er drei Vorträge vor der Britischen Psychoanalytischen Gesellschaft, in denen er seine Gedanken zur Bindungstheorie öffentlich zur Diskussion stellte (Bowlby, 1958; Bowlby 1960a; Bowlby 1960b).

Die Reaktionen waren außerordentlich skeptisch bis offen ablehnend. Die schärfste Kritik an seiner Theorie bestand darin, dass ihm vorgeworfen wurde, er habe mit seinen Vorstellungen den Boden der psychoanalytischen Metatheorie, sprich der Triebtheorie, verlassen (A. Freud, 1960; Schur, 1960; Spitz, 1960). Insbesondere die Kleinianer begegneten Bowlbys Konzepten mit Misstrauen. Anna Freuds Intervention ist es zu verdanken, dass Bowlbys öffentliches Bekenntnis zu seiner neuen Theorie nicht zu seinem Ausschluss aus der Psychoanalytischen Gesellschaft geführt hat. Mit seinen Ideen stellte er ein neues Konzept neben die traditionelle Theorie der Trieblehre, nach der in erster Linie die orale Befriedigung durch das Stillen an der Mutterbrust für die Entwicklung der Bindung zwischen Mutter und Kind verantwortlich ist. Nach der psychoanalytischen Theorie war es zum damaligen Zeitpunkt vollkommen undenkbar, dass es eine eigenständige motivationale Grundlage für die Entwicklung der Bindung geben könnte, die auch noch biologisch verankert sei und nicht aus einem Konflikt oder der Sexualität entstammen sollte.

In jener turbulenten Zeit der Auseinandersetzung mit seinen neuen Thesen erhielt Bowlby von der Weltgesundheitsorganisation (WHO) den Auftrag, einen Bericht über die Situation der vielen heimatlosen und verwaisten Kinder in der Nachkriegszeit zu verfassen (Bowlby, 1951, 1953, 1973a, 1995a). Er nutzte diese Gelegenheit sowohl zur Feldforschung über die emotionale Situation der Kriegswaisen als auch zu Kontakten mit amerikanischen Entwicklungspsychologen, denn als solcher war Bowlby nicht ausgebildet. Die Erkenntnisse aus dem WHO-Bericht ermutigten ihn in seiner Theorie, und seine durch diese Arbeit neu erworbene Reputation stärkte auch seine Position in der Psychoanalytischen Gesellschaft.

Viele junge Studenten und Promotionsstipendiaten in Bowlbys Forschergruppe waren von seinen Ideen beeindruckt. Unter ihnen befand sich auch die Kanadierin Mary Ainsworth. Sie hatte in Toronto promoviert und war nur aufgrund beruflicher Aktivitäten ihres Ehemannes nach London gekommen. In ihrer Dissertation hatte sie sich mit der »Sicherheitstheorie« von Blatz (1940) auseinandergesetzt, wonach jedes menschliche Wesen für seine emotionale Entwicklung ein Urvertrauen zu einer wichtigen Bezugsperson entwickeln müsste. Hier finden sich bereits wesentliche Gedanken, die später in die Bindungstheorie eingingen.

Mit diesen Kenntnissen kam Mary Ainsworth nach London in Bowlbys Forschungsgruppe und war von dessen Gedanken begeistert, auch wenn sie der ethologischen Fundierung der Bindungstheorie lange Jahre skeptisch gegenüberstand. Die Beziehung zu Mary Ainsworth und die gemeinsamen wissenschaftlichen Aktivitäten von Bowlby und Ainsworth waren für die Entwicklung der Bindungstheorie von grundlegender Bedeutung.

Ainsworth ging schließlich von London wiederum mit ihrem Ehemann nach Uganda. Dort führte sie erstmals eine Feldforschung, wie sie sie aus der Ethologie kennengelernt hatte, in ugandischen Familien durch. Sie beobachtete dort täglich über viele Stunden das Verhalten von Kleinkindern mit ihren Müttern und dokumentierte in sehr genauen Protokollen deren Pflegeverhalten sowie das Bindungs- und Trennungsverhalten der Kinder in den täglichen Abläufen. Nach ihrer Rückkehr aus Uganda führte sie dann in Baltimore eine erste Längsschnittstudie mit Säuglingen durch. In wöchentlichen Hausbesuchen beobachtete sie wiederum genau das Pflegeverhalten der Mütter gegenüber ihrem Säugling in den verschiedensten alltäglichen Situationen. Schließlich erfand sie eine testähnliche standardisierte Untersuchungssituation, die sogenannte »Fremde Situation« (»strange situation«),[2] um dieses Bindungs- und Trennungsverhalten von Kindern im Beobachtungslabor reliabel zu studieren.

Als sie ihre Ergebnisse zur Bindung von Säuglingen publizierte (Ainsworth & Wittig, 1969), wodurch die theoretischen Überlegungen zum Konzept der Bindung eine erste empirische Fundierung erfuhren, veröffentlichte Bowlby fast gleichzeitig seinen ersten Band aus der Trilogie *Attachment and Loss* mit dem Originaltitel *Attachment* (Bowlby, 1969; dt.: *Bindung*, 1975). Im Verlauf der nächsten Jahre erschien Bowlbys zweiter Band mit dem Originaltitel *Separation. Anxiety and Anger* (Bowlby, 1973b; dt.: *Trennung*, 1976), in dem er den Einfluss von Trennungserlebnissen beschrieb, sowie später sein dritter Band über die Bedeutung des Verlusts mit dem Originaltitel *Loss, Sadness and Depression* (Bowlby, 1980; dt.: *Verlust*, 1983). Diese Trilogie ist das Fundament der Bindungstheorie.

Die weitere empirische Fundierung der Theorie erfolgte dann durch eine Vielzahl von Längsschnittstudien im Bereich der Entwicklungspsychologie. Mary Ainsworth hatte eine große Schar von Doktorandinnen und Doktoranden, unter ihnen wiederum eine ganze Generation von Bindungsforschern; genannt seien an dieser Stelle nur Inge Bretherton, Everett Waters, Alan Sroufe und Mary Main. Auch Klaus und Karin Grossmann waren ihre Schüler. Mit ihren in Deutschland durchgeführten Längsschnittstudien hatten sie einen wesentlichen Anteil an der Entwicklung der europäischen Bindungsforschung.

Mary Main hat sich später als Psychologin auf den Aspekt der Sprachanalyse spezialisiert und das sogenannte »Adult Attachment Interview« (AAI) konzipiert. Mit diesem halbstrukturierten Interview wurde es möglich, auch Erwachsene hinsichtlich ihrer früheren Bindungserlebnisse zu befragen und durch eine psycholinguistische Auswertung Aufschlüsse über ihre Einstellung zur Bindung zu erhalten. Jetzt konnte durch Verhaltensbeobachtung nicht nur die frühkindliche Bindungsentwicklung untersucht werden, sondern auch die Art der Abspeicherung früher Bindungserfahrungen in Form von Repräsentationen bei Erwachsenen. Durch linguistisch orientierte Analysen wurde außerdem versucht, die innere Repräsentanzenwelt von Kindern ab dem dritten Lebensjahr zu erforschen. Man erzählte den Kindern kurze, unvollständige Geschichten, deren Inhalt den Entwurf einer konflikthaften bindungsrelevanten Zuspitzung enthielt, und spielte als Untersucher diesen Inhalt mit Puppen dem Kind vor.[3] Diese Methode (Attachment Story Completion Task, ASCT) wurde von Inge Bretherton (Bretherton et al., 1990c) entwickelt und von Emde und Mitarbeitern (Emde et al., 1997; Oppenheim et al., 1997) modifiziert. Eine angepasste deutsche Version steht als sog. »Geschichtenergänzungsverfahren zur Bindung 5- bis 8-jähriger Kinder (GEV-B)« zur Verfügung (Gloger-Tippelt & König, 2016).

Das Ausmaß an empirischer Bindungsforschung ist inzwischen kaum mehr zu überblicken. Wesentliche Ergebnisse zu den verschiedenen Konstrukten der Bindungsforschung, wie sie im nächsten Kapitel beschrieben werden, wurden von der niederländischen Forschungsgruppe um van IJzendoorn zusammengefasst. Nach Bowlbys Auffassung ist die Bindungsqualität, wie sie sich in den ersten Lebensmonaten zwischen primärer Bezugsperson und Säugling entwickelt, kein Fixum, sondern ein Kontinuum, das sich durch emotionale Erfahrungen in neuen Beziehungen zeitlebens in unterschiedliche Richtungen verändern kann. Durch seinen Mitarbeiter Parkes angeregt, hat sich Bowlby schließlich auch mit der Bedeutung der Bindung für die gesamte Lebensspanne beschäftigt. Bindung ist demnach ein emotionales Band, das sich während der Kindheit entwickelt, dessen Einfluss aber nicht auf diese frühe Entwicklungsphase beschränkt ist, sondern sich auch auf alle weiteren Lebensabschnitte erstreckt. Somit stellt Bindung während des ganzen Lebens und bis ins Alter hinein eine emotionale Basis dar (Parkes et al., 1991).

Die Bindungstheorie beeinflusste auch unsere Kenntnisse über die Bedeutung von Trennungen und Verlusten im Alter (Kübler-Ross, 1974). Sie hat in einige theoretische und therapeutische Ansätze Eingang gefunden, ohne dass dies im Einzelnen immer ausdrücklich betont würde, so etwa ins Verständnis von Patienten und Angehörigen in der Palliativmedizin (Petersen & Köhler, 2005; Loetz et al., 2013; Loetz & Müller, 2017; Müller & Loetz, 2017).

In den letzten Jahren seines Lebens hat sich Bowlby noch einmal intensiv mit der therapeutischen Umsetzung seiner Theorie beschäftigt (Bowlby, 1995b). Ihm war besonders daran gelegen, sowohl auf die Prävention von Fehlentwicklungen in der frühen Eltern-Kind-Beziehung als auch auf die psychotherapeutische Arbeit Einfluss zu nehmen.

Die Bindungstheorie gehört heute zu den durch empirische, insbesondere prospektive Längsschnittstudien am besten fundierten Theorien über die psychische Entwicklung des Menschen. Auch wenn sie nicht alle Bereiche gleichermaßen behandelt und etwa die Aspekte Sexualität, Aggression und die Bedeutung des Vaters zumindest in ihren Anfangsjahren vernachlässigte, hat sie doch wesentlich zum Verständnis der menschlichen Entwicklung über das gesamte Leben hin beigetragen.

Entwicklung der bindungstheoretischen Konzepte[4]

Grundannahmen der Bindungstheorie

Definition von Bindung und Bindungstheorie

Bowlby betrachtet Mutter und Säugling als Teilnehmer an einem selbstregulierenden System, dessen Teile einander wechselseitig bedingen. Die Bindung zwischen Mutter und Kind innerhalb dieses Systems unterscheidet sich von »Beziehung« dadurch, dass »Bindung« lediglich als ein Teil des komplexen Systems der Beziehung verstanden wird.[5]

Die Bindungstheorie verbindet ethologisches, entwicklungspsychologisches, systemisches und psychoanalytisches Denken. In ihren Annahmen befasst sie sich mit den grundlegenden frühen Einflüssen auf die emotionale Entwicklung des Kindes und versucht, die Entstehung und Veränderung von starken gefühlsmäßigen Bindungen zwischen Individuen im gesamten menschlichen Lebenslauf zu erklären.

Das Bindungssystem

Nach Bowlby stellt das Bindungssystem ein primäres, genetisch verankertes motivationales System dar, das zwischen der primären Bezugsperson[6] und dem Säugling in gewisser biologischer Präformiertheit nach der Geburt aktiviert wird und überlebenssichernde Funktion hat. Wichtig ist, dass die primäre Bindungsperson nicht unbedingt die Mutter des Kindes sein muss, sondern ebenso gut der Vater, die Großeltern, Pflege- und Adoptiveltern oder andere Menschen dafür infrage kommen. Neben der sogenannten primären oder auch Haupt-Bindungsperson gibt es noch verschiedene andere Bindungspersonen, die dem Kind ebenso emotionale Sicherheit geben können, aber bei größter Gefahr und Angst nur dann aufgesucht werden, wenn die primäre Bindungsperson nicht vor Ort und für das

Kind real oder innerlich nicht erreichbar ist (zur Hierarchie der Bindungspersonen s. S. 44). Auch in Kulturen, in denen Säuglinge von vielen Bezugspersonen versorgt werden, die scheinbar austauschbar sind, entwickelt das Baby in der Regel eine sehr spezifische Bindung an eine Haupt-Bindungsperson, die man erkennt, wenn das Kind große Angst hat und dann eben – aus der Gruppe der möglichen Bindungspersonen – seine Haupt-Bindungsperson aufsucht, die es bevorzugt.

Bei der Entwicklung der spezifischen Bindung spielt auch das Hormon Oxytocin eine große Rolle. Oxytocin ist für den Beginn der Wehen und die Rückbildung der Gebärmutter nach der Geburt sowie für den Milchfluss aus den Milchdrüsen in die Brustwarze verantwortlich. Es wird schon vor der Geburt während der Schwangerschaft gebildet und fördert vermutlich die Bindungsentwicklung der Mutter zum Fetus (»bonding«) und dann zum Kind sowie die Bindung des Säuglings an seine Mutter (»attachment«). Nach der Geburt fördert Oxytocin das Gefühl, einander nahe sein zu wollen, sowie Vertrautheit und Entspanntheit, und zwar sowohl bei der Mutter wie beim Kind, aber ebenso zwischen Vater und Kind bzw. Kind und anderen Bindungspersonen. Besonders förderlich ist hierbei der Hautkontakt, wie er etwa auch bei Frühgeborenen und ihrer Mutter sowie ihrem Vater durch das sogenannte Känguruen (das Frühgeborene liegt – Haut auf Haut – der Bindungsperson auf der Brust) ausgelöst wird (Ritz & Witsch, 2022; Akbari et al., 2018; Moore et al., 2016). Spezifische Nervenendigungen im Brustbereich senden bei leichter Stimulation – wie sie etwa bei Mutter, dem Vater sowie anderen Personen und dem Baby entsteht, wenn die Bindungsperson mit dem Säugling auf dem Arm im Wiegeschritt durch den Raum geht, oder auch bei der Babymassage – Signale ans Gehirn und verursachen die Oxytocin-Ausschüttung mit den gewünschten psychischen Effekten (Uvnäs Moberg, 2007; Uvnäs Moberg & Petersson, 2005; Uvnäs Moberg, 2016).

Der Säugling sucht besonders dann die Nähe zu seiner Bindungsperson, wenn er Angst erlebt. Dies kann etwa der Fall sein, wenn er sich von seiner Bindungsperson getrennt fühlt, unbekannte Situationen oder die Anwesenheit fremder Menschen als bedrohlich erlebt, wenn er etwa unter körperlichen Schmerzen leidet oder sich in Alpträumen von seinen Phantasien überwältigt fühlt. Er erhofft sich von der Nähe zu seiner Bindungsperson Sicherheit, Schutz und Geborgenheit. Das Nähesuchen geschieht durch Blickkontakt zur Bindungsperson, aber auch besonders durch Nachfolgen und das Herstellen von körperlichem Kontakt mit der Bindungsperson. Dabei ist das Kind immer ein aktiver Interaktionspartner, der seinerseits signalisiert, wann Bedürfnisse nach Nähe und Schutz auftauchen und befriedigt werden wollen.

Feinfühligkeit und Bindungsqualität

»Feinfühliges Verhalten« der Bezugsperson besteht darin, dass diese in der Lage ist, die Stress-Signale des Kindes wahrzunehmen (z. B. sein Weinen), sie richtig zu interpretieren (z. B. als Suche nach Nähe und Körperkontakt) und sie auch angemessen und prompt zu befriedigen. Dies geschieht in den vielfältigen alltäglichen Interaktionen unzählige Male.[7] Der Säugling entwickelt häufiger zu derjenigen Bezugsperson eine sichere Bindung, die seine Bedürfnisse durch ihr Pflegeverhalten feinfühlig in der oben beschriebenen Weise befriedigt. Werden dagegen die Bedürfnisse in den Interaktionen mit der Bezugsperson gar nicht, unzureichend oder inkonsistent – etwa in einem für den Säugling nicht vorhersagbaren Wechsel zwischen Verwöhnung oder Überstimulation einer- und zu großer frustrierender Versagung andererseits – beantwortet, entwickelt sich häufiger eine unsichere Bindung. Bei extremer Vernachlässigung des Kindes können sich auch Formen der Bindungsstörung entwickeln (Zeanah et al., 2004; Shoemaker & Benuto, 2017) (s. Teil 2).

Hierarchie der Bindungspersonen

Ist die Haupt-Bezugsperson bei drohender Gefahr nicht anwesend oder wird das Kind von ihr getrennt, reagiert es mit Angst, Kummer, Weinen, Wut und begibt sich aktiv auf die Suche nach seiner Bindungsperson. Der Säugling bildet im Laufe des ersten Lebensjahres eine Hierarchie von verschiedenen Bezugspersonen aus, die das Kind in solchen Situationen entsprechend ihrer Verfügbarkeit und dem Ausmaß der erlebten Trennungsangst in einer bestimmten Rangfolge aufsucht. Ist z. B. die Mutter als primäre Bezugsperson bei drohender Gefahr nicht erreichbar, dann kann das Kind zur emotionalen Versicherung auf eine sekundäre Bezugsperson (z. B. den Vater) zurückgreifen. Je größer der Schmerz oder die Angst – etwa bei einer gefährlichen Verletzung oder bei einer schwerwiegenden Erkrankung –, desto eindringlicher und kompromissloser wird das Kind auf der Anwesenheit der primären Bindungsperson bestehen und sich nicht durch seine sekundäre Bezugsperson trösten lassen.

Wenn etwa die Tagesmutter oder die Krippenerzieherin das Kind mit großer Feinfühligkeit versorgt, kann es passieren, dass diese zur sicheren und vom Kind bevorzugten Haupt-Bindungsperson wird. Das Kind wird sich dann in Situationen mit großer Angst an diese Personen wenden wollen oder sich auch in der Abholsituation nach der Tagesbetreuung an diese Personen klammern und nicht mit der Mutter nach Hause gehen wollen (Zemp et al., 2019a, b).

Innere Arbeitsmodelle

Aus vielen Interaktionserlebnissen, in denen sich Mutter und Säugling voneinander trennten und auch wieder Nähe zueinander herstellten, bildet der Säugling im Laufe des ersten Lebensjahres innere Modelle des Verhaltens und der damit verbundenen Affekte von sich und der Mutter aus, sogenannte »innere Arbeitsmodelle« (»inner working models«;[8] Bowlby, 1969; Main et al., 1985; Bretherton & Munholland, 2008; Beebe et al., 2012; Sherman et al., 2015). Diese Modelle machen das Verhalten der Bezugsperson und des Kindes in Bindungssituationen vorhersagbar. Das Kind lernt im Laufe des ersten Lebensjahres: Wenn ich in Gefahr gerate, weine und meine Bezugsperson als meine emotional sichere Basis – quasi als »Heimathafen« – aufsuche, wird diese mir zur Verfügung stehen und meine Bindungsbedürfnisse mit einer bestimmten charakteristischen Nähe oder Distanz sowie einem umfassenden Verhaltensrepertoire beantworten. Für jede einzelne Bezugsperson, etwa für Mutter oder Vater, werden jeweils getrennt eigenständige unterschiedliche Arbeitsmodelle entwickelt.

Ein solches Arbeitsmodell ist anfangs noch flexibel, im weiteren Verlauf der Entwicklung wird es zunehmend stabiler und das innere Bindungs-Arbeitsmodell entwickelt sich zu einer psychischen Repräsentanz, der sogenannten »Bindungsrepräsentation«. Arbeitsmodelle und Repräsentationen können teils bewusst, teils unbewusst sein. Man kann sich leicht vorstellen, dass eine sichere, stabile Bindungsrepräsentation Teil der psychischen Struktur wird und damit auch zur psychischen Stabilität beiträgt.

Stabilität der Bindungsrepräsentationen

Im Lauf des Lebens kann sich die Bindungsrepräsentation noch durch entsprechende bedeutungsvolle Bindungserfahrungen mit anderen Bezugspersonen oder durch einschneidende Erlebnisse wie Verluste und andere traumatische Erfahrungen in eine unsichere oder sichere Richtung der Bindung modifizieren. Dies wird mit zunehmendem Alter aber immer schwieriger. Wir finden so einerseits Entwicklungen mit Kontinuitäten von der Bindungsqualität des Säuglings mit 12 Monaten bis zur Bindungsrepräsentation in der Adoleszenz, andererseits aber auch Diskontinuitäten mit Wechseln in der Bindungsqualität im Lebenslauf (Grossmann et al., 2005; siehe auch Zimmermann et al., 1995; Schoenmaker et al., 2015; Opie et al., 2021; Dietzel et al., 2019).

Explorationssystem

Dem Bindungsbedürfnis steht das Explorationsbedürfnis des Säuglings gegenüber, das von Bowlby (1969) als weiteres starkes motivationales System betrachtet wird.[9] Obwohl das Bindungssystem und das Explorationssystem entgegengesetzten Motivationen entspringen, sind sie wechselseitig voneinander abhängig.

Nach Bowlby kann der Säugling dann seine Umwelt ausreichend erkunden und Angst während seiner Entfernung von der Bindungsperson aushalten, wenn diese die sichere emotionale Basis seiner Exploration ist. Eine sichere Bindung ist also eine gute Voraussetzung dafür, dass ein Säugling seine Umwelt angstfrei und neugierig erforschen und sich dabei als selbsteffektiv und handelnd erfahren kann.[10]

Von Anfang an – und verstärkt mit zunehmender motorischer Entwicklung ab dem Krabbelalter mit 7 bis 8 Monaten – wird es notwendig sein, dass eine Bindungsperson dem Explorationsbedürfnis des Säuglings einerseits Raum für seine Erkundungen gibt und andererseits auch Grenzen setzt.[11] Gleichzeitig muss sie aber immer wieder als sichere Basis für die visuelle Rückversicherung des Säuglings während der Exploration zur Verfügung stehen, was von Emde und Sorce (1983) als »social referencing« beschrieben wurde. Kehrt der Säugling von seinem Erkundungsgang zur Mutter zurück, muss er sich bei ihr emotional angenommen fühlen. Dieses Verhalten wurde von Mahler et al. (1978) auch als »emotionales Auftanken des Säuglings« bezeichnet (Hembacher et al., 2017; Licata et al., 2016; Möller et al., 2017).

Wechselwirkung zwischen Bindungssystem und Explorationssystem

Wenn die Bindungsbedürfnisse des Kindes befriedigt werden und es bei der Bezugsperson eine emotionale Sicherheit erleben kann, wird das Bindungssystem beruhigt, und der Säugling kann seiner Neugier in Form von explorativem Verhalten nachgehen. Hierzu wird er sich mehr oder weniger weit von der Bezugsperson entfernen können, ohne emotional in Stress zu geraten.[12] Bei einer Aktivierung des Bindungssystems wegen zu großer Entfernung oder wegen angstmachender Entdeckungen wird die Exploration zunehmend eingeschränkt und die räumliche oder sogar körperliche Nähe zur Bezugsperson gesucht, welche die sicherste emotionale Basis für das Kind darstellt. Die Selbststeuerung des Säuglings in Bezug auf Distanz und Nähe zur Bindungsperson wird von einer feinfühligen Bindungsperson akzeptiert. Die Bindungsperson kann sich darauf verlassen, dass ihr Kind beim Erfahren von Stress ihre Nähe sucht. Tritt dieses (erwartete) Verhalten nicht ein, ist zu vermuten, dass es – etwa aufgrund von Erfahrungen der Zurückweisung – bereits aktiv unterdrückt wurde. Wenn Sicherheit gespürt wird, ist das Explorationsverhalten »vorprogrammiert« und muss nicht erzwungen werden. Inititative und Steuerung in Bezug auf Bindungs- und Explorationsverhalten gehen jeweils vom Kind aus.

Wenn die Bindungsperson den Säugling übermäßig bindet – d. h. länger und intensiver zu ihm Nähe herstellt, obwohl er gar keine Angst und keinen Stress mehr signalisiert –, weil sie, die Bindungsperson, die Nähe für *ihre eigene emotionale Stabilsierung und Sicherheit* benötigt, stellt sie zwar eine körperlich nahe Bindung zum Säugling her, gewährt aber gleichzeitig keinen ausreichenden Spielraum für dessen Bedürfnisse nach Exploration und frustriert auf diese Weise ihr Kind.

Eine solche Bindungsdynamik kann sich etwa aufgrund eigener Verlassenheitsängste der Bindungsperson entwickeln (eben, wie gerade skizziert, zur Selbststabilisierung) oder aufgrund der Angst der Bindungsperson vor möglichen Verletzungsgefahren, die während der Exploration für das Kind bestehen könnten. Unter solchen Umständen erlebt das Kind in der Nähe zur Bindungsperson statt emotionaler Beruhigung großen Stress, was auch zu einer Bindungsstörung führen kann, wenn dieses Interaktionsmuster vorherrschend die Beziehung und die Interaktionen zwischen Bindungsperson und Säugling bestimmen sollte (s. Bindungsstörung mit übersteigertem Bindungsverhalten).

Zielkorrigierte Partnerschaft

Bis zum Kindergartenalter entwickelt sich zwischen Bindungsperson und Kind zunehmend eine sogenannte »zielkorrigierte Partnerschaft«: In den motivationalen Systemen des Kindes besteht so weit eine Balance zwischen Bindungsbedürfnissen und Explorationswünschen, dass das Aushandeln und Verhandeln von gemeinsamen Zielen, etwa zum Zweck einer gemeinsamen Spielaktivität, immer besser möglich wird (Bowlby, 1976). Beide Partner können dabei in die Beziehung ihre emotional wichtigen Ziele einbringen, die möglicherweise unterschiedlichen Interessen des Partners hören, sie reflektieren und schließlich die gemeinsamen Ziele partnerschaftlich verhandeln und korrigieren (Becker-Stoll, 2017).[13]

Bindung und Exploration im Verlauf des Lebens

Die wechselseitige Beziehung zwischen Bindung und Exploration ist nach der Bindungstheorie kein Phänomen, das nur in der Säuglingszeit bestünde; Bowlby ging vielmehr von einem kontinuierlichen Prozess im Laufe des gesamten Lebens aus. Die Spannung zwischen den Polen »Bindung« und »Exploration« muss dabei immer wieder neu wie auf einer »Wippe« ausbalanciert werden, da Bindung und Exploration wie These und Antithese zueinander in Beziehung stehen und miteinander »verkoppelt« sind.

Weitergabe von Bindungsmustern zwischen den Generationen

Die Bindungsqualität des Säuglings hängt mit der Bindungsrepräsentation der Bezugspersonen zusammen, die ihn pflegen und mit ihm spielen. Es besteht ein Zusammenhang zwischen der Qualität der Bindungsrepräsentation der Elterngeneration und der Bindungsqualität, die sich im Säuglingsalter entwickelt. Es gibt Hinweise, dass die Qualität der Bindung von der Elterngeneration auf die der Kinder weitergegeben wird (Brisch, 1999; Zimmermann & Grossmann, 1996; Fonagy, 1999; Adshead & Bluglass, 2001; Cassibba et al., 2017; Verhage et al., 2016; Brisch, 2022a).

Sichere Bindung als Schutzfaktor

Einer sicheren Bindungsqualität, die sich im Säuglingsalter entwickelt, wird eine protektive Funktion für den Entwicklungsverlauf des Kindes zugeschrieben. Prosoziale Verhaltensweisen werden – entsprechend den Ergebnissen der Längsschnittstudien – hierdurch gefördert, und es wird eine gewisse belastbare psychische Stabilität (»resilience«) erreicht (Harrist & Gardner, 2019; Winston & Chicot, 2016). Längsschnittstudien zeigen: Wenn das Kind in der frühen Kindheit über einen längeren Zeitraum mit zumindest einer erwachsenen Person – diese muss nicht die Mutter oder der Vater sein – die Erfahrung einer sicheren Bindung macht, so ist dies ein wesentlicher Faktor, der im späteren Leben vor der Entwicklung einer Psychopathologie schützen kann, selbst wenn im Verlauf des Lebens traumatische Erfahrungen gemacht wurden (Werner, 2007a, Werner 2007b; K.E. Grossmann, 2003; Bender & Ingram, 2018; Dagan et al., 2017; Darling Rasmussen et al., 2019).

Bindung, Genetik, Neurobiologie und Trauma

Bei einer nichtklinischen Stichprobe zeigte sich ein Zusammenhang zwischen einer desorganisierten Bindung und einer strukturellen Auffälligkeit des D4-Dopamin-Rezeptors (Lakatos et al., 2000, 2002, 2003). Dabei wurde eine Interaktion zwischen dem Polymorphismus im Dopamin-D4-Rezeptorgen DRD4 und der regulatorischen Einheit des Rezeptors beobachtet, welche das Risiko für die Entwicklung einer desorganisierten Bindung um das 10-Fache erhöht (Lakatos et al., 2002; Bakermans-Kranenburg et al., 2008a, b; Golds et al., 2019; Graffi et al., 2018; Leerkes et al., 2017).

Es wurden auch Untersuchungen durchgeführt, welche einen direkten Zusammenhang zwischen einer desorganisierten Bindung und einer Aufmerksamkeitsstörung und/oder Hyperaktivitäts-Störung (ADHS) sowie zwischen dopaminergen Auffälligkeiten und ADHS fanden.

Im Tierversuch mit Ratten schlugen sich Unterschiede in der mütterlichen Fürsorge bei den Jungen im Verhalten und in der endokrinen Antwort auf Stress nieder. Fürsorgliche Rattenmütter hatten einen weniger ängstlichen Nachwuchs, der in Stresssituationen angemessenere Reaktionen der hormonellen Regulation zwischen Hypothalamus, Hyophyse und Nebennierenrinde (HPA-Achse) zeigte. Zudem erwies sich der gut umsorgte weibliche Rattennachwuchs seinen eigenen Jungen gegenüber ebenfalls als fürsorglich. Die Studie zeigte, dass die Art der Aufzucht und nicht die Abstammung das spätere Fürsorgeverhalten der weiblichen Ratte und die Stressregulation determiniert. Die Effekte konnten über drei Generationen hinweg beobachtet werden (Francis et al., 1999; Cassibba et al., 2017; Gröger et al., 2016; Orso et al., 2018; Yehuda & Lehrner, 2018). Zudem beeinflusste eine »Behandlung« (kurzes Streicheln der Tiere) das Fürsorgeverhalten der weniger fürsorglichen Rattenmütter positiv (Meaney et al., 1990). Sogar die molekulargenetischen Strukturen der behandelten Nachkommen haben sich während der Behandlung so stark verändert, dass sie sich von denen der nicht behandelten Nachkommen *der besonders fürsorglichen* Rattenmütter nicht mehr signifikant unterscheiden ließen (Francis et al., 1999). Die Autoren interpretieren diese Ergebnisse auch so, dass das Fürsorgeverhalten sowie die Stressregulation durch einen Interaktionseffekt aus genetischer Vulnerabilität und unterschiedlicher Fürsorge *(Umweltfaktor)* auf die nächste Generation vererbt würden (Braun et al., 2009; Weaver et al., 2004, Weaver et al., 2006; Caldji et al., 1998; Bošković & Rando, 2018; Lester et al., 2018).

Bisherige Studien mit Menschen legen auch offen, dass frühe Erfahrungen der weiblichen Säuglinge mit ihren Müttern einen großen Einfluss auf ihr späteres Fürsorgeverhalten gegenüber ihrem Nachwuchs haben. Sie stellen fest, dass hier ein psychobiologischer Mechanismus besteht, der für die intergenerationelle Übertragung des Fürsorgeverhaltens und der Feinfühligkeit der Mutter auf die Töchter verantwortlich ist (Silverman & Lieberman, 1999; Fleming et al., 1999).

Die Interaktion zwischen *nature* und *nurture* findet auf der Bindungsebene statt (Lehtonen, 1994), wobei die primäre Bindungsperson als psychobiologischer Regulator bzw. Dysregulator der Hormone des Kindes wirkt, welche die direkte Gentranskription steuern. Der Cortisolspiegel im Gehirn des Säuglings – Cortisol ist für die Stressbereitschaft verantwortlich – wird signifikant durch die Mutter-Kind-Interaktion beeinflusst (Schore, 1997; Meaney et al., 1988). Aus all diesem geht hervor, dass Neurotransmitterstörungen nicht angeboren sein müssen, sondern durch die Auswirkung psychologischer Variablen auf die frühe Entwicklung beeinflusst werden können (Braun, 1996; Braun et al., 2000; Bonapersona et al., 2018).

Der Einfluss von traumatischen Erfahrungen auf Funktion und Struktur des Gehirns

Forschungsergebnisse der vergangenen Jahre öffnen die Tür zu einem Denken, welches das Erleben eines seelischen Traumas mit der Entwicklung von Struktur und Funktion des menschlichen Gehirns verknüpft. Teicher (2000; Teicher et al., 2003) kam in seinen Studien an der Harvard Medical School zu neuen Forschungsergebnissen: Opfer von Missbrauch und Vernachlässigung in der Kindheit wiesen im Erwachsenenalter im Vergleich zu nicht missbrauchten Kontrollprobanden strukturelle Veränderungen mit Volumenverminderungen im Hippocampus, dem Corpus callosum und der Amygdala auf (Teicher et al., 2016; Teicher & Samson, 2016; Schelbe & Geiger, 2017).

Perry et al. (1995; Perry, 2001) stellten bei der Schilderung ihrer Untersuchungen dar, wie sich das Gehirn entsprechend den jeweiligen Nutzungsbedingungen ganz unterschiedlich entwicklen kann. Das sich entwickelnde Gehirn organisiert und internalisiert neue Informationen demnach in einer gebrauchsabhängigen Art und Weise. Je mehr das Kind sich in einem Zustand des Hyperarousal oder der Dissoziation befindet, umso mehr wird es nach einer Traumaerfahrung neuropsychiatrische Symptome in Richtung einer posttraumatischen Belastungsstörung (Posttraumatic Stress Disorder, PTSD) entwickeln. Der momentane Zustand der neuronalen Aktivierung und der humoralen Stressreaktion kann als Anpassung an die überfordernden traumatischen Situationen persistieren und in eine Eigenschaft der Fehlanpassung übergehen. Als Folge kann das Individuum auf spezifische Erfordernisse der sozialen Umwelt nicht adäquat reagieren. Im sich entwickelnden Gehirn hängen die noch undifferenzierten neuronalen Systeme von Schlüsselreizen der Umwelt und der Mikroumwelt ab (etwa von Neurotransmittern und Neurohormonen, zu denen auch das Cortisol und das neuronale Wachstumshormon zählen), um sich von ihren undifferenzierten, unreifen Formen zu ihren vorgesehenen Funktionen zu entwickeln. Das Fehlen dieser kritischen Schlüsselreize oder eine Störung innerhalb dieser sensiblen Phasen der Gehirnreifung kann etwa zu anormalen neuronalen Teilungen und Synapsenentwicklungen führen.

Nach Perry et al. (1995) ist die Wirkung früher kindlicher Interaktionserfahrungen in einem Entwicklungsmodell der gebrauchsabhängigen Ausformung neuronaler und organischer Hirnstrukturen zu konzeptualisieren (vgl. auch Hüther, 1996; Hüther, 1998; Hüther et al., 1999; Liu et al., 1997; Meaney et al., 1988; 1990; Spitzer, 2000). Traumatische Erfahrungen im Kindesalter während der Reifungszeit des kindlichen Gehirns können auch einen Einfluss insbesondere auf die Reifung der orbito-frontalen Hirnregion haben, die für die Steuerung, Integration und Modulation von Affekten zuständig ist (Schore, 1996, 1997, 2001a, 2001b; Atzaba-Poria et al., 2017; Bernier et al., 2016). Eine Misshandlung bzw. ein Trauma in der frühen Kindheit verändert zudem stark die Entwicklung der rechten »nonverbalen« Gehirnhälfte, die für verschiedene Aspekte der Bindung und Affektregulation verantwortlich ist (Schore, 2001a, 2007; Schore & Schore, 2008; Aas et al., 2019; Cross et al., 2017; Kavanaugh et al., 2017).

Konzept der Feinfühligkeit

Im Folgenden werde ich das Konzept der Feinfühligkeit und andere wesentliche Konzepte der Bindungstheorie differenzierter erläutern.

Nach Auffassung der Bindungstheorie bildet die Feinfühligkeit der Pflegeperson eine wesentliche Grundlage für die Qualität der Bindung, die der Säugling im Laufe seines ersten Lebensjahres entwickelt. Offensichtlich spielt aber bereits die pränatale Bindung der werdenden Mutter zum Fetus eine große Rolle, denn Alvarenga et al. (2013) konnten aus der Qualität der pränatalen Bindung der Schwangeren an ihren Fetus auf die spätere mütterliche Feinfühligkeit gegenüber ihrem 8 Monate alten Baby – besser als durch andere Faktoren – schließen (Alvarenga et al., 2013).

Die Fähigkeit zur Feinfühligkeit und im weitesten Sinne die Empathie- und Mentalisierungsfähigkeit – die Fähigkeit, sich in die Handlungsabsichten und Motivationen sowie Gedanken und Gefühle eines Gegenübers hineinzuversetzen, sie von den eigenen Motivationen, Gedanken etc. zu unterscheiden und dessen Innenwelt in der eigenen Innenwelt gespiegelt wiederzuerleben – geht auf die Aktivität von Spiegelneuronen im Gehirn (Preston & de Waal, 2002; Decety & Jackson, 2004) zurück. Diese wurden zuerst bei Affen gefunden, konnten aber in ähnlicher Funktion auch beim Menschen entdeckt werden (Rizzolatti et al., 2004; Jeon & Lee, 2018; Lamm & Majdandžić, 2015; Rizzolatti & Rozzi, 2016).

In einer dyadischen Interaktion werden beim Beobachter sogenannte »Spiegelneuronen« im Gehirn aktiviert. Wenn wir etwa einen Menschen beobachten, der Angst hat, Schmerzen erlebt, vor einer Gefahr flieht oder sich verteidigt oder aber bestimmte Handlungen ausführt – wie etwa nach etwas greifen, einen anderen Menschen füttern, liebkosen, zärtlich streicheln –, dann werden in uns jeweils sowohl in den motorischen Hirnarealen als auch im limbischen System, das aus frühen Zeiten der Gehirnentwicklung stammt, sowie in assoziierten Hirnregionen diejenigen Neuronen aktiviert, die dem Verhalten oder Empfinden des anderen entsprechen, also etwa die Neurone für die bei der Flucht bzw. Verteidigung erforderliche Muskelaktivität oder die Gehirnareale für Schmerz und Angst; dies alles geschieht, ohne dass wir selbst die Bedrohung oder den Schmerz real erlebten. Dennoch fühlt sich der beobachtete Schmerz – obwohl uns keine körperlichen Schmerzen zugefügt werden – für uns in unserem Erleben sehr real an, bis hin zu vegetativen Reaktionen im ganzen Körper, wie etwa ein mulmiges Gefühl im Bauch, Herzrasen. Wir können uns also aufgrund der Aktivierung dieser Spiegelneuronen als Beobachter genau in die Gefühls- und Erlebniswelt des Beobachteten hineinversetzen und aus diesem Erleben heraus empathisch handeln, indem wir den anderen etwa trösten, pflegen, retten und in Sicherheit bringen. Ohne die Existenz von Spiegelneuronen würde uns die entscheidende neuroanatomische Grundlage für Empathie und Mitgefühl sowie für feinfühliges Handeln fehlen (Bauer, 2005, 2008; Kohler et al., 2002; Gallese, 2003; Rizzolatti et al., 2004; Ferrari & Coudé, 2018).

Das Konzept der Feinfühligkeit in der Bindungsforschung wurde im Wesentlichen von Mary Ainsworth entwickelt. Auf dem Hintergrund der Bindungstheorie hatte sie schon in Uganda bei Hausbesuchen das Pflegeverhalten von Müttern bei ihren Säuglingen studiert (Ainsworth, 1967). Danach untersuchte sie in Baltimore in der ersten Längsschnittstudie bei einer kleinen Gruppe von 23 Kindern ebenfalls in regelmäßigen Hausbesuchen das Interaktionsverhalten von Müttern mit ihren Säuglingen im Laufe des ersten Lebensjahres. Sie bestimmte dann an der von ihr entwickelten standardisierten Untersuchung zum Trennungsverhalten, der sogenannten »Fremden Situation«, die Bindungsqualität dieser Kinder. Hierbei konnte sie feststellen, dass Kinder von Müttern mit feinfühligem Pflegeverhalten häufiger in der Fremden Situation das Verhaltensmuster zeigten, das zu einer sicheren Bindungsklassifikation führte. Der umgekehrte Befund, nämlich häufiger eine unsichere Bindung, ergab sich bei Kindern mit weniger feinfühligen Müttern (Ainsworth et al., 1978).

Ein feinfühliges Pflegeverhalten ist für Ainsworth durch folgende charakteristische Verhaltensweisen gekennzeichnet (vgl. Ainsworth, 2003):

1. Die Mutter muss in der Lage sein, die Signale des Kindes mit größter Aufmerksamkeit wahrzunehmen. Verzögerungen in ihrer Wahrnehmung können durch die äußere oder innere Beschäftigung mit eigenen Bedürfnissen und Befindlichkeiten entstehen.
2. Sie muss die Signale aus der Perspektive des Säuglings richtig deuten, etwa dessen Weinen in seiner Bedeutung entschlüsseln (Weinen etwa wegen Hunger, Unwohlsein, Schmerzen, Langeweile). Dabei besteht die Gefahr, dass die Signale des Säuglings durch die eigenen Bedürfnisse sowie die Projektionen dieser Bedürfnisse auf das Kind verzerrt oder falsch interpretiert werden.
3. Sie muss angemessen auf die Signale reagieren, also etwa die richtige Dosierung der Nahrungsmenge herausfinden, eher beruhigen oder Spielanreize bieten, ohne durch Über- oder Unterstimulation die Mutter-Kind-Interaktion zu erschweren.
4. Die Reaktion muss prompt, also innerhalb einer für das Kind noch tolerablen Frustrationszeit, erfolgen. So ist die Zeitspanne, in der ein Säugling auf das Gestilltwerden warten kann, in den ersten Wochen sehr kurz, wird aber im Laufe des ersten Lebensjahres immer länger.

In der Regel fällt es den Bezugs- und Pflegepersonen relativ leicht, Signale des Kindes wahrzunehmen. Bei Hausbesuchen und auch während der klinischen Beobachtung von Mutter-Kind-Interaktionen kann man aber feststellen, dass die Zeitspannen, die vergehen, bis Mütter auf die registrierten kindlichen Signale (Weinen, Rufen, Jammern und Klagen) reagieren, verschieden lang sein können.[14] Besonders diskrete und nur angedeutete Signale des Kindes können sicherlich nur von sehr feinfühligen Müttern oder Vätern bzw. Bezugspersonen wahrgenommen werden.[15]

Viel größere Probleme bereitet aber schon die Forderung, die Signale richtig zu verstehen. Aus unseren Seminaren mit Eltern wissen wir, dass es vielen Eltern besonders bei ihrem ersten Kind anfangs große Schwierigkeiten bereitet, das Weinen richtig zu interpretieren. Nach einiger Zeit gelingt es den meisten Müttern und Vätern sehr gut zu unterscheiden, ob das Weinen des Kindes mit Hunger, Langeweile, Protest, Schmerz, mit einer »vollen Windel« oder mit Überstimulation zu erklären ist. Die meisten Pflege- und Bezugspersonen brauchen erst eine Phase des Ausprobierens, um allein das Signal des Weinens mit den dahinterliegenden Wünschen und Motivationen des Säuglings richtig zu interpretieren (Papoušek, 1994; Brisch, 2013c; Brisch, 2014a; Ziegenhain et al., 2004).

Auch die angemessene Reaktion auf die richtig interpretierten Signale muss von den meisten Bezugspersonen erst erlernt werden. Sie müssen bei jedem einzelnen ihrer Kinder neu herausfinden, wann etwa sein Hungergefühl, sein Bedürfnis nach Körperkontakt, Anregung oder nach Ruhe ausreichend befriedigt ist (Derksen & Thiel, 2006). Erfahrungen mit einem ersten Kind können nicht einfach auf nachfolgende Geschwister übertragen werden, weil jedes Kind ein anderes Temperament hat, Reize anders aufnimmt und seine Wünsche und Bedürfnisse auf seine jeweils individuelle Art äußert (Crockenberg, 1986).

Die meisten Eltern befürchten auch heute noch – so unsere Erfahrungen aus Elternseminaren –, sie könnten ihr Kind im ersten Lebensjahr »vollkommen verwöhnen«. In ihren angstvollen Phantasien sehen sie ihr Kind als »verwöhntes Monster«, dem sie jeden Wunsch erfüllen müssten. Deshalb ist eine prompte Reaktion auf die Wünsche und Signale des Kindes für viele Eltern – obwohl sie grundsätzlich in der Lage wären, sich feinfühlig zu verhalten – nicht unbedingt ein erstrebenswertes Ziel. Vielmehr sind sie überzeugt, ihr Kind müsse so früh wie möglich lernen, Frustrationen auszuhalten.

Diese Haltung ist eventuell auch über Jahrzehnte durch das aus der NS-Zeit stammende Mütterbuch von Johanna Haarer (1934), *Die deutsche Mutter und ihr erstes Kind,* gefördert worden. Dieses Buch wurde jeder deutschen Mutter an die Hand gegeben und auch noch nach dem Ende des Faschismus – um einige nationalsozialistische Inhalte bereinigt – weiterhin Müttern nach der Geburt ihres Kindes als Geschenk überreicht; die letzte Neuauflage erschien 1987. *Die deutsche Mutter und ihr erstes Kind* ist eine Anleitung, wie man Säuglinge möglichst früh zur maximalen Frustrationstoleranz erzieht, indem man nicht auf ihre Signale eingeht, sondern sie nachts etwa einfach schreien lässt, wenn sie aufwachen, weil dies ihre Lungen kräftige. Die Erziehungsratschläge zur Frustration von Säuglingen, um ein Verwöhnen zu vermeiden, wurden über Generationen tradiert und geistern immer noch in den Köpfen junger Mütter – und Väter – von heute herum.

Dabei gehen die Vorstellungen weit auseinander, was in welcher Altersphase noch als optimale wachstumsfördernde Frustrationsübung oder bereits als Überforderung der kindlichen Möglichkeiten zur Affektregulierung durch ein unsensibles Frustrieren zu betrachten sei. Im Laufe des ersten Lebensjahres sind Säuglinge in der Lage, über immer längere Zeitspannen auf ihre Bedürfnisbefriedigung zu warten. Auch hier bedarf es besonderer elterlicher Feinfühligkeit, damit der Säugling in den Möglichkeiten des Wartens nicht stark überfordert und dadurch frustriert wird, sodass schließlich seine Möglichkeiten zur Selbstregulation erschöpft sind. Deshalb ist die primäre Forderung nach einer prompten Erfüllung von Bedürfnissen jedem Lebensalter des Kindes immer wieder neu anzupassen.

Auf jeden Fall muss vermieden werden, dass der Säugling durch Frustration in Zustände von Affektüberflutung gerät, in denen er über lange Zeit panikartig schreit und mit seinen entsprechenden Gefühlen allein gelassen wird; denn solche Erfahrungen von großer Angst oder gar Panik sind nicht entwicklungsfördernd, sondern sie überschwemmen den Säugling mit Gefühlen von Hilflosigkeit, Ohnmacht und Ausgeliefertsein, bis hin zum Bedrohtsein durch den Tod; so aber wird seine wachsende Fähigkeit zur Selbstregulation stark beeinträchtigt oder geht ganz verloren. Dabei werden hohe Dosen von Cortisol in der Nebennierenrinde produziert und in das Blut ausgeschüttet und erreichen so auch das Gehirn. Konstant hohe Cortisolspiegel sind für das Gehirn und seine Vernetzungsprozesse nicht entwicklungsfördernd, sondern wirken sich auf die Nervenzellen toxisch aus, d. h. diese sterben mit der Zeit ab (Delpech et al., 2016; Drew & Chavis, 2000; vgl. auch Houtepen et al., 2016).

Praktizierte Feinfühligkeit unterscheidet sich von Verwöhnung und Überbehütung dadurch, dass feinfühlige Eltern ihr Kind in seiner zunehmenden Selbständigkeit und seiner wachsenden Kommunikationsfähigkeit fördern. Die im ersten Lebensjahr untersuchten Säuglinge von feinfühligen Müttern konnten einerseits selbständiger spielen und ihre Umwelt erkunden, andererseits bei Angst und Stress ihre Mütter eher aufsuchen, um Trost und Sicherheit zu finden. Für sie waren weniger Ängstlichkeit und Ärger in den Interaktionen mit ihren Müttern kennzeichnend. Sie konnten sich schneller wieder von ihren Müttern lösen, nachdem sie diese aufgesucht und sich für kurze Zeit hatten trösten lassen, und sie verhielten sich kooperationsbereiter, wenn es darum ging, auf mütterliche Grenzsetzungen einzugehen.

Die Säuglinge weniger feinfühliger Mütter dagegen waren entweder auffallend von der Unterstützung durch ihre Mütter unabhängig, oder sie zeigten deutliche Ängstlichkeit, Ärger und aggressive Gefühle, so dass sie sich kaum zum Spiel von ihrer Mutter entfernen und sich auch nicht in ihrer Nähe beruhigen und interessiert spielen konnten. Grenzsetzende Strukturierungen durch ihre Mütter wurden von ihnen seltener akzeptiert (Ainsworth et al., 1978; Grossmann et al., 1985; Deans, 2020; Thomas et al., 2017).

Feinfühligkeitstraining für werdende Eltern

Vor dem Hintergrund von Mary Ainsworths Forderung nach feinfühligem Pflegeverhalten haben meine Mitarbeiterinnen und ich schon in den 90er Jahren an der Universitätsklinik in Ulm erstmals ein video-basiertes Feinfühligkeitstraining für werdende Eltern entwickelt und durchgeführt. Paare, die ihr erstes Kind erwarteten, wurden hierzu im letzten Drittel der Schwangerschaft an fünf Abenden in unserem »Institut für frühkindliche Entwicklung und Eltern-Kind-Forschung« (»das gelbe haus«)[16] über Ergebnisse der Säuglingsforschung informiert. Ein Schwerpunkt lag auf dem Feinfühligkeitskonzept von Ainsworth. Die Eltern sollten selbst lernen, anhand von Videobeispielen elterliches Pflegeverhalten einzuschätzen und ihre Wahrnehmung für feinfühliges elterliches Pflegeverhalten zu sensibilisieren. Zum Zeitpunkt von drei, sechs und zwölf Wochen nach der Geburt zeichneten wir mit den Eltern eine Wickel- und Spiel-Szene auf Video auf, jeweils mit Mutter und Vater getrennt. Dieses »Wickel-Video« wurde anschließend während des Feinfühligkeitstrainings mit den Eltern angeschaut und Sequenz für Sequenz gemeinsam »analysiert«. Die Eltern sollten befähigt werden, die Signale ihres Kindes genauer wahrzunehmen, ihre eigenen Verhaltensweisen zu sehen und zu interpretieren und daraus neue Lernanstöße zu gewinnen, wie sie im Hinblick auf ihre Feinfühligkeit mit ihrem Kind besser in Interaktion treten könnten.

Grundvoraussetzung für die Durchführung dieses »Trainings« war eine verstärkende, wertschätzende Haltung gegenüber den Eltern und ein taktvolles, bestätigendes Verhalten, wenn feinfühlige Interaktionssequenzen gefunden und analysiert wurden. Bei weniger feinfühligen Szenen überlegten wir gemeinsam mit den Eltern, wie sie sowohl ihr eigenes Verhalten als auch die Aktionen und Reaktionen ihres Kindes interpretieren könnten. Insbesondere bei Projektionen von eigenen Wünschen und Gefühlen auf ihr Kind, die die Interaktion negativ beeinflussten, wurden sie unterstützt, alternative Erklärungen für das Verhalten ihres Kindes zu finden. Beim positiven Video-Feedback, wie es von uns heute im

SAFE®-Programm eingesetzt wird, werden nur die positiven Interaktionssequenzen benannt und werden die feinfühligen Verhaltensweisen der Eltern mit wertschätzenden Kommentaren verstärkt.

Die Auswertung der Ergebnisse im Vergleich zu einer Kontrollgruppe, die ein solches Feinfühligkeitstraining nicht erhalten hatte, lässt darauf schließen, dass die Eltern der Studiengruppe die Signale des Kindes und vor allen Dingen ihre eigenen Verhaltensweisen durchaus sensibler und auch kritischer wahrnahmen. Eltern in einer Kontrollgruppe dagegen, die wir nur zu einem Wickel-Spiel-Video gesehen hatten, als ihr Kind drei Monate alt war, schilderten ihre eigenen Verhaltensweisen häufiger selbstidealisierend und überschätzten ihre Feinfühligkeit für die Wahrnehmung der kindlichen Signale.

Ähnlich orientierte Interventionsstudien zur Verbesserung der elterlichen Feinfühligkeit wurden in den Niederlanden durchgeführt. Sie kamen zum Ergebnis, dass sich die Feinfühligkeit der Mutter durch entsprechend fokussierte Interventionen günstig beeinflussen lässt, die sowohl in der häuslichen Umgebung als auch mit Hilfe eines video-unterstützten Wahrnehmungstrainings durchgeführt wurden (Bakermans-Kranenburg et al., 1998; van den Boom, 1990, 1994).[17]

Konzept der kindlichen Bindungsqualität

Die kindliche Bindungsqualität wird, wie erwähnt, mit Hilfe der »Fremden Situation« (»strange situation«) untersucht. Diese standardisierte Methode wurde inzwischen weltweit in verschiedensten Gesellschaftsformen und Kulturen angewandt und hat sich als valides und reliables Instrument erwiesen (Archer et al., 2015; Mesman et al., 2016). Die Fremde Situation, an der die Mutter, ihr Kind und eine fremde Person beteiligt sind, ist eine festgelegte Abfolge von Episoden, in deren Verlauf sich die Mutter von ihrem Kind zweimal trennt und nach einigen Minuten wieder mit ihm zusammenkommt. Dadurch soll das Bindungssystem des Kindes aktiviert werden, sodass aus der Beobachtung des Verhaltens zwischen Mutter und Kind eine verlässliche Auswertung der kindlichen Bindungsqualität erfolgen kann (Ainsworth et al., 1978).

Obwohl man kritisch anmerken kann, dass die Fremde Situation« *nur eine* spezifische Situation aus der Mutter-Kind-Interaktion beobachtet, in Bezug auf diese Interaktion nur eine »Momentaufnahme« ist und in der Auswertung speziell das Verhalten des Kindes unter Vernachlässigung der Reaktionen vonseiten der Mutter untersucht wird, hat sich die Methode für die Untersuchung der Bindungsqualität des Kindes in westlichen Kulturen, wie gesagt, als valide und reliabel erwiesen (zur Kritik siehe Fox et al., 1991).

Es wurden auch Studien mit der »Fremden Situation« in anderen Kulturen durchgeführt (Rothbaum et al., 2000). Entgegen kritischen Stimmen (Keller 2019), die die Fremde Situation nur für westliche Kulturen für valide halten oder als Forschungsinstrument ganz ablehnen, zeigen die Studienergebnisse durchaus vergleichbare Bindungsmuster in anderen Kulturen. Bei der Durchführung der »Fremden Situation« in solchen Kulturkreisen, in denen die Kinder überwiegend im Kollektiv aufwachsen, konnte auf Nachfragen doch auch eruiert werden, an welche Person aus einer Dorfgruppe sich das Kind in einer Stresssituation spezifisch wenden würde. Wurde die »Fremde Situation« mit dieser Person durchgeführt, von der man annahm, dass sie die jeweils spezifische Bindungsperson für das Kind war, konnte man vergleichbare Bindungsverhaltensweisen eruieren, wie sie von Ainsworth gefunden worden waren (K. E. Grossmann et al., 2003).

Es wird diskutiert, dass es eine dezidierte Mutter-Kind-Bindung unter indigenen Völkern nicht gäbe, weil sich viele Erwachsenen um die Kinder kümmerten und sofort zur Stelle wären. Das stimmt aber nicht. Die Kinder begreifen auch in der Vielfalt der multiplen Betreuung, wer die eine Person (Mutter oder andere Haupt-Bindungsperson) ist, die stets motiviert und zur Stelle ist, wenn es ihnen schlechtgeht. Diese Person suchen die Kinder dann bevorzugt auf und vertrauen ihr am meisten: Das zeigte sich z. B. bei den Trobriandern (K. E. Grossmann et al., 2003), das hat Morelli sogar von den westafrikanischen Ewe (Efe) beschrieben, bei denen die Babys nach der Geburt von verschiedenen Frauen auf dem Arm gehalten und auch von verschiedenen Frauen gestillt werden (Morelli & Tronick, 1991; Tronick et al., 1992), und Ahnert und ihr Team haben Ähnliches in Malawi beobachtet und untersucht (s. das Symposium »Out of Africa. Early childhood in the rural area around Zomba in Malawi«, 2./3. 5. 2016 an der Universität Wien).

Die Fremde Situation hat eine gewisse ökologische Validität, d. h. in der Fremden Situation wird eine standardisierte Situation im Labor simuliert, die im Alltag von Kleinkindern völlig normal ist: Eine Mutter verlässt auch mal den Raum, ist manchmal aus dem Sichtbereich des Kindes verschwunden und dies löst bei diesem Unbehagen oder etwa stressbedingtes Weinen aus. Solche Situationen finden sich überall in der Welt – in allen Kulturen und auch bei indigenen Völkern. Klaus E. und Karin Grossmann haben das sehr anschaulich von den Trobriandern in Papua-Neuguinea berichtet.

Die Fremde Situation wird zwischen dem 12. und dem 19. Lebensmonat in einem speziell für diese Untersuchung eingerichteten Spielzimmer durchgeführt, mit dem weder Mutter noch Kind vertraut sind, das also eine »fremde Situation« darstellt. Der gesamte Ablauf gliedert sich in acht Episoden à drei Minuten und wird zur späteren Auswertung auf Video aufgezeichnet (Ainsworth & Wittig, 1969):

Erste und zweite Episode: Mutter und Kind betreten das fremde Spielzimmer. Das Kind beginnt nach einer kurzen Zeit der Eingewöhnung neugierig, die unbekannten attraktiven Spielsachen zu erkunden. Die Mutter soll dem Kind nur so viel Hilfestellung zum Spielen geben, wie unbedingt erforderlich ist. In der Regel sitzt die Mutter auf einem Stuhl und kann das Spiel des Kindes beobachten. Manche Mütter können sich auch mit einer Lektüre beschäftigen, weil ihr Kind zufrieden zu ihren Füßen spielt.

Dritte Episode: Eine fremde Person betritt den Raum und spricht zunächst nicht mit der Mutter. Erst nach zwei Minuten spricht sie die Mutter an, und es entwickelt sich ein kleiner Dialog. In der Regel reagieren die Kinder auf die fremde Person mit Neugier oder ein wenig Angst und verringern die Distanz zur Mutter, oder sie sind in ihrem Spielverhalten etwas gehemmter. Im zweiten Teil dieser Episode versucht die fremde Person, mit dem spielenden Kind in Kontakt zu kommen. Sie bietet an, selbst mitzuspielen, ohne das Kind dabei in seinem Explorationsverhalten zu hemmen oder zu sehr zu steuern.

Vierte Episode: Auf ein Klopfzeichen verlässt die Mutter den Raum und verabschiedet sich mit wenigen Worten von ihrem Kind. Diese erste Trennung dient dazu, das Bindungssystem des Kindes zu aktivieren. In der Regel beobachtet man, wie das Kind der Mutter nachschaut, nach der Mutter ruft oder auch schon zu weinen anfängt. Es folgt der Mutter zur Tür, hinter der diese für eine kurze Trennung verschwindet. Die fremde Person versucht, das Kind zu trösten oder auch durch das Spiel abzulenken. Dies gelingt in der Regel mehr oder weniger gut, manchmal auch gar nicht.

Fünfte Episode: Nach einer dreiminütigen Trennungszeit kehrt die Mutter wieder zurück, spricht das Kind mit seinem Namen an, nimmt es für kurze Zeit auf den Arm und versucht bei Bedarf, es zu trösten. Sobald das Kind sich beruhigt hat, überlässt sie es wieder seinem Spiel. In der Regel wollen die Kinder auch selbst wieder zum neugierigen Spiel zurückkehren. Während der Begrüßung durch die Mutter hatte die fremde Person den Raum verlassen.

Sechste Episode: Nach drei Minuten erfolgt jetzt eine zweite Trennung. Die Mutter verlässt erneut auf ein Klopfzeichen hin den Raum und das Kind ist jetzt ganz allein. In der Regel sieht man nun eine stärkere Trennungsreaktion des Kindes mit deutlichem Bindungsverhalten, indem es der Mutter nachfolgt, sie beim Namen ruft und mit deutlichen Zeichen von emotionalem Stress zu weinen beginnt. Die vorausgegangene erste Trennung hatte bereits das Bindungssystem des Kindes aktiviert.

Siebte Episode: Statt der erwarteten Mutter kommt nach einer dreiminütigen Trennung – eventuell auch schon früher, wenn das Kind sehr aufgeregt ist – zunächst die fremde Person in den Raum und versucht erneut, das Kind zu trösten oder abzulenken.

Achte Episode: Die Mutter kehrt in der Regel nach weiteren drei Minuten zurück – oder auch schon früher, falls das Kind untröstlich ist. Sie beruhigt es, indem sie es für kurze Zeit auf den Arm nimmt. In der Regel finden die Kinder nach relativ kurzer Zeit des Tröstens innerhalb der folgenden drei Minuten wieder zum Spiel zurück.

Wenn man Kinder im Alter von 12 bis 19 Monaten in der Fremden Situation beobachtet, sieht man unterschiedliche Reaktions- und Verhaltensweisen, die sich reliabel in drei unterschiedliche Klassifikationen der Bindungsqualität sowie eine vierte Zusatzklassifikation unterteilen lassen (Ainsworth et al., 1978; Ainsworth, 1985):

Klassifikation der Bindungsqualität des Kindes

Sicher gebundene Kinder (»secure«): Diese Kinder zeigen nach der ersten, manche auch erst nach der zweiten Trennung von der Mutter deutliches Bindungsverhalten. Sie rufen nach der Mutter, folgen ihr nach, suchen sie – auch längere Zeit –, weinen schließlich und sind deutlich gestresst. Auf die Wiederkehr der Mutter reagieren sie mit Freude, strecken die Ärmchen aus, wollen getröstet werden, suchen Körperkontakt, können sich aber nach kurzer Zeit wieder beruhigen und erneut dem Spiel zuwenden.

Unsicher-vermeidend gebundene Kinder (»avoidant«): Diese Kinder reagieren auf die Trennung nur mit wenig Protest und zeigen auch kein deutliches Bindungsverhalten. Sie bleiben in der Regel an ihrem Platz, spielen weiter, wenn auch mit weniger Neugier oder Ausdauer. Manchmal kann man erkennen, dass sie der Mutter mit den Augen nachfolgen, wenn diese den Raum verlässt, also das Verschwinden der Mutter tatsächlich auch registrieren. Auf die Rückkehr der Mutter reagieren sie eher mit Ablehnung und wollen nicht auf den Arm genommen und getröstet werden. In der Regel kommt es auch zu keinem intensiven Körperkontakt

Unsicher-ambivalent gebundene Kinder (»ambivalent«): Diese Kinder zeigen nach den Trennungen den größten Stress und weinen heftig. Nach der Rückkehr der Mutter können sie von dieser kaum beruhigt werden. In der Regel ist längere Zeit erforderlich, bis diese Kinder wieder einen emotional stabilen Zustand erreicht haben. Manchmal können sie auch nach mehreren Minuten nicht wieder zum Spiel zurückfinden. Wenn sie von ihren Müttern auf den Arm genommen werden, drücken sie einerseits den Wunsch nach Körperkontakt und Nähe aus, während sie sich andererseits gleichzeitig aggressiv gegenüber der Mutter verhalten (Strampeln mit den Beinen, Schlagen, Stoßen oder Sich-Abwenden).

Unsicher-desorganisiertes Bindungsmuster (»disorganized«): Anfangs fanden sich in Studien mit der Fremde Situation immer mehrere Kinder, die keiner der oben genannten Kategorien zugeordnet werden konnten. Bei diesen Kindern konnten später typische Besonderheiten des Verhaltens identifiziert werden, die als »unsicher-desorganisiert/desorientiert« beschrieben wurden (Main & Solomon, 1986). Dieses Muster der Desorganisation kann bei den drei bereits genannten Bindungsmustern als eine zusätzliche Codierung vergeben werden. Selbst sicher gebundene Kinder können in kurzen Sequenzen einzelne, oft zeitlich nur kurz auftretende desorganisierte Verhaltensweisen zeigen.

Bei Kindern, die die Klassifikation der Bindungsdesorganisation erhalten, sind die im Folgenden beschriebenen Verhaltensweisen – auf einer Skala von 0 bis 9 möglichen Punkten – sehr deutlich vorhanden. Sie kommen in verschiedenen Varianten vor, so dass sich aus dem Grad der Ausprägung, der Häufigkeit und der Dauer dieser Verhaltensweisen eine Hauptklassifkation »D« für desorganisierte Bindungsqualität des Kindes ergibt. Diese kann als Hauptklassifikation vergeben werden, wenn die Summe der desorganisierten Verhaltensweisen auf der Skala einen Wert von ≥ 5 erreicht hat. Diese Verhaltensweisen sind dadurch charakterisiert, dass die Kinder etwa zur Mutter hinlaufen, auf der Hälfte des Weges stehen bleiben, sich umdrehen, von der Mutter weglaufen und den Abstand zu ihr vergrößern. Ihre Bewegungen können mitten im Bewegungsablauf erstarren und scheinbar »einfrieren« (»freezing«). Außerdem beobachtet man stereotype motorische Verhaltens- und Bewegungsmuster.

Diese Beobachtungen werden so interpretiert, dass das Bindungssystem dieser Kinder zwar aktiviert ist, ihr Bindungsverhalten sich aber nicht in ausreichend konstanten und eindeutigen Verhaltensstrategien äußert. Nachdem man bei den Kindern mit dem desorganisierten Muster bei physiologischen Messungen in der Fremden Situation ähnlich erhöhte Stresswerte wie bei den unsicher-vermeidend gebundenen Kindern gefunden hat, rechnen viele Forschergruppen dieses D-Muster dann der Gruppe der unsicheren Bindungsqualitäten zu, wenn die spezifischen Verhaltensweisen in einem hohen Ausprägungsgrad vorhanden sind (Spangler & Grossmann, 1993).

Die Anzahl der Studien, die einen klaren Zusammenhang zwischen frühkindlichen negativen Erfahrungen, auch Traumatisierungen, Vernachlässigung usw., und dem desorganisierten Bindungsmuster im Säuglings- und Kleinkindalter sowie späteren psychopathologischen Entwicklungen der Kinder und Jugendlichen, bis hin zu Persönlichkeitsstörungen im Erwachsenenalter, darlegen, ist inzwischen überwältigend (Özcan et al., 2016). Aus diesem Grunde kann das desorganisierte Muster m. E. nicht mehr als ein weiteres »unsicheres« Bindungsmuster angesehen werden, sondern muss als ein Vorläufer oder eine Vorform beginnender Psychopathologie gelten. Diese Einschätzung ruft nach effektiver Prävention (Facompré et al., 2018) – womit auch die Politik gefordert ist –, zumal da nach der Meta-Anlayse von Verhage et al. (2016) das desorganisierte Muster inzwischen mit 23,2 Prozent das zweithäufigste Muster – gleich nach dem sicheren Bindungmuster mit nur noch 52,2 Prozent – darstellt (Granqvist et al., 2017). Der Grund für diese Entwicklung bleibt unklar und muss diskutiert werden, denn in vielen früheren Studien fanden sich in der Regel Angaben von ca. 60–69 Prozent sicheren Bindungen von Säuglingen an ihre Mütter.

Das Desorganisationsmuster wurde ursprünglich, bei seiner Entdeckung, überzufällig häufig bei Kindern aus klinischen Risikogruppen wie auch bei Kindern von Eltern gefunden, die ihrerseits unverarbeitete traumatische Erfahrungen – wie Verlust- und Trennungserlebnisse, Misshandlung sowie Missbrauch – mit in die Beziehung zum Kind einbrachten (Main & Hesse, 1990).[18] Die schon bei einjährigen Säuglingen sichtbaren desorganisierten Verhaltensweisen in stressvollen Bindungssituationen, wie der Fremden Situation, bleiben in den folgenden Jahren offensichtlich bestehen, d.h. es kommt zu keiner Spontanremission (O'Connor et al., 2011; Madigan et al., 2011).

Die als desorganisiert beschriebenen Verhaltensweisen erinnern an Verhaltensreaktionen, wie sie in klinischen Risikostichproben etwa bei ehemaligen Frühgeborenen (Minde, 1992) gesehen wurden. In unserer Längsschnittstudie zur Entwicklung von sehr kleinen Frühgeborenen zeigte sich ein statistisch signifikanter Zusammenhang zwischen desorganisierter Bindung und periventrikulärer Leukomalazie, die sich als Folge einer Gehirnblutung entwickeln kann. Ein ähnlicher Zusammenhang fand sich auch zwischen desorganisierter Bindung und postnataler Hypoglykämie. Beide Risikofaktoren korrelierten unabhängig voneinander mit der Entwicklung einer desorganisierten Bindung der Frühgeborenen im Alter von 14 Monaten (korrigiert um die Frühgeburtlichkeit; Brisch, 2006).

Desorganisierte Verhaltensweisen können in der Verhaltensbeobachtung bei Kindern im Säuglings-, aber auch im Kleinkindalter nach frühkindlicher Misshandlung (Carlson et al., 1989) und Deprivation (Lyons-Ruth et al., 1991; Lyons-Ruth et al., 1993) gesehen werden. Es ist anzunehmen, dass ein fließender Übergang zu psychopathologischen Verhaltensweisen besteht. So gibt es eine umfassende Forschungsliteratur und Studien, die den Zusammenhang zwischen Desorganisation und ADHS (Vuksanovic, 2013, 2015; Abrines et al., 2012; Storebø et al., 2016), zwischen Desorganisation und externalisierenden sowie internalisierenden Störungen, aggressiven Verhaltensweisen, Borderline-Persönlichkeitsstörung sowie zwischen Desorganisation und dissoziativer Störung mit multiplen Identitäten im Erwachsenenalter und erhöhten Entzündungswerte im Immunsystem zeigen. Es wurden auch Zusammenhänge mit frühen Traumatisierungen sowie späteren Verhaltensauffälligkeiten, epigenetischen Veränderungen, Krankheitsvulnerabilitäten im psychischen und körperlichen Bereich gefunden (Entringer et al., 2016). Viele dieser Veränderungen beim Fetus finden wahrscheinlich schon während der fetalen Programmierung im Mutterleib zur Zeit der Schwangerschaft statt (Buss et al., 2017).

Mit Hilfe von psychophysiologischen Untersuchungen wurde nachgewiesen, dass alle Kinder in der Fremden Situation auch auf physiologischer Ebene mehr oder weniger gestresst – etwa mit einer Erhöhung der Herzfrequenz – auf die Trennung von der Mutter reagieren. Die äußerlich so ruhig wirkenden unsicher-vermeidend gebundenen Kinder, denen man ursprünglich eine besondere Anpassungs- und Adaptationsfähigkeit und eine stärker entwickelte Selbständigkeit oder ein ruhigeres Temperament zugesprochen hatte, zeigten bei der Messung ihres Speichelcortisols als Maß des Stresserlebens sogar höhere Werte als die sicher oder auch unsicher-ambivalent gebundenen Kinder. Deshalb ist das unsicher-vermeidende Verhaltensmuster bereits eher als Abwehr- oder Adaptationsleistung des Säuglings zu verstehen, mit der Folge einer erhöhten Stressbelastungsreaktion auf psychophysiologischer und auch auf hormoneller sowie immunologischer Ebene (Reite & Field, 1985; Schieche & Spangler, 1994; Spangler, 1998; Spangler & Grossmann, 1993; Spangler & Schieche, 1995; Luijk et al., 2010).

Offensichtlich kommt es bei Säuglingen mit desorganisierter Bindung im weiteren Verlauf der Entwicklung auch zu einer Vergrößerung des Volumens der Amygdala, die für die Angstwahrnehmung und –verarbeitung im Gehirn zuständig ist. Es könnte also sein, dass durch die vielen angstvollen und auch angstmachenden Interaktionen der Eltern mit ihren Säuglingen es nicht nur zu desorganisierten Verhaltensweisen und in der späteren Entwicklung zu vielfältigen Verhaltensstörungen und psychopathologischen Entwicklungen kommt, sondern auch zu Veränderungen im Stress-Regulationssystem sowie in den neuronalen Entwicklungen, besonders im Bereich der Angstregulation der Amygdala.

Die prozentuale Verteilung der verschiedenen Muster der Bindungsqualität gestaltet sich so, dass ca. 50–60 Prozent der Kinder in den unterschiedlichen Längsschnittstudien als sicher, ca. 30–40 Prozent als unsicher-vermeidend und ca. 10–20 Prozent als unsicher-ambivalent gebunden klassifiziert wurden (Grossmann et al., 1997; Chopik et al., 2019; Pinquart et al., 2013). Der Anteil von desorganisierten Verhaltensweisen ist je nach klinischer Ausgangsstichprobe unterschiedlich groß. Je höher die kindliche – auch biologische – Risikobelastung oder je höher die elterliche – etwa psychische – Risikobelastung ist, die in die Interaktion mit den Kindern einfließt, desto ausgeprägter oder häufiger können auch die desorganisierten Verhaltensweisen sein, die zusätzlich zur Bindungsklassifikation gefunden werden (Grossmann, 1988). Andererseits gibt es auch genetische Variationen, die als Schutzfaktoren dienen und die Effekte des desorganisierten Bindungsmusters auf die sozial-emotionale Entwicklung abmildern können (Hygen et al., 2014); hierbei spielt offensichtlich eine genetische Variation der Catechol-O-Methyltransferase eine große Rolle, die normalerweise in ausreichender Dosierung vorhanden sein muss, um Dopamin, Adrenalin und Noradrenalin abzubauen.

Es wurden mittelmäßig starke Zusammenhänge zwischen einem feinfühligen Pflegeverhalten der Bezugsperson und der Bindungssicherheit der Kinder gefunden: Feinfühlige Mütter haben, wenn das Kind ein Jahr alt ist, häufiger sicher gebundene Kinder und weniger feinfühlige Mütter häufiger unsicher gebundene Kinder (van IJzendoorn et al., 1995). Die Zusammenhänge zwischen dem kindlichen Bindungsmuster und der elterlichen Feinfühligkeit wurden allerdings in der Baltimore-Studie von Ainsworth (Ainsworth et al., 1978) deutlich überschätzt. Während sie ursprünglich starke statistische Zusammenhänge zwischen dem feinfühligen Pflegeverhalten der Mütter und der Bindungsqualität ihrer Kinder fand, konnte dies in Replikationsstudien in dieser Ausprägung nicht mehr bestätigt werden. Beim augenblicklichen Stand der Forschung geht man davon aus, dass nur 12 Prozent der Varianz der kindlichen Bindungsmuster durch die mütterliche Feinfühligkeit erklärt werden können (De Wolff & van IJzendoorn, 1997; Behrens et al., 2016; Deans, 2020; Manning, 2018; Zeegers et al., 2017).

Zur weiteren Aufschlüsselung dieser Zusammenhänge müssen auch die individuellen Verhaltensbereitschaften des Säuglings als kindlicher Beitrag zur Interaktion berücksichtigt werden, weil sie ein Faktor sind, der die Ausbildung der Bindungsqualität mitbestimmt. Kinder, die als Säuglinge durch eine schwächere Orientierungsreaktion und höhere Irritabilität auffielen, wurden später auch bei durchschnittlich feinfühligen Verhaltensweisen von seiten der Mütter in der Fremden Situation häufiger als unsicher gebunden eingeschätzt (Grossmann et al., 1985; Spangler, 2013).

Als man den Einfluss von Eigenschaften des Kindes auf die Bindungsmuster festgestellt hatte, entstand eine kritische Diskussion, ob das jeweilige Bindungsverhalten nicht durch Unterschiede im Temperament des Kindes ausreichend erklärt werden könnte (Sroufe, 1985; Fox et al., 1991; Fox, 1992). Man kann heute davon ausgehen, dass das Temperament oder die genetisch bedingten Verhaltenseigenschaften und -bereitschaften des Kindes einen Beitrag zur Mutter-Kind-Interaktion im ersten Lebensjahr und zum interaktionellen Geschehen in der Fremden Situation leisten (van IJzendoorn & Bakermans-Kranenburg, 1997; Groh et al., 2017). Ein unruhiger Säugling – etwa mit Essproblemen, unstillbarem Schreien oder ausgeprägten Schlafproblemen – wird auch eine durchschnittlich feinfühlige Mutter in ihren potentiellen Verhaltensweisen extrem herausfordern oder sogar überfordern. In der Klinik kann man beobachten, wie die Mutter-Kind-Interaktion mit diesen Säuglingen relativ rasch entgleisen kann und es im weiteren Verlauf zu massiven sekundären Verhaltensschwierigkeiten kommt (Papoušek, 1996). Forschungen zum Einfluss pränataler Erfahrungen der Mutter – insbesondere von Ängsten – auf die Entwicklung des Fetus sowie auf die Verhaltensregulation des Säuglings zeigen, dass Stressoren in der Schwangerschaft sich auf die Irritabilität des Säuglings sowie eine verminderte Fähigkeit zur Verhaltenssteuerung auswirken, so dass diese Kinder vorgeburtlich durch Ängste gestresster Mütter häufiger auch durch Regulationsstörungen auffallen (Wurmser, 2007; Alen et al., 2020; Haselbeck et al., 2018; Manzari et al., 2019; Stonawski et al., 2017). In anderen Studien wurden Zusammenhänge zwischen der Angst der Mutter während der Schwangerschaft und Verhaltensstörungen der Kinder im Kindergartenalter beobachtet (O'Connor et al., 2002; Glover & O'Connor, 2002).

Als weitere Größen mit Einfluss auf die Bindungsentwicklung wurden immer wieder genetische Faktoren diskutiert. Die Studien von Gervai (2008) zeigen, dass spezifische Polymorphismen des D4-Dopamin-Rezeptor-Gens (DRD4) eher mit einer desorganisierten Bindung des Kindes in Zusammenhang stehen, und die Arbeiten von Spangler et al. (2009) fanden speziell bei Kindern mit einem Polymorphismus in der Promotorregion des Serotonin-Transporter-Gens nur dann häufiger desorganisierte Bindungsmuster, wenn ihre Mütter sich diesen Kindern gegenüber unfeinfühlig verhalten hatten. Diese Ergebnisse weisen auf die Möglichkeit einer Gen-Umwelt-Interaktion hin. Eine holländische Zwillingsstudie konnte dieses Ergebnis jedoch nicht wiederholen (Bakermans-Kranenburg & van IJzendoorn, 2004; Gervai & Lakatos, 2004).

Aufgrund der bis jetzt gefundenen Zusammenhänge kann vermutet werden, dass ein ungelöstes Trauma der Mutter und/oder des Vaters und/oder des Kindes selbst zu entsprechenden Störungen in der ganz frühen Interaktion zwischen Eltern und Säugling führt (Schuengel et al., 1999a; Schuengel et al., 1999b; van IJzendoorn et al., 1999; Bokhorst et al., 2003). Diese Störung in der Interaktion könnte die Ausbildung eines desorganisierten Bindungsverhaltensmusters sowie eines desorganisierten »inneren Arbeitsmodells« der Bindung beim Säugling zur Folge haben. Falls es zu wiederholten traumatischen Erfahrungen kam, könnte sich nicht nur eine desorganisierte Bindung, sondern – quasi als psychopathologische Steigerung – eine Bindungsstörung entwickeln (Iyengar et al., 2019; Jacobvitz et al., 2006; Madigan et al., 2006b).

Säuglinge mit einer genetischen Veränderung im Dopamin-Regulationssystem könnten hierfür besonders empfänglich sein. Die inkohärenten neuronalen Muster, die auf dem Hintergrund dieser regulatorischen Vulnerabilität ausgebildet werden, könnten durch die ängstlichen, ängstigenden und hilflosen Interaktionen von traumatisierten Eltern mit ihren Kindern noch verstärkt oder fixiert werden. Diese inkohärenten neuronalen Muster könnten sich in den desorganisierten Verhaltensweisen des Säuglings oder Kindes in bindungsrelevanten Situationen abbilden, die einen Stressor für die regulatorischen neuro-humoralen Fähigkeiten des Kindes darstellen. Diese kindlichen Verhaltensweisen bei desorganisiertem

Bindungsmuster haben auf der Symptomebene Ähnlichkeiten mit der Aufmerksamkeitsdefizit-/Hyperaktivitäts-Störung (ADHS) und sind im Kindergarten- und Grundschulalter häufig mit aggressiven Verhaltensweisen verbunden. Somit könnte ein desorganisiertes Bindungsmuster bei Säuglingen und Kleinkindern ein Vorläufer für eine ADHS-Symptomatik bei Vorschulkindern und Schulkindern sein (Vuksanovic, 2013; Vuksanovic, 2015).

Bindungsdesorganisation und Aufmerksamkeitsdefizit-/Hyperaktivitätsstörung (ADHS)

Desorganisierte Bindungsverhaltensweisen, wie sie bereits bei 12 Monate alten Säuglingen in einer mittelmäßig stressvollen Situation der Trennung von der Mutter (Laboruntersuchung in der Fremden Situation nach Ainsworth & Wittig, 1969) beobachtet werden können, sind insbesondere durch motorische Sequenzen von stereotypen Verhaltensweisen gekennzeichnet, oder die Kinder halten im Ablauf ihrer Bewegungen inne und erstarren für die Dauer von einigen Sekunden. Andere laufen bei der Wiederbegegnung mit der Mutter auf diese zu, halten auf halbem Weg inne, drehen sich plötzlich um, laufen wieder von der Mutter weg und schwanken so in ihrem motorischen Verhalten zwischen »vor« und »zurück«. Die stereotypen Verhaltensweisen, die Ambivalenz von Nähesuchen und Nähevermeiden, gleichen auf der motorischen Aktivitätsebene dem *Hyperaktivitätsmuster* von Hinlaufen, Weglaufen, Durch-den-Raum-Laufen. Sowohl die immer wieder und gehäuft auftretenden Verhaltenssymptome des Innehaltens und In-sich-Versinkens, der »Pseudo-Absence«, die an einen Vorläufer der Aufmerksamkeitsstörung erinnert, als auch die motorische Unruhe mit widersprüchlichen motorischen Verhaltensweisen und impulsiven Richtungswechseln in der Aktivität ähneln dem Bild der »Hyperaktivität«, wie wir sie bei Kindern im Vorschulalter finden (Solomon & George, 1999a; Main & Solomon, 1990). Bei Kindern mit desorganisierter Bindung kann es – neben der motorischen Unruhe in oder nach Situationen, die ihr Bindungssystem emotional im Sinne von Bindungsstress belastet haben – auch zu affektiven Durchbrüchen kommen, wobei sie sich dann oft tobend auf den Boden werfen. Dabei handelt es sich nicht um oppositionelles Verhalten, wie etwa bei Wut- oder Trotzanfällen, die in anderen Kontexten von Grenzsetzungen, aber nicht unbedingt in bindungsrelevanten Situationen entstehen.

Es wird diskutiert, dass die Aktivierung von emotional sich widersprechenden, nicht zu einem einheitlichen Muster integrierbaren Bindungserfahrungen – etwa mit der Mutter – sich in den desorientierten Bindungsverhaltensweisen des Kindes widerspiegelt und Ausdruck eines desorganisierten »inneren Arbeitsmodells« der Bindung zur spezifischen Bindungsperson sein könnte (Main & Solomon, 1990; Owen, 2018). Die Mutter wurde etwa für diese Kinder nicht nur zu einem sicheren emotionalen Hafen, sondern auch manchmal zu einer Quelle der Angst und Bedrohung, weil sie sich etwa den Kindern gegenüber in Bindungssituationen aggressiv und damit angstmachend verhielt oder auch selbst sehr ängstlich war (Hesse & Main, 1999; Duschinsky, 2018; Yarger et al., 2019).

Aus der Forschung gibt es, wie zuvor angedeutet, vielfältige Hinweise, dass es zwischen dem desorganisierten Bindungsmuster und den psychopathologischen Auffälligkeiten der Aufmerksamkeitsdefizit-/ und Hyperaktivitätsstörung (ADHS) Zusammenhänge gibt (Roskam et al., 2014; Salari et al., 2017; Storebø et al., 2016). Kinder mit ADHS zeigen häufiger das Muster der desorganisierten Bindung. Außerdem ist auffällig, dass sowohl bei Kindern mit diesem desorganisierten Bindungsmuster als auch bei solchen mit ADHS ganz ähnliche Polymorphismen in den Genen für bestimmte Dopamin-Rezeptoren gefunden wurden.

In einer eigenen, sehr umfassenden Studie (vgl. etwa Vuksanovic, 2015) gehen wir der Frage nach, welche Zusammenhänge zwischen traumatischen Erfahrungen, den jeweiligen Bindungsmustern, der Stressregulationsfähigkeit sowie den genetischen Polymorphismen und ADHS, und zwar jeweils beim Kind selbst und auch bei seinen Eltern, bestehen. Es spricht also im Rückgriff auf die Forschung sehr viel dafür, dass zwischen dem psychopathologischen Muster der desorganisierten Bindung und der Aufmerksamkeitsdefizit-/Hyperaktivitätsstörung – zumindest für eine Subgruppe der Betroffenen – Überlappungen bestehen. Dies hätte gravierende Folgen für den therapeutischen Zugang; denn bei der Diagnose einer desorganisierten Bindung bestünde – bei Vorliegen von traumatischen Erfahrungen – eine eindeutige Indikation für eine traumazentrierte Psychotherapie, einschließlich einer begleitenden Therapie der Eltern, damit die traumatischen Erfahrungen der Eltern und die transgenerationalen Weitergaben aufgelöst werden könnten, d.h. nicht mehr fortgesetzt werden. Jessica Kirstein (2021) konnte in einer Studie mit Jungen im Grundschulalter mit klinisch relevanter, bisher unbehandelter ADHS-Symptomatik zeigen, dass deren Eltern häufiger traumatische Erfahrungen in ihrer eigenen Kindheit durchgemacht hatten, selbst auch häufiger ADHS-Symptome in ihrer Kindheit und als Erwachsene hatten; und: Diese Eltern hatten auch selbst häufiger eigene Söhne mit ADHS-Symptomatik als etwa Eltern, die keine ADHS-Symptome zeigten. Eine frühere Studie konnte diese Zusammenhänge nicht finden, aber einen Zusammenhang zwischen ADHS in der Kindheit und späteren Erfahrungen von Gewalt zeigen (Stern et al., 2018).

Es wäre gut vorstellbar, dass die genetischen Polymorphismen im Dopaminsystem lediglich eine Vulnerabilität bedeuten, die bei entsprechender Umweltkonstellation bzw. bei entsprechender Bindungsinteraktion zwischen Eltern und Kind aktiviert würden. Traumatische Erfahrungen könnten hier eine besondere Rolle spielen, sowohl ein somatisches als auch ein psychisches Trauma könnten die Vulnerabilität im genetischen Dopaminbereich aktivieren oder die entsprechenden Auswirkungen der Dopaminproblematik zum Tragen bringen (Brisch, 2010a; Hopf, 2006).

Zusammenhänge zwischen der Bindungsqualität des Kindes und elterlichen Verhaltensweisen und Repräsentationen

Forschungen aus jüngerer Zeit haben das Konzept der elterlichen Feinfühligkeit in der Interaktion mit dem Säugling um die Bedeutung der Sprache ergänzt sowie auch auf den Einfluss des Rhythmus und der Zeit in der Interaktion hingewiesen. Wichtige Arbeiten zur frühen Bedeutung, welche die Sprache in der Mutter-Kind-Interaktion für die Bindungsentwicklung hat, stammen von Meins (Meins, 1997a, Meins, 1997b, Meins, 1997c; vgl. Zeegers et al., 2017). Fassten Mütter bereits im ersten Lebensjahr ihres Kindes, also bevor dessen Sprachentwicklung ausgereift war, in der Interaktion mit ihm die von ihnen wahrgenommenen nonverbalen Signale und Affektzustände aufgrund ihrer Empathie – stellvertretend für ihren Säugling – nachvollziehbar in Worte, so waren ihre Kinder im Alter von einem Jahr überzufällig häufig sicher gebunden. Das Gegenteil traf ebenfalls zu: Mütter, die wenig empathisch oder für einen außenstehenden Beurteiler in keiner Weise nachvollziehbar oder überhaupt nicht mit ihrem Säugling in der Interaktion sprachen, hatten Kinder, die überzufällig häufig unsicher gebunden waren.

Diese Ergebnisse sind bemerkenswert, weil sie darauf hinweisen, dass die Säuglinge nicht nur *auf einer Verhaltensebene* in der konkreten Pflege die Feinfühligkeit ihrer Bezugspersonen wahrnehmen und sich an diese sicher binden, sondern sich auch durch die *empathische Verbalisation von Affektzuständen* verstanden fühlen, auch wenn sie entwicklungsbedingt den deklarativen Inhalt der Worte der Mutter noch gar nicht verstehen können. Es muss also mehr um die Aufnahme von prosodischen Elementen (etwa Tonfall, Melodie, Rhythmus, Lautstärke) im Sprechen der Mutter gehen, die den inneren und äußeren Zustand des Säuglings erfassen und diesem widerspiegeln, so dass sich der Säugling feinfühlig verstanden fühlt.

Auch die Synchronizität und die Reziprozität in der Interaktion zwischen Mutter und Säugling sind von großer Bedeutung: Waren die Interaktionen übermäßig synchron oder aber erheblich asynchron – mit wenig reziproken Anteilen, in denen die Mutter auf die Interaktionsangebote des Säuglings reagierte –, so waren die Kinder mit einem Jahr häufiger unsicher gebunden. War die Interaktion dagegen von Phasen des synchronen und reziproken Austauschs zwischen Mutter und Kind gekennzeichnet, die aber auch von sogenannten »Missverständnissen« in der Interaktion unterbrochen sein konnten, welche die Mutter aber bemerkte und korrigierte, dann waren die Kinder überzufällig häufig sicher gebunden (Jaffe et al., 2001). Diese Ergebnisse weisen darauf hin, dass ein mittleres Maß an rhythmischer Koordination in der zeitlichen Abfolge von Interaktionen zwischen Mutter und Säugling für die Entwicklung einer sicheren Bindung besonders förderlich ist. Beruhigend ist, dass das Ziel nicht eine perfekt synchrone Kommunikation ist, die offensichtlich für die emotionale Entwicklung weniger förderlich ist, sondern im Gegenteil: Wahrgenommene und korrigierte Missverständnisse können sich geradezu beziehungsfördernd auf die Bindungsentwicklung auswirken, sofern sie nicht so ausgeprägt sind, dass die Interaktion vollständig abbricht oder auseinanderdriftet (Feldman, 2007; Kim et al., 2014; Nguyen et al., 2020).

Traumata und Desorganisation

Nach Vernachlässigung, Misshandlung und Missbrauch zeigen Kinder gehäuft (bis zu ca. 80 Prozent!) desorganisierte Verhaltensweisen, wie z. B. kurzfristige absenceartige Zustände, ängstliches Verhalten gegenüber der Mutter, motorische Stereotypien, widersprüchliche Verhaltensmuster, die nicht durch eine neurobiologische Erkrankung, wie etwa epileptische Anfälle, erklärt werden können. In Stichproben mit gesunden reifgeborenen Kindern und psychosozial unbelasteten Eltern finden sich nur bei ca. 15 Prozent desorganisierte Bindungsmuster (Cicchetti & Barnett, 1991; Lyons-Ruth et al., 1991; Lyons-Ruth et al., 1987; Lyons-Ruth et al., 1989; Rogosch et al., 1995; Lamb et al., 1985; Crittenden & Ainsworth, 1989; Carlson et al., 1989; Cicchetti & Toth, 1995; Egeland & Sroufe, 1981; Allen et al., 2018; Bakermans-Kranenburg & van IJzendoorn, 2009; Clayton, 2019).

Kinder von Müttern, die selbst eine schwerwiegende Traumatisierung – wie etwa durch sexuellen Missbrauch und Misshandlung – erlebt haben, die noch *unverarbeitet* ist, zeigen ebenfalls häufiger solche ängstlichen Sequenzen in ihrem Bindungsverhalten als Kinder von Müttern, die keine Traumata erlitten oder diese bereits verarbeitet haben (Lyons-Ruth et al., 1991, 1993, 1999; Main & Solomon,

1986; Solomon & George, 1999a). Main und Hesse fanden Zusammenhänge zwischen einem ängstlichen und ängstigenden Interaktionsverhalten der Mutter gegenüber ihrem Kind und dem späteren desorganierten Bindungsmuster beim Kind (Hesse & Main, 1999; Schuengel et al., 1999a). George und Solomon konnten mit ihren Untersuchungen zum elterlichen Pflegeverhalten auch zeigen, dass ein hilfloses und chaotisches sowie inkonsistentes Verhalten der Mutter in der Pflegeinteraktion mit ihrem Kind ebenfalls mit einem desorganisierten Verhalten der Kinder zusammenhängt, auch ohne dass die betreffenden Mütter im Erwachsenen-Bindungs-Interview von einem ungelösten Trauma oder einem unverarbeiteten Trennungs- und Verlusterlebnis berichteten. In einem Interview zum Pflegeverhalten zeigte sich, dass diese Mütter eine sehr widersprüchliche, ambivalente und desorganisierte Repräsentation von sich und ihrem spezifisch mütterlichen Pflegeverhalten in der Interaktion mit ihrem Kind hatten (George & Solomon, 1996; George & Solomon 1999a, b; Riva Crugnola et al., 2019; Doyle & Cicchetti, 2017; Dozio et al., 2020).

Lyons-Ruth hat aufgrund ihrer Studienergebnisse auf den Einfluss von hohen sozialen Risiken und Belastungen wie Armut, Gewalt, schlechte Wohnbedingungen hingewiesen. Eltern, die mit solchen Risikobelastungen lebten, fielen durch ein feindliches und hilfloses Verhalten gegenüber ihren Kindern auf und hatten ebenfalls häufiger Kinder mit einem unsicher-desorganisierten Bindungsmuster (Lyons-Ruth & Jacobvitz, 1999; Granqvist et al., 2017; Khoury et al., 2019; Lyons-Ruth & Jacobvitz, 2008).

Desorganisation und Bindungsstörung

In klinischen Stichproben von Patienten finden sich darüber hinaus verschiedene Bindungsstörungen, die auf tiefgreifendere Veränderungen und Deformierungen in der Bindungsentwicklung zurückzuführen sind (Zeanah et al., 1993). Grundlegend bei allen Bindungsstörungen ist, dass frühe Bedürfnisse nach Nähe und Schutz in Bedrohungssituationen und bei einer Aktivierung der Bindungsbedürfnisse in ängstigenden Situationen in einem extremen Ausmaß nicht adäquat, unzureichend oder widersprüchlich beantwortet wurden. Eine solche Problematik kann sich insbesondere bei vielfältigen abrupten Trennungserfahrungen des Kindes durch Wechsel der Betreuungssysteme – wie etwa bei Kindern, die in Heimen aufwuchsen, bei psychisch kranken Eltern oder bei erheblicher chronischer sozialer Belastung und Überforderung (etwa durch Armut und Arbeitsplatzverlust) der Eltern – entwickeln.

Die längsschnittlichen Untersuchungen über die emotionale Entwicklung von Säuglingen und Vorschulkindern, die unter den Bedingungen schwerer früher Deprivation in rumänischen Heimen aufgewachsen waren und dann von englischen und kanadischen Familien adoptiert wurden, zeigen, dass diese Kinder teilweise auch Jahre später noch unter den Symptomen ausgeprägter reaktiver Bindungsstörungen mit zusätzlichen Störungen in Bezug auf Aufmerksamkeit, Überaktivität und unter solchen Verhaltensstörungen litten, deren Symptome denen der Bindungsstörung und denen aus dem autistischen Erkrankungsspektrum ähnelten (Rutter et al., 1999). Obwohl sich bei 20 Prozent der Kinder im weiteren Entwicklungsverlauf eine Tendenz zur emotionalen Normalisierung zeigte, fand sich insgesamt eine hohe Stabilität für die pathologische Symptomatik der ADHS – auch unter den emotional günstigeren Adoptionsbedingungen (O'Connor et al., 2000). Je länger die Erfahrung der frühen Deprivation unter Heimbedingungen angedauert hatte, desto ausgeprägter waren die Symptome der ADHS. Es bestand ein deutlicher Zusammenhang zwischen der Ausprägung der ADHS und den Symptomen einer Bindungsstörung. Die gefundenen Effekte konnten nicht durch schlechte Ernährung, niedriges Geburtsgewicht oder kognitive Defizite der Kinder erklärt werden (Kreppner et al., 2001). Diese Befunde entsprechen auch der klinischen Erfahrung, dass Kinder mit Bindungsstörungen gehäuft traumatische Erfahrungen durchgemacht haben, häufig in Beziehungen desorganisierte Verhaltensweisen zeigen, die insgesamt den Symptomen einer ausgeprägten ADHS-Symptomatik vergleichbar sind.

Wenn die genannten pathogenen Faktoren nur vorübergehend oder phasenweise auftreten, können sie häufig mit desorganisiertem Bindungsverhalten assoziiert sein. Sind sie dagegen das vorherrschende frühe Interaktionsmuster und wurden die pathogenen Bindungserfahrungen über mehrere Jahre gemacht, können hieraus Bindungsstörungen resultieren. Diese lassen oftmals – wegen der extremen Verzerrungen im Verhaltensausdruck – die verborgenen Bindungsbedürfnisse der Kinder nicht mehr erkennen und können sich im schlimmsten Fall zu überdauernden psychopathologischen Mustern verfestigen. Aus dieser Perspektive könnten desorganisierte Bindungsverhaltensweisen und ADHS die Anzeichen einer beginnenden Bindungsstörung sein. Diese wiederum führt in der sozialen Interaktion zu erheblichen Beziehungs- und Interaktionsstörungen und verstärkt sich somit selbst. Das desorganisierte Bindungsmuster führt, ebenso wie ADHS, zur sozialen und emotionalen Ablehnung des Kindes in der Gruppe, zur Ausgrenzung, zu aggressiven Auseinandersetzungen, Reglementierungen, so dass sich sekundär, auf der Verhaltensebene, ein Strukturierungs- und Kontrollsystem der Umwelt gegenüber dem Kind entwickelt (Brisch, 2002b). Unter diesen Bedingungen werden die versteckten Bindungswünsche des Kindes in der Art, wie sie im desorganisierten Bindungsverhalten zum Ausdruck kommen, von den Bezugspersonen (Eltern, Erzieherinnen, Lehrern) nicht mehr wahrgenommen (Lyons-Ruth, 1996). Dies wiederum erklärt, warum Therapieansätze auf der Verhaltensebene zwar kurzfristig das Verhalten des Kindes regulieren können, aber die hier vermuteten Ursachen in der Bindungsentwicklung letztlich nicht therapieren. Ein Zusammenhang zwischen der primären Interaktions- und Bindungsstörung und dem Verhalten wird nicht mehr berücksichtigt. Auch die elterlichen Anteile (und die der Erzieherinnen und Erzieher sowie Lehrer und Lehrerinnen) bei der Entstehung und der Verfestigung der Symptomatik stehen nicht mehr im Fokus einer Diagnostik, die sich darauf beschränkt, das Kind mit einer Diagnose als patholgisch zu etikettieren (Lyons-Ruth et al., 1993; s. hierzu ausführlicher auch Brisch, 2002b; Brisch, 2004a; Als & Butler, 2008).

Somit sind die Übergänge bei der Entwicklung einer frühen Psychopathologie fließend. Hintergrund könnten genetische Polymorphismen der Neurotransmitter und ihrer Rezeptoren sein (Hornung & Heim, 2014), die bei bestimmten traumatischen Erfahrungen und unter Stressbedingungen der Eltern-Kind-Interaktion, wie etwa nach einer Totgeburt (Pinto, 2011), zu auffälligen Verhaltensweisen, wie etwa zur Bindungsdesorganisation, prädestinieren, und diese wiederum könnten sich bei anhaltendem Stress, wie ihm Säuglinge etwa unter Bedingungen der extremen Vernachlässigung in manchen Kinderheimen ausgesetzt sind, zu Bindungsstörungen als einer sich zunehmend fixierenden Psychopathologie verdichten. Die Übereinstimmungen auf der Verhaltensebene sowie auf der genetischen Ebene mit der ADHS sind frappierend und sollten unsere Überlegungen über mögliche Ursachen der ADHS sowie die therapeutischen Konsequenzen neu stimulieren (Brisch, 2010a; Zeber, 2013).

Konzept der Bindungsrepräsentation

Nachdem eine Methode zur Klassifikation der Bindungsqualität der Säuglinge und Kleinkinder vorlag, überlegte man, inwieweit die Bindungsrepräsentation der Eltern selbst einen Beitrag zur Bindungsqualität ihrer Kinder leisten könnte Mary Main und Carol George haben das erwähnte halbstrukturierte Interview – das sogenannte »Adult Attachment Interview« – entwickelt, um die Bindungsrepräsentation von Erwachsenen zu erfassen (George et al., 1985; Main et al., 1985;

von George stammen die Fragen, von Main die Methode der Auswertung). Hierzu werden die Erwachsenen über ihre Kindheit und ihre Beziehung zu ihren Eltern befragt, etwa über Erinnerungen an konkrete Erlebnisse, vor allem im Hinblick auf die Einschätzung von Situationen, in denen die Eltern Trost spendeten und auf Kummer des Kindes eingingen. Weiterhin werden Fragen über die Bedeutung von erinnerten Bindungen, Trennungen und Verlusten gestellt, zur Einschätzung des elterlichen Einflusses auf die persönliche Entwicklung, über Veränderungen in der Beziehung zu den Eltern im Vergleich zwischen früher und heute sowie zum heutigen Umgang mit Trennungen in der Beziehung zu den eigenen realen oder phantasierten Kindern (eine ausführliche Darstellung der Fragen des Adult Attachment Interviews findet sich im Anhang).

Durch das Interview soll die Organisation der Erinnerungen auf der Ebene der Repräsentation aktiviert werden. Hierbei wird berücksichtigt, dass die Wiedergabe in Form des sprachlichen Dialogs durch Abwehrprozesse des Interviewten beeinflusst wird, die zu Inkohärenzen in den Schilderungen führen und vom Interviewten nicht registriert oder korrigiert werden (vgl. im Folgenden jeweils die Beispiele aus Buchheim et al., 1998).

Die Auswertung erfolgt durch eine spezifische linguistische Analyse. Die Kohärenz ist das Hauptkriterium dieser Diskursanalyse. Ein kohärenter Diskurs muss nach Grice (1975) Kriterien in Bezug auf Qualität (»Sei aufrichtig und belege deine Aussagen«), auf Quantität (»Fasse dich kurz, sei aber vollständig«), Relevanz (»Bleibe beim Thema und schweife nicht davon ab«) und verständliche Struktur (»Sei verständlich und geordnet«) erfüllen.

Nach dieser Auswertungsmethode können Erwachsene in vier Kategorien). eingestuft werden, die ihre Bindungsrepräsentation widerspiegeln (Main, 1991; Main et al., 1985).

Sicher organisierte innere Repräsentation mit einer wertschätzenden Einstellung zur Bindung (»free autonomous«): Solche Erwachsenen berichten von positiven Erlebnissen mit ihren Eltern, von Bindungssituationen, in denen sie Trost und liebevolle Fürsorge erfahren haben. Falls die Kindheitserlebnisse von Schmerz, Trennungen und Verlusten geprägt waren, können sie differenziert darüber berichten und erfüllen nach Anwendung der linguistischen Auswertungsmethode die Kohärenzkriterien für den Dialog. Nach den Ergebnissen einer speziellen Auswertungsmethode von Fonagy et al. (1996b) sind die Dialoge durch ein hohes Ausmaß an selbstreflexiver Fähigkeit in Bezug auf das eigene Schicksal und die eigenen Schilderungen gekennzeichnet.

Main diskutiert, dass diejenigen Erwachsenen, die von negativen Erlebnissen berichten, die dies aber in einer sehr kohärenten, selbstreflexiven Weise tun, im Laufe des Lebens durch wichtige Bezugspersonen oder auch im Rahmen einer Psychotherapie diese Fähigkeit der Selbstreflexion erworben hätten. Dadurch könnten schmerzliche Erlebnisse wiedererlebt und in ihrem Kontext und ihrer Relativität unter Einbeziehung der eigenen Beteiligung selbstreflexiv geschildert werden. In der Psychotherapie ist eine solche Veränderung in der Schilderung von Erlebnissen durch die Patienten im Vergleich zwischen Anfang und Ende der Behandlung bekannt. Main (1995) nennt diese später – etwa in einer Psychotherapie – erworbene sichere Bindungsrepräsentation, die sich jemand »verdient« hat, auch »earned secure« (vgl. auch Pearson et al., 1994; Talia et al., 2014; Talia et al., 2019).

Beispiel I (mit positiven Erfahrungen)

(zu den folgenden Beispielen siehe Buchheim et al., 1998):

(I: Interviewer, P: Proband)

I: Was haben Sie gemacht, wenn Sie sich als Kind verletzt haben?

P: Meine Mutter hatte zwar nicht viel Zeit, was mir damals manchmal zu schaffen machte, aber wenn mir etwas fehlte oder ich sie brauchte, war sie da.

I: Fällt Ihnen dazu irgendein Beispiel ein?

P: Ich erinnere mich, z.B. damals, als ich mein Knie verletzt hatte, das war in den Sommerferien, ich war ungefähr sechs Jahr alt, da bin ich zu schnell mit meinem Rad um die Kurve gefahren und war ganz im Schock. Da bin ich gleich zu meiner Mutter, die hat alles stehen- und liegenlassen, und sie hat mich in die Arme genommen und gesagt: »Oh, das muss weh tun, aber es wird wieder heilen.« Ja, wenn ich so darüber nachdenke, muss ich sagen, sie hat es gut gemacht.

Unsicher-vermeidend organisierte innere Repräsentation mit einer abwertenden Einstellung zur Bindung (»dismissing«): Für diese Interviews ist charakteristisch, dass die Erwachsenen wenige Erinnerungen an ihre eigene Kindheit haben und der Bindung in ihrem Lebenslauf keinen größeren Wert beimessen. Es finden sich häufig Idealisierungen der Beziehungen zu den Eltern, die aber in den Schilderungen nicht mit Beispielen belegt werden können.

Beispiel II:

I: Wie würden Sie die Beziehung zu Ihren Eltern damals beschreiben?

P: Das war, ich war, ich habe eine glückliche Kindheit gehabt, also das war echt super.

I: Könnten Sie mir dazu ein Beispiel nennen?

P: Einfach so eine harmonische Familie, wie man sich das vorstellt, ganz allgemein, also ganz normal halt.

I: Was verstehen Sie unter »normal«?

P: Keine Ahnung, also – oh je, also ja, sehr herzlich.

I: Gibt es dazu eine Erinnerung?

P: Nein, ich kann mich nicht erinnern, keine, nein.

I: Fällt Ihnen ein konkretes Beispiel ein, das die Herzlichkeit beschreiben würde?

P: Also, ich weiß nur noch, dass es mich als Kind immer so aufgeregt hat, wenn ich die abgetragenen Kleider von meiner Schwester tragen musste, so Sachen fallen mir ein, aber es war eigentlich alles super.

Unsicher-ambivalent organisierte innere Repräsentation mit einer verstrickten Einstellung zur Bindung (»enmeshed, preoccupied«): Die Interviews mit diesen Erwachsenen erscheinen dem Interviewer wie »endlos«. Sie sind durch eine Fülle von Details und von inhaltlichen Verstrickungen sowie widersprüchlichen Aussagen gekennzeichnet. Bemerkenswert ist, dass der Interviewte selbst nicht realisiert, wie widersprüchlich seine Aussagen sind.

Beispiel III:[19]

I: Wie haben Sie die Beziehung zu Ihrer Mutter empfunden?

P: Oh, den ganzen Dickkopf auch und Eigensinn, Eigenwillen und auch mit den Engheiten, und deswegen habe ich allerdings sehr, sehr spät eine sehr starke Auseinandersetzung gehabt, musste ich, um mich zu lösen, aber sie war diejenige, die für uns alles entschieden hat: Alles im Praktischen und daheim und so, es war alles sehr sauber und »da gehst du nicht hin und das mach ich und das ziehst du an«, das bestimmt sie, und »ihr spielt das Instrument« gut, das war ja klar, das konnte man dann nicht so und die Schule aber, es ging schon sehr, sehr weit, ich war so unentschlossen.

I: Fällt Ihnen sonst noch etwas ein, das die Beziehung von damals beschreiben würde?

P: Und ich will sie immer beschützen, und ich weiß nicht warum. Bis heute und na ja, und eigentlich hat man sich und ich habe bis heute Träume, wo ich also schier aggressiv gegen sie werde. Das quält einen bis heute und ein und man möchte sie trotzdem ihre Kindheit ist mir so auch nah und irgendwo noch zum Mitleiden noch nah.

Unsicher organisierte innere Repräsentation der Bindung mit ungelöstem Trauma und/oder Verlust (»unresolved trauma of loss«): Bei Erwachsenen aus klinischen Stichproben wurden gehäuft Aussagen gefunden, die durch Desorganisation und Desorientiertheit gekennzeichnet sind. Kliniker kennen solche Dialoge aus Erstgesprächen mit Borderline-Patienten, in denen auf der Ebene des Inhalts, des gedanklichen Ablaufs und in der Schilderung des Affekterlebens im Dialog Brüche vorkommen, bis hin zu einzelnen manifest psychotischen Sequenzen, die als psychische Desorganisation beschrieben werden können (Gergely et al., 2003).

In den biografischen Anamnesen mit diesen Interviewten zeigte sich, dass sie häufiger Traumata wie extreme Verluste, Misshandlung oder Missbrauch erlebt hatten, die noch nicht verarbeitet waren.

Beispiel IV:

I: Wie haben Sie den Tod Ihrer Großmutter damals empfunden?

P: Ach, das war schon schlimm, ich kann gar nicht glauben, dass sie tot ist, ich habe es immer noch nicht begriffen, sie ist vor zwei Jahren gestorben, und es ist für mich wie gestern … (ca. 30 Sekunden Pause) …

I: Waren Sie auf der Beerdigung?

P: Ja, letztes Jahr, das war schlimm, ich weiß nicht mehr genau, wie viel Uhr es war, doch, genau 12 Uhr haben sie den Sarg runtergelassen, und meine Oma hatte ihre Lieblingsbluse an, die mit den roten Blümchen, ihre Brille war etwas verrutscht.

I: Sie sagen, die Beerdigung war letztes Jahr, wann ist Ihre Großmutter gestorben?

P: Vor zwei Jahren.

Es liegen noch weitere Forschungsinstrumente vor, um die Bindungsrepräsentation von Erwachsenen zu messen. Ein guter Überblick findet sich bei Gloger-Tippelt (2001).

Das *Adult Attachment Projective Picture System* (AAP) wurde von Carol George entwickelt, die, wie erwähnt, bereits auch die Fragen zum Interview des AAI vorgelegt hatte (George et al., 1997; George et al., 1999; George & West, 2001; Buchheim et al., 2003; West & George, 2002). Beim AAP werden den Probanden Bildtafeln gezeigt, die bindungsspezifische Konfliktsituationen zum Ausdruck bringen. Die Bilder sind so undetailliert gemalt, dass sie dem Probanden genügend Interpretations- und Projektionsspielraum lassen. Auf diese Weise wird die Bindungsrepräsentation des Probanden immer stärker herausgefordert, und aus den zu den Bildern berichteten Geschichten kann mit Hilfe eines Analysesystems auf die Bindungsrepräsentation geschlossen werden. Zwischen den Klassifikationssystemen im AAP und dem AAI gibt es große Übereinstimmungen, einschließlich der in beiden Verfahren gegebenen Möglichkeit, eine Klassifikation für »ungelöstes Trauma« zu vergeben. Allerdings erlauben die Narrative zu den Bildtafeln des AAP keine Rückschlüsse auf die Biografie der Probanden. Das AAI erbringt gleichzeitig wichtige Hinweise in Bezug auf die Lebensgeschichte der Untersuchten und ist daher von besonderem klinischem Wert; dafür ist die Durchführung und Auswertung des AAP im klinischen Alltag schneller zu realisieren und ermöglicht ein rascheres Ergebnis zur Bindungsklassifikation von Erwachsenen. Beide Verfahren erfordern für diejenigen, die damit arbeiten wollen, eine längere Trainingszeit, um die spezifischen Auswertungssysteme zuverlässig zu erlernen.

Während das AAI sowie das AAP auch schon mit Jugendlichen durchgeführt werden können, steht für die Untersuchung von Kindern ein halbstrukturiertes Interview, das Child-Attachment-Interview (CAI) (Target et al., 2003), zur Verfügung. Dieses leitet sich in seinem Aufbau und seinen Fragen von dem Erwachsenen-Bindungs-Interview ab und untersucht in seiner Auswertung die selbstreflexiven Fähigkeiten der Probanden.

Um die Bindungsrepräsenationen von Schulkindern zu untersuchen, steht das »Geschichtenergänzungsverfahren« zur Verfügung, das teilweise auch schon mit Kindern im Kindergartenalter verlässlich angewandt werden kann (vgl. auch S. 363: Anm. 3 zu Teil 1). Von verschiedenen Forschungsgruppen wurden zuverlässige Verfahren vorgelegt, die sich in den angebotenen Geschichten, die die Kinder mit eigenen Narrativen ergänzen müssen, unterscheiden (Gloger-Tippelt & König, 2000; 2016; Gloger-Tippelt et al., 2002; George & Solomon, 1994; Bretherton et al., 1990a; 1997; Steele et al., 2002). Auch die Auswertungssysteme sind unterschiedliche, sie zielen aber alle auf eine Klassifikation der Kinder gemäß sicheren und unsicheren Bindungsrepräsentationen.

Für das Vorschulalter gibt es eine an den Ablauf der Fremden Situation angelehnte Testsituation, die ebenfalls eine Trennung des Kindes von der Bindungsperson und die Beobachtung des Kindes in der Wiedervereinigung mit der Mutter zum Inhalt hat (Cassidy & Marvin, 1992; Greenberg & Marvin, 1982; Posada 2006; Moss et al., 2004).

Einige Forschergruppen haben sich mit dem elterlichen Pflegesystem beschäftigt, das als »Care-giving-system« das bindungssuchende System des Kindes ergänzt. Aus diesem System heraus sind die Bindungspersonen in der Regel motiviert, auf die Bindungssignale des Kindes feinfühlig einzugehen. Das bindungssuchende System des Kindes und das Pflegesystem der Bindungspersonen passen im optimalen Fall wie Schlüssel und Schloss zueinander, denn die feinfühligen Pflegehandlungen der Bindungsperson beantworten die Bindungssignale des Kindes – wobei Missverständnisse geklärt werden, wenn das Kind deutlich macht, dass es sich nicht in seinen Signalen verstanden fühlt –, so dass es zu einer wechselseitigen positiven Verstärkung dieser beiden Systeme und somit zu einer Festigung der Bindung zwischen Kind und Pflegeperson kommt (Marvin & Britner, 1995; George & Solomon, 1989; 1999a, b).

Bindung zwischen den Generationen und im Verlauf des Lebens

In der Bindungsforschung der letzten Jahre interessierte insbesondere die Frage, ob und in welcher Weise die Bindungsqualität von der Eltern- auf die Kindergeneration weitergegeben wird (transgenerationale Perspektive). und wie sich während der gesamten Lebensspanne von der Kindheit bis zum Alter das Muster der Bindung weiterentwickelt (longitudinale Perspektive).

In der Frage der transgenerationalen Perspektive gab zunächst eine bahnbrechende Londoner Untersuchung Aufschluss, in der Miriam und Howard Steele im letzten Drittel der Schwangerschaft mit Schwangeren und deren Partnern das Adult Attachment Interview durchführten (Fonagy et al., 1991; Steele & Steele, 1994). Sie konnten mit großer Zuverlässigkeit voraussagen, wie die Bindungsqualitäten der Kinder mit einem Jahr aussehen würden. Diese Ergebnisse wurden inzwischen in verschiedenen anderen Studien sogar über drei Generationen repliziert (Benoit & Parker, 1994; Radojevic, 1992). Es spricht vieles für eine Weitergabe der Bindungsmuster von der Eltern- auf die Kindergeneration, weil sich in 70 Prozent der Fälle eine Übereinstimmung zwischen der Bindungsrepräsentation der Eltern und der Bindungsklassifikation (sicher, unsicher-vermeidend, unsicher-ambivalent) ihrer Kinder fand. Diese Übereinstimmung ist noch höher

(75 Prozent), wenn man nur zwischen den Bindungskategorien »sicher« und »unsicher« unterscheidet (van IJzendoorn, 1995).

Die Bindungsqualitäten der Kinder wurden für die Beziehung zur Mutter und die zum Vater jeweils getrennt ausgewertet. Es wurden durchaus unterschiedliche Ergebnisse gefunden, also etwa zur Mutter mit einer sicheren und zum Vater mit einer unsicheren Bindungsqualität oder auch umgekehrt. Dies bedeutet, dass die Kinder auch zu ihren Vätern – unabhängig von der Bindung zur Mutter – eine eigenständige Bindung aufbauen, die sich von derjenigen zur Mutter unterscheiden kann. Die gefundene Übereinstimmung zwischen der Bindungsrepräsentation der Väter und der Bindungsqualität ihrer Kinder war allerdings nicht so hoch wie bei den Müttern (van IJzendoorn & De Wolff, 1997).

Aufgrund der elterlichen Bindungsrepräsentation konnte die kindliche Bindungsqualität wesentlich zuverlässiger vorhergesagt werden als allein auf Basis der elterlichen Feinfühligkeit, die ja im Gegensatz zur Repräsentation nur auf der Verhaltensebene erfasst wird (Grossmann et al., 1988). Dies kann so interpretiert werden, dass eine mentale Struktur der Eltern – ihre mentale Repräsentation und die damit verbundene Reflexionsfähigkeit in Bezug auf Bindung – die Bindungsqualität ihrer Kinder beeinflusste. Auch der Einfluss des kindlichen Temperaments auf die Ausbildung seines Bindungsmusters wäre demnach nicht so hoch zu veranschlagen, wie dies etwa von Fox (1995; Fox et al., 1991) postuliert wurde. Das Ausmaß der Mediennutzung, wie Smartphone und andere digitale Geräte, durch die Mütter scheint ebenso mit der Wahrnehmung des kindlichen Temperaments im Säuglingsalter sowie der Bindungsentwicklung in Zusammenhang zu stehen (Alvarez Gutierrez & Ventura, 2021).

Zur Frage der Bindungsentwicklung im Verlauf des Lebens wurden bis heute weltweit vielfältige Längsschnittstudien durchgeführt, in Deutschland z.B. in Bielefeld und in Regensburg zur Entwicklung von Reifgeborenen (Grossmann et al., 1993), in Ulm von meiner Arbeitsgruppe zur Bindungsentwicklung von sehr kleinen Frühgeborenen (Brisch et al., 1996; Walter, 2021).

Die Geburt eines sehr kleinen Frühgeborenen kann für viele Eltern eine traumatische Erfahrung sein. Die Entwicklung einer sicheren Bindungsqualität des Kindes ist ein Schutzfaktor, der das Kind »widerstandsfähiger« macht, um mit weiteren Belastungen und Stressfaktoren besser umgehen zu können und daran psychisch nicht zu erkranken (Grossmann, 2003; Laucht, 2003). Dies könnte besonders bedeutungsvoll sein, wenn der zu frühe Start kompliziert ist und mit den Risiken der Frühgeburt und der neonatologischen Behandlung belastet ist. Im Alter von 14 Monaten (um die Frühgeburtlichkeit korrigiertes Alter) zeigten

60,3 Prozent der sehr kleinen Frühgeborenen (N = 79) eine sichere, 23,5 Prozent eine unsicher-vermeidende, 2,9 Prozent eine unsicher-ambivalente und 10,3 Prozent eine desorganisierte Bindung zu ihrer Mutter, 2,9 Prozent der Frühgeborenen konnten keinem der Bindungsmuster zugeordnet werden. Im Alter von 6 Jahren waren nur noch 39,1 Prozent der ehemaligen Frühgeborenen sicher gebunden, aber 47,8 Prozent hatten eine vermeidende und 13,0 Prozent eine desorganisierte Bindung zu ihrer Mutter. Die neonatalen Risikofaktoren korrelierten signifikant mit der Bindungsentwicklung und waren valide Vorhersagefaktoren der neurologischen Entwicklung.

Die in der Studie meiner Ulmer Arbeitsgruppe (Brisch et al., 1996; Brisch et al., 2003a) gefundenen Ergebnisse bestätigten die Hypothese, dass die Bindungsentwicklung von sehr kleinen Frühgeborenen mit ihrer neurologischen Entwicklung korrespondierte, dass also Kinder mit einer funktionellen neurologischen Störung eher unsicher oder desorganisiert gebunden waren, Kinder mit einer gesunden neurologischen Entwicklung dagegen häufiger auch eine sichere Bindung, unabhängig vom Bindungsstatus ihrer Mütter, hatten. Dies konnte in der vorliegenden Studie erstmals untersucht und nachgewiesen werden.

Die Ergebnisse zeigen, dass die Frühgeburt als solche – auch von sehr kleinen Frühgeborenen – kein Risikofaktor ist, der *per se* zur Entwicklung einer unsicheren Bindung führen *muss*. Allerding erwies sich besonders die neurologische Entwicklung von Frühgeborenen als ein Risikofaktor, da mit einer neurologischen Behinderung gehäuft eine unsichere Bindung verbunden war. Speziell für eine peri- und postnatale Hypoglykämie und eine periventrikuläre Leukomalazie konnten erstmals Zusammenhänge mit der Entwicklung einer desorganisierten Bindung identifiziert werden. Insgesamt sind Frühgeborene daher einem kumulativen Risiko einer motorischen, kognitiven und emotionalen Entwicklungsstörung ausgesetzt, das aber nicht nur pauschal mit der Tatsache der Frühgeburt verknüpft werden kann (Brisch et al., 2000; Schmücker et al., 2000; Brisch, 2005; Brisch, 2006; Brisch, 2008).

Innerhalb unserer Studie konnten Daten zur Bindungs- und psychosozialen Entwicklung dieser ehemaligen Frühgeborenen im jungen Erwachsenenalter erhoben werden (Walter, 2021; Walter et al., 2018). Die Ergebnisse zeigen, dass viele der ehemals im 2. Lebensjahr sicher gebundenen Frühgeborenen im jungen Erwachsenenalter eine vermeidende Bindung entwickelt hatten und auch mit Depression und Ängsten zu kämpfen hatten. Diese psychischen Probleme bereiteten ihnen weit mehr Sorgen als eventuelle körperliche Behinderungen als Folge der einstigen Frühgeburt.

Im Gegensatz zur Bindungsentwicklung von Frühgeborenen zeigen die Untersuchungen bei gesunden reifgeborenen Kindern, dass die Bindungsqualität bei ihnen vom zwölften Lebensmonat bis zum fünften Lebensjahr relativ stabil ist. Kinder mit unterschiedlichen Bindungsqualitäten unterscheiden sich in ihrem Verhalten.

Noch im Kindergartenalter zeichnen sich sicher gebundene Kinder dadurch aus, dass sie häufiger prosoziale Lösungen in konfliktreichen Situationen finden (Suess et al., 1992). Im sechsten Lebensjahr reagieren sie auf vorgelegte Bilder, die Szenen mit Trennungen zum Inhalt haben, mit bindungsbezogenen Lösungsvorschlägen. Bindungsvermeidende Kinder dagegen sprechen nicht über ihre bindungsrelevanten Affekte, oder sie sind so überwältigt, dass sie Schwierigkeiten haben, entsprechende Lösungen für die im Bildmaterial dargestellten Trennungssituationen zu finden (Geiger, 1991; Cooke et al., 2019; Smith et al., 2016).

In rund 80 Prozent der Fälle fand sich eine Übereinstimmung zwischen der Bindungsklassifikation mit 12 Monaten und dem bindungsrelevanten Verhalten mit sechs Jahren (Main & Cassidy, 1988; Wartner et al., 1994), was für eine hohe Stabilität des Bindungskonstrukts spricht.

Auch bei der Nachuntersuchung im Alter von zehn Jahren fanden sich Kontinuitäten. Die Kinder, deren Mütter eine sichere Bindungsrepräsentation hatten und die mit 12 Monaten sicher gebunden waren, berichteten im Vergleich zu unsicher gebundenen Kindern über mehr Bindungsverhalten in emotional belastenden Situationen sowie bei der Lösung von Alltagsproblemen. Sie gingen auch eher davon aus, dass sie bei Belastungen mit elterlicher Unterstützung rechnen und auf diese zurückgreifen könnten. Freundschaftsbeziehungen sahen sie realistischer und hatten weniger Konflikte mit Gleichaltrigen. Besonders auffällig war, dass die ehemals mit einem Jahr unsicher-vermeidend gebundenen Kinder seltener über negative Gefühle sprachen und auch im Interview bei emotional belastenden Themen in Bezug auf ihre Gefühle sehr reserviert waren (Scheuerer-Englisch, 1989). Auch in diesem Alter fanden sich signifikante Zusammenhänge zwischen der Feinfühligkeit der Mütter im ersten Lebensjahr des Kindes und einer unterstützenden Haltung der Mütter gegenüber ihren zehnjährigen Kindern (vgl. auch Cooke et al., 2019; Maas et al., 2016; van der Voort et al., 2014).

Inzwischen liegen verschiedene deutsche und internationale Längsschnittstudien vor (für einen Überblick siehe K. Grossmann et al., 2005), die Kinder bis zum Jugendalter hin auf die Stabilität ihrer Bindungsklassifikation untersucht haben (Zimmermann et al., 1995). Diese fanden zwar keine Stabilität zwischen der Bindungsqualität im ersten und der Bindungsrepräsentation im 16. Lebensjahr, dagegen aber Zusammenhänge auf der Ebene der Bindungsrepräsentationen: Die 16-jährigen Jugendlichen mit einer sicheren Bindungsrepräsentation hatten auch auffällig häufiger Mütter mit einer ebenfalls sicheren Bindungsrepräsentation. Die gleichen Zusammenhänge fanden sich auch für Jugendliche mit einer unsicheren Bindungsrepräsentation.

In Meta-Analysen wurde ebenso der Zusammenhang zwischen der Bindungsrepräsentation der Eltern und derjenigen der Kinder untersucht (Verhage et al., 2018). Hierbei stand besonders die Frage im Mittelpunkt, wie und wodurch eine bestimmte Kontinuität der Bindung zwischen den Eltern und ihren Kindern entstanden sein könnte. Ziel der Studien war es, die sogenannte »Transmissionslücke« (»transmission gap«) aufzuklären. Schon in früheren Studien war deutlich geworden, dass die Feinfühligkeit der Eltern in ihrem Verhalten gegenüber ihren Kindern nur einen Teil der Bindungsentwicklung ihrer Kinder erklären konnte. In den Meta-Analysen wurde eine transgenerationale Weitergabe gefunden, allerdings mit stärkeren Zusammenhängen für die sicheren Bindungsmuster als etwa für solche Kategorien, die mit »ungelösten traumatischen Erfahrungen« der Eltern verbunden waren.

Die »Übertragungswege« sind weiterhin nicht vollständig aufgeklärt und es ist weitere Forschung notwendig. Inzwischen wurden vermehrt etwaige Risikobedingungen für die kindliche Entwicklung und der Einfluss dieser Faktoren auf die Bindungsentwicklung und die transgenerationalen Bindungszusammenhänge untersucht. Unter Risikobedingungen waren die gefundenen Zusammenhänge schwächer, was für deren modifizierenden Einfluss auf die Bindungsentwicklung sprechen könnte (Verhage et al., 2018).

Karin Grossmann (1997; Grossmann & Fremmer-Bombik, 1997) beobachtete Väter mit ihren zweijährigen Kindern bei der Lösung einer Spielaufgabe. Sie fand heraus, dass ein konstruktives feinfühliges Spielverhalten, das dem Kind Raum und Zeit für eigene Initiative ließ, dessen Anregungen aufgriff und – falls nötig – emotionale und manuelle Unterstützung gab, mit einer sicheren Bindungsrepräsentation dieser Kinder im 16. Lebensjahr in Zusammenhang stand. Dagegen fand sich kein Zusammenhang zwischen der Bindungsrepräsentation der Jugendlichen und der Qualität der Bindung zum Vater, als die betreffenden Kinder ein Jahr alt waren. Grossmann diskutiert, ob die Feinfühligkeit der Väter in der Spielinteraktion – also in der Förderung des Explorationssystems – vielleicht mehr als die in der Pflegeinteraktion mit dem Kind für die Entwicklung einer sicheren Bindungsqualität von Bedeutung sein könnte. Wichtig ist hier zu überprüfen, inwieweit diese Zusammenhänge auch heute noch so festgestellt werden können, weil sich die Väter heute mehr als in früheren Jahren an der Pflege ihrer Säuglinge beteiligen, oder ob die Väter tatsächlich über den ganz anderen Zugang des feinfühligen Spiels einen eigenen Beitrag zur Bindungsentwicklung ihrer Kinder leisten. Eine solche Überprüfung erfolgte in einer Längsschnittstudie im Rahmen des Präventionsprojektes *SAFE® – Sichere Ausbildung für Eltern* (Brisch, 2007b). Die Ergebnisse aus dem SAFE®-Programm zeigen, dass Väter noch mehr als Mütter von der frühen Prävention und Intervention profitierten, denn eine sehr große Zahl von ihnen, bis zu 80 Prozent, hatte bis zum Ende des ersten Lebensjahres ihrer Kinder zu diesen sichere Bindungen aufgebaut (I. Walter et al., 2019; vgl. Genaueres in Teil 5 zu SAFE®, Abschnitt: »Evaluation und Forschung zum Programm SAFE®«).

Die Ergebnisse der o.g. Längsschnittstudien zeigen, dass eine sichere Bindungsrepräsentation der Eltern mit der Fähigkeit verbunden ist, im Pflegeverhalten auf die Signale des Säuglings feinfühlig einzugehen. Feinfühlige Mütter oder auch Väter haben häufiger eine sichere Bindungsrepräsentation. Eine sichere Bindungsrepräsentation der Mutter oder des Vaters ist wiederum mit größerer Wahrscheinlichkeit mit einer sicheren Bindungsqualität des Kindes verbunden, ebenso besteht häufiger ein Zusammenhang zwischen einer unsicheren Bindung der Mutter oder des Vaters und einer unsicheren Bindungsqualität des Kindes.

Insgesamt bedeutet dies, dass Zusammenhänge zwischen der Art der Bindungsrepräsentation der Eltern, ihrem beobachtbaren Pflege- und Interaktionsverhalten sowie der Entwicklung der Bindungsqualität ihrer Kinder bestehen (Grossmann et al., 1988).

Vom ersten Lebensjahr bis zur Adoleszenz lassen sich Kontinuitäten wie auch Veränderungen in der Entwicklung der Bindung auf der Verhaltens- sowie auf der Repräsentationsebene finden. Die Bindung im ersten Lebensjahr ist nicht ausschließlich für die weitere Bindungsentwicklung determinierend und lässt keine absolute Vorhersage zu (Berthelot et al., 2015; Gapp et al., 2016; Özcan et al., 2016; Verhage et al., 2016). Vielmehr spielen weitere Einflussfaktoren offensichtlich eine große Rolle, wie die im Folgenden dargestellten Ergebnisse aus der Forschung über Schutz- und Risikofaktoren zeigen (van IJzendoorn & Bakermans-Kranenburg, 1997).

Bedeutung von Schutz- und Risikofaktoren

Dass sich verschiedene weitere äußere oder innere Einflussfaktoren positiv oder negativ auf die Bindungsentwicklung auswirken, kann vermutet werden, weil die transgenerationale Forschung nicht zu einer vollständigen Vorhersagbarkeit des Bindungsmusters in der nächsten Generation führt. Wir können also nicht von einem linearen, sondern müssen eher von einem multikausalen, zirkulären oder auch transaktionalen Modell ausgehen.

Es wird diskutiert, dass zusätzlich zur Feinfühligkeit sowohl interaktionelle Faktoren – hierzu zählen Synchronizität, Reziprozität, Rhythmizität sowie die Feinabstimmung des affektiven Austauschs in der Mutter-Kind-Interaktion – als auch somatische und soziale Faktoren für die Entwicklung des Kindes verantwortlich sind (Esser et al., 1995; Esser et al., 1996; Laucht et al., 1998; Behrens et al., 2016; Heilig, 2014; Meins et al., 2018). Die sozioemotionale Entwicklung der Bindungsqualität ist dabei nur ein – wenn auch wichtiger – Aspekt aus dem gesamten Entwicklungsspektrum der Eltern-Kind-Beziehung.

Die Längsschnittuntersuchungen der Bindungsforscher lassen den Schluss zu, dass wichtige Lebensereignisse – wie Scheidung, Umzug, Krankheit oder Tod eines Elternteils oder eines Geschwisters – eine im ersten Lebensjahr noch sichere Bindungsqualität in eine unsichere transformieren können und somit eher als Risikofaktoren zu betrachten sind (Becker-Stoll, 1997). In der Studie von Zimmermann et al. (1995) hatten Jugendliche, die ursprünglich mit einem Jahr sicher gebunden waren, in der Nachuntersuchung dann häufiger eine unsichere Bindungsrepräsentation, wenn sie eine Scheidung der Eltern erlebt hatten.

Liotti (1992), der sich mit Zusammenhängen zwischen einem desorganisierten/desorientierten Verhalten und dissoziativen Symptomen befasst, untersuchte Patienten mit einer dissoziativen Störung. Er fand bei 62 Prozent der Patienten mit dissoziativer Symptomatik, dass deren Mütter zwei Jahre vor oder zwei Jahre nach der Geburt des Patienten eine wichtige Bezugsperson verloren hatten. Nur 13 Prozent der Patienten ohne dissoziative Symptome berichteten von einem ähnlichen Verlust (Farina et al., 2019; Mosquera et al., 2014).

Welche Bedeutung solche Geschehnisse für ein Kind gewinnen, hängt wiederum wesentlich davon ab, wie die sekundären oder tertiären Bezugspersonen Belastungen infolge kritischer Lebensereignisse emotional auffangen und das Kind bei deren Bewältigung unterstützen können. Studien zur emotionalen Stabilität und Belastbarkeit von Kindern (»resilience«) kommen einhellig zu dem Ergebnis, dass das Vorhandensein zumindest *einer* verfügbaren Bezugsperson einen

Schutzfaktor darstellt. Dieser »Schutzfaktor« (in Gestalt einer verfügbaren Bezugsperson) kann verhindern, dass ein Kind unter einer Risikobelastung dekompensiert und im weiteren Verlauf Symptome entwickelt. Es kann dann vielmehr trotz Belastung psychisch relativ gesund bleiben (Tress, 1986; Werner, 1990; Bosquet Enlow et al., 2013; Darling Rasmussen et al., 2018).

In einer umfangreichen amerikanischen Studie des »National Institute of Child Health and Development« (NICHD, 1994; 1996) wurde die Entwicklung von Kindern in zahlreichen unterschiedlichen Arrangements der Fremdbetreuung untersucht. Die Ergebnisse zur Bindungsentwicklung zeigen, dass sich die Qualität der Fremdpflege im frühkindlichen Alter auf die Bindungsqualität auswirken kann. Für Säuglinge, die bei einer Mutter mit einer unsicheren Bindung aufwachsen, erhöht sich das Risiko, eine unsichere Bindung zu entwickeln, wenn sich etwa die Tagesmutter oder die Krippenerzieherin sehr unfeinfühlig gegenüber dem Kind verhält, wenn die Anzahl der Betreuungsstunden pro Tag groß ist und zudem die Arrangements der Betreuung durch fremde Personen auch noch häufiger gewechselt werden. Ist aber die Mutter-Kind-Beziehung durch vorwiegend feinfühlige Interaktionen der Mutter im Hinblick auf die Bedürfnisse des Kindes charakterisiert, so wirken sich die oben beschriebenen Faktoren einer qualitativ schlechten Fremdbetreuung nicht so gravierend aus. Die sichere Bindungsbeziehung zur Mutter erfüllt also eine gewisse Schutzfunktion. Auch spätere feinfühlige Erfahrungen in Interaktionen hatten hier einen moderierenden Effekt auf die weitere Entwicklung bis zum jungen Erwachsenenalter (Burchinal et al., 2014).

Friedman und Boyle (2009, S. 123) schreiben in einem Beitrag über die Kind-Mutter-Bindung in der NICHD-Studie zur Bedeutung der Bindungsforschung: »Nach McElwain, Cox, Burchinal und Macfie (2003) liefert die Bindungsforschung eine zwar bescheidene, aber relativ durchgängige Bestätigung der These, dass die sichere Kind-Mutter-Bindung mit einer positiven Entwicklung des Kindes einhergeht. Die Autoren verweisen allerdings darauf, dass sich aus der Literatur kein Anhaltspunkt bezüglich der von den Bindungstheoretikern postulierten unterschiedlichen Vorläufer und Folgen unsicher-vermeidender und unsicher-ambivalenter Bindungsbeziehungen ergibt. Folglich gingen sie der Frage nach, wie die als vermeidend und als ambivalent klassifizierten Bindungsmuster 15 Monate alter Kinder mit der Interaktion der dann 36 Monate alten Kinder mit einem gleichgeschlechtlichen Spielkameraden zusammenhängen. Sie stellten fest, dass eine ›vermeidende Bindungsgeschichte‹ mit einem Mehr an Aggression bei den Interaktionen der Kinder mit ihren Kameraden und eine ›ambivalente Bindungsgeschichte‹ mit einem geringeren Maß an Selbstkontrolle und Durchsetzungsfähigkeit gegenüber den Gleichaltrigen einhergingen. Das Maß der mütterlichen Feinfühligkeit und der damit gegebenen Bindungsqualität hatte eindeutig Vorhersagekraft in Bezug auf die Sozialentwicklung der dann 36 Monate alten Kinder. Aber die Vorhersagekraft auf der Basis der Bindungsqualität der 15 Monate alten Kinder blieb auch bei Berücksichtigung dieses Maßes signifikant.«

An späterer Stelle heißt es zur NICHD-Studie (2006; vgl. Friedman & Boyle, 2009, S. 134 f.): »Wenn die Qualität der Fürsorge von seiten der Mutter sich über Zeit *verbesserte,* zeigten die anfangs unsicher gebundenen Kinder [im Schulalter] ein geringeres Maß an (von den Lehrern berichtetem) externalisierendem Verhalten als Kinder mit ebenfalls unsicherer Bindung, bei denen die Qualität der Fürsorge gleich blieb oder sogar schlechter wurde. Wenn die Qualität der mütterlichen Fürsorge über die Zeit *nachließ,* zeigten die Kinder mit unsicherer früher Bindung ein höheres Maß an (von den Lehrern berichtetem) externalisierendem Verhalten als ebenfalls unsicher gebundene Kinder, bei denen sich die Fürsorge über Zeit in der Qualität verbesserte. Bei Kindern mit einer sicheren frühen Mutterbindung ging das Nachlassen der Qualität der Fürsorge nicht mit einer Zunahme des externalisierenden Verhaltens in der Schule einher. Diese Befunde sind signifikant im Hinblick auf mögliche klinisch angesagte Interventionen.«

Man erhoffte sich in der Studie Aufschlüsse über die Frage, ob Kinder aus psychosozial belasteten Familien mit eher unsicheren Bindungen zu ihren primären Bezugspersonen durch eine qualitativ feinfühlige stabile Fremdbetreuung häufiger eine sichere Bindungsqualität entwickeln würden. Allerdings konnte bei dieser Risikogruppe der erhoffte protektive Effekt auf die Bindungsentwicklung durch eine qualitätvolle Fremdbetreuung nur teilweise nachgewiesen werden. Die Auswertung nach Geschlechtsunterschieden ergab, dass Jungen bei der Entwicklung ihres Bindungsmusters sensibler auf Belastungsfaktoren reagierten als Mädchen.

Dallaire und Weinraub (2007) gingen der Rolle der frühen Bindungssicherheit als Schutzfaktor nach, der Erstklässler davor bewahren könnte, Ängste und aggressive Verhaltensweisen zu entwickeln. Es zeigte sich, dass die sichere Bindung 15 Monate alter Kinder die Wirkungen negativer Lebensereignisse, unter denen die Familien zu leiden hatten, mäßigte und die dann 54 Monate alten Kinder vor Angstsymptomen – nicht vor Aggressivität – schützte. Kinder, die im Alter von 15 Monaten als unsicher gebunden klassifiziert worden waren und viele belastende Lebensereignisse zu erleiden hatten, zeigten als Erstklässler mehr Angstsymptome als sicher gebundene Kinder mit ähnlich belastenden Erfahrungen (vgl. Friedman & Boyle, 2009, S. 135).

»Die meisten der oben berichteten Ergebnisse beziehen sich«, so Friedman und Boyle (2009, S. 139), »auf die Entwicklung der Kinder in den Vorschuljahren; einige gehören auch in die frühe Schulzeit. Die NICHD-Studie hat aber die Entwicklung der gleichen Kohorte bis zum Alter von 15 Jahren verfolgt und eine Vielzahl der gleichen kontextuellen und entwicklungsrelevanten Daten weiterhin über den zeitlichen Verlauf beobachtet und erfasst.« (Neuere Studien: Burchinal et al., 2014; Vandell et al., 2016; Vaughn et al., 2016). Und weiter heißt es: »Darüber hinaus ist eine Untergruppe der mit der NICHD-Studie befassten Forscher unter Leitung von Cathryn Booth-LaForce von der University of Washington soeben [»soeben«, d. h. im Jahr 2009!; K. H. B.] dabei, bindungsrelevante Daten von den nunmehr spätadoleszenten Teilnehmern zusammenzutragen. Das ermöglicht es, neue Fragen zu stellen und Hypothesen darüber zu überprüfen, unter welchen Umständen der Zusammenhang zwischen frühesten und frühen Bindungsklassifizierungen und den sozialen Beziehungen zu Eltern, Lehrern und Peers in der mittleren Kindheit und bis in die Adoleszenz hinein zustande kommt.« (Neuere Arbeiten: Fraley et al., 2013; Wegemer & Vandell, 2020) »Und weiter lassen sich«, so fahren Friedman und Boyle fort, »damit auch Hypothesen bezüglich der Frage testen, wie der Zusammenhang zwischen der frühen Kind-Mutter-Bindung und der kognitiven Entwicklung bzw. den schulischen Leistungen der heranwachsenden Kinder bewirkt wird. Umfang und Fundierung der Daten über das familiäre und schulische Umfeld dieser Kinder sowie der Längsschnittcharakter der Studie regen dazu an, den Zusammenhängen zwischen a) der Entwicklung der kontextuellen Bedingungen und b) dem Gang der Entwicklung der Kinder sowie der Frage nachzugehen, welche Rolle der Qualität der Kind-Mutter-Bindung vor dem Hintergrund der Veränderungsmuster in der sozialen Umgebung der Kinder und im Fortgang ihrer Entwicklung zukommt.«

Das Forschungswissen über die Kind-Mutter-Bindung ist durch die NICHD-Studie bereichert worden. Während vor der NICHD-Studie viele Bindungsexperten darin übereinstimmten, dass eine mehr als 20-stündige Fremdbetreuung pro Woche noch während des ersten Lebensjahres die Wahrscheinlichkeit einer unsicheren Bindung der betroffenen Kinder erhöhen werde (Hayes et al. 1990, S. 57), konnte durch die Ergebnisse der NICHD-Studie demonstriert werden, dass eine Fremdbetreuung in den ersten 15 Lebensmonaten nicht schon in sich ein Prädiktor für unsichere Bindung ist. Newcombe (2007) hält diese Erkenntnis für eine der beeindruckendsten Lektionen der NICHD-Studie überhaupt, da sie die Bindungstheorie herausfordert (vgl. Friedman & Boyle, 2009, S. 142).

Es spricht vieles aus den Ergebnissen dafür, dass die Entwicklung einer sicheren (oder unsicheren) Bindung im Zusammenwirken mit vielen verschiedenen Faktoren erfolgt, die einen unterschiedlichen Einfluss ausüben können und die Erfahrungen des Kindes in der frühen Mutter-Kind-Bindung modifizieren (ein ausführlicher Überblick über die Ergebnisse der NICHD-Studie findet sich bei Friedman & Boyle, 2008; Friedman & Boyle, 2009).

Die Untersucher kommen aufgrund der Ergebnisse zu der Schlussfolgerung, dass Präventionsansätze sich in jedem Fall auch auf die Veränderung der Einflussfaktoren aufseiten der Mutter konzentrieren sollten, da diese sich als für die Bindungsentwicklung prädiktiv gezeigt hätten, und nicht nur eine – zweifellos dringend wünschenswerte – Verbesserung der Qualität der Fremdbetreuung anstreben sollten. Die für Deutschland repräsentative NUBBEK-Studie hat gezeigt, dass für viele Kinder im Säuglings- und Kleinkindalter, die für viele Stunden am Tag eine Krippe besuchen, die in der Kita vorgefundenen Bedingungen nicht entwicklungsfördernd sind, wenn man international anerkannte Qualitätsstandards als Maßstab anlegt, wie es das Forscherteam dieser Studie getan hat (Tietze et al., 2013). Die Bedingungen für eine Fremdbetreuung im Alter von 0 bis 3 Jahren mit hoher Qualität werden von Brisch et al. diskutiert (s. Brisch et al., 2009).

Bindungsbasierte familienergänzende Betreuung und Begleitung von Kindern

Pflege von Kindern im Alter unter 3 Jahren: Kinder sollten die Möglichkeit haben, während des ersten Lebensjahres eine sichere emotionale Bindung an eine Haupt-Bindungsperson zu entwickeln. Diese ist bevorzugt die leibliche Mutter, der leibliche Vater, die Pflege- oder Adoptivmutter oder der Pflege- oder Adoptivvater. Längere Trennungen und die Aufnahme in familienbegleitende Betreuungskonzepte, wie etwa Krippen, sollten erst dann erfolgen, wenn das Kind am Ende des ersten und Anfang des zweiten Lebensjahres eine emotional stabile, sichere Bindung zur Haupt-Bindungsperson entwickelt hat. Im Laufe des ersten Lebensjahres entwickeln sich auch stabile Objekt- und Selbstrepräsentationen. Dies bedeutet: Das Kind entwickelt ein inneres Bild von seiner Bindungsperson, so dass es dieses aktivieren kann, wenn es Trennungen von der Haupt-Bindungsperson überstehen muss. Auf der Basis einer sicheren Bindungsbeziehung zu einer Haupt-Bindungsperson kann das Kind dann am Ende des ersten Lebensjahres und – noch leichter – im zweiten Lebensjahr auch eine weitere sekundäre Bindungsbeziehung zu einer weiteren Bindungsperson oder auch zu Bindungspersonen darüber hinaus, etwa der Krippenerzieherin, aufbauen. Wenn die Aufnahme in eine Krippe bereits wenige Wochen nach der Geburt erfolgt und die Krippenerzieherin sehr feinfühlig – entsprechend allen Kriterien der emotionalen Bindungsentwicklung – mit dem Säugling umgeht, wird sie mit hoher Wahrscheinlichkeit die Haupt-Bindungsperson werden. Wird die Krippenerzieherin durch eine andere Erzieherin ersetzt, hat sie Urlaub oder wechselt das Kind, wenn es älter wird, die Gruppen, und geschieht dies nicht mit entsprechenden Trennungs-, Abschieds- und Eingewöhnungsphasen, so verliert es früh seine Haupt-Bindungsperson (siehe hierzu auch R. Bowlby, 2009), ohne dass die Bindung an eine neue Bindungsperson vorbereitet wäre.

Ist eine Krippenerzieherin, die zur Bindungsperson wird, selbst traumatisiert und hat sie diese traumatischen Erfahrungen aus ihrer eigenen Vergangenheit nicht verarbeitet, dann besteht eine große Gefahr, dass das Kind mit ihr eine desorganisierte Bindung oder gar eine Bindungsstörung entwickelt, vor allem, wenn es Gewalt oder emotionale Deprivation erfährt. Damit die Krippenerzieherin zu einer gewünschten und sehr gezielt ausgewählten sekundären Bindungsperson werden und damit als weitere Bindungsressource für das Kind dienen kann, muss sie alle Voraussetzungen für eine gute Pflegeperson erfüllen: Sie muss möglichst selbst Bindungssicherheit haben, muss emotional verfügbar sein und feinfühlig und prompt auf die Signale des Kindes eingehen.

Weiterhin spielt die Qualität der Pflege in der Krippe für die Entwicklung einer sicheren Bindung an die Krippenerzieherin eine große Rolle. Der Betreuungsschlüssel sollte bei einem Alter der Kinder unter 3 Jahren möglichst 1:2 bis 1:3 sein, d. h. eine Erzieherin betreut maximal 2 bis 3 Säuglinge, im optimalen Fall nur einen. Die Eingewöhnungszeit muss von hoher Konstanz in Bezug auf die Erzieherin geprägt sein, sie muss ausreichend lange geplant und auch lange durchgeführt werden. Es sollten bei den Erzieherinnen keine Traumatisierungen vorhanden sein, die unverarbeitet sind, und die Erzieherinnen sollten die Möglichkeit zur Selbsterfahrung in Einzel- und Gruppensettings erhalten und für ihre tägliche Arbeit in regelmäßiger externer Supervision stehen. Besonders für Kinder aus Risikokonstellationen in der familiären Situation – mit emotionaler und/oder materieller Armut – sollten Krippenbetreuungsplätze mit höchster Qualität zur Verfügung gestellt werden. Bei niedrigen Einkommen der Eltern sollten die Krippenplätze gebührenfrei sein. Die Inhalte des Präventionsprogramms *SAFE® – Sichere Ausbildung für Eltern* wurden in einem Projekt *SAFE-Spezial Fremdbetreuung* auch den Erzieherinnen und Erziehern in Krippen zur Verfügung gestellt, und diese sowie die Eltern der Krippenkinder wurden entsprechend geschult, um – bei der Krippenerzieherin wie bei den Eltern – eine sichere Bindungsbasis für das Kind zu erreichen; so kann ein Ausgleich geschaffen werden, wenn vor der Krippe keine sichere Eltern-Kind-Bindung besteht (Brisch, 2020a; Brisch, 2013c; Brisch, 2014a).

Die Pflege von Kindern im Alter von 3–6 Jahren (Kindergartenalter): Erforderlich ist eine entsprechend lange Eingewöhnungsphase mit Anwesenheit der Haupt-Beziehungsperson. Eine hohe Qualität der Betreuung sollte, je nach Altersgruppierung, durch einen Betreuungsschlüssel von maximal 1:6 bis 1:8 Kindern gekennzeichnet sein. Auch die Kindergartenerzieherinnen müssen im Hinblick auf die Signale ihrer Kindergartenkinder in hohem Maße emotional verfügbar und feinfühlig sein. Es sollte möglichst eine Konstanz bezüglich der Erzieherinnen gewährleistet sein, unvorhergesehene Trennungen und Abschiede sollten vermieden werden, die unverarbeiteten Traumatisierungen der Erzieherinnen sollten möglichst durch Selbsterfahrung im Einzel- und Gruppensetting bearbeitet sein und regelmäßige externe Supervisionen sollten die Arbeit der Erzieherinnen entlasten und unterstützen.

Auch hier sollten für Kinder aus Risikokonstellationen – mit emotionaler und/oder materieller Armut – Kindergartenplätze mit höchster Qualität zur Verfügung gestellt werden, der Betreuungsschlüssel sollte dann noch geringer sein. Für Kinder, die bereits im entsprechenden Alter bei der Aufnahme in den Kindergarten Verhaltensstörungen zeigen, sollte die Kinderpsychotherapie als festes Angebot in die Kindergartenzeit integriert sein. Auch der Kindergarten sollte für Eltern mit niedrigem Einkommen gebührenfrei sein (Brisch, 2008; siehe auch Horacek et al., 2008; Brisch, 2015).

Eine Studie, die sich mit der Bedeutung von Schutz- und Risikofaktoren in Bezug auf Bindung und Entwicklung beschäftigt, ging der Frage nach, ob die Berufstätigkeit der Mutter einen Einfluss auf die Bindungssicherheit hatte (Barglow et al., 1988). Die Zahl der an ihre Mütter unsicher gebundenen Kinder war bei den berufstätigen Müttern zwar signifikant größer als bei den nicht berufstätigen, aber über 50 Prozent der Kinder berufstätiger Mütter waren sicher gebunden.

Diese Ergebnisse lassen sich ohne Kenntnis des Betreuungssystems der Kinder, der Bindungsrepräsentation der Mutter und der Qualität der Partnerschaft nicht interpretieren und sind auf keinen Fall so zu verstehen, dass eine Berufstätigkeit der Mutter zu einer unsicheren Bindungsqualität des Kindes führen würde.

Eva Hédervári (1995) untersuchte die Trennungsangst berufstätiger wie auch nicht berufstätiger Mütter. In ihrer Studie bestand ein statistischer Zusammenhang zwischen einer ausgeprägten »allgemeinen Trennungsangst« der berufstätigen wie der nicht berufstätigen Mütter und einer unsicheren Bindung der Kinder. Dieses Ergebnis lässt vermuten, dass die Ängstlichkeit der Mütter in Trennungssituationen, die deren Verhalten gegenüber ihrem Kind beeinflusst, die Entwicklung des Bindungsmusters des Kindes stärker modifizieren könnte als der Faktor »Berufstätigkeit« (Hédervári-Heller et al., 2019).

Insgesamt findet sich ein deutlicher Hinweis auf einen transaktionalen Prozess in der Entwicklung der Bindungsrepräsentation. Hierbei spielen einerseits Faktoren aufseiten des Säuglings selbst eine Rolle, die – wie Irritabilität und Temperamentseigenschaften – biologisch determiniert sein können (Sroufe, 1985). Andererseits sind die von den Eltern eingebrachten Faktoren – etwa ihre eigene Bindungsrepräsentation – sowie die damit verbundenen Fähigkeiten auf der mentalen wie auf der Verhaltensebene von großer Bedeutung.

Die sozialen Einflussfaktoren – wie etwa das häusliche Milieu oder die Partnerschaft und das gesamte Netz an unterstützenden Beziehungen der Eltern – müssen noch eingehender untersucht werden. Nur so können wir die Schutz- und Risikofaktoren mit der wechselseitigen Beeinflussung zwischen intrapsychischer Ebene, Verhaltens- und Interaktionsebene sowie sozialen Kontextbedingungen noch genauer erfassen (vgl. auch Rutter, 1978; Friedman & Boyle, 2009; Bange, 2018; Hazen et al., 2015; McCartney et al., 2007; Muñoz et al., 2017).

Bindung und Trennung in anderen psychotherapeutischen Schulen

Theoretische Überlegungen zur Bedeutung von Bindung und Trennung gibt es nicht erst seit der von Bowlby formulierten Bindungstheorie. Die meisten psychotherapeutischen Schulen haben eigene konzeptuelle Vorstellungen über die Bedeutung von Bindung und Trennung für die Ätiologie von psychischen Erkrankungen und für deren Behandlung (Strauß, 2008; PiD 17 (3), 2016: Bindung; Brisch, 2020b). Im Folgenden werden diese zunächst für einige unterschiedliche psychoanalytische, anschließend auch für andere psychologische Theorien zusammenfassend beschrieben.

Psychodynamische Modelle

Die Psychoanalyse von **Sigmund Freud** erklärt der Triebtheorie zufolge die Entstehung der Bindung zwischen Mutter und Säugling durch die Befriedigung der oralen und emotionalen Bedürfnisse des Säuglings während des Stillens an der Mutterbrust. Freud liefert allerdings keine detaillierten Angaben dazu, ob die oralen Bedürfnisse in feinfühliger Weise von der Mutter befriedigt werden müssen oder ob es zum Aufbau einer Bindung ausreicht, dass überhaupt orale Bedürfnisse über die Nahrungszufuhr und die orale Stimulation befriedigt werden. Die interaktionelle Qualität des Stillens tritt also zugunsten der libidinösen oralen Befriedigung in den Hintergrund (Freud, 1905, S. 123; Freud, 1916/1917, S. 126).

Mit der Bedeutung von Verlust und Trennung hat sich Freud in seinem bahnbrechenden Werk über *Trauer und Melancholie* (Freud, 1916) auseinandergesetzt. Die Phase der Trauer nach dem Verlust eines geliebten Menschen mit der notwendigen psychischen Trauerarbeit sieht Freud psychodynamisch so begründet, dass unsere emotionale Verbundenheit mit einem Menschen und die daraus erwachsene intrapsychische emotionale »Besetzung« nach dem Verlust und der Trennung von diesem Menschen langsam wieder zurückgenommen werden müssen, damit wir uns von ihm wirklich psychisch lösen und somit emotional trennen können.

In *Hemmung, Symptom und Angst* (Freud, 1926) erklärt Freud die Trennungsangst des Kindes bei drohendem realem Verlust der Mutter oder einer phantasierten Trennung von der Mutter. Er nimmt an, dass das Kind bei der Vorstellung Angst bekommt, dass seine »Bedürfnisspannung« in Abwesenheit der Mutter stark anwachsen und dass es auf diese Weise wegen der befürchteten fehlenden Befriedigung in einen »ohnmächtigen« Zustand geraten könnte.

Nach **Anna Freud** (1958/1960) »regiert das Lustprinzip alle psychischen Prozesse in der unreifen und ungenügend strukturierten Persönlichkeit, d. h. natürlich auch die Mutterbindung« (S. 1779). Entsprechend ihrer Auffassung kommt die Bindung des Säuglings an die Mutter durch »die Auswirkungen der mütterlichen Pflegehandlungen auf das Seelenleben, d. h. auf die Lust-Unlust-Erlebnisse, die mit primären Triebreaktionen verbunden sind und ihre psychische Repräsentanz bilden«, zustande (S. 1774). Sie geht von einer »ersten Mutterbeziehung nach dem Anlehnungstypus« aus, »d. h. einer Phase, in der die mit der Befriedigung wichtiger Körperbedürfnisse verbundenen lustvollen Sensationen die Libido zur Besetzung einer Person in der Außenwelt führen« (S. 1779).

Für das Erleben des »Trennungsschmerzes« beim Kind setzt sie voraus, dass die emotionale Besetzung der Mutter eine »Objektkonstanz« erreicht habe und das Kind von der direkten Bedürfnisbefriedigung einigermaßen unabhängig geworden sein muss. Ist die Mutter erst einmal libidinös hoch besetzt, wird eine Trennung von ihr als äußerst unlustvoll erlebt und führt zu großer Sehnsucht. Bei längerer Trennung wird die aggressive Seite, die als Ambivalenz in jeder Beziehung vorhanden ist, deutlicher. Es kommt zu einem Rückzug der emotionalen Besetzung und sogar auch zur Regression von der mental-symbolischen auf die Ebene von körperlichen Bedürfnissen.

Es ist erstaunlich, dass trotz Sigmund Freuds grundlegender früher Arbeit die theoretische Beschäftigung mit der Thematik »Trennung, Verlust und Trauer« in seiner psychoanalytischen Lehre gegenüber der Bedeutung der Sexualität eher in den Hintergrund trat.

Anna Freud konnte umfassende Beobachtungen über die Auswirkungen von Trennung und Elternverlust während der Betreuung und Behandlung von heimat- und elternlosen Kriegskindern machen. In sehr differenzierten Schilderungen hat sie – zusammen mit Dorothy Burlingham – deren Reaktionen auf die Trennungen, auch von Ersatzbezugspersonen, beschrieben.[20]

Anna Freud erklärte die beobachteten Reaktionen der Kinder im Rahmen der gängigen psychoanalytischen Triebtheorie und lehnte Bowlbys bindungstheoretischen Ansatz ab (A. Freud, 1980a, b; A. Freud & Burlingham, 1982).

Auch **René Spitz** (1957) geht davon aus, dass der Säugling nach der Geburt während einer »objektlosen Stufe« in einem Stadium der psychischen Undifferenziertheit lebt, in dem er unfähig ist, den eigenen Körper abgegrenzt und von der Umgebung getrennt zu erleben. Vielmehr wird die »nährende Brust« als ein Teil seiner selbst wahrgenommen (S. 20 ff.).

Spitz beschreibt eine »anaklitische (anlehnende) Objektwahl« des Kindes: Der Säugling bindet sich, wie von Sigmund Freud postuliert, an die Person, die ihn füttert, beschützt und bemuttert. Die Bindung des Kindes an die Mutter entsteht durch die Ausbildung der psychischen Konstanz des libidinösen Objekts, die beim Säugling mit acht Monaten erreicht ist. Bis zu diesem Zeitpunkt hat der Säugling die Mutter zum bevorzugten Objekt seiner libidinösen Triebbefriedigung gemacht.

Als erster Psychoanalytiker hat Spitz bereits 1935 direkte umfassende Säuglingsbeobachtungen durchgeführt und diese erstmals systematisch mit Filmaufnahmen, die später ausgewertet werden konnten, dokumentiert. Seine revolutionären Studien in Heimen über die Auswirkungen einer längeren Trennung des Säuglings von seiner Mutter (»totaler Entzug der affektiven Zufuhr«), mit allen negativen Folgen für die motorische, kognitive und emotionale Entwicklung dieser Kinder, führten ihn zur Beschreibung der Phänomene des »Hospitalismus« und der »anaklitischen Depression«. Spitz konnte zeigen, dass die umfassenden Entwicklungsstillstände dieser Kinder bis hin zum völligen körperlichen und psychischen Verfall (»Marasmus«) nach Rückkehr der Mütter teilweise wieder aufgehoben werden konnten, wenn die Trennung nicht länger als fünf Monate gedauert hatte und die Mutter-Kind-Beziehung *vor* der Trennung befriedigend gewesen war. Diese Forschungsergebnisse über die Auswirkungen einer längeren Trennung von Mutter und Säugling und die Konsequenzen des »psychischen Verhungerns« des Säuglings bei fehlender affektiver Versorgung durch die Mutter waren eine Pionierleistung. Sie haben die Säuglingspflege und die Heimerziehung von Kindern in vielen Ländern der Welt bis heute grundlegend verändert (Spitz, 1967).

Donald W. Winnicott, ein Vertreter der Objektbeziehungstheorie, hat als Kinderarzt und Psychoanalytiker – vermutlich aus seinen vielen Beobachtungen von Müttern mit Kindern – eine dyadische interaktionelle Auffassung der Mutter-Kind-Beziehung entwickelt. Die von Freud postulierte Triebdynamik wird in der Objektbeziehungstheorie immer in Bezug auf ein menschliches Gegenüber, ein »Objekt«, gesehen. Damit schrieb Winnicott der Beziehung eine bedeutungsvolle Rolle zu, gab aber die Triebtheorie nicht auf. Er wies darauf hin, dass eine Beobachtung des Säuglings ohne gleichzeitige direkte oder theoretische Betrachtung der Mutter unmöglich ist, weil es einen Säugling allein für sich auf der Welt ohne Mutter nicht gibt (»There is no such thing as a baby«; Winnicott, 1976b). Nach seiner These ist der Säugling für eine optimale Entwicklung des Selbstwertgefühls darauf angewiesen, von der Mutter affektiv gespiegelt zu werden. Für die Herstellung der Bindung werden eine ausreichend gute Bemutterung (»good enough mothering«; Winnicott, 1976a) und eine »haltende Funktion« der Mutter (»holding function«) sowohl im realen als auch im intrapsychischen Sinn als notwendig erachtet. Aufgrund seiner Erfahrung als Kinderarzt hob er hervor, dass die Umweltbedingungen für die Entwicklung der Mutter-Kind-Beziehung förderlich oder hinderlich sein können (Winnicott, 1974).

Ihm verdanken wir die Begriffe »Übergangsobjekt« und »Übergangsphänomen« (Winnicott, 1976b). Er hatte beobachtet, dass Kinder in Situationen, in denen sie sich von der Mutter trennen mussten, Gegenstände wie Schmusetiere oder Lieblingsdecken mitnahmen und sich an diese klammerten. Dieses Verhalten erklärte er damit, dass diese bevorzugten Gegenstände als »Übergangsobjekte«

symbolisch die abwesende Mutter repräsentierten. Das Übergangsobjekt stellte somit den »Übergang« vom konkret greifbaren Schmusetier zu dessen Symbolisierung dar. Es wurde dem Kind auf diese Weise möglich, die Trennung auch intrapsychisch zu verarbeiten und durch die Symbolisierung den »Übergang« aus dem Zustand des Zusammenseins mit der Mutter zum Getrenntsein zu »überbrücken«.[21]

Nach **Edith Jacobson** (1978) wird die Entwicklung von Bindung in der Ich-Psychologie auf der Grundlage der Ausbildung von integrierten Selbst- und Objektrepräsentanzen in der Psyche des Säuglings und Kleinkindes verstanden: Der Säugling muss im Laufe seiner frühen Entwicklung durch die vielfältigen Interaktionserlebnisse mit der Mutter von sich selbst eine stabile, reproduzierbare, abrufbare Selbstrepräsentanz bilden. Zusätzlich muss er von seiner wichtigsten Bezugsperson eine stabile Objektrepräsentanz entwickeln, die er jederzeit psychisch aktivieren, abrufen und auch entsprechend emotional besetzen kann. Auf diese Weise entsteht eine stabile emotionale Beziehung.

Der Säugling ist dann nicht mehr auf die reale Präsenz der Mutter angewiesen. Er hat sie vielmehr in der Objektrepräsentanz verinnerlicht und kann sich deswegen auch von ihr trennen. Während der Trennung geht ihm aber die Mutter als phantasiertes Objekt intrapsychisch nicht verloren, sondern bleibt durch die abrufbare Objektrepräsentanz von ihr verfügbar. Die Fähigkeit zur Entwicklung einer solchen Objektrepräsentanz erlaubt es dem Säugling, Trennungs- und Verlustangst auszuhalten. Ohne Objektkonstanz kommt es in der frühen Zeit zur Verlustangst: Die Mutter geht dem Säugling intrapsychisch vollkommen verloren, sobald sie für ihn nicht mehr real sichtbar ist. Später, wenn das Kleinkind bereits die Ansätze einer Objektkonstanz besitzt, kommt es in Trennungssituationen zur sogenannten Trennungsangst. Das Kind befürchtet, dass es längere Trennungen von der Mutter ohne größere Angst noch nicht aushalten kann, weil die innere Objektkonstanz nur während einer kürzeren Zeitspanne aufrechterhalten werden kann. Für wenige Minuten allerdings kann der Säugling eine Trennung bereits aushalten. Mit wachsender Objektkonstanz können die Trennungszeiten entsprechend verlängert werden, ohne dass das innere Bild von der Mutter zusammenbricht und das Kleinkind von Trennungsangst überwältigt wird.

Nach der Theorie von **Margaret Mahler** (Mahler et al., 1978) lebt der Säugling unmittelbar nach der Geburt zunächst in einer autistischen Welt, bis anschließend eine enge Symbiose zwischen Säugling und Mutter entsteht. In dieser Phase befindet sich der Säugling in einer psychischen Verschmelzung mit seiner Mutter ohne intrapsychische Abgrenzung.[22] Nach Mahler entwickelt sich der Säugling auf seinem Individuationsweg in einem Loslösungs- und Individuationsprozess aus dieser anfänglichen Symbiose immer weiter von der Mutter weg. In dieser Zeit erprobt er unzählige Male die Trennung und die Ablösung sowie die Wiederannäherung an die Mutter. Dabei muss er bei einer zunehmend gesuchten Trennung von der Mutter emotionale Krisen mit einer deutlichen Ambivalenzspannung zwischen Wünschen nach Autonomie einerseits und nach Nähe sowie Abhängigkeit von der Mutter andererseits aushalten, bis er sich im Alter von etwa zwei bis drei Jahren deutlicher psychisch von der Mutter lösen und auch räumlich weiter trennen kann, um seine Umwelt zu erforschen. Diese Phase wird von Mahler auch als »Wiederannäherungskrise« beschrieben.[23] Sie beschreibt eindrucksvoll, wie der Säugling bei Gefahr oder auch bei noch nicht stabiler innerer Objektkonstanz immer wieder für kurze Momente zur Mutter zurückkehren muss, um bei ihr »emotional aufzutanken«. In ihren Dokumentarfilmen kann man dieses Verhalten der Kinder sehr gut beobachten.

Auf diesem Weg der Ablösung aus der anfänglich symbiotisch engen Beziehung zwischen Mutter und Säugling, die mit der intrapsychischen Entwicklung zur Individuation und Identität verbunden ist, kann es zu Fixierungen und Störungen kommen.

Melanie Klein (1983b) hat sich vor allem in ihrer Theorie mit den frühkindlichen Phantasien, insbesondere der Bedeutung der Aggression, dem Todestrieb sowie den projektiven und identifikatorischen Prozessen zwischen Säugling und Mutter beschäftigt. Nach dieser Theorie ist die Beziehung zwischen Mutter und Kind von Anfang an dadurch kompliziert, dass der Säugling von vielen – auch aggressiv destruktiven – Phantasien überwältigt ist, die er nur mit Hilfe erheblicher psychischer Spaltungsprozesse beherrschen kann. Diese sind z. B. dadurch gekennzeichnet, dass der Säugling die befriedigende Mutter als eine »gute Mutter«, die versagende und Grenzen setzende dagegen als die »böse Mutter« phantasiert, als wäre die reale Mutter intrapsychisch in verschiedene Mutteraspekte aufgespalten. Diese Phase wird von Klein als »paranoid-schizoide Position« beschrieben. Erst wenn der Säugling durch die psychische Reifung fähig wird, diese Spaltungsprozesse aufzugeben, und in der sogenannten »depressiven Position« gute und böse Mutterbilder als sogenannte Teilobjekte zu einem einheitlichen Mutterbild zu integrieren vermag, kann er sich deutlicher von der Mutter abgrenzen und wird von ihr unabhängiger. Er kann jetzt beginnen, sich von ihr zu lösen.

Wenn sich der Säugling etwa von der Mutter in der Befriedigung seiner Bedürfnisse frustriert fühlt, wird er wütend. Seine damit verbundenen Phantasien können so übermächtig aggressiv werden, dass er sich z. B. innerlich von der Mutter getrennt fühlt und Angst erlebt. Er fürchtet noch, die aus guten und bösen Anteilen integrierte Repräsentanz der Mutter durch seine aggressiven Phantasien zu zerstören und sie dadurch zu verlieren. Durch seine zunehmende Fähigkeit zum Erleben von liebenden Gefühlen gegenüber dem Anteil der guten Mutter kann er diese inzwischen aber symbolisch wiederherstellen und auch intrapsychisch bewahren. Auf diese Weise gelingt es ihm, seine Angst, seine Trauer und seine Gefühle von Verzweiflung und Hoffnungslosigkeit – daher die Bezeichnung »depressive Position« – im Hinblick auf den in der Phantasie befürchteten Verlust der guten Mutter zu überwinden.

Dieser Vorgang wird durch die wachsende Fähigkeit des Säuglings zur Symbolisierung der Mutter gefördert. Das Interesse an der Umwelt wächst, wenn das Kind auf dem Höhepunkt der »oralen Ambivalenz« in seinen Phantasien sowohl in die Mutter eindringen als auch sich die gute Mutter einverleiben möchte und sie auf diese Weise zerstören würde. Aus diesen Phantasien erwächst Angst; deshalb verlagert sich das Interesse des Kindes allmählich von der zunehmend symbolisierten Mutter auf die gesamte Umwelt (Klein, 1983c; Segal, 1983, S. 20).[24]

Für das Gelingen dieser Entwicklung schreiben Melanie Klein und Wilfred Bion der Mutter eine entscheidende Rolle zu, denn sie muss die auf sie selbst projizierten aggressiven Affekte des Säuglings intrapsychisch aufnehmen, verstehen und dem Säugling durch entsprechend sensibles Verhalten in einer annehmbaren und altersentsprechend dosierten Form verbal und auch non-verbal wieder mitteilen. Diese Fähigkeit der Mutter wird von Bion auch als »Containment«-Funktion beschrieben (Bion, 1962).

Michael Balint hat die Objektbeziehungstheorie mit seinem Konzept der »Grundstörung«, einer psychischen Störung aus der Zeit der präverbalen Objektbeziehung, sowie der Formulierung des therapeutischen »Neubeginns« in bemerkenswerter Weise weiterentwickelt (Balint, 1973). Die früheste Form der Objektbeziehung bezeichnet er als die »primäre Liebe« oder auch die »Urform der Liebe«; in dieser Phase bestehe die Mutter-Kind-Beziehung in einer »harmonischen Vermengung« und »gegenseitigen Durchdringung« (Balint, 1973, S. 200). Er beruft sich auf Sándor Ferenczi und stellt wie dieser fest, »daß die formalen Elemente der Übertragung und die ganze analytische Situation von der frühesten Kind-Eltern-Beziehung herstammen« (Balint, 1988a, S. 160). Als für die Kind-

Eltern-Beziehung besonders bedeutend wird eine »wechselseitige Interdependenz« gesehen, in der die libidinöse Befriedigung des Säuglings auch mit einer libidinösen Befriedigung der Mutter einhergehen muss. Eine weitere Art der Beziehungsgestaltung zwischen Mutter und Kind, aber auch zwischen Erwachsenen, beschreibt Balint als »Oknophilie«: Das Individuum erlebt sich nur in engster Nähe mit einem anderen Menschen als sicher und vor Gefahren geschützt. Balint selbst zieht die Parallele zwischen seinem Konzept der Oknophilie und dem von Bowlby beschriebenen Bindungsverhalten. Das entgegengesetzte Verhalten nennt Balint »Philobatismus«. In dieser Form der Beziehungsgestaltung sucht der Mensch die »freundlichen Weiten«, so dass er sich durch räumliche Distanz die Menschen »vom Leibe hält«. Diese Beschreibung erinnert an das Muster der unsicher-vermeidenden Bindung aus der Bindungstheorie. Balint war sich bewusst, dass auch der »Philobat« eine – abgewehrte – große Sehnsucht nach einer Beziehung hat (Balint, 1960).

Für die Behandlung von Patienten mit einer Grundstörung und die Herstellung eines Neubeginns müsse der Therapeut »willens sein, den Patienten zu tragen, nicht aktiv, sondern wie Wasser den Schwimmer oder wie die Erde den darauf Gehenden trägt, d.h., für den Patienten da zu sein und sich von ihm, ohne zu viel Widerstand dagegenzustemmen, gebrauchen zu lassen« (Balint, 1973, S. 203). Diese Formulierung sowie die weiteren Gedanken zur Technik kündigen das später in der Bindungstheorie formulierte Konzept der »sicheren Basis« an, die als eine notwendige Bedingung für die psychotherapeutische Arbeit angesehen wird.

Die Theorie der Selbstpsychologie von **Heinz Kohut** (Kohut 1971; Kohut 1977) geht davon aus, dass sich ein sogenanntes »kohäsives Selbst« in einer Matrix empathischer Selbstobjekte entwickelt. Ein Selbstobjekt ist ein Objekt, das für das Selbst Funktionen ausübt, die dieses seinerseits nicht auszuüben vermag: Die Mutter schirmt den Säugling wegen seiner noch begrenzten Regulationsfähigkeiten vor übermäßigen Reizen ab. Die Art, wie das Selbstobjekt seine Funktionen erfüllt – empathisch oder weniger empathisch –, wird zu einem Teil des Selbsterlebens und Selbstwerterlebens. Insofern wird ein Selbstobjekt als ein Teil des eigenen Selbst erlebt. Kohut unterscheidet drei wesentliche Selbstobjektfunktionen: die Spiegelfunktion, die Alter-ego-Funktion, die ermöglicht, dass ein Kind sich einem ihm gleichen Wir zugehörig fühlen kann, und die Funktion der idealisierten Eltern-Imago. Aus der Sicht der Selbstpsychologie besteht die wichtige Aufgabe der idealisierten Eltern-Imago (idealisiertes Selbstobjekt) darin, die unreife Psyche des Säuglings vor Reiz- und Affektüberflutung zu bewahren.

Insbesondere bei der idealisierten Eltern-Imago bieten sich Vergleiche mit dem primären Bindungsobjekt der Bindungstheorie an. Wenn etwa das Bindungssystem des Kindes aktiviert ist, was sich in schutzsuchendem Verhalten zeigen kann, und die Mutter sich in dieser Situation in empathischer Weise auf die äußeren wie intrapsychischen Bedürfnisse des Säuglings einstellt, diese erkennt, sie in wertschätzender Weise aufgreift und beantwortet, also in einer angemessenen Weise ohne Reizüberflutung befriedigt, kann sich das Kind sicher und geborgen fühlen.

Später wird es solche Ideale suchen, durch die es in ähnlicher Weise Sicherheit und Geborgenheit erlebt. Nur wenn die Selbstobjekte im engen Wechselspiel mit dem Kind ihre Funktionen phasenspezifisch ausreichend gut ausüben, entwickelt sich ein reifes, kohäsives Selbst. Wurden die Selbstobjekt-Funktionen mangelhaft ausgeübt, wird das Selbst eine mehr oder weniger beschädigte Struktur haben.

Eine weitere Parallele zwischen den Konzepten der Selbstpsychologie und der Bindungstheorie liegt darin, dass ein »kohäsiv« gewordenes Selbst – ähnlich wie eine sichere Bindungsrepräsentation – bei seelischen Belastungen vermutlich als ein Schutzfaktor wirken kann. Unter diesen Bedingungen könnte ein Individuum etwa Trennungen und Verluste besser bewältigen, als wenn es diese Qualitäten nicht erwerben konnte.

Wenn dagegen die Selbstentwicklung nur unzureichend geglückt ist und die Selbstobjektrepräsentanzen von den wichtigen Bezugspersonen nur instabil vorhanden sind, kann eine Trennung von der Bezugsperson als massive Bedrohung erlebt werden, die in der Folge zu großer narzisstischer Kränkungswut führt. Diese wiederum kann das Selbst so bedrohen, dass es gefährdet ist, in einzelne Selbstanteile zu zerfallen. Um dies abzuwehren, versucht das Selbst etwa durch Größenphantasien wieder eine affektive Regulation zu erreichen, die so lauten könnte: »Ich bin absolut unabhängig von menschlichen Beziehungen, ich brauche den anderen, der mich verlassen hat, überhaupt nicht. Der andere ist vielmehr von *mir* abhängig.«

Gelingt diese Abwehrleistung nicht, kann es zu einer weiteren Regression kommen. Diese kann etwa zu einer massiven Selbstwertkrise mit ausgesprochen depressiven Gefühlen und autoaggressiven Handlungen führen, die nicht selten in selbstverletzendes Verhalten (ein Kind schlägt sich seinen Kopf an einer Wand blutig, ein Jugendlicher führt einen schweren Autounfall herbei) und in suizidale Handlungen münden (Henseler, 1974; Kohut, 1973).

Köhler (1995) weist auf die Nähe zwischen der Konzeption der »Feinfühligkeit« und dem Begriff der »Empathie« hin. Ainsworth (1974) geht in ihrer Beschreibung der »Feinfühligkeit« von der Vorstellung aus, dass eine Mutter die Signale ihres

Kindes unverzerrt – nicht durch die eigenen Affekte und Emotionen sowie inneren Wahrnehmungsbereitschaften verzerrt – erfassen sollte. Im Konzept der Feinfühligkeit kommt aber im Unterschied zur Empathie noch hinzu, dass angemessen und im Rahmen einer altersentsprechenden zeitlichen Frustrationsspanne von der Bezugsperson gegenüber dem Kind reagiert werden muss. »Angemessen« bedeutet, dass die Reaktion (im Hinblick auf die aktuelle Situation, auf den Entwicklungsstand, auf kulturelle Normen) eine Enwicklungs- und Reifungsförderung des Kindes auslösen muss. In diesem Sinne ist das Konzept der Feinfühligkeit nach meiner Ansicht umfassender als Kohuts Vorstellungen zur Empathie. Dieser bezieht sich bei seiner Beschreibung der Empathie primär auf eine intrapsychische Funktion, während »Feinfühligkeit« darüber hinaus auch eine Handlungsebene umfasst, die aus einer empathischen Wahrnehmung und Verarbeitung resultiert.

Der Begriff der Empathie nach Kohut bezieht sich auf einen Wahrnehmungsmodus der Mutter etwa für die intrapsychischen Zustände des Säuglings. »Empathie« einer Bezugsperson setzt voraus, dass diese den bei ihr durch das Kind ausgelösten Affekt bei sich selbst als fremden Affekt unterscheiden kann, der nur durch Affektansteckung zustande gekommen ist. Außerdem sollte diese Affektwahrnehmung weder durch eigene innere, bereits vorbestehende Affekte verfärbt, noch sollte die Gefühlssituation des Kindes durch projektive Affektäußerungen der Mutter verändert werden (vgl. Köhler, 1998; Körner, 1998).

Daniel Stern (1992) baut seine Theorie auf den Ergebnissen der Säuglingsforschung auf und nimmt dementsprechend einen von Anfang an bestehenden interaktiven Austausch zwischen Säugling und Mutter an. Er entwirft für die Zeit der präverbalen Entwicklung ein Stufenkonzept eines subjektiven Selbstempfindens. Die vielfältigen differenzierten Interaktionen, bestehend aus Handlungsmustern und Affekten, sind die Bausteine für die Entwicklung innerer Repräsentanzen. Stern verneint eine frühe autistische oder symbiotische Phase der Mutter-Kind-Beziehung; er nimmt an, dass sich die Beziehung erst im Laufe der ersten Lebensjahre durch die von Mutter und Kind erlebten Interaktionserfahrungen entwickelt. »Generalisierte Interaktionsrepräsentationen« (»representations of interactions that have been generalized« – sogenannte »RIGs« [Stern, 1992, S. 143]) – aus der Mutter-Kind-Beziehung seien die Bausteine für die Entstehung eines »inneren Arbeitsmodells« im Sinne der Bindungstheorie.

Gemäß der Analytischen Psychologie nach **Carl Gustav Jung** entwickelt sich der Säugling aus einer undifferenzierten Matrix, dem »Uroboros«, der als archetypisches Symbol der Ganzheit die miteinander vereinigten Ur-Eltern ebenso umfasst wie die Ungeschiedenheit des Chaos und des Unbewussten (Neumann, 1985). Der Entwicklungsweg des Säuglings führt zu einer Individuation und Differenzierung, die durch eine Gestaltwerdung mit Autonomieentwickung und Selbstbestimmung eine psychische Trennung von der Mutter und dem Vater sowie den dazugehörigen Archetypen erfordert.

Mario Jacoby (1998) verbindet in bemerkenswerter Weise die Ergebnisse der modernen Säuglingsforschung mit der Jungschen Komplextheorie. Er weist sehr differenziert darauf hin, wie Umweltbedingungen, Anlagefaktoren und interaktionelle affektive Erfahrungen mit den primären Bezugspersonen beim Säugling psychische Strukturen aufbauen, die zu entsprechenden Komplexen führen können.

Lerntheoretische Modelle

Eine spezielle Entwicklungspsychologie der *Verhaltenstherapie*, die Verhaltensweisen von Bindung und Trennung und die daraus resultierenden Verhaltensprobleme und Störungen erklärte, war lange Zeit nicht bekannt. Thomas Schnell (2016; 2021) hat sich aus ätiologischer und therapeutischer Sicht mit der Bedeutung der Bindung in der modernen Verhaltenstherapie auseinandergesetzt. Hier werden im Kontext der 3. Welle der kognitiven Verhaltenstherapie (KVT) frühe Bindungserfahrungen und aktuelle Bindungsmuster in der Verhaltenstherapie berücksichtigt, insbesondere auch im Hinblick auf die entsprechende – je nach Bindungsmuster – Beziehungsgestaltung zwischen Klient und Therapeut in der Therapiestunde. Hierdurch soll es nach Möglichkeit für den Klienten/die Klientin zu einer korrigierenden neuen Beziehungserfahrung in der Therapiesitzung kommen, die es ihm oder ihr dadurch ermöglicht, seine/ihre alten Bindungsmuster und Bindungsverhaltensweisen zu verändern.

Aus *lerntheoretischer Sicht* ist es auch leicht erklärbar, dass Kinder ihre Nähe und Distanz mit ihrer wichtigsten Bezugsperson von Geburt an durch Lernprozesse wie Verstärkung oder auch negative Konsequenzen regulieren. Dieser Prozess wird durch vielfältige kleine Interaktionssequenzen zwischen Mutter und Kind, in denen die Mutter sehr genau signalisiert, wie viel Nähe und wie viel Distanz zu ihrem Säugling sie für sich wünscht, vermittelt und vermutlich beim Säugling in affektiv-kognitiven Schemata im Gedächtnis abgespeichert.

Dies betrifft auch das Trennungs- und Explorationsverhalten des Säuglings. Auch hier ist vorstellbar, dass die Mutter auf Trennungsimpulse des Kindes eher ermutigend oder ängstlich reagiert und der Säugling auf diese Weise lernt, dass Trennungen bis zu einer bestimmten Distanz erlaubt sind, von der Mutter toleriert werden oder eher negative Konsequenzen zur Folge haben.

Der Säugling wird sich am Verhalten der Mutter orientieren und von ihr als Verhaltensmodell lernen, wie viel Bindung, Nähe und Distanz sie selbst in Beziehungen tatsächlich lebt.

Klaus Grawe bezieht sich in der Konzeption seiner *Psychologischen Therapie* (Grawe, 1998) auch auf Bowlby und beschreibt das Bindungsbedürfnis als eine für das Verständnis der Wirkungsweise von Psychotherapie wichtige Determinante des Erlebens und Verhaltens. Er greift Bowlbys (1973b) Erklärung der Agoraphobie als psychische Störung mit unsicher-ambivalenter Bindung sowie die darauf basierenden Studienergebnisse von Liotti (1991) auf und beschreibt einen bindungsbasierten Zugang für die Behandlung von Patienten mit dieser speziellen Störung (Grawe, 1998, S. 115–121 und 395–411; s. auch Grawe, 2004).

Die *Interpersonelle Psychotherapie* (Schramm, 1996; Schramm, 2019) beruft sich in ihrer Theorie sowohl auf Bowlby als auch auf die Konzeption von Adolf Meyer (1957). Sie hat auf diese Weise ein an der Bindungstheorie orientiertes entwicklungspsychologisches Erklärungsmodell, auf dessen Hintergrund die therapeutische Technik speziell zunächst zur Diagnostik und zur Behandlung von depressiven Patienten entwickelt wurde (Cuijpers et al., 2016; von Lucadou & Schramm, 2018). Bei der Diagnose interpersoneller Defizite und in der Behandlung wird der therapeutischen Beziehung ein großer Stellenwert eingeräumt, auch wenn sie nicht als »Übertragungsbeziehung« oder »therapeutische Bindungsbeziehung« im psychoanalytischen Sinne betrachtet wird. Speziell bei der Depressionsbehandlung werden vom Therapeuten vergangene und aktuelle Bindungsbeziehungen des Patienten, etwa erlittene Trennungen und Verluste, aktiv als zentrale Themen angesprochen. Inzwischen sind weitere Behandlungsmodifikationen der Interpersonellen Psychotherapie für andere, spezifische Störungsformen hinzugekommen (z. B. für die Behandlung von Bulimie, sozialer Phobie, Dysthymie, bipolaren Störungen, posttraumatischen Belastungsstörungen) (s. Weissman et al., 2018).

Systemtheoretische Modelle

Die *systemische Theorie* besagt u.a., dass in der Familie sichtbare und unsichtbare Bindungen zwischen den einzelnen Familienmitgliedern entstehen, die die Interaktion zwischen diesen und das familiäre Gleichgewicht steuern und regulieren. Ob Ablösungen aus diesem Bindungsgefüge möglich sind, hängt davon ab, in welcher Weise das gesamte System die Trennung von einem Familienmitglied verkraften kann. Wenn die Autonomieentwicklung des Kindes oder etwa die Ankündigung eines Jugendlichen, das Elternhaus zu verlassen, das gesamte System zu destabilisieren droht, weil nach der Ablösung möglicherweise bestimmte Psychopathologien einzelner Mitglieder sichtbar würden, wird die gesamte Familie geneigt sein, auf Bindungsloyalitäten zu pochen und Trennungsimpulse des Kindes zu unterbinden oder mit Sanktionen zu belegen (Boszormenyi-Nagy & Spark, 1973; Cierpka, 1996; Stierlin, 1980). Die Sicht der Bindung in der Systemischen Praxis sowie in der Sozialen Arbeit wurde von Alexander Trost entscheidend weiterentwickelt (Trost, 2014; Trost, 2018; Goodman, 2013).

Die Schematherapie

Auch in der Schematherapie spielen die frühe Eltern-Kind-Interaktion und die daraus erlernten und erworbenen »Schemata«, die unser Verhalten in der späteren Entwicklung bis ins Erwachsenenalter bestimmen, eine große Rolle.

In der Therapie geht es vorwiegend darum, mit den Klientinnen und Klienten diese alten dysfunktionalen Schemata zu finden, sie zu dekodieren und dann neue Verhaltensweisen zu installieren, die alte Schemata ersetzen und somit eine funktionaleres Verhalten und Erleben ermöglichen sollen (Young et al., 2005; Arntz & van Genderen, 2010; Roediger, 2009; Dieckmann, 2011).

Mentalisierungsbasierte Therapie (MBT)

Die Mentalisierungsbasierte Therapie (MBT) beruft sich in ihrer theoretischen Begründung und Fundierung ausdrücklich auf die Bindungstheorie. In der MBT werden – analog der früher schon besprochenen Fähigkeit zur selbstreflexiven Funktion (s. S. 74 f.) – verschiedene Stadien der Entwicklung zur vollständigen Mentalisierungsfähigkeit analysiert. In der Regel zeigen Patienten und Patientinnen – mit verschiedenen psychopathologischen Problemen und Diagnosen – keine reife Form der Mentalisierungsfähigkeit, so wie dies auch bei bindungsunsicheren Patienten oder noch mehr bei solchen mit desorganisierter Bindung und

Bindungsstörungen gefunden werden konnte. Ziel der Therapie ist es, durch die therapeutische Beziehung die nur unreif entwickelten Mentalisierungsmuster zu entschlüsseln und den Patientinnen und Patienten innerhalb der Therapie zu einer reifen vollständigen Fähigkeit der Mentalisierung zu verhelfen (Schultz-Venrath, 2021; Schultz-Venrath, 2023; Schultz-Venrath & Felsberger, 2023; Allen & Fonagy, 2002).

Diese Form der Therapie wurde inzwischen für verschiedene Settings, so für Gruppentherapien, Familientherapie und für verschiedene psychische Erkrankungen, modifiziert und spezialisiert.

Es zeigt sich, dass viele Menschen mit psychischen Störungen nicht oder nur sehr schwer und nicht durchgehend in der Lage sind, auf die Informationen, Wahrnehmungen, die sie von außen und/oder von ihrem Körperinneren erhalten, sowie auf Gefühle zu vertrauen, was sowohl die eigenen als auch die Gefühle, die ihnen von anderen Menschen entgegengebracht werden, betrifft. Im Kontext der MBT wurde von Fonagy auf die Bedeutung von *epistemischem Vertrauen* (»epistemic trust«) hingewiesen und diese Erfahrung für die Entwicklung von Kindern und von Bindungssicherheit als bedeutungsvoll herausgearbeitet.[25] Dies bedeutet im Alltag eine große Verunsicherung, es fällt schwer, sich zu orientieren und auch in zwischenmenschlichen Beziehungen zurechtzukommen, weil es kein Vertrauen gibt, das einen die Dinge und Wahrnehmungen und Aussagen anderer so nehmen lässt, wie sie von diesen mitgeteilt wurden. Kinder mit sicherer Bindung zu ihren Bindungspersonen entwickeln dagegen dieses epistemische Vertrauen – zunächst vor allem gegenüber ihren Bindungspersonen, später in der Übertragung auch auf andere Menschen – wie selbstverständlich. Sie wollen wissen, wie die Welt funktioniert und was sie im Innersten zusammenhält, und sie vertrauen dabei den Erklärungen ihrer Bindungspersonen, d. h., sie verlassen sich darauf, dass die Erklärungen der Erwachsenen stimmig und korrekt sind, sowohl im Hinblick auf die kognitiven Informationen als auch auf Gefühle. Und sie übernehmen diese Erklärungen und verinnerlichen sie.

Beeinträchtigungen des epistemischen Vertrauens finden sich bei Menschen mit vielen verschiedenen psychischen Störungen, die Gewalt und verschiedene Formen der Misshandlung, besonders in der Kindheit, durch ihre Bindungspersonen erlitten haben. Es ist daher ein Ziel – z. B. in der MBT –, dieses epistemische Vertrauen auf der Basis einer emotional sicheren therapeutischen Bindungsbeziehung zu entwickeln und zu festigen (Fonagy & Allison, 2014; Knox, 2016). Grundsätzlich wird – aus meiner Sicht – in jeder gelingenden Therapie auch das epistemische Vertrauen gefestigt.

Zusammenfassung

Die vorausgegangenen Ausführungen zeigen – ohne Anspruch auf Vollständigkeit –, dass verschiedene psychologische Theorien und Psychotherapieschulen unterschiedliche Konzepte über den Aufbau und die Bedeutung von Bindungen und die Auswirkungen von Trennungen auf die Mutter-Kind-Beziehung entwickelt haben. Dabei finden sich in einzelnen Theorien einerseits Parallelen oder Anklänge an die Bindungstheorie, einige Ansätze beziehen sich sogar explizit auf Bowlby; andererseits gibt es aber auch grundsätzliche Unterschiede.

Die Unterschiede zwischen den psychodynamisch orientierten Schulen und der Bindungstheorie bestehen darin, dass die Psychoanalyse auf der Triebtheorie beruht, die Bindungstheorie sich dagegen auf ein Konzept von Motivationssystemen gründet, von denen Bowlby speziell das Bindungssystem beschreibt.

Außerdem gehen die psychodynamischen Theorien davon aus, dass die Mutter-Kind-Beziehung am Anfang durch eine undifferenzierte Matrix gekennzeichnet ist, in der psychische Verschmelzungsprozesse vorherrschen. Selbst und Objekt sind primär undifferenziert. Im weiteren Entwicklungsverlauf müssen sich Selbst- und Objektrepräsentanzen aus dieser Matrix beim Kind intrapsychisch herausdifferenzieren, damit eine psychische Abgegrenztheit und Individuation erreicht wird.

Nach Bowlbys Auffassung nimmt dagegen das Neugeborene die Mutter und sich durchaus als von voneinander getrennt wahr (vgl. auch Stern, 1992). Die Bindung zwischen dem Säugling und seiner Betreuungsperson muss somit erst im Laufe des ersten Lebensjahres entstehen und ist keineswegs von Anfang an durch eine symbiotische Erlebensweise gegeben. Im Verlauf dieses Prozesses können sich unterschiedliche Bindungsmuster ausbilden. Diese haben sowohl für die Entstehung psychischer Störungen und einer Psychopathologie als auch für die Gestaltung der therapeutischen Beziehung und den Heilungsprozess große Bedeutung, wie die Grundlagen zur bindungsbasierten Therapie (Teil 3) und die Behandlungsbeispiele (Teil 4) verdeutlichen werden.

TEIL 2
Bindungsstörungen

Bindung und Psychopathologie

Bowlby (1976) hatte sich schon mit der Frage beschäftigt, ob es Zusammenhänge zwischen einer unsicheren Bindung und einer bestimmten Psychopathologie geben könnte. Für die Agoraphobie konnte er solche Zusammenhänge in Bezug auf eine unsicher-ambivalente Bindung finden. Für verschiedene Arten der kindlichen Phobie, z. B. die Tierphobien, sah Bowlby ebenfalls Verbindungen zum unsicheren Bindungsmuster. Auch die Schulphobie verstand er im Kontext von Trennungsängsten des Kindes *oder* der Eltern.[1] In zahlreichen prospektiven Längsschnittstudien wurden Zusammenhänge zwischen einer unsicheren Bindung und Verhaltensauffälligkeiten der Kinder im Vorschul- und im Schulalter gefunden (Greenberg et al., 1990; 1991; 1997; Greenberg & Speltz, 1988; Strauß, 2008). Für Kinder mit bestimmten chronische Erkrankungen wie Mukoviszidose oder mit Erkrankungen bei Herzfehlern und nach Herzoperationen stellte Goldberg (1997) gehäuft unsichere Bindungen mit einer größeren Anzahl von desorganisierten Mustern fest. Es wurde auch eine neue Art des Bindungsverhaltens beschrieben – ein übermäßig kontrollierendes Verhalten der Kinder.

Auch die Risikogruppe der Frühgeborenen wurde in Längsschnittstudien im Hinblick auf ihre Bindungsentwicklung untersucht. Hier liegen widersprüchliche Studienergebnisse vor, die einerseits für sicher und unsicher gebundene Frühgeborene ähnliche Verteilungsmuster fanden wie bei Reifgeborenen, andererseits aber auch häufiger unsicher gebundene Kinder, gerade bei den extrem kleinen Frühgeborenen (Buchheim et al., 1999). Wegen dieser unklaren Forschungslage wurde in einer prospektiven Längsschnittstudie die Bindungsentwicklung von extrem kleinen Frühgeborenen unter Einbeziehung der neurobiologischen Risikofaktoren der Frühgeborenen, der frühen Eltern-Kind-Interaktion wie auch der Bindungsrepräsentationen der Eltern untersucht (Brisch et al., 1996; 2003a; 2005a; 2008; Brisch, 2006; Schmücker et al., 2005). In einer 20 Jahre später durchgeführten Nachuntersuchung der ehemaligen Frühgeborenen aus dieser Längsschnittstudie zeigte sich bei übermäßig vielen jungen Erwachsenen ein vermeidendes Bindungsmuster (C. Walter et al., 2018; C. Walter, 2021).

Kinder waren nach Misshandlung und Vernachlässigung in der frühen Kindheit häufiger unsicher gebunden als andere, die nicht misshandelt worden waren (Crittenden, 1985; 1995; 1997; Lyons-Ruth et al., 1989; Cicchetti & Doyle, 2016; Lo et al., 2017; Raby et al., 2017). Besonders eine desorganisierte Bindung wurde wesentlich häufiger bei misshandelten Kindern gefunden (Carlson et al., 1989; Granqvist et al., 2017; Campbell et al., 2004; Duncan & Browning, 2009; Nonnenmacher et al., 2016; vgl. auch das Kapitel zur »Klassifikation der Bindungsqualität des Kindes« in Teil 1 dieses Buchs).

Säuglinge, deren Eltern etwa an einer Depression (Cummings, 1990; Cummings & Cicchetti, 1990; Lyons-Ruth et al., 1990; Radke-Yarrow et al., 1985; Radke-Yarrow, 1991; Campbell et al., 2004; Duncan & Browning, 2009; Nonnenmacher et al., 2016) oder an einer Schizophrenie (Naslund et al., 1984) erkrankt waren, wurden in prospektiven Längsschnittstudien untersucht, weil man in der Erkrankung der Eltern einen Risikofaktor für die Bindungsentwicklung der Kinder annahm. Trotz uneinheitlicher Ergebnisse gibt es zunehmend mehr Studien, die aufzeigen, dass Kinder aus diesen elterlichen Risikogruppen häufiger unsicher gebunden sind (Wan & Green, 2009; Hakamata et al., 2022; İngeç & Evren Kılıçaslan, 2020; Mikulincer & Shaver, 2012; Wrobel et al., 2022). Dies wird teilweise aber erst im zweiten und dritten Lebensjahr deutlich (Spieker & Booth, 1988; Qu et al., 2022). Manche Effekte zeigen sich auch erst in der Adoleszenz; dabei zeigen auch positive Kindheitserfahrungen einen durchaus moderierenden Zusammenhang mit der Entwicklung von Depression und Angststörungen.

In klinischen Studien fanden sich Zusammenhänge mit unsicheren Bindungsrepräsentationen u. a. bei Patienten mit folgenden Symptomen oder Störungsbildern: Borderline-Persönlichkeitsstörung, Agoraphobie, nach Trauma durch sexuellen Missbrauch in der Kindheit, bei Adoleszenten mit suizidalem Agieren, Depression, Vulnerabilität für psychiatrische Erkrankungen, bei schizophrenen sowie forensischen Patienten, Patienten mit Torticollis spasticus (Atkinson, 1997; Buchheim et al., 1998; Fonagy et al., 1995a; Fonagy et al., 1997; Grossmann, 1993; Holmes, 1993; Lamott et al., 1998; Strauß & Schmidt, 1997; van IJzendoorn & Bakermans-Kranenburg, 1996; Wöller, 1998; Strauß, 2008; Carr et al., 2018; Ramberg & Feldkotter, 2015). Da einige Studien Zusammenhänge zwischen der Art des Bindungsmusters und Veränderungen in den physiologischen, immunologischen und neurohumoralen Regelprozessen aufgedeckt haben, kann auch ein Zusammenhang zwischen Bindungsmustern und psychosomatischen Erkrankungen diskutiert werden (Buchheim et al., 1998; Reite, 1990; Reite & Field, 1985; Strauß & Schmidt, 1997; Kascakova et al., 2020; Wulf et al., 2012).

In einer wachsenden Zahl von Studien wurden somit Verbindungen zwischen einem unsicheren Bindungsmuster bzw. einer unsicheren Bindungsrepräsentation und psychischen Störungs- und Symptombildern bei unterschiedlichen Risikogruppen gefunden. Hierbei scheint das Muster der desorganisierten Bindung wegen seines häufigen Vorkommens in klinischen Stichproben eine besondere Bedeutung für die Entwicklung einer Psychopathologie zu haben. Eine spezifische Zuordnung eines bestimmten Bindungsmusters zu einer spezifischen Psychopathologie konnte bisher allerdings nicht festgestellt werden und ist – soweit ich sehe – auch unwahrscheinlich (Davila et al., 2005; Morley & Moran, 2011). Am deutlichsten finden sich Ergebnisse in Studien, die einen Zusammenhang zwischen einer Traumatisierung des Kindes in der frühen Entwicklungszeit und einer späteren psychopathologischen Entwicklung mit desorganisierter Bindung, Bindungsstörung, Dissoziation und psychosomatischen Erkrankungen feststellen konnten (Sayyah et al., 2022; Monteleone et al., 2020). Vielmehr kann eine sichere/unsichere Bindung als Schutz- bzw. Risikofaktor hinsichtlich der Entwicklung von psychopathologischen Symptomen betrachtet werden: Eine sichere Bindung erhöht vermutlich die psychische Vulnerabilitätsschwelle für Belastungen, eine unsichere setzt sie herab.

Zur Klärung dieser Fragen ist weitere Forschung dringend notwendig und an verschiedenen Kliniken und nationalen und internationalen Forschungsinstituten inzwischen auch auf dem Weg.

Bindung und Trauma

Forschungsergebnisse weisen darauf hin, dass es einen Zusammenhang zwischen desorganisierten Bindungsmustern bei Kindern und ungelösten Traumata ihrer Eltern gibt (Berthelot et al., 2015; Erickson et al., 2019; McIntosh et al., 2020; Sauvé et al., 2021; Stob et al., 2020). Das Verhalten des eigenen Kindes, etwa das Schreien eines Säuglings, triggert bei den Eltern das einst erlebte Trauma, da es an das eigene Weinen und den eigenen Schmerz erinnert. Dadurch können bei der Mutter oder beim Vater dissoziative oder auch traumaspezifische und das Kind ängstigende Verhaltensweisen ausgelöst werden (Lyons-Ruth et al., 1999; Brisch & Hellbrügge, 2003). Treten pathogene Faktoren – wie Deprivation, Misshandlung, schwerwiegende Störungen in der Eltern-Kind-Interaktion – nur vorübergehend oder phasenweise auf, können sie häufig mit desorganisiertem Bindungsverhalten (Madigan et al., 2006a; Slade, 2007; Lyons-Ruth, 2008; Rholes et al., 2016; Stob et al., 2020) assoziiert sein. Sind sie dagegen das vorherrschende frühe Interaktionsmuster und erstrecken sich die pathogenen Bindungserfahrungen über mehrere Jahre, können Bindungsstörungen die Folge sein, die selbst nach einem Milieuwechsel, etwa durch Adoption, unter besseren emotionalen familiären Bedingungen weiter bestehen bleiben und eine hohe Belastung für die neue Beziehung zwischen Adoptiveltern und Kind darstellen (Atkinson, 2019; Brisch, 2012; Perrotta, 2020). Bindungsstörungen lassen oftmals wegen der extremen Verzerrungen im Ausdruck des Verhaltens die verborgenen Bindungsbedürfnisse der Kinder nicht mehr erkennen und können sich im schlimmsten Fall zu überdauernden psychopathologischen Mustern einer schweren Persönlichkeitsstörung verfestigen, die ihren Ausgang in den traumatischen frühkindlichen Erfahrungen genommen hat (Follan & McNamara, 2014; Kay et al., 2016; M. Steele, 2006).

Theorie der Bindungsstörung

Entwicklungspsychologen sowie Entwicklungspsychopathologen verweisen darauf, dass die ursprünglichen Muster der Bindungsqualitäten, wie sie von Mary Ainsworth gefunden wurden, spezifische Adaptationsmuster im Rahmen durchschnittlich normaler Mutter-Kind-Beziehungen sind. Demgemäß wäre etwa das vermeidende Bindungsmuster, das den Kliniker an psychopathologische Verhaltensweisen erinnert, eine Verhaltensstrategie, bei der sich die Kinder mit ihrem Bindungsverhalten an die Einstellungen ihrer Eltern anpassen. Auf diese Weise können sie trotz einer Distanz, die größer ist, als es eigentlich ihrem Bindungsbedürfnis entspräche, mit den Eltern im Kontakt bleiben. Da die vermeidend gebundenen Kinder wissen, dass ein Signalisieren von Wünschen nach Nähe von ihren Eltern eher mit Abweisung beantwortet wird, lernen sie schon im ersten Lebensjahr, Bindungsreaktionen wie z.B. Protest bei Trennung, Nachfolgen, Rufen, Weinen und Anklammern mit Nähesuchen erst gar nicht zu zeigen; stattdessen halten sie eine gewisse Distanz zur Bindungsperson, um die befürchtete ablehnende Reaktion etwa der Mutter nicht zu erfahren. Mit dem entsprechenden vermeidenden Muster kann eine Bindung zur Mutter auf Kosten der kindlichen Wünsche nach Nähe dennoch aufrechterhalten werden. Die vermeidende Strategie scheint für diese Kinder wie auch für ihre Eltern am besten geeignet zu sein, den durch Bindungsverhalten hervorgerufenen Stress zu mindern.

Hingegen können die von Main als »desorganisiertes Muster« beschriebenen Verhaltensweisen nicht als adaptive Strategien angesehen werden. Sie weisen vielmehr darauf hin, dass Kinder mit diesem Bindungsmuster jeweils in der Stress-Situation der Trennung und bei der nicht stressvollen Wiedervereinigung kein adäquates Verhaltensmuster zur Verfügung hatten. Auf diese Weise kommen widersprüchliche Verhaltensweisen wie das Hinlaufen zur Mutter, Stehenbleiben, Umkehren, Einfrieren der Bewegungen, motorische Stereotypien zustande, die auf einen außenstehenden Beobachter wie ein desorganisiertes Verhalten« wirken. Diese Verhaltensweisen, die manchmal nur wenige Sekunden andauern, vermitteln den Eindruck einer gestörten Psychomotorik und erinnern an eine

Psychopathologie. Sie werden deutlich häufiger in Risikogruppen beobachtet: etwa bei Kindern, die zu früh geboren wurden oder traumatische Erfahrungen gemacht haben, oder bei Eltern mit nicht verarbeiteten Traumata oder Verlusten (Verhage et al., 2016; Zajac et al., 2019).

Kliniker wie Fraiberg (1982), Lieberman & Pawl (1988; 1990) sowie Zeanah et al. (1993) haben schon sehr früh festgestellt, dass es bei klinisch kranken Kindern oder sehr gestörten Eltern-Kind-Dyaden noch ganz andere Muster der Bindungsbeziehung gibt, die sie als »Bindungsstörungen« (»attachment disorders«) bezeichneten. Auch die Arbeiten von Crittenden (1988, 1995, 2008; Hautamäki, 2014) über missbrauchte, misshandelte oder vernachlässigte Kinder führten zur Erweiterung der ursprünglichen Einteilung von Bindungsmustern im Kindesalter. Bei diesen Hochrisikokindern fand Crittenden besondere Verhaltensmuster: eine Mischung aus einem unsicher-vermeidenden und einem ambivalenten Bindungsverhalten sowie ein weiteres Muster mit Anteilen von Vermeidung und Desorganisation. Bei diesen beiden Gruppen können im Extremfall sowohl ein falsches Affekterleben als auch falsche Kognitionen entstehen. Ausgehend von ihren Erfahrungen mit Hochrisikogruppen, konnte Crittenden für das Vorschulalter Verhaltensauffälligkeiten mit zwanghaftem Pflegeverhalten sowie Überangepasstheit beobachten, die beide mit dem vermeidenden Bindungsmuster in Beziehung stehen. Auf der Seite der ambivalenten Bindungsmuster fand sie Untergruppen von Kindern mit aggressivem Drohverhalten wie auch hilflosen Verhaltensstrategien.

Diese Erweiterung der ursprünglich beobachteten Bindungsmuster für das Vorschulalter in Richtung einer Entwicklung von Psychopathologien wurde von Crittenden für das Schulalter um ein Muster mit bestrafendem Verhalten sowie für die Adoleszenz um ein Muster mit Rückzug und drohendem bis paranoidem Verhalten ergänzt. Solche extremen Verhaltensweisen bei vermeidend wie auch bei ambivalent gebundenen Kindern haben Beeinträchtigungen in den Bereichen des Affekterlebens und der Kognition zur Folge. Die vermeidend gebundenen Kinder wehren ihre Affekte vorwiegend durch Kognitionsprozesse ab, während bei den unsicher-ambivalent gebundenen Kindern die affektiven Prozesse so aktiviert sind, dass sie deren kognitive Fähigkeiten verschlechtern. Crittenden geht somit von einem fließenden Übergang von noch gesunden Bindungsmustern hin zu Varianten der Bindungsqualität aus, die sich im Bereich der Psychopathologie bewegen.

Crittenden stellte bei allen Mutter-Kind-Dyaden in ihren Risikostichproben vom Vorschulalter bis ins Jugendalter fest, dass eine von Bowlby bei Normalstichproben gefundene »zielkorrigierte Partnerschaft« zwischen Bindungsperson und

Kind nicht erreicht wurde, dass sich vielmehr mit zunehmendem Alter psychopathologische Verhaltensweisen verfestigten. Diese bestimmten nicht nur die Primärbeziehungen, sondern auch alle weiteren Beziehungen und Interaktionen im Alltag dieser Kinder und Jugendlichen.

Lieberman und Pawl (1995) haben in ihrem umfangreichen »San Francisco Infant-Parent Program« besonders bei unterprivilegierten Familien, in denen zusätzliche Sozialfaktoren wie Armut, Arbeitslosigkeit und beengte Wohnverhältnisse die Bindungsentwicklung erschwerten, die betroffenen Eltern-Kind-Paare zu Hause aufgesucht und mit einer »Psychotherapie in der Küche« (»psychotherapy in the kitchen«) behandelt; sie wandten somit eine »aufsuchende Psychotherapie« an: Sie behandelten die Betroffenen vor Ort in ihrer Wohnung, weil sich diese gefährdeten Risikofamilien kaum aus eigenem Antrieb in einer Institution psychotherapeutische Hilfe geholt hätten. Das Ausmaß von Störungen der Bindung, das sie während ihrer Hausbesuche beobachteten, hat sie schließlich zu einer Typologie von Bindungsstörungen für das Kindesalter geführt. Grundlage ihrer Überlegungen war, dass sich die Bindungsentwicklung, obwohl ethologisch und motivational präformiert, durch äußere soziale Einflüsse sowie durch eine schwerwiegende elterliche Psychopathologie enorm verändern und verzerren kann, so dass sie für einen Außenstehenden kaum mehr als Bindungsproblematik erkennbar ist (Belsky & Russell, 1988).

Durch ihre Beobachtungen und Vorarbeiten wurde die Bindungstheorie wieder dorthin zurückgeführt, wo Bowlby ursprünglich begonnen hatte, nämlich bei den schwerwiegenden klinischen Behandlungsfällen. Wichtig ist, dass nicht nur eine Psychopathologie aufseiten der Eltern, sondern auch gravierende äußerliche Sozialfaktoren die Bindungsentwicklung erheblich beeinträchtigen können. Dies führte im »Infant-Parent Program« zu einer therapeutischen Mischung aus Sozialarbeit und Eltern-Kind-Psychotherapie.

Greenspan und Lieberman (1995a, b) haben für die Zeitspanne von der Geburt bis zum Alter von 36 Monaten ein Konzept von Bindung und ihren Störungen entwickelt, das jeweils für unterschiedliche Altersgruppen, gerade auch für die ersten Lebensmonate, einen Bindungszustand der Homöostase beschreibt. Abweichend von diesem Status der Homöostase der Bindung, der durch eine ausgeglichene funktionierende Balance zwischen Bindung und Exploration gekennzeichnet ist, werden jeweils schwere, mittlere und leichte Störungszustände beschrieben, die entweder das Bindungssystem überaktivieren und damit die Exploration hemmen oder umgekehrt auf Kosten übermäßiger Exploration einen Verlust an Bindung in Kauf nehmen (Lieberman & Van Horn, 2015).

Bindungsklassifikation in diagnostischen Manualen

Bindungsstörungen als Formen schwerwiegender Psychopathologie können in den gängigen diagnostischen Systemen für psychiatrische und psychische Störungen nicht ausreichend klassifiziert werden.

Bei der Durchsicht der diagnostischen Manuale ICD-8 bis ICD-11 und des DSM III-5 fällt auf, dass keine ausreichenden diagnostischen Zuordnungen für die Vielfalt und den Schweregrad von Bindungsstörungen möglich sind, wie wir sie in der klinischen Praxis wiederfinden. Während in der ICD-8 (Degkwitz et al., 1975) eine spezifische Diagnostik von kindlichen emotionalen Störungen noch gar nicht vorgesehen war, werden in der ICD-9 (Degkwitz et al., 1980) erstmals spezifische emotionale Störungen des Kindes- und Jugendalters (313) mit Angst und Furchtsamkeit (313.0), mit Niedergeschlagenheit und Unglücklichsein (313.1), mit Empfindsamkeit, Scheu und Abkapselung (313.2) und mit Beziehungsschwierigkeiten (313.3) aufgeführt. Explizit werden »Beziehungsschwierigkeiten in Verbindung mit Aggressivität, Destruktivität oder anderen Formen einer Störung des Sozialverhaltens sowie eine abnorme Trennungsangst und Hospitalismus bei Kindern« genannt.

In der ICD-10 wird erstmals eine »reaktive Bindungsstörung im Kindesalter (Typ I F94.1)« von einer »Bindungsstörung des Kindesalters mit Enthemmung (Typ II F94.2)« unterschieden. Ähnliche Diagnosekategorien finden sich im DSM-III-R (313.89) (Wittchen et al., 1991) und DSM-IV (313.89) (Saß et al., 1996).

Typ I in der ICD-10 beschreibt Kinder, die in ihrer Bindungsbereitschaft gegenüber Erwachsenen sehr *gehemmt* sind und mit Ambivalenz und Furchtsamkeit auf Bindungspersonen reagieren (z. B. F94.1). Im Typ II (z. B. F94.2) zeigen sie ein konträres klinisches Bild mit *enthemmter* distanzloser Kontaktfreudigkeit gegenüber verschiedensten Bezugspersonen. Beide Verhaltensweisen (Typ I und II) werden im Kontext von großem Stress und traumatischen Erfahrungen und als direkte Folge von extremer emotionaler und/oder körperlicher Vernachlässigung und Misshandlung oder als Folge eines ständigen Wechsels der Bezugspersonen angesehen (Ellis et al., 2022) .

Die jüngsten Weiterentwicklungen der Klassifikationssysteme für psychische Erkrankungen (ICD 11 und – in den USA – DSM 5) behalten im Prinzip die beiden oben beschriebenen Typ-I- und II-Varianten von Bindungsstörungen (mit »Hemmung« bzw. »Enthemmung«) bei. Sie stellen noch stärker den Bezug zu den Ursachen her, wie explizit traumatische Erfahrungen in der Säuglingszeit und im Kleinkindalter, und ordnen die Bindungsstörungen den durch Stress bedingten Erkrankungen zu. Die Diagnose der Störung sollte grundsätzlich nicht vor der Vollendung des ersten Lebensjahres gestellt werden, ein Entwicklungsalter von mindestens 9 Monaten sollte erreicht sein und die Störung sollte – indem entsprechende Symptome beim Kind wahrgenommen werden – bereits vor der Vollendung des fünften Lebensjahrs zu beobachten sein (Die Diagnose erfolgt also im Zeitraum zwischen der Vollendung des ersten und der des fünften Lebensjahres; für ein 7-jähriges Kind mit ähnlichen Symptomen, das solche Symptome aber im betreffenden Zeitraum nicht hatte, scheidet die Diagnose Bindungsstörung damit aus). Differentialdiagnostisch sollten eine Störung aus dem Spektrum der autistischen Erkrankungen sowie eine schwerwiegende Intelligenzminderung ausgeschlossen werden.

Es finden sich noch andere Diagnosen in der ICD-Klassifikation, die sich auch implizit auf bindungsrelevante Themen beziehen, wie etwa »Störung des Sozialverhaltens bei fehlenden sozialen Bindungen« (F91.1), »Störungen mit Trennungsangst des Kindesalters« (F93.0) und »Störungen mit sozialer Ängstlichkeit«.

Störungen der Bindung können als Störungen der *emotionalen* Regulation betrachten werden, wie etwa in der ICD-9. Aber in der Weiterentwicklung in der ICD-10 werden die Bindungsstörungen nicht mehr unter den emotionalen Störungen, sondern unter der Kategorie »Störungen *sozialer* Funktionen mit Beginn in der Kindheit und Jugend« aufgeführt. Da jetzt im Gegensatz zur ICD-9 schwerwiegende Milieuschäden oder Deprivation als ätiologisch entscheidend angenommen werden, ist der Bezug zur emotionalen Störung verloren gegangen.

Im »Multiaxialen Klassifikationssystem für psychische Störungen des Kindes- und Jugendalters« (Remschmidt et al., 2017) wird unter »Assoziierte aktuelle abnorme psychosoziale Umstände (Fünfte Achse)« eine Vielzahl von Belastungen aufgeführt, die sich auf die Bindungsentwicklung auswirken können: abnorme intrafamiliäre Beziehungen mit Mangel an Wärme in der Eltern-Kind-Beziehung, Disharmonie in der Familie zwischen Erwachsenen, etwa mit feindseliger Ablehnung gegenüber dem Kind, mit körperlicher Misshandlung und mit sexuellem

Missbrauch. Außerdem werden als belastende Faktoren angenommen: psychische Störung und abweichendes Verhalten eines Elternteils, inadäquate oder verzerrte intrafamiliäre Kommunikation, abnorme Erziehungsbedingungen (etwa mit elterlicher Überfürsorglichkeit oder mit unzureichender elterlicher Aufsicht und Steuerung) sowie eine abnorme unmittelbare Umgebung, Erziehung in einer Institution, Verlust einer liebevollen Bezugsperson, bedrohliche Umstände infolge Fremdunterbringung, negativ veränderte familiäre Beziehungen durch neue Familienmitglieder, Ereignisse, die zur Herabsetzung der Selbstachtung führen, sexueller Missbrauch und unmittelbar beängstigende Erlebnisse. Außerdem werden unter »Gesellschaftlichen Belastungsfaktoren« bindungsrelevante Ereignisse wie »Verfolgung oder Diskriminierung« und »Migration und soziale Verpflanzung« aufgeführt. Diesen Ereignissen ist gemeinsam, dass sie zu einer schweren Beeinträchtigung im Bindungs- und Beziehungserleben des Kindes führen können.

Das speziell für Säuglinge und Kleinkinder entwickelte System »Diagnostische Klassifikation: 0–3« (ZTT,-DC 0–3, 1999) führt unter den affektiven Störungen »Angststörungen, verlängerte Trauerreaktionen, Depression, gemischte Störungen des emotionalen Ausdrucks« auf (Diagnosekategorie 201–204) sowie »reaktive Beziehungsstörungen« (Diagnosekategorie 206), die sich im Kontext von Deprivation und Misshandlung manifestieren. Als Ursache werden länger dauernde Vernachlässigung und Missbrauch durch die Eltern angenommen, die so ausgeprägt sind, dass sie das grundlegende Gefühl des Kindes von Bindungssicherheit untergraben können. Außerdem kann die körperliche wie auch emotionale Verfügbarkeit der Eltern so unbeständig und unzuverlässig werden – etwa bei einer depressiven Erkrankung eines Elternteils oder Drogenmissbrauch –, dass es für das Kind unmöglich wird, eine individuelle Bindung an eine Pflegeperson aufzubauen. Belastende Umweltbedingungen können den Aufbau einer sicheren Bindungsbeziehung ebenso beeinträchtigen wie ein langdauernder Heim- oder Krankenhausaufenthalt und ständig wechselnde Pflegepersonen. Vergleichbare Kategorien für Bindungsstörungen finden sich auch in der Weiterentwicklung, DC: 0–5: *Diagnostische Klassifikation seelischer Gesundheit und Entwicklungsstörungen der frühen Kindheit* (ZTT, DC 0–5, 2019).

In sämtlichen Diagnosesystemen gibt es kein übergeordnetes Erklärungsmodell für die am beobachtbaren Verhalten und an den sozialen Belastungsfaktoren orientierte Bindungsdiagnostik. Dies ist erstaunlich, denn schon in früheren Jahren wurden auf dem Hintergrund der Bindungstheorie Typologien von Bindungsstörungen beschrieben, die aber in die oben angeführten Klassifikationssysteme bis heute keinen umfassenderen Eingang gefunden haben. Im Folgenden werden Ansätze für solche Klassifikationssysteme von Bindungsstörungen beschrieben. Diese sind nach meiner Ansicht für die klinische Anwendung geeignet und stellen einen ersten Schritt dar, um Bindungsstörungen differenzierter diagnostisch zu erfassen.

Diagnostik und Typologie von Bindungsstörungen

Grundsätzlich ist anzumerken, dass die Diagnose einer Bindungsstörung nicht auf dem Vorliegen des Verhaltensmusters einer unsicheren Bindungsqualität beruht, da Letztere von der Bindungstheorie als ein Adaptationsmuster angesehen wird, das im Rahmen der Norm liegt. Vielmehr sieht man bei Kindern mit einer Bindungsstörung ganz erhebliche Veränderungen im Verhalten mit den verschiedensten Beziehungspersonen. Diese Verhaltensweisen treten nicht nur situativ auf, sondern sind als stabiles Muster über einen längeren Zeitraum hinweg zu beobachten. Es wird vorgeschlagen, dass für die Diagnosestellung ein Anamnesezeitraum über sechs Monate bestehen muss (Sameroff & Emde, 1989; Zeanah & Emde, 1994). Für einen Überblick über Bindungsstörungen siehe auch Brisch et al. (2018).

Die im Folgenden vorgestellte diagnostische Klassifikation von unterschiedlichen Bindungsstörungen integriert sowohl interaktionelle als auch bindungsrelevante Kriterien (vgl. auch Lieberman et al., 1991; Lieberman & Pawl, 1988; Lieberman & Pawl, 1993; Zeanah & Emde, 1994). Sie kann sowohl im Kleinkindalter als auch im Kindes- und Jugendalter angewendet werden (Brisch et al., 1999).

Keine Anzeichen von Bindungsverhalten

Kinder mit diesem Typus der Bindungsstörung fallen dadurch auf, dass sie *überhaupt* kein Bindungsverhalten gegenüber einer Bezugsperson zeigen. Es ist besonders bemerkenswert, dass sie sich auch in offensichtlichen Bedrohungssituationen, die normalerweise ein Bindungsverhalten mit einem Suchen von Nähe zur primären Bezugsperson auslösen, nicht an eine Bezugsperson wenden. In Trennungssituationen reagieren sie nicht mit Protest, oder sie protestieren bei Trennungen von jeder beliebigen Beziehungsperson ganz undifferenziert. Wenn sie prosoziales Verhalten zeigen, was sehr selten vorkommt, dann wird keine Bezugsperson von ihnen besonders bevorzugt, wie dies von sicherem Bindungsverhalten her bekannt ist. Aus entwicklungspsychologischer Sicht ist es von Bedeutung, dass man diese Klassifikation einer Bindungsstörung erst nach dem 8. Lebensmonat in Erwägung ziehen sollte, weil erst nach der Entwicklung der Fremdenangst (»Fremdeln«) mit etwa acht Monaten eine ausgeprägte Differenzierung und Bevorzugung einer primären Bezugsperson erwartet werden kann. Das Muster dieser Bindungsstörung erinnert zwar an eine unsicher-vermeidenden Bindungsqualität, wie sie aus der Klassifikation nach der Fremden Situation (Ainsworth et al., 1978) bekannt ist; allerdings ist das vermeidende Bindungsverhalten hier in einer Extremvariante ausgeprägt und auffällige Verhaltensweisen wie undifferenzierter Trennungsprotest können hinzukommen.

Ein solches Verhaltensmuster sieht man teilweise bei Heimkindern oder bei Kindern, die schon im Säuglingsalter vielfältige Beziehungsabbrüche und -wechsel durchlebt haben und in zahlreichen verschiedenen Pflegestellen aufgewachsen sind.

Beobachtet man Kinder mit dieser Bindungsstörung, so wird man teils an autistisches Verhalten erinnert; sie kann aber vom Autismus dadurch unterschieden werden, dass bei diesem zusätzliche Symptome wie etwa Vermeidung von Körperkontakt, stereotype Verhaltensweisen und Retardierung in der Sprachentwicklung vorkommen können, die beim beschriebenen Bild dieser Bindungsstörung nicht zu finden sind.

Kinder mit einem unsicher-vermeidenden Bindungsmuster unterscheiden sich von Kindern mit dieser Bindungsstörung dadurch, dass sie eine Bindung an eine primäre Bezugsperson haben. Sie sind auf ihre Bindungsperson hin orientiert, auch wenn sie nach einer Trennung von ihr weniger deutlich zum Ausdruck bringen, dass sie sie vermissen. Ein Hinweis dafür sind die Veränderungen in ihren physiologischen Werten, die bei ihnen nach einer Trennung von ihrer Bindungsperson als Zeichen ihres Stresserlebens gemessen wurden.

Im Gegensatz dazu konnten Kinder mit der oben beschriebenen Bindungsstörung nie eine stabile verlässliche Bindung – auch keine unsichere – aufbauen. Es gibt keine Bindungsperson, die für sie eine besondere Bedeutung als Ort der Sicherheit hätte und die sie bei Angst oder Bedrohung zum Schutz aufsuchen würden.

Undifferenziertes Bindungsverhalten

Kinder mit diesem Typus der Bindungsstörung verhalten sich unterschiedslos freundlich gegenüber allen Bezugspersonen, egal ob sie diese schon länger kennen oder ob sie ihnen noch fremd sind; man bezeichnet dies auch als *soziale Promiskuität.* Ein solches *undifferenziertes (promiskuitives) Bindungsverhalten* ist der Diagnose F94.2 in der ICD-10 vergleichbar. Vorsicht und Reserviertheit gegenüber fremden Personen, wie man dies bei einer ungestörten Bindung von Kleinkindern beobachten kann, fehlt bei diesen Kindern. In stressvollen, belastenden Situationen möchten sie getröstet werden, wenden sich hierzu aber ohne Unterschied an jede beliebige – auch an eine fremde – Person, die sich gerade in ihrer Nähe befindet. Versucht die Bezugsperson allerdings, diese Kinder zu trösten, so gelingt dies selten so, dass sich die Kinder wirklich beruhigen lassen und sich etwa wieder auf ihr Spiel einlassen können.

Unfall-Risiko-Typ der Bindungsstörung

Eine andere Form der Bindungsstörung wird als *Unfall-Risiko-Typ* beschrieben. Diese Kinder sind häufig in Unfälle mit Selbstgefährdung und Selbstverletzung verwickelt. Bei genauerer Untersuchung der Umstände des Unfallhergangs stellt sich heraus, dass sie diese Geschehnisse durch ihr ausgeprägtes Risikoverhalten selbst provoziert haben. Ein solches Verhalten kann nicht mehr mit reiner Neugier oder ausgeprägtem Erkundungsdrang erklärt werden. Die Kinder vergessen oder unterlassen es vollständig, sich in einer gefährlichen Situation bei ihrer Bezugsperson rückzuversichern, wie wir dies in ängstigenden Situationen von sicher gebundenen Kindern kennen. Das »social referencing«-Verhalten (Emde & Sorce, 1983), das man schon im ersten Lebensjahr zwischen Säuglingen und ihren Müttern beobachten kann, fehlt ihnen. Wenn ein Säugling in seinem Explorationsverhalten an eine ihm unbekannte und ihn ängstigende Schwelle kommt, schaut er normalerweise zu seiner Bezugsperson zurück und versichert sich über den Blick bzw. das mimische Signal, das von seiner Bindungsperson an ihn gesendet wird, ob er die ihn ängstigende Schwelle übertreten darf oder ob eine Fortsetzung seines Explorationsverhaltens für ihn mit Gefahr verbunden ist. Aus den nonverbalen Botschaften seiner Mutter, also etwa ihrem Blickverhalten und ihrer Mimik, kann er Zustimmung oder Ablehnung für seine weitere Exploration ablesen.

Die Kinder mit dieser Bindungsstörung zeigen zusätzlich eine gewisse Getriebenheit in ihrem Verhalten. Trotz schmerzlicher Unfallerfahrungen setzen sie – anscheinend ohne Lernprozess – ihr Risikoverhalten fort. Sie werden von ihren Eltern immer wieder in die pädiatrische und chirurgische Ambulanz zur Behandlung gebracht; sie erscheinen mit ständig neuen Verletzungen und müssen oftmals notfallmäßig behandelt werden.

Das hier beschrieben Risikoverhalten erinnert an die Ergebnisse von Forschungen mit Mäusen, die von Isabelle Mansuy und ihrem Team durchgeführt wurden. Sie konnten in ihren Studien feststellen, dass Nachkommen von ehemals traumatisierten Mäusen der Großmuttergeneration auffälliges Risikoverhalten bei der Exploration zeigten, sich nicht zu schützen wussten und somit größeren Gefahren ausgesetzt waren. Dieser Befund ist insofern bemerkenswert, als weder diese Mäuse – die Enkelgeneration – noch ihre Mütter, sondern die Tiere der Großmuttergeneration traumatisiert worden waren. Der frühe Stress der Großmütter bestand darin, dass sie als Mäusebabys unvorhersehbar immer wieder in den ersten Lebenstagen von ihren Müttern getrennt worden waren. Die Befunde werden so interpretiert, dass – zumindest in der Tierforschung – gezeigt werden konnte, wie traumatische Erfahrungen – über epigenetische Veränderungen (Jawaid et al., 2018) – in der Großelterngeneration bis in die Enkelgeneration quasi »weitergegeben« werden können und zu hoch auffälligem Risikoverhalten bei den Enkeln führen (Jawaid et al., 2018). Hierbei spielte die Weitergabe über die männliche Keimlinie eine besondere Rolle (Engmann & Mansuy, 2020; Franklin et al., 2010).

Auch diese beiden hier beschriebenen Formen einer Bindungsstörung – das undifferenzierte Bindungsverhalten und den Unfall-Risiko-Typ – findet man bei Heimkindern und Pflegekindern mit einem häufigen Wechsel von Bezugspersonen, ebenso aber auch bei vernachlässigten Kindern. Man muss bei solchen Kindern auch an die Möglichkeit einer Bindungsstörung denken. Hyperkinetische Kinder, die in ihrem Explorationsverhalten auch getrieben sein können, unterscheiden sich vom Unfall-Risiko-Typ, indem sie in der Regel nicht in vergleichbarem Ausmaß zu einem Verhalten neigen, das häufige Unfälle provoziert, weil ihr Risikoverhalten nicht verstärkt ist (vgl. auch Grützenmacher, 2001).

Übersteigertes Bindungsverhalten

Bei dieser Form der Bindungsstörung[2] fallen die Kinder durch *exzessives* Klammern auf: Sie sind nur in absoluter Nähe zu ihrer Bezugsperson emotional beruhigt und ausgeglichen. In nicht vertrauter Umgebung, in neuen Situationen und gegenüber fremden Personen reagieren sie – verglichen mit dem Anlass bzw. Auslöser – ausgesprochen überängstlich und suchen die körperliche Nähe zu ihrer Bezugsperson, wobei sie etwa sogar noch im Schulalter auf den Arm genommen werden wollen. Dabei geben sie die Erkundung der Umgebung oder von interessantem Spielzeug gänzlich auf. Selbst auf dem Arm ihrer Bezugsperson wirken sie noch ängstlich angespannt und misstrauisch. Auf eine Trennung von ihrer Bindungsperson reagieren sie übermäßig emotional gestresst; sie weinen, toben, geraten in Panik und sind untröstlich. Auch kürzeren Trennungen setzen sie heftigen Widerstand entgegen, klammern sich an ihre Bezugsperson an und protestieren so lautstark, dass eine Trennung von dieser in der Regel nicht gelingt; die Bezugsperson vermeidet die Trennung ihrerseits, weil sie schon aus Erfahrung genau voraussieht, wie heftig die emotionale Reaktion des Kindes sein wird.

Diese Bindungsstörung beobachtet man etwa bei Kindern, deren Mütter unter einer Angststörung mit extremen Verlustängsten leiden. Ihre Kinder müssen für sie eine sichere emotionale Basis sein, damit sie sich selbst psychisch stabilisieren können. Die Mütter geraten in panische Angst, wenn sich ihre Kinder emotional selbständig verhalten und sich von ihnen vorübergehend trennen.

Das exzessive Klammern ähnelt dem Verhalten der Kinder mit unsicher-ambivalentem Bindungsmuster; das beschriebene Störungsbild ist allerdings durch ein extrem übersteigertes Verhalten des Kindes gekennzeichnet, das bei ambivalent gebundenen Kindern in dieser Ausprägung nicht vorkommt.

Im Vorschulalter oder im Schulalter sind diese Kinder nur in absoluter, fast körperlicher Nähe zu ihrer Bezugs- und Bindungsperson wirklich ruhig und zufrieden, erkunden kaum im freien Spiel ihre Umgebung, besuchen in der Regel weder den Kindergarten noch die Schule und haben keine außerfamiliären Kontakte. Da in Deutschland Schulpflicht besteht, werden von den Eltern immer wieder ärztliche Atteste vorgelegt, so dass diese Kinder trotz der Schulpflicht oft jahrelang keine Schule besuchen und entweder zu Hause durch die Eltern selbst, durch Privatlehrer oder gar nicht unterrichtet werden. Bei diesem Typ der Bindungsstörung ist die Angst der Kinder vor Trennung und Verlust der Bindungsperson generalisiert und gleicht eher Panikanfällen mit ständiger Suche nach Nähe und Körperkontakt (»Klammern«), selbst bei Kindern im Grundschulalter und der Adoleszenz! Die Angst ist somit wesentlich umfassender und die Suche nach Nähe ausgeprägter als etwa bei Kindern mit der Diagnose »Trennungsangst« (ICD-10 F93.0). Während Kinder mit einer solchen Bindungsstörung durch übermäßiges Klammern selbst in der Wohnung den direkten Kontakt zu ihrer Bindungsperson um der eigenen Beruhigung willen – die sie trotz Nähe kaum finden – suchen, zeigen Kinder mit der Diagnose »Trennungsangst« in der Regel Angst vor phantasierten oder real bevorstehende Trennungen, können sich aber in vertrauter Umgebung angstfrei bewegen.

Gehemmtes Bindungsverhalten

Im Gegensatz zu Kindern mit übersteigertem setzen die mit gehemmtem Bindungsverhalten Trennungen nur geringen oder gar keinen Widerstand entgegen. Sie wirken im Ausdruck ihres Bindungsverhaltens gegenüber der Bindungsperson gehemmt – vergleichbar mit der ICD-10-Diagnose F94.1 – und fallen durch eine *übermäßige Anpassung* auf. Aufforderungen und »Befehlen« der Bezugsperson kommen sie meistens umgehend und ohne Protest nach. Dabei wirkt ihr positiver emotionaler Austausch mit ihrer Bezugsperson eher eingeschränkt. Um so auffallender ist es, dass sie in Abwesenheit ihrer vertrauten Bezugsperson etwa ihre Gefühle freier und offener gegenüber fremden Personen zum Ausdruck bringen können.

Diese Kinder haben sich, etwa nach massiver körperlicher Misshandlung oder in Familien, deren Erziehungsstil durch die Ausübung von körperlicher Gewalt oder durch Gewaltandrohung geprägt ist, darauf eingestellt, ihre Bindungswünsche gegenüber ihren Bindungspersonen vorsichtig und zurückhaltend zu äußern, da sie einerseits bei diesen Schutz und Geborgenheit erwarten, sie ihnen aber andererseits auch, etwa durch die Androhung von Gewalt, Angst machen.

Aggressives Bindungsverhalten

Kinder mit dieser Bindungsstörung gestalten ihre Bindungsbeziehungen vorzugsweise durch körperliche und/oder verbale Aggressionen. Auf diese Weise bringen sie ihren eindeutigen Wunsch nach Nähe gegenüber ihrer Bindungsperson zum Ausdruck.

In der Regel steht das aggressive Beziehungs- und Kontaktverhalten ganz im Vordergrund der Symptomatik, weshalb diese Kinder auch zur Diagnostik und Behandlung in der kinderpsychiatrischen Ambulanz vorgestellt werden. Das Familienklima wird in auffallender Weise durch aggressive Verhaltensweisen unter den Familienmitgliedern geprägt. Dabei muss es sich nicht unbedingt um physische Gewalt, sondern es kann sich auch um verbale und non-verbale Formen der Aggression handeln. In den Familiensitzungen erlebt man als Therapeut ein hohes Maß an aggressiver Spannung, die von den Familienmitgliedern nicht wahrgenommen oder nach außen verleugnet wird.

Solche Kinder fallen in Schulklassen und Kindergartengruppen als »Störenfriede« auf und erhalten oft die Diagnose einer »aggressiven Verhaltensstörung«. Obwohl diese Kinder und Jugendlichen erste Kontakte in auffallender Weise über aggressive Interaktionen herstellen, können sie sich dann aber rasch beruhigen, sobald sich eine Bindung zu entwickeln beginnt. Dies geschieht aber eher selten, weil sie von anderen wegen ihres aggressiven Verhaltens in der Regel abgelehnt und ihre Bindungswünsche nicht verstanden werden. Diese Kinder müssen von solchen mit primär dissozialen Verhaltensstörungen unterschieden werden, bei denen die dissoziale Symptomatik vielfältiger und nicht nur auf das aggressive Interaktionsverhalten ausgerichtet ist.

Bowlby hat darauf hingewiesen, dass die Zurückweisung von primären Bindungswünschen des Kindes, wie sie normalerweise durch dessen Suche nach Nähe zum Ausdruck gebracht werden, bei diesem zu Aggressionen führt. Die Angst, dass keine Bindung zustande kommt oder eine sich entwickelnde Bindung wieder verlorengeht, führt über eine Frustration von nicht beantworteten Bindungswünschen zu einer massiven Aktivierung des Bindungsverhaltens bis hin zum Kampf um die Bindung. In Erwartung einer Zurückweisung aufgrund früherer Erfahrungen mit der Bindungsperson wird die primäre Äußerung von Bindungswünschen aggressiv kämpferisch gestaltet. Die Forschungsergebnisse von Henri Parens zur Entwicklung von kindlichen aggressiven Verhaltensweisen – schon im Säuglings- und Kleinkindalter – bestätigen, dass dieser Verhaltensproblematik massive Frustrationen, in der Regel durch ihre Bindungspersonen, der überlebenswichtigen Grundbedürfnisse der Kinder vorausgingen (Parens, 2010).

Bindungsverhalten mit Rollenumkehr

Charakteristisch für diese Art der Bindungsstörung ist eine Rollenumkehr zwischen der Bezugsperson und dem Kind (»Parentifizierung«): In der Verhaltensbeobachtung erscheint dieses gegenüber seiner Bindungsperson als überfürsorglich und übernimmt für diese Verantwortung. Wegen dieser Aufgabe schränkt es sein eigenes Erkunden der Umwelt weitgehend ein oder verzichtet bereitwillig jederzeit darauf, sobald seine Bindungsperson signalisiert, dass sie Hilfe und Unterstützung benötigt. Im Bindungsverhalten hat eine Umkehrung der Eltern-

Kind-Beziehung stattgefunden. In vertrauter wie in unvertrauter Umgebung ist das Kind sehr bemüht, in der Nähe seiner Bezugsperson zu bleiben. Es zeigt sich dabei ihr gegenüber freundlich zugewandt, überbesorgt oder auch kontrollierend, indem es sie »beschattet«. Es fällt auf, wie ungewöhnlich feinfühlig das Kind um ihr Wohlergehen besorgt ist.

Diese Kinder haben Angst vor dem realen Verlust ihrer Bindungsperson, etwa bei drohender Scheidung, bei Suiziddrohungen oder nach einem Suizidversuch eines Elternteils. Wenn sie tatsächlich einen Elternteil durch Suizid verloren haben, kann sich ihr überfürsorgliches Verhalten mit Rollenumkehr auch auf den verbleibenden Elternteil richten.

Das Verhalten dieser Kinder mit Rollenumkehr ähnelt bei oberflächlicher Betrachtung demjenigen von Kindern mit einer sicheren Bindung, die mit feinfühligem Verhalten und in einer »zielkorrigierten Partnerschaft« auch die Bedürfnisse ihrer Bindungsperson wahrnehmen und in ihrem Verhalten darauf eingehen können. Die Interaktion etwa zwischen Mutter und Kind ist allerdings bei den sicher gebundenen Kindern intensiver und stärker wechselseitig, besonders auch im elterlichen Verhalten, was zu einer positiven, explorationsfördernden Entwicklung des Kindes führt

Bindungsstörung mit Suchtverhalten

Wenn frühe Erfahrungen der Deprivation oder unfeinfühlige Pflegeverhaltensweisen für den Säugling großen Stress dargestellt haben, können sich suchtartige Verhaltensweisen bis Störungen entwickeln. In der Regel erlebt der Säugling oder das Kleinkind, dass seine Signale – die etwa den Wunsch nach Nähe, Schutz, Geborgenheit anzeigen – von der Pflegeperson nicht mit Körperkontakt, sondern sehr undifferenziert z.B. durch Essensangebote beantwortet werden. Der Säugling erkennt hierdurch sehr schnell, dass das Gefühl von Stress zwar reduziert wird, das eigentliche Bedürfnis aber noch nicht befriedigt ist. Aus diesem Grunde wird er erneut fordernd, quengelig reagieren, erhält unter Umständen aber wiederum nur Nahrungsangebote. So wird er immer mehr an Gewicht zulegen und sehr schnell die Struktur einer Ess-Sucht entwickeln.

Das Suchtverhalten kann sich mit den Jahren auch auf andere Objekte richten, die kurzfristig Stress reduzieren, wie ruhelose ziellose Aktivität, süchtiges Nutzen von Video- oder Computerspielen, Arbeitssucht als zwanghaft-süchtiges Lernen und Arbeiten, Beziehungssucht, aber auch stoffgebundene Süchte wie

Abhängigkeit von Nahrungsmitteln, Alkohol und Drogen. Das Sucht-Surrogat für die sehnsüchtige Suche nach einer feinfühligen Bindungsperson, die den Stress des erregten Bindungssystem reguliert, ist austauschbar. Selbst die süchtige Suche nach immer neuen, kurzfristigen, auch sexuellen Beziehungen, ohne sich aber jemals wirklich emotional auf einen anderen Menschen einzulassen, kann so verstanden werden. Das Suchtmittel bietet den Vorteil, dass es in der Regel jederzeit zur Verfügung steht oder herbeigeholt und kontrolliert werden kann. Ist dies nicht der Fall, weil der Suchtstoff fehlt, entsteht – je nach Droge – ein psychisches oder auch körperliches Entzugssyndrom.

Der Bindungssuchende hat eine pathologische Bindung an seinen Suchtstoff als Surrogat für eine echte Bindungsperson entwickelt. Diese Form der Bindungsstörung ist sehr schwer zu therapieren, weil der Suchtstoff in der Regel schneller zur Verfügung steht – und unmittelbarer den Stress senkt – als eine echte Bindungsperson, zu der erst einmal eine Bindung aufgebaut werden muss. Genau das – eine Bindung aufzubauen – ist aufgrund der Bindungsstörung aber das Problem, weil diese Menschen in der Regel große Angst haben, sich auf eine Bindungsbeziehung einzulassen; daher stellen auch der Beginn und die Durchführung einer Therapie eine besondere Schwierigkeit dar, denn die Betroffenen lassen sich nur mit großen Ängsten auf eine Therapie ein und brechen diese oft wieder rasch ab (Brisch, 2013a; Brisch, 2013b).

Psychosomatische Symptomatik

Störungen in der Bindung können sich auch in der Entwicklung von psychosomatischen Symptomen äußern.[3] Infolge emotionaler und körperlicher Verwahrlosung kann es etwa zu einer *Wachstumsretardierung* kommen. Bei einer ausgeprägt emotional vermeidenden bis distanzierten Haltung der Bindungsperson gegenüber ihrem Kind kann sich trotz ausreichender körperlicher Pflege das Körperwachstum verlangsamen oder zum Stillstand kommen. Das klassische Beispiel sind die frühkindliche Deprivation und der Hospitalismus (Spitz, 1945, Spitz, 1946). René Spitz konnte durch seine Studien in Kinderheimen zeigen, dass Kinder selbst dann, wenn sie körperlich gut versorgt wurden, dabei aber emotional depriviert im Heim aufwuchsen, in ihrer Entwicklung zunehmende Retardierungen zeigten, bis dahin, dass manche von ihnen schließlich an den Folgen der extremen Retardierung verstarben. Er nannte dieses Phänomen »Marasmus« .

Von großer diagnostischer Bedeutung ist, dass die »emotionale Deprivation«

kein auf eine Unterschichtklientel oder sogenannte »Heimkinder« beschränktes Phänomen ist. Sie kann vielmehr in allen sozialen Schichten vorkommen. Durch eine therapeutische Arbeit mit den Eltern wird eine Änderung in deren emotionaler Haltung gegenüber dem Kind angestrebt. Wenn dieser Prozess als zu langwierig eingeschätzt wird, erfolgt für das betroffene Kind eine Milieuänderung durch einen Wechsel zu Pflegeeltern in eine Pflegestelle mit qualitativ besserem emotionalem Umfeld. Eine dadurch bewirkte beginnende Bindungsentwicklung hat Auswirkungen auf das Körperwachstum, das nach einer Phase des Stillstands wieder sicht- und messbar zunehmen kann.

Wenn die Haupt-Bezugsperson aufgrund eigener psychischer Überforderung oder sogar psychischer Erkrankung, wie etwa postpartale Depression, Borderline-Persönlichkeitsstörung oder Psychose, überängstlich bis paranoid und in raschem Wechsel auch noch inkonsistent mit teilweisem Rückzug und emotionaler Unverfügbarkeit in der Interaktion reagiert – wobei es nicht zu einer körperlichen Verwahrlosung des Kindes kommen muss –, kann dieses Verhalten zu einer Störung in der Bindung führen, die in ihrem Erscheinungsbild weit über das von Kindern mit unsicher-ambivalentem Bindungsmuster bekannte Verhalten hinausgeht. Die emotionale Irritation des Kindes – bis hin zu manifester Angst – ist wegen der Unvorhersagbarkeit des Verhaltens der Mutter sehr groß. Diese hat gegenüber ihrem Kind überwiegend ambivalente Gefühle. Auf der Basis dieser affektiven Beziehungsspannung kann es besonders im Säuglingsalter zu einer psychogenen Symptombildung kommen, etwa mit *Ess-, Schrei- und Schlafstörungen* (Brisch, 1998a; Minde, 1995; Naslund et al. 1984; Sroufe 1979; Sroufe & Rutter, 1984; Harder et al., 2015; Liu et al., 2015).

Wenn die Mütter solcher Kinder Hilfe suchen, wenden sie sich zunächst zur klinischen Untersuchung an ihren Kinderarzt. Differentialdiagnostisch sind zunächst alle körperlichen Ursachen, die etwa aufgrund hormoneller Störungen zur Wachstumsretardierung führen, oder alle Erkrankungen im Säuglingsalter, die die organische Ursache für auffälliges Schrei-, Schlaf- und Essverhalten sein können, auszuschließen. Wenn der Kinderarzt aber nur nach somatischen Ursachen sucht und nicht parallel auch an die Möglichkeit einer emotionalen Interaktionsstörung – etwa im Bereich der Bindung – denkt, werden notwendige psychotherapeutische Schritte versäumt. Es kommt leicht zu einer Chronifizierung der Symptomatik; dies führt zu einer zunehmend angespannten Eltern-Kind-Interaktion – etwa bei einem chronisch unruhigen Säugling –, so dass sich die Symptomatik wie in einem Teufelskreis selbst erhalten und verstärken kann. Mitunter werden die Mütter auch im Rahmen der Schwangerschaftsnachsorge beim Gynäkologen/der Gynäkologin vorstellig, der/die die psychische Situation der Mutter erkennen und sie auf ihre Schwierigkeiten mit dem Säugling ansprechen sollte.

Auch ausgeprägte psychosomatische Reaktionen im Kindes- und Jugendalter werden bei Bindungsstörungen beobachtet, weshalb sich bei psychosomatischen Störungen immer auch eine Bindungsdiagnostik empfiehlt, denn die Bindungsstörung kann die zugrunde liegende Hauptdiagnose sein kann. Die Diagnose könnte dann lauten: Bindungsstörung mit psychosomatischer Symptomatik, wie etwa Essstörung, Einnässen, Schlafstörung. Die psychosomatischen Symptome können als Co-Morbidität zusätzlich zur Bindungsstörung kodiert werden.

In die Diagnostik erwachsener Patienten haben die Erkenntnisse der Bindungstheorie noch wenig Eingang gefunden. Es lässt sich nicht sagen, ob die bei Kindern festgestellten Kategorien pathologischer Bindungen auch bei Erwachsenen Geltung haben. Zumindest für manche Borderline-Patienten kann man dies allerdings vermuten (Holmes, 2004; Buchheim, 2008; Beeney et al., 2017; Miljkovitch et al., 2018; Minnis et al., 2010).

Bei Patienten im Erwachsenenalter ist jedoch in Betracht zu ziehen, dass in gewissen Lebenslagen mit den noch als normal geltenden Bindungsmustern »unsicher-vermeidend« und »unsicher-ambivalent« keine ausreichende Lösung der zu bewältigenden Probleme mehr möglich ist. Diese Bindungsmuster zeichnen sich durch eine im Vergleich zum sicheren Bindungsmuster geringere Flexibilität aus. Es ist zudem daran zu denken, dass auch Menschen mit einem sicheren Bindungsmuster psychisch dekompensieren können, wenn mit ihren Strategien keine psychische Ausgewogenheit oder Adaptation gewährleistet wird, etwa weil die Stresserfahrung nach einem akuten Trauma (z. B. Autounfall mit lebensbedrohlichen Verletzungen) zu groß war, um ohne Hilfe durch Dritte gut bewältigt zu werden (Köhler, 1998).

Zweifellos dürften Patienten mit Anteilen des desorganisierten Bindungsmusters in der klinischen Klientel zahlenmäßig eine große Rolle spielen, insbesondere etwa bei dissoziativen Erkrankungen, multipler Persönlichkeitsstörung, Borderline-Störung, Psychosen, Schizophrenie. Hierüber liegen Kranken- und Behandlungsberichte sowie Studien vor (Liotti, 1992; Fonagy et al. 1995b; 1996a; 1997; Main & Morgan, 1996; Bromberg, 2003; Carrion & Steiner, 2003; Lyons-Ruth, 2008; van der Hart et al., 2008; Wade et al., 2022; Wrobel et al., 2022; Yates et al., 2022).

Diagnostisches Vorgehen und Methoden der Bindungsdiagnostik

Es bestehen verschiedene diagnostische Möglichkeiten, um das Bindungsverhalten sowie die Bindungsrepräsentationen zu messen (Brisch, 2009b).

Feststellung der Feinfühligkeit in der Eltern-Kind-Interaktion

Störungen in der Eltern-Kind-Interaktion können am besten durch Videoaufzeichnungen und Mikroanalyse diagnostiziert werden. Situationen der Interaktion wie Wickeln, Spielen, Füttern bieten sich für Mutter- bzw. Vater-Kind-Aufnahmen an, die anschließend einer diagnostischen Analyse unterzogen werden. Die Diagnostik der elterlichen Feinfühligkeit nach der Skala von Ainsworth (1974) ist eine qualitative Einschätzung, die bei Bedarf durch mikroanalytische Methoden ergänzt werden kann. Mit diesen können einzelne Wege der Interaktion wie Mimik, Gestik, Berührung, Blickkontakt aufseiten sowohl des Kindes als auch der Mutter bzw. des Vaters analysiert und in ihrer interaktiven Abstimmung untersucht werden (Esser et al., 1989). Ausgeprägte Störungen der Feinfühligkeit und der Interaktion können Vorläufer von Bindungsstörungen sein (Lyons-Ruth et al., 2002) und deuten sich bereits in der Beobachtung der frühen Eltern-Kind-Interaktion an.

Einschätzung der Bindungsqualität von Säuglingen und Kleinstkindern

Die Qualität der Bindungsentwicklung wird mit der von Ainsworth entwickelten *strange situation* (Fremde Situation) analysiert (Ainsworth & Wittig, 1969). Diese kann etwa ab dem 12. Lebensmonat durchgeführt werden und ist bis zum

19. Lebensmonat valide. Sie besteht insgesamt aus 8 Episoden, die jeweils maximal 3 Minuten lang sein können: Mutter und Kind befinden sich zunächst in einem fremden Spielzimmer. Anschließend kommt eine fremde Person hinzu, und die Mutter verlässt auf ein Klopfzeichen den Raum. Insgesamt werden zwei Trennungen durchgeführt, und das Verhalten des Kindes wird bei der Wiedervereinigung in Bezug auf seine Reaktion bei der Rückkehr der Mutter eingeschätzt. Diese Einschätzung dient als Grundlage für ein qualitatives und quantitatives Rating der Bindungsverhaltensweisen (eine nähere Beschreibung der Fremden Situation erfolgt in Teil 1 im Unterkapitel »Konzept der kindlichen Bindungsqualität«).

Diagnostik von Bindungsstörungen

Der diagnostische Prozess umfasst immer eine ausführliche Anamnese über die Art, die Dauer, den Beginn, die Ausprägung, Variationen, Kontextbedingungen des Verhaltens, eine Verhaltensbeobachtung mit verschiedenen Bindungspersonen in explorativen (etwa gemeinsames Spiel) und in bindungsspezifischen Kontexten (etwa in einer Trennungssituation oder anderen stressvollen Situationen, die das Bindungssystem aktivieren) und – wenn möglich – die diagnostische Abklärung kindlicher Traumatisierungen. Weiterhin ist eine körperliche Untersuchung durch einen Kinderarzt erforderlich, um physische Erkrankungen als Ursache des Verhaltens auszuschließen, wie etwa eine neurologische Behinderung oder eine Stoffwechselstörung, die zu ähnlichen Entwicklungsverzögerungen oder auch Verhaltensauffälligkeiten führen können, wie sie auch bei bindungsgestörten Kindern zu beobachten sind. Auch eine ausgeprägte Lern- oder geistige Behinderung kann solche Verzögerungen und Auffälligkeiten zur Folge haben.

Die Diagnostik von Bindungsstörungen kann bereits bei 12 Monate alten Kindern als Verdachtsdiagnose gestellt werden, die weitere Beobachtungen und Untersuchungen des Kindes im 2. Lebensjahr erforderlich macht. Das bindungsgestörte Verhalten zeigt sich bereits mit 12 Monaten in ängstigenden Alltagssituationen (Brisch, 2002c).

Es gibt bis heute kein spezifisches Test-Instrument zur Messung von Bindungsstörungen. Die Diagnose »Bindungsstörung« ist daher vorwiegend eine klinische Diagnose. Die Fremde Situation kann helfen, die klinischen Auffälligkeiten zu validieren.

In der Regel erfolgt die Diagnosestellung in den ersten 5 Lebensjahren, da die

Ursachen der Bindungsstörung, wie massive Vernachlässigung, oft seit frühester Kindheit bestehen. Die Symptomatik sollte auch über einen längeren Zeitraum gegeben und mindestens über 6 Monate beobachtbar sein. Zur Differentialdiagnose sind Autismus-Spektrum-Störungen abzugrenzen (siehe hierzu den Unterpunkt »Differentialdiagnose« am Ende dieses Teils).

Diagnostik des Bindungsverhaltens im Vorschulalter

Auf der Grundlage der Fremden Situation wurde von Marvin & Britner (1995) eine modifizierte Fremde Situation für das Kindergartenalter entwickelt (vgl. Britner et al., 2005; Hoffman et al., 2006). Auch hier wird das zweimalige Trennungsverhalten zwischen Mutter (bzw. Vater) und Kind beobachtet und das Bindungsverhalten des Kindes bei der Rückkehr des Elternteils und der Wiedervereinigung evaluiert. Die Qualität der Bindung kann in *sicher, unsicher-vermeidend, unsicher-ambivalent* sowie in verschiedene pathologische Bindungsmuster unterschieden werden. Hierzu gehören ein *desorganisiertes* ebenso wie das *zwanghaft-kontrollierende* Bindungsmuster, eine neue, zusätzliche Kategorie. Diese beiden Muster werden als Vorläufer oder eine Vorform beginnender Psychopathologie angesehen. Ebenso kann in dieser Trennungssituation bindungsgestörtes Verhalten beobachtet und den o. g. Klassifikationen und Typen von gestörtem Bindungsverhalten zugeordnet werden.

Diagnostik des Bindungsverhaltens im Kindergarten- und bis zum Ende des Grundschulalters

Für diese Altersgruppe gibt es als Diagnoseinstrument verschiedene Puppenspiele, das sog. »Geschichtenergänzungsverfahren« (Gloger-Tippelt & König, 2016), bei dem Kindern Geschichten mit bindungsrelevanten Hinweisreizen vorgespielt werden (Bretherton et al., 1990b). Die Kinder müssen dann im Puppenspiel die ihnen vorgespielten Grundmuster von Geschichten mit bindungsrelevanten Situationen spielend ergänzen, indem sie erzählen und spielen, wie die ihnen anfangs vorgespielte Geschichte weitergeht und ein Ende findet (vgl. Teil 1, S. 40). Auf der Grundlage von Transkriptionen oder der Videoaufzeichnung kann das Bindungsverhalten des Kindes valide ausgewertet werden. Eine deutsche Version des Geschichtenergänzungsverfahrens wurde von Gloger-Tippelt und Mitarbeiterinnen bearbeitet und validiert (Gloger-Tippelt et al., 2002; Gloger-Tippelt & Kappler, 2016; Gloger-Tippelt & König, 2016).

Bindungsklassifikation der Bezugspersonen

Wenn sich eine Bindungsstörung des Kindes aufgrund einer Traumatisierung durch die Bindungspersonen entwickelt hat, sollten die verfügbaren Bindungspersonen ebenfalls in ihren Bindungshaltungen untersucht werden.

Die Erwachsenen werden mit dem Erwachsenen-Bindungsinterview (Adult Attachment Interview, AAI; Main & Goldwyn, 1982) oder mit dem *Adult Attachment Projective Picture System* (AAP) von George, West und Pettem (George et al., 1999) eingeschätzt (vgl. George & West, 2011). Dieses Verfahren wird auch in Deutschland in Studien eingesetzt (Buchheim et al., 2003; Buchheim et al., 2014). Beide Verfahren überprüfen die Bindungsrepräsentation der Erwachsenen und führen zu Ergebnissen mit den Kategorien *sicher, unsicher-ambivalent, unsicher-vermeidend gebunden* sowie *ungelöste Traumatisierung*. Besonders die Kategorie »ungelöste Traumatisierung« aufseiten der Bindungsperson ist für die Entwicklung der Kinder von Bedeutung, da sich hier transgenerationale Übereinstimmungen mit dem desorganisierten Bindungsverhalten des Kindes ergeben haben: Wenn den Bindungspersonen in der Diagnostik eine Kategorie »ungelöste Traumatisierung« zugewiesen wurde, entwickelten ihre Kinder häufiger eine desorganisierte Bindung.

Verschiedene Instrumente in der Bindungsdiagnostik

Für das Kindesalter wurde von Brisch (2002a) ein Fragebogen zu Bindungsauffälligkeiten entwickelt. In einer mit diesem Fragebogen durchgeführten Pilotstudie fanden sich positive Zusammenhänge zwischen erlebten Traumatisierungen der Kinder und hohen Werten für Verhaltensstörungen (Kügel et al., 2003; Kroesen et al., 2003).

Für die Untersuchung von Bindungsqualitäten der Erwachsenen gibt es zahlreiche Fragebogeninstrumente. Einige kombinieren zur Einschätzung von Bindung auch Interview und Fragebögen (Buchheim et al., 1998; Brisch, 2002d; Pilkonis, 1988; De Haas et al., 1994; Höger, 2002).

Entwicklung von Screening-Fragebogen

Inwieweit Fragebogen, in denen die Eltern Angaben über das Bindungsverhalten ihres Kindes machen, als Screening-Instrument zur Früherkennung von Bindungsstörungen – etwa zum Zeitpunkt der Vorsorgeuntersuchung mit 24 Monaten – eingesetzt werden können, ist Gegenstand von Diskussionen (Kügel et al., 2003). Es ist höchst wahrscheinlich, dass durch Tests auf der Verhaltensebene, Interviews sowie projektive Verfahren andere Konstrukte von Bindung erfasst werden als durch den Einsatz von Fragebogen. Dennoch könnten Fragebogen als Screening-Instrumente besonders für Kinder hilfreich sein.

Bindungsdiagnostik in der häuslichen Umgebung

Da Labor-Untersuchungen immer sehr aufwendig sind und auch nur einen Teil der Interaktionsqualität abbilden – wenn auch unter sehr kontrollierten und standardisierten Bedingungen –, wurde von Waters (1995) ein Untersuchungsinstrument (Attachment Q-Sort) entwickelt, das die Bindungsqualität des Kindes in Bezug auf seine Bindungspersonen im häuslichen Umfeld untersucht. In der Regel erfolgen bei einem Hausbesuch Beobachtungen durch zwei in der Methode ausgebildete und geschulte Beobachterinnen oder Beobachter für die Dauer von mindestens 2 Stunden. Die Auswertung der Beobachtungen wird von jedem Beobachter alleine und individuell durchgeführt. Für die Auswertung gibt es ein Set von insgesamt 90 Karten, das die Entwickler des Q-Sort erstellt haben; auf diesen Karten sind einzelne Beobachtungserfahrungen, die bestimmte Bindungsthemen jeweils beschreiben, notiert.

Dieses Set von Karten ist also bereits vorhanden und vorgegeben, wobei die Karten neun übergeordneten Kategorien von Bindungsverhalten zugeordnet sind. Die Auswerter müssen sich nun an ihre eigenen individuellen Beobachtungen, die sie beim Kind gemacht haben, erinnern und anhand der Aussagen auf den Karten jeweils abgleichen, inwiefern ihre Beobachtungen zu einer der vorgegebenen prototypischen Aussagen auf einer der Karten passen. Auf diese Weise werden die Karten sortiert, je nachdem, ob eine Karte zu dem beim Kind beobachteten Verhalten passt oder nicht. Es entstehen so insgesamt 9 Stapel à 10 Karten, die von den Auswertern gelegt werden müssen, immer mit der Frage, welcher Oberkategorie der 9 Stapelkategorien der Inhalt der jeweiligen Karte am besten zugeordnet werden kann. Der Beobachter muss sich entscheiden, ob die Beschreibung auf der Karte, die er zuordnen muss, jeweils eher gut oder eher schlecht passt. Die Beschreibungen umfassen jeweils Bindungsverhaltensweisen des Kindes wie »Kind sucht Nähe zur Bindungsperson«, »Kind genießt Körperkontakt mit Bindungsperson«. Die Ergebnisse der Sortierung werden dann mit einer Experten-Sortierung für eine sichere Eltern-Kind-Bindung verglichen. Hierbei wird dann ein Wert vergeben, der das Ausmaß der Übereinstimmung zwischen der Sortierung des untersuchten Kindes und der Experten-Sortierung beschreibt; dieser Wert kann zwischen den Werten −1.0 und +1.0 liegen. Höhere positive Werte repräsentieren ein höheres Ausmaß an Bindungssicherheit, respektive höhere negative Werte eine größere Ausprägung der Bindungsunsicherheit.

Für dieses Verfahren ist eine deutsche Übersetzung und Adaptation von Ahnert et al. (2012) vorhanden, die bei der Autorin angefordert werden kann.

Differentialdiagnose

Eine Bindungsstörung sollte wegen der bis zu diesem Alter häufig vorkommenden Angst vor fremden Personen erst nach dem 8. Lebensmonat diagnostiziert werden; bei dieser Angst handelt es sich um eine entwicklungsbedingte Durchgangsphase. Psychopathologische Auffälligkeiten sollten mindestens über einen Zeitraum von 6 Monaten und in verschiedenen Beziehungssystemen beobachtet worden sein.

Probleme aus dem Spektrum der autistischen Störungen könnten mit dem Muster der Bindungsstörung mit Hemmung des Bindungsverhaltens verwechselt werden. Kinder mit frühkindlichem Autismus vermeiden z. B. auch häufig den Blickkontakt, nicht nur beim Wiedersehen mit der Bezugsperson. Sie zeigen aber im Gegensatz zu Kindern mit gehemmter Bindungsstörung in der Regel keinen Trennungsprotest, wenn ihre Bezugsperson den Raum verlässt.

Allgemein können weniger schwere Formen der Störungen aus dem Spektrum des Autismus leicht mit einer Bindungsvermeidung verwechselt werden. Anamnestische Angaben über den Verlauf der Entwicklung der Verhaltensstörung sowie ihr Auftreten – nur in einzelnen Situationen oder generalisiert – sind zur Differenzierung erforderlich und können in einer Kombination aus klinischem Interview mit den Eltern sowie aus zusätzlichen Fragebögen erhoben werden. Bei einigen Kindern ist die Unterscheidung allerdings schwierig und benötigt eine in klinischen Untersuchungen erfahrene Person (s. hierzu auch Oppenheim et al., 2011).

TEIL 3
Bindungsbasierte Psychotherapie

Definition und Abgrenzung

Teil 3 war in der Erstauflage dieses Buchs mit »Bindungstherapie« überschrieben. In der Neuauflage aus dem Jahre 2009 wurde diese Überschrift in *Bindungsbasierte Psychotherapie (attchment-based psychotherapy)* geändert, ein Ansatz, der im Folgenden eingehend erläutert wird. Er beruht auf der Bindungstheorie von John Bowlby; er wendet die Ergebnisse der Grundlagenforschung auf die psychotherapeutische Arbeit mit Eltern, Kindern, Jugendlichen und Erwachsenen an und entwickelt daraus präventive bindungsbasierte Interventionen.

Die *bindungsbasierte Psychotherapie* grenzt sich ganz entschieden von einer Interventionsform ab, die sich selbst immer häufiger – eine unglücklich gewählte Bezeichnung – als sogenannte »Bindungstherapie« bezeichnet. Dieser Begriff war zum Zeitpunkt der Erstauflage dieses Buches noch nicht verbreitet und konnte daher gewählt werden, ohne falsche Assoziationen zu wecken; mit der Neuauflage bedarf es nun aber einer eindeutigen Klarstellung und Abgrenzung, auch angesichts der Tatsache, dass die Begriffe *bindungsbasierte Psychotherapie* und *Bindungstherapie* im Internet leider teilweise durcheinandergehen.

Die sogenannte »Bindungstherapie« (attachment therapy) beruft sich zwar auch auf die Bindungstheorie, die heutigen Beschreibungen und Schilderungen der praktischen Anwendung laufen aber der Bindungstheorie total zuwider, sie stehen zu ihr geradezu diametral im Widerspruch. Früher wurde für die »Bindungstherapie« der weitverbreitete Begriff »Haltetherapie« oder »holding therapy« benutzt; diese war dadurch gekennzeichnet, dass Kinder aller Altersstufen – insbesondere traumatisierte Pflege- und Adoptivkinder – und teilweise auch Erwachsene, die sich aus unterschiedlichsten Gründen gegen Körperkontakt und eine emotionale Bindung zu anderen Erwachsenen wehrten, gegen ihren massiven Widerstand mit großer Kraftanstrengung von Erwachsenen gehalten wurden, bis sie – nach Schreien, Toben, Kampf und manchmal auch Verletzungen – erschöpft waren und sich deren Forderung nach Körperkontakt fügten.

Dieses Vorgehen widerspricht grundlegend den Konzepten der Bindungstheorie, besonders dem Konzept der Feinfühligkeit und der Beachtung der kindlichen

Signale zum Aufbau einer angstfreien sicheren Bindungsbasis mit den Pflegepersonen. Gewalt gegen ein Kind kann niemals – auch nicht unter der Vorgabe eines höheren Zieles – als ein Mittel dienen, um ein Kind an Pflegepersonen zu binden. Das Kind wird seinen Widerstand gegen Körperkontakt nach außen aufgeben, weil es keine andere Chance hat und sich der körperlichen und sozialen Überlegenheit der Erwachsenen beugt, die es zum Überleben braucht. Innerlich wird es aber voller Angst und Abwehr bleiben, so dass auf diese Weise Bindungsstörungen geradezu hervorgerufen werden können.

Ein solches Vorgehen ist daher mit der Bindungstheorie unvereinbar! In den USA wurden mehrere Todesfälle von Kindern aufgrund solcher gewaltsamen Interventionen zur Bindungsförderung berichtet. Im Jahr 2006 hat sich eine Arbeitsgruppe der *American Professional Society on the Abuse of Children* (APSAC) innerhalb der *American Psychological Association* (APA) mit der »Bindungstherapie«, ihrem Vorgehen und ihren Werbestrategien differenziert auseinandergesetzt, sie kritisiert und als unethisch und unwissenschaftlich und mit der Bindungstheorie unvereinbar abgelehnt, da sie eine Form der Kindesmisshandlung darstelle (Chaffin et al., 2006; Allen, 2011; Curtner-Smith et al., 2006). Ich schließe mich dieser Auffassung an, und es ist dringend notwendig, eine entsprechende Diskussion über die auch im deutschsprachigen Raum entstandene »Bindungstherapie« zu führen.

In den vergangenen Jahren wurde die von mir »bindungsbasierte Psychotherapie« genannte Therapieform zur sog. »Bindungspsychotherapie – bindungsbasierte Beratung und Therapie (BBT)« weiterentwickelt. BBT gibt es für verschiedene Altersgruppen über den gesamten Lebensbereich. Hierzu erscheint (bei Klett-Cotta in Stuttgart) von mir eine auf 10 Bände angelegte Folge von Büchern mit jeweils einem Band für jede der verschiedenen Altersgruppen.[1]

Theorie der bindungsbasierten Psychotherapie

Bowlbys theoretische Überlegungen waren aus seinen praktischen Erfahrungen und Beobachtungen hervorgegangen. In seinem Vorwort zur englischen Ausgabe von *Elternbindung und Persönlichkeitsentwicklung. Therapeutische Aspekte der Bindungstheorie* (Bowlby, 1995b; Original: 1988) bedauert er, dass es bisher so wenige Versuche gegeben habe, seine für die Kliniker im Bereich der Diagnostik und Behandlung von emotional gestörten Patientinnen und Patienten sowie Familien konzipierte Theorie in der Praxis umzusetzen. Durch eine solche praktische Anwendung könnte nach seiner Auffassung unser Verständnis der Persönlichkeitsentwicklung und Psychopathologie mit Gewinn für die klinische Anwendung erweitert werden (Strauß, 2008). Seine Theorie habe bisher vorwiegend dazu gedient, umfangreiche Forschungsarbeiten im Bereich der Entwicklungspsychologie voranzubringen. Das enttäuschende Fehlen von Akzeptanz und die mangelnde Anwendung seiner Theorie durch Kliniker erklärte Bowlby selbst damit, dass die auf Daten und Beobachtungen von Verhalten beruhende Forschung ansonsten sehr »behavioristisch« orientiert zu sein schien. Darüber hinaus seien Kliniker in der Regel sehr beschäftigte Leute, die naturgemäß aus diesem Grund zögerten, noch zusätzlich Zeit damit zuzubringen, die Anwendung einer neuen Theorie in der Praxis zu erproben, bevor nicht von anderer Seite erwiesen worden sei, dass eine neue Theorie in ihrer praktischen Umsetzung auch das klinische Verständnis und die therapeutischen Techniken in Psychologie und Medizin wirklich verbessern könne (Strauß & Schauenburg, 2017).

Die Theorie der Psychoanalyse ging ursprünglich davon aus, dass sich der Behandlungsfokus ganz auf den Patienten bzw. die Patientin zentriert, so dass die Behandlungssituation eher als »Ein-Personen-Therapie« konzipiert ist. Wenn Freud selbst auch sicherlich interaktionell und beziehungsorientiert gearbeitet hat, so haben seine Formulierungen, dass der Psychoanalytiker ein »Spiegel« für den Patienten sein solle, bei seinen Schülern und bei späteren Vertretern der Psychoanalyse dazu geführt, dass in der Behandlung für lange Zeit die monadische, auf den Patienten ausgerichtete Therapiesituation vorherrschte. Interaktionelle Wechselbeziehungen zwischen Patient und Analytiker wurden zumindest theoretisch geleugnet. Es bedurfte ausgedehnter Diskussionen innerhalb der Psychoanalyse, bis die Ideen der Objektbeziehungstheoretiker, die bereits auf ein dyadisches, interaktiv wechselseitig wirkendes Geschehen zwischen Patient und Therapeut hinwiesen, mehr in der Behandlungssituation und in der Ausbildung von Kandidaten in den Vordergrund rückten.

Noch heute ist der Streit um den Fokus in der Behandlung innerhalb der Psychoanalyse nicht abgeschlossen. Allerdings haben Vertreter einer interaktiven Sichtweise der Behandlungssituation durch die Ergebnisse der Säuglingsforschung große Unterstützung erhalten. Der Säugling ist von Anfang an auf die Interaktion mit seiner primären Bezugsperson ausgerichtet und hat dazu auch von Natur aus vielfältige frühe Fähigkeiten zur Wahrnehmung und zur Handlung. Deshalb können wir heute sagen: Die Beziehung zwischen Mutter/Vater und Säugling wird von Anfang an von beiden wechselseitig gestaltet (Dornes, 1993; Dornes, 1997; Stern, 1992; Bruschweiler-Stern, 2007; Beebe & Lachmann, 2002). Dem Säugling muss eine durchaus aktive, mitgestaltende Qualität und Fähigkeit zugeschrieben werden. Bowlby war sicherlich einer derjenigen Vertreter der Objektbeziehungstheorie, die diese weiterentwickeln wollten und von einem interaktiven Geschehen zwischen Mutter und Säugling ausgingen. Für ihn war es daher auch selbstverständlich, dass der therapeutische Prozess und die therapeutische Beziehung ein interaktives Geschehen darstellen, das wechselseitig vom Patienten wie vom Therapeuten geprägt wird. Die Vorstellung eines nur spiegelnden und sich abstinent verhaltenden Psychoanalytikers hat in diesem Konzept keinen Platz mehr (Köhler, 1995; 1998).

Umfassende Studien aus der Psychotherapieprozessforschung (Orlinsky et al., 1994) ergaben, dass der Bindungsbeziehung zwischen Patient und Therapeut (»therapeutic bond«)[2] im Rahmen des Spektrums aller Variablen, die das Therapieergebnis beeinflussen können, ein ganz entscheidender prädiktiver Wert zukommt (Bucci et al., 2016; Talia et al., 2020; O'Connor et al., 2019). Die Psychotherapieforschung zeigt konsistente Zusammenhänge zwischen der Qualität der therapeutischen Bindung, dem Klären von Missverständnissen im Therapieverlauf und dem Therapieerfolg (Miller-Bottome et al., 2019; Mallinckrodt & Jeong, 2015; Nienhuis et al., 2018). Als für die Herstellung und Aufrechterhaltung der therapeutischen Bindung auslösende Faktoren werden die »unausgesprochene Affektabstimmung« zwischen Patient und Therapeut sowie das »affektive Klima«

für bedeutungsvoll gehalten. Eine gute therapeutische Bindung beeinflusst die Bereitschaft des Patienten, sich zu öffnen und defensive Prozesse sowie Widerstände abzubauen. Der Bindung wird dabei durchaus unterstützende Qualität beigemessen. Sie wird als grundsätzliche Bedingung angesehen, damit therapeutische Techniken und Botschaften aus dem Beziehungserleben innerhalb der Therapie vermittelt werden können. Die Herstellung und Aufrechterhaltung einer guten therapeutischen Bindungsbeziehung über einen langen Therapiezeitraum wird besonders für die Behandlung von Patienten, die mit Persönlichkeitsstörungen und entsprechend schwerwiegender Psychopathologie in die Behandlung kommen, als eine Grundvoraussetzung angesehen, um mit ihnen überhaupt einen längeren Therapieprozess einleiten zu können. Dabei hat eine selbstkongruente, offene, wertschätzende Haltung des Therapeuten für die Herstellung der therapeutischen Bindung eine besondere Bedeutung. Diese Faktoren erinnern sehr an die von der Gesprächspsychotherapie schon vor langer Zeit geforderten basalen therapeutischen Fähigkeiten und Einstellungen (Finke, 1994; Rogers, 1973). Ebenso erinnern sie an die Verhaltensweisen aufseiten einer Mutter bzw. eines Vaters oder anderer Bindungspersonen, die notwendig sind, um mit einem Säugling eine sichere Bindungsbeziehung aufzubauen (s. den Abschnitt zum »Konzept der Feinfühligkeit« in Teil 1, S. 51 ff.; vgl. Beebe & Lachmann, 2002).

Diese konsistenten Ergebnisse der Psychotherapieforschung (Rudolf et al., 1988) zeigen Ähnlichkeiten mit der Bindungstheorie, für welche das Herstellen der Bindung zwischen Patient und Therapeut in der therapeutischen Anwendung ihrer Theorie eine grundlegende Funktion hat (Bowlby, 1995b; Bachelor et al., 2010; Talia et al., 2020). Die in der frühen Entwicklung zwischen Mutter/Vater und Kind gewachsene Bindung und die damit auch zusammenhängenden Explorationsbedürfnisse und -verhaltensweisen können auf die therapeutische Situation übertragen werden. Dabei muss man sich allerdings darüber im Klaren sein, dass in der therapeutischen Situation niemals eine exakte Wiederholung des in der Ursituation Erlebten stattfindet, sondern stets durch spätere Erfahrungen bereits veränderte Erlebnisse reinszeniert werden.

Man kann vermuten, dass in der therapeutischen Beziehung durch Veränderungen der Affekte, der Kognitionen und des Verhaltens auch die Selbst- und Objektrepräsentanzen des Patienten bzw. der Patientin reifen. Das bindungsrelevante Arbeitsmodell (»inner working model«; Bowlby, 1969; Bowlby, 1973b) des Kindes bzw. die Bindungsrepräsentation des Erwachsenen kann sich durch neue Bindungserfahrungen verändern. Dies geschieht einerseits besonders durch das Wiedererleben alter, unverarbeiteter Affekte des Patienten/der Patientin in der Beziehung hier und jetzt mit der Therapeutin (dem Therapeuten), die diese heftigen Affekte hält und aushält, entschlüsselt, benennt und in sich modifiziert, quasi etwas »verdaut« und damit in seiner Heftigkeit entschärft. Solche im Behandlungsverlauf der Stunde erlebten Koregulationen alter, affektiv hoch besetzter – etwa traumatischer – Erfahrungen tragen zur Verarbeitung bei und lassen die Erfahrungen weniger bedrohlich und schmerzlich erscheinen als am Anfang der Therapiestunde. In dieser Weise koregulieren Eltern die heftigen Affekte ihres Säuglings in seinen ersten Lebensjahren vielfach am Tag, wenn dieser den Stress, die heftige Gefühle wie Wut, Angst, Einsamkeit, Trauer usw., die bei ihm ausgelöst werden, nicht alleine bewältigen kann.

Nach Bowlby enthält ein Arbeitsmodell nicht nur verschiedene Erfahrungen im Hinblick auf die erlebten Bindungserfahrungen mit den Bindungsfiguren, sondern auch Konzepte des Selbst (vgl. die Bemerkungen zur Selbstpsychologie im Abschnitt »Bindung und Trennung in anderen therapeutischen Schulen« in Teil 1), die aus den erfahrenen Interaktionen hervorgegangen sind. Es wird diskutiert, dass es bei einem Menschen auch mehrere Arbeitsmodelle geben kann, insbesondere wenn verschiedene einander widersprechende Bindungserfahrungen – etwa durch eine verstrickte Bindungsbeziehung zur Mutter und eine vermeidende zum Vater – internalisiert wurden (Buchheim et al., 1998; Köhler, 1998).

Nach meiner klinischen Erfahrung kann man die Konzentration auf einen bindungsrelevanten Fokus für die Bearbeitung von psychischen Störungen nutzen. Ein solcher thematischer Schwerpunkt könnte Inhalte aus den Bereichen Bindung, Trennung und Verlust sowie Exploration umfassen. Das Konzept der Bindung stellt eine Grundvoraussetzung für die psychotherapeutische Arbeit dar, wobei man die Bindung als übergreifenden Wirkfaktor aller Therapiemethoden betrachten kann. Ausgehend von dem Therapeuten als »sicherer Basis« (»secure base«; Bowlby, 1995b; 1988), können nachfolgend oder parallel auch andere psychische Störungsanteile bearbeitet werden, wie z. B. Störungen der Triebdynamik oder des Verhaltens (Miller-Bottome et al., 2019; Petrowski et al., 2011).

Ohne sichere Basis, also ohne sichere therapeutische Bindung, ist nach meiner Erfahrung eine Bearbeitung von affektiv aufgeladenen triebdynamischen Konflikten kaum möglich. Die Therapie von Triebkonflikten kann beim Patienten erhebliche Ängste auslösen. Er sucht dann im Therapeuten eine sichere Bindungsperson, um seine Angst durch die Bindung zu diesem aushalten zu können. Wenn der Therapeut bzw. die Therapeutin diese Angst durch die Bereitstellung einer sicheren Basis auffängt, kann eine Konfliktbearbeitung von triebdynamisch aufgeladenen Affekten in der Übertragung auf den Therapeuten/die Therapeutin und in der therapeutischen Beziehung durch entsprechende affektive Koregulation stattfinden. Ohne die sichere Basis ist die Angst oftmals für den Patienten nicht auszuhalten; deshalb muss er auf Widerstands- und Abwehrformen zurückgreifen. Unbewusst wünscht er sich aber weiter, dass der Therapeut (die Therapeutin) mit ihm eine sichere Basis herstellen möge, damit er in der Beziehung für seine Angst einen emotionalen Halt findet (Talia et al., 2020; Talia & Siepe, 2021).

Dieser therapeutische Prozess wird auch von der Bindungsrepräsentation der Therapeutin (des Therapeuten) geprägt. Je nachdem, ob diese Repräsentation etwa sicher oder eher vermeidend usw. ist, wird die Therapeutin den Verlauf der Nähe und Distanz in der therapeutischen Bindungsbeziehung unterschiedlich gestalten. Bindungssichere Therapeutinnen (und Therapeuten) werden sich eher auf den oben beschrieben interaktionellen Therapieverlauf einlassen und die Ängste des Patienten eher koregulieren, während unsicher-vermeidend gebundene Therapeutinnen den Affekten des Patienten bzw. der Patientin eher mit kognitiven Interventionen begegnen werden und sich weniger auf das affektive Geschehen einlassen; sie werden vielleicht eher auf Skillstrainings zurückgreifen, die dem Patienten (der Patientin) helfen sollen, alleine mit den schwierigen Affekten zurechtzukommen und sich selbst zu helfen, so wie es bindungsvermeidende Kinder von ihren Eltern erfahren haben.

Entsprechend werden sich ganz unterschiedliche Bindungsinteraktionen in der therapeutischen Beziehung etablieren, die genauso von den Bindungserfahrungen der Therapeutin sowie von ihrer spezifischen Bindungsrepräsentation geprägt und gestaltet werden wie von denen des Patienten bzw. der Patientin. Sollten Therapeutinnen (Therapeuten) während einer laufenden Therapie bzw. Therapiestunde aufgrund der Affekte des Patienten von eigenen Affekten überflutet werden und sich deswegen nicht mehr in der Lage fühlen, die Affekte des Patienten (der Patientin) angemessen durch Koregulation zu begleiten und die eigenen Affekte gut zu regulieren, so ist es wichtig, dass sie dieses Geschehen rasch erkennen und sich zügig – in einer Supervision oder Intervision und ggf. durch weitere Selbsterfahrung – Hilfe holen. Andernfalls wird die Therapeutin vermutlich die Affekte des Patienten nur noch selten oder nicht mehr ansprechen und auf kognitive Strategien ausweichen. Eine Chance des Patienten (der Patientin) zur Affektverarbeitung wäre dann nicht angemessen genutzt worden, weil die Therapeutin selbst in ihrem Bindungssystem so aktiviert wurde, dass sie nicht mehr hilfreich sein konnte.

Die Therapeutin (der Therapeut) kann nun aber diese Situation der eigenen affektiven Erregung aufgrund der Reaktivierung ihrer Erfahrungen – ohne bei diesen ins Details zu gehen – mit dem Patienten teilen und ihm diese Zusammenhänge so weit erklären, dass sie mit ihrem Verhalten kongruent und verständlich ist. So kann die Therapeutin vermeiden, dass der Patient unter Umständen ihre defensive Haltung bemerkt und ihr Verhalten auf sich bezieht – als Folge seiner Unfähigkeit, sodass sich die Therapeutin überfordert und bedroht gefühlt hätte; der Patient kann sich dann zurückziehen oder die Therapie sogar abbrechen. Indem aber die Therapeutin die Situation anspricht, kann es zu einem »repair« kommen, eine kongruente Weiterbehandlung wird möglich, in der geklärt werden kann, welche Affekte zum Patienten und welche zur Therapeutin gehören. Das passt mit dem zusammen, was vorne (»Zusammenhänge zwischen der Bindungsqualität des Kindes und elterlichen Verhaltensweisen und Repräsentationen«) zur Feinfühligkeit, zur Notwendigkeit von Missverständnissen und zu deren Korrektur gesagt wurde – eine solche »Reparatur« der Eltern-Kind-Beziehung ist eine wichtige interaktionelle Erfahrung und kann der Entwicklung einer sicheren Bindung vonseiten des Kindes förderlich sein, wobei dasselbe wahrscheinlich auch im therapeutischen Prozess für die Beziehung zwischen Therapeutin (Therapeut) und Patient (Patientin) gilt.

Technik der Behandlung

Bowlby selbst hat sich in verschiedenen Beiträgen mit der therapeutischen Anwendung seiner Bindungstheorie auseinandergesetzt. Diese sind in dem Band *Elternbindung und Persönlichkeitsentwicklung. Therapeutische Aspekte der Bindungstheorie* (Bowlby, 1995b) zusammengefasst.

Allgemeine Gesichtspunkte zur Psychotherapie von Erwachsenen

Der Patient ist wegen seiner Probleme beunruhigt und voll Angst, wenn er eine Therapeutin (einen Therapeuten) aufsucht. Die Therapeutin muss sich dessen bewusst sein, dass das Bindungssystem des Patienten (bzw. der Patientin) mehr oder weniger aktiviert ist. Dieser wird mit allen ihm zur Verfügung stehenden Möglichkeiten seines – auch durch entsprechende Störungen verzerrten – Bindungsverhaltens nach einer Person suchen, die die Rolle der Bindungsperson übernehmen wird. Diese Erwartung wird vom Patienten auf die Therapeutin bzw. den Therapeuten übertragen.

In Anlehnung an Bowlby muss die Therapeutin (der Therapeut) nach meiner Erfahrung in der Psychotherapie Erwachsener folgende Aspekte berücksichtigen und ihnen entsprechen:

- Sie muss sich in ihrem Fürsorgeverhalten durch das aktivierte Bindungssystem des Hilfe suchenden Patienten ansprechen lassen und ihm zeitlich, räumlich und emotional zur Verfügung stehen.
- Sie muss als eine verlässliche sichere Basis fungieren, von welcher aus der Patient seine Probleme mit emotionaler Sicherheit bearbeiten kann.[3]
- Sie verhält sich in Kenntnis der unterschiedlichen Bindungsmuster flexibel im Hinblick auf den Umgang mit Nähe und Distanz in der realen Interaktion mit dem Patienten sowie im Hinblick auf die Gestaltung des Settings.

- Sie sollte den Patienten dazu ermutigen, sich Gedanken darüber zu machen, in welcher Beziehungsform er heute seinen wichtigen Bezugspersonen begegnet.
- Der Patient muss angeregt werden, und die Therapeutin muss darauf fokussieren, die therapeutische Beziehung genau zu überprüfen, weil sich hier alle von den Selbst- und Elternrepräsentanzen geprägten Beziehungswahrnehmungen widerspiegeln.
- Der Patient sollte behutsam aufgefordert werden, seine aktuellen Wahrnehmungen und Gefühle mit denen aus der Kindheit zu vergleichen.
- Dem Patienten sollte einsichtig gemacht werden, dass seine schmerzlichen Bindungs- und Beziehungserfahrungen und die daraus entstandenen verzerrten Selbst- und Objektrepräsentanzen für die aktuelle Lebensbewältigung von relevanten Beziehungen vermutlich nicht mehr angemessen, also überholt sind.
- Die Therapeutin (der Therapeut) verhält sich bei der behutsamen Lösung des therapeutischen Bündnisses zum Therapieende als Vorbild für den Umgang mit Trennungen. Die Initiative für die Trennung wird in der Regel dem Patienten überlassen oder auch behutsam von der Therapeutin angesprochen und frühzeitig vorbereitet. Der Patient (die Patientin) wird darin ermutigt, Trennungsängste einerseits und die Neugier auf Erkundung eigenständiger Wege ohne Therapie andererseits zu verbalisieren und vielleicht auch auszuprobieren. Eine rasche, von der Therapeutin forcierte Trennung könnte vom Patienten als Zurückweisung erlebt werden. Die physische Trennung ist nicht gleichbedeutend mit dem Verlust der »sicheren Basis«. Die Möglichkeit, bei erneuter »Not und Angst« zu einem späteren Zeitpunkt auf die Therapeutin zurückzugreifen, bleibt bestehen.
- Frühzeitige Wünsche nach Trennung und/oder mehr Distanzierung in der therapeutischen Beziehung könnten bei Patienten mit bindungsvermeidendem Muster dadurch ausgelöst worden sein, dass die Therapeutin zu viel emotionale Nähe anbot, die der Patient noch nicht aushielt und als Bedrohung erlebte.

Diese Aspekte und Forderungen in Bezug auf eine therapeutische Technik basieren auf einem interaktionellen therapeutischen Verständnis, das die Situation der frühkindlichen Interaktion zwischen Mutter (bzw. Vater) und Kind auf die Therapie überträgt. Dabei wird dem Bindungsaspekt zur Herstellung einer therapeutischen Beziehung eine grundlegende Funktion zugeordnet, die als zentrale Variable im therapeutischen Prozess gesehen wird. Dies wird umso verständlicher, als die Patienten mit ihren Störungen in ihren sozialen Beziehungen in der Regel keine sichere Bindungseinstellung in die Beziehung zum Therapeuten mitbringen. So ist es die zentrale Aufgabe der Therapeutin bzw. des Therapeuten, eine sichere Basis mit dem Patienten (der Patientin) herzustellen. Dies erfordert sehr viel Feinfühligkeit und Empathie und macht es nötig, sich auf die verzerrten Bindungsbedürfnisse und auf das daraus abgeleitete oft bizarre Interaktionsverhalten des Patienten einzustellen oder einzustimmen. In dieser Hinsicht unterscheiden sich auch die Therapien von Kindern und Jugendlichen sowie Erwachsenen in keiner Weise. Die von Ainsworth geforderte Qualität der Feinfühligkeit im Wahrnehmen der Signale des Patienten, im richtigen Verständnis und in der angemessenen und prompten Reaktion auf diese Signale, wie sie zur Herstellung der Bindung zwischen Mutter und Kind hilfreich sind, können direkt auch auf die therapeutische Situation übertragen werden.

Auch wenn der Patient ein bestimmtes Leitsymptom – wie etwa Schlafstörungen – scheinbar ohne Beziehungsbezug in den Vordergrund rückt, werden sich relativ rasch Beziehungskonstellationen mit dem Symptom verknüpfen, die der Therapeut (die Therapeutin) als bedeutungsvolle Auslöser oder aufrechterhaltende Faktoren der Symptomatik erkennt.

Bowlbys Forderung, mit dem Patienten über derzeitige und frühere Beziehungsformen zu wichtigen Bezugspersonen zu sprechen, wird sich sehr wahrscheinlich in der Therapie nicht so leicht erfüllen lassen, weil der Patient zwar in die Therapie kommt, um – mehr oder weniger bewusst – über interaktionelle Beziehungsprobleme und Schwierigkeiten zu sprechen, sein Unbewusstes diesem Wunsch wegen der Angst machenden Themen und Konflikte aber Widerstände entgegensetzt. Wegen dieser Problematik ist es so entscheidend, wie der Therapeut die therapeutische Beziehung gestaltet.

Bowlby geht davon aus, dass die Selbst- und Elternrepräsentanzen mit den entsprechenden Bindungs- und Explorationsmustern aus der frühen Kindheit in der therapeutischen Übertragungsbeziehung reaktiviert werden. Durch die Betrachtung der Beziehungs- und speziell der Bindungserlebnisse in der Therapie können frühere Selbst- und Objektrepräsentanzen des Patienten (der Patientin) analysiert und verstanden werden. In diesem Sinne ist Bowlby ganz Psychoanalytiker und Vertreter der Objektbeziehungstheorie. Dabei können gerade auch unfeinfühlige Verhaltensweisen der Therapeutin bzw. des Therapeuten mitunter heilsam wirken, sofern sie vom Patienten angesprochen und als dessen reale Wahrnehmung von der Therapeutin ernst genommen werden und nicht einer defensiven Übertragungsdeutung anheimfallen (vgl. hierzu auch Thomä & Kächele, 1985, S. 64–82). Letzteres würde bedeuten, dass die Therapeutin die realen Wahrnehmungen des Patienten im Hinblick auf ihre (der Therapeutin) unfeinfühligen Verhaltensweisen verleugnet und in den Bereich frühkindlicher Erlebnisweisen des Patienten zurückverweist. Damit würde die Chance vertan, in der aktuellen therapeutischen Interaktion aufgetauchte reale Bindungserlebnisse zu analysieren (Goldman & Anderson, 2007). Bowlbys Forderung, den Patienten/die Patientin behutsam auf die Wiederbelebung von Gefühlen aus der frühen Kindheit, die im Hier und Jetzt ausgelöst wurden, hinzuweisen, entspricht ganz der Vorstellung eines angemessenen und feinfühligen Umgangs mit dem, was der Patient in der Therapie präsentiert. Genetische Deutungen, mit denen die reale Wahrnehmung des Patienten von Verletzungen, die er durch das aktuelle Verhalten des Therapeuten/der Therapeutin erlebt hat, zurückgewiesen wird, dienen der Abwehr des Therapeuten, dessen Selbstwerterleben etwa durch die Kritik des Patienten gefährdet ist. Sie bedeuten zweifellos für den Patienten eine massive Kränkung und schwächen eher das therapeutische Bündnis. Sie führen sogar zu Abbruchtendenzen in der Therapie, weil eben die primären Bindungsbedürfnisse des Patienten missachtet wurden. In diesem Fall erlebt der Patient unter Umständen eine Wiederholung seiner frühkindlichen Bindungsmuster.

Der Patient gelangt im Rahmen der Behandlung schließlich zu seinen schmerzlichen Bindungs- und Beziehungserfahrungen, sofern er nach und nach seine Affekte, in der Regel anfangs Angst, Wut und Trauer, später auch Mischaffekte wie Scham, Ekel, wahrnimmt. Er erlebt, wie sich aus diesen frühkindlichen Erlebnissen fixe Selbst- und Objektrepräsentanzen entwickelt haben, die bis heute seine Beziehungen zu Menschen durch entsprechende Wahrnehmungsverzerrungen und mit entsprechenden destruktiven Handlungsinteraktionen prägen.

Nach Bowlbys Vorstellungen entsteht an dieser Stelle in der frühkindlichen Entwicklung Aggression, wenn die Bindungsbedürfnisse des Kindes oder seine Explorationsbedürfnisse nicht in adäquater Weise befriedigt werden. Eine solche Vorstellung steht ganz im Einklang mit der Aggressionstheorie von Henri Parens. Dieser unterscheidet auf der einen Seite zwischen einer gutartigen, gesunden Aggression im Hinblick auf die Auseinandersetzung mit der Welt. Sie steht in sehr engem Kontext mit einem Explorationskonzept. Auf der anderen Seite definiert er eine destruktive Aggression, deren Ursache er in massiven frühkindlichen Frustrationserlebnissen sieht (Parens, 1993b).

Allgemeine Gesichtspunkte zur Psychotherapie von Kindern und Jugendlichen

Bowlbys Anweisungen müssen für die Psychotherapie von *Kindern und Jugendlichen* modifiziert werden. Das kann wie folgt geschehen:

- Der Kinder- und Jugendlichenpsychotherapeut muss in seinem Zuwendungsverhalten als verlässliche psychische und physische Basis fungieren, damit sich trotz der Bindungsstörung des Kindes bzw. des/der Jugendlichen eine sichere Bindungsbeziehung entwickeln kann.
- Der Kinder- und Jugendlichenpsychotherapeut bzw. die Therapeutin ermöglicht ein Spielverhalten, das sowohl in der direkten Interaktion als auch im Symbolspiel die Darstellung von bindungsrelevanten Inhalten aus den erlebten Beziehungen zu seinen bisherigen Bezugspersonen fördert.
- Der Kinder- und Jugendlichenpsychotherapeut deutet bindungsrelevante Interaktionen zwischen sich und dem Kind bzw. dem Jugendlichen direkt verbal, besonders bei Jugendlichen, oder durch teilnehmende Spielinteraktion auf der symbolischen Ebene.
- Der Kinder- und Jugendlichenpsychotherapeut fördert emotionale Äußerungen des Kindes bzw. des Jugendlichen, die sich auf die Bindungsaspekte in der Übertragung beziehen, und setzt sie in Beziehung zu dessen Bindungserlebnissen der Vergangenheit.
- Der Kinder- und Jugendlichenpsychotherapeut ermöglicht durch neue sichere Bindungserlebnisse, dass das Kind bzw. der Jugendliche (die Jugendliche) sich von früheren destruktiven unsicheren Bindungsmustern lösen und eine sichere Bindungsqualität entwickeln kann.
- Der Kinder- und Jugendlichenpsychotherapeut muss das therapeutische Bündnis behutsam lösen, als Vorbild für den Umgang mit Trennungen: Die Trennung sollte vom Patienten und/oder den Eltern initiiert werden. Dann wird sie weniger leicht als Zurückweisung durch den Therapeuten erlebt. Die physische Trennung ist nicht gleichbedeutend mit dem Verlust der »sicheren Basis«, weil für das Kind bzw. den Jugendlichen *und* für die Eltern die Möglichkeit bestehen bleibt, bei erneuter »Not und Angst« zu einem späteren Zeitpunkt auf den Therapeuten zurückzugreifen.

In der *Kinderpsychotherapie* ist es noch naheliegender, dass der Therapeut eine sichere Bindungsbasis für den Patienten bzw. die Patientin herstellen muss, hier das »Therapiekind«, weil eine solche Therapie dem frühkindlichen Prozess zeitlich noch näher zugeordnet ist. Je jünger das Kind ist, desto mehr ist es auf eine *reale* Bindungsperson angewiesen. Der Therapeut bzw. die Therapeutin muss noch stärker als beim erwachsenen Patienten auch durch seine physische Präsenz als sichere Basis fungieren. Auch hier ist das feinfühlige Interaktionsverhalten des Therapeuten von grundlegender Bedeutung. Kinder sind grundsätzlich wesentlich ehrlicher und direkter als Erwachsene, die eine Beziehung auf einer kognitiven Ebene pro forma eingehen können. Wenn die Bindungsbedürfnisse von Kindern in den Anfangsstunden einer Therapie nicht beantwortet und angemessen berücksichtigt werden, kommt die Therapie in der Regel gar nicht zustande, oder sie wird nach wenigen Stunden abgebrochen.

In der Kindertherapie wird im Spielverhalten des Kindes auf relevante Inhalte von Bindung, Trennung, Exploration fokussiert. Je nach Alter des Kindes und therapeutischer Orientierung können im teilnehmenden Spiel bindungsspezifische Spielinteraktionen zwischen Kind und Therapeut direkt verbal oder durch Deutung angesprochen werden, und das Kind kann in gewisser Weise damit konfrontiert werden. Das Ausmaß der Konfrontation oder der verbal aufdeckenden direkt formulierten Bindungsthemen hängt vom Alter der Kinder und ihren Fähigkeiten zur kognitiven Verarbeitung ab. In der Regel können Kinder aber auch selbst Bindungserlebnisse aus dem Hier und Jetzt der Therapieinteraktionen auf den Therapeuten übertragen sowie auch Bindungserfahrungen aus ihrer Vergangenheit ansprechen bzw. ebenso auf den Therapeuten übertragen.

In der Behandlung von *Jugendlichen* steht oft das Gespräch im Vordergrund. Jugendliche sprechen zwar einerseits oftmals nicht gerne über sich und ihre Probleme oder ihre Gefühle, haben aber andererseits durchaus ein Bedürfnis, sich irgendwie mitzuteilen und sich mal »einen Rat« zu holen. Es kann sein, dass es beim gemeinsamen Spiel von Jugendlichem und Therapeutin (z. B. beim Schachspielen) leichter gelingt, dass dieser sich mitteilt (Bianco, 2017).

Wenn die Gefühle sehr angst- und aggressionsbesetzt sind, muss man nach meiner Erfahrung bei Kindern sowie bei Jugendlichen sehr vorsichtig vorgehen, weil ein Überfluten durch die mit den Erlebnissen verbundenen Affekte durch zu frühe Interpretationen und Deutungen – die sowohl verbal wie durch eine Spielinteraktion des Therapeuten erfolgen können – in der Regel eine noch nicht so sichere therapeutische Bindung überfordern können.[4]

Bei Unterbrechungen der Therapie am Ende der Stunde, am Wochenende – wenn die reguläre Pause von Patienten oft als Unterbrechung erlebt wird – oder bei längerem Urlaub und Erkrankungen wird das Bindungssystem aktiviert. In der Kindertherapie können Spielsachen aus dem therapeutischen Raum, welche die Kinder in Trennungssituationen mitnehmen dürfen, als hilfreiche Übergangsobjekte (Winnicott, 1976b) eingesetzt werden, die symbolisch für den Therapeuten und die therapeutische Beziehung stehen. Manche Kinder bitten um eine Postkarte oder auch um regelmäßige Postkarten aus dem Urlaub als »Beweis«, dass der Therapeut durch die Trennung nicht als Bindungsperson verloren gegangen ist.

In der Behandlung von Kindern spielt die begleitende Psychotherapie von Eltern oder Bezugspersonen eine große Rolle. Da das Kind seine in der Therapie gewonnenen Behandlungsfortschritte nur so weit realisieren kann, wie die Eltern in der Lage sind, diese zu akzeptieren und wohlwollend oder auch verständnisvoll zu begleiten, muss die Therapeutin bzw. der Therapeut die Eltern über das therapeutische Vorgehen, darüber, wie der Therapeut das Verhalten des Kindes versteht, die zugrunde liegende Theorie und die beim Kind zu erwartenden Behandlungsschritte und Veränderungen informieren. Darüber hinaus kann je nach elterlicher Psychopathologie auch eine intensivere Einzel- oder Paarpsychotherapie der Eltern notwendig sein, die in der Regel bei einem anderen Therapeuten stattfinden wird. In diesem Fall sind die gleichen bindungstherapeutischen Aspekte wie bei der Erwachsenenbehandlung zu berücksichtigen.

Der Kindertherapeut muss entsprechend nicht nur mit dem Kind, sondern auch mit den Eltern eine positive therapeutische Bindung im Sinne einer sicheren Basis eingehen. Wenn die Beziehung des Therapeuten zum Kind oder die Veränderung der Symptomatik des Kindes für die Eltern eine Verunsicherung darstellt und wenn diese eine Ablehnung durch den Therapeuten spüren oder ihn ihrerseits ablehnen, wird die Behandlung früher oder später misslingen, weil die Eltern dann aus Angst zum Abbruch der Behandlung neigen. Mit großer Feinfühligkeit für die Bindungsbedürfnisse der Eltern – bei der Mutter und beim Vater können sie durchaus unterschiedlich sein – muss der Therapeut auch für diese eine emotional sichere Basis herstellen, von der aus sie im Laufe der begleitenden Elterntherapie eigene Verletzungen, Kränkungen, Verlust- und Trennungserlebnisse aus ihrer Lebensgeschichte besprechen können. Dabei sind in der Regel auch Bindungs- und Explorationsbedürfnisse im Rahmen der Beziehung der Eltern zueinander von wesentlicher Bedeutung. Sind diese in der Partnerschaft nicht gut integriert, so kann es zur Übertragung von Bindungswünschen und -bedürfnissen eines Partners auf das Kind kommen, und dieses kann in eine Partnerersatzfunktion gedrängt werden. Ähnliche Übertragungswünsche können auch auf den Therapeuten gerichtet sein.

Spezielle Gesichtspunkte

Bei Patienten mit Bindungsstörungen ist es von Bedeutung, den eigentlichen abgewehrten Bindungsbedürfnissen entgegenzukommen und das Verhalten der Patienten nicht nur im Sinne von Regression und Widerstand zu deuten (Köhler, 1992). Hierzu ist es notwendig, dass Therapeutinnen bzw. Therapeuten das Spektrum der verschiedenen Bindungsmuster sowie der Bindungsstörungen kennen. Nur so wird es ihnen möglich sein, relevante Störungen des Bindungsverhaltens zu erkennen. Hierbei muss ein besonderes Augenmerk auf der Bedeutung von realen Trennungs- und Verlusterlebnissen liegen.

Ein Wechsel von Bindungspersonen in den ersten Lebensjahren sowie inkonsistentes und ambivalentes Zuwendungsverhalten der Bezugsperson müssen berücksichtigt werden, weil sie das aktuelle Bindungsmuster des Patienten geprägt haben.

Bindungsvermeidende Störungen stellen hohe Anforderungen an den Therapeuten bzw. die Therapeutin, weil er oder sie einerseits auf abgewehrte Bindungsbedürfnisse angemessen eingehen und sie vorsichtig interpretieren muss, andererseits das störungsbedingte Distanzierungsbedürfnis des Patienten/der Patientin berücksichtigen sollte. Eine Befriedigung von abgewehrten Bindungsbedürfnissen könnte aus diesem Grunde für den Patienten mit zu großer emotionaler Nähe verbunden sein. Dies könnte eine Bedrohung für die therapeutische Beziehung darstellen und zum Therapieabbruch führen.

In der Behandlung von Patientinnen und Patienten mit bindungsambivalenter Störung wird neben der verlässlichen, vorhersagbaren emotionalen Präsenz des Therapeuten die Klarheit und rahmensetzenden Struktur des Settings von besonderer Bedeutung sein. Der Therapeut bzw. die Therapeutin sollte nicht unnötigerweise erneut das Bindungssystem dieser Patienten und Patientinnen aktivieren: etwa durch Veränderungen des Settings (Verschiebung von Therapiestunden, Absagen) und andere Verhaltensweisen wie verspäteter Beginn der Therapiestunde durch Verschulden des Therapeuten.

Die Patienten und Patientinnen erwarten in der Regel, dass ihre Bindungsbedürfnisse auch in der Therapie – die ihre Erfahrungen, wie sie annehmen, vermutlich wiederholen wird – nicht befriedigt werden und dass es früher oder später zu Bindungsenttäuschungen kommen wird. Es hat sich bewährt, Zuwendung und emotionale Nähe in der »Dosis« anzubieten, wie sie vom Patienten bzw. der Patientin selbst reguliert werden kann, z. B. indem der Patient die Stundenfrequenz mitbestimmen kann.

Besonderes Augenmerk muss auch auf bindungs- und trennungsrelevante Situationen gerichtet werden. Hierzu gehören der Stundenanfang, das Stundenende, Unterbrechungen der Behandlung durch die therapiefreien Tage am Wochenende, Urlaub und Erkrankungen. Auch das Ende der Behandlung oder eine Wiederaufnahme der Behandlung zu einem späteren Zeitpunkt sind unter diesem Gesichtspunkt von Bedeutung. Gerade in diesen Situationen wird das Bindungsbedürfnis der Patienten aktiviert, und dadurch ausgelöste Affekte werden einer Bearbeitung zugänglich.

Neben einem Fokus auf bindungsrelevanten Erlebnissen steht als zweiter Punkt die Explorationsseite im Mittelpunkt. Schon die Explorationsbedürfnisse eines Kindes können durch Interaktionen mit der Mutter und anderen relevanten Bezugspersonen in der frühkindlichen Zeit behindert, ja extrem verzerrt oder gestört worden sein. Grund für eine Störung im Explorationsverhalten kann etwa eine mangelnde Bindungssicherheit der Mutter sein. Man kann sich vorstellen, dass sich ein Elternteil mit einer Psychopathologie extrem an sein Kind »anklammert«. Wegen Ängsten der Eltern werden dem Kind keine Explorationsmöglichkeiten zugestanden.

Auch die Explorationsseite wird früher oder später in der psychotherapeutischen Interaktion aktiviert. Wenn der Therapeut die Notwendigkeit zur Exploration nicht anerkennt, kann das Verhalten der Patientin bzw. des Patienten leicht als Widerstand gegen die Bearbeitung, als Agieren oder Vermeidung der Übertragungsbeziehung gedeutet werden. Ein Therapeut, der um den Zusammenhang von Bindung und Exploration weiß, wird überlegen, ob die Explorationsfreude der Patientin auch als Hinweis auf eine wachsende sichere Basis gesehen werden kann. Er wird die Patientin darin unterstützen, sich an ihren Explorationsmöglichkeiten und Erfahrungen zu freuen, und ihr dieses Verhalten eher nicht als Widerstandsform oder Abwehrleistung deuten.

Das Spektrum von denkbaren möglichen Explorationsformen ist nicht nur bei Kindern, sondern auch bei Adoleszenten und Erwachsenen groß; hier können nur exemplarisch der Besuch von anderen Selbsterfahrungsveranstaltungen, die Erweiterung von der Einzelselbsterfahrung zur Gruppenselbsterfahrung oder eine Kombination von Einzel- und Gruppenselbsterfahrung genannt werden. Aber auch Reisen, Urlaub und Therapieunterbrechungen für eigene »Erkundungen« sind solche Explorationsvarianten. Viele Therapieschulen und Therapeuten fordern mit der Begründung der Widerstandsanalyse, dass Patientinnen und Patienten ihren Urlaub ganz an den Urlaubsplänen des Therapeuten ausrichten. Jede Abweichung davon wird in Therapien gern als Widerstandsform gedeutet und entsprechend auch behandelt. Ohne in Abrede stellen zu wollen, dass dies in einzelnen Fällen so sein kann, ist zu sagen, dass mitunter der gesunde Anteil des explorierenden Patienten/der Patientin übersehen wird. Eine Haltung, die für die Patientin bei der Gestaltung des Settings in Form einer Variabilität von Stundenfrequenz, Unterbrechungen durch Urlaub oder dergleichen von vornherein gewisse Wahlmöglichkeiten offenlässt, könnte im Einzelfall mehr Chancen bieten, gerade das Wechselspiel zwischen Bindung und Exploration zu analysieren, als ein therapeutisches Setting, das starre Stundenfrequenzen und Regeln vorgibt. Besonders in der Behandlung von Jugendlichen hat sich eine solche Vorgehensweise sehr bewährt, weil bei ihnen in der Therapie die Explorationsautonomie, manchmal unter Verleugnung von Bindungsbedürfnissen, im Vordergrund steht.

Es ist noch unklar, ob es ein dominantes Arbeitsmodell gibt, das später grundsätzlich vorrangig in Beziehungen mit anderen Menschen aktiviert wird und das Verhalten in der Interaktion bestimmt, oder ob je nach Übertragungssituation etwa das Arbeitsmodell der Mutter oder das des Vaters aktiviert wird. Köhler (1998) nimmt an, dass sich eine Hierarchie der Arbeitsmodelle bilde. Es bleibt aber offen, ob im späteren Leben neben einem »dominanten« Arbeitsmodell, mit dem der Patient vordergründig in Alltagsbeziehungen agiert, auch »rezessive« Arbeitsmodelle wieder zum Vorschein kommen können. Unter rezessiven Arbeitsmodellen versteht man solche, die sich in der frühen Zeit mit Bindungspersonen entwickelt haben, die aber oft nicht in Beziehungen eingebracht werden. Unter stressvollen Bedingungen in Beziehungen können diese im Hintergrund vorhandenen Arbeitsmodelle allerdings aktiv in den Vordergrund treten und die Alltagshandlungen bestimmen. Es kommt dann oft zu einem sprunghaften Wechsel im Verhalten des Patienten, besonders dann, wenn sein Bindungssystem unter Stress gerät. Ebenso spielt die Vorstellung, dass »gesündere«, aber in den Hintergrund getretene Bindungsmuster vorhanden sein könnten, für eine Therapie eine große Rolle. Diese gesünderen, sprich: bindungssicheren Arbeitsmodelle könnten dann im Patienten reaktiviert werden und müssten nicht von Grund auf in der therapeutischen Beziehung neu aufgebaut werden (Köhler, mündliche Mitteilung).

Eine weitere Schwierigkeit kann in der Therapie von Patientinnen und Patienten auftreten, deren Arbeitsmodelle in Bezug auf ein und dieselbe Bezugsperson widersprüchlich sind[5] oder deren Arbeitsmodelle nur ungenügend hierarchisch organisiert sind; Inge Bretherton (Bretherton, 1995; Bretherton, 1998) hat dies für Kinder beschrieben, die einem inkonsistenten Interaktionserleben ausgesetzt waren. Aus bindungstheoretischer Sicht macht es dann wenig Sinn, die

»freien Assoziationen« dieser Patienten ergründen zu wollen, bevor nicht die Inkonsistenz ihrer Gedankensprünge und deren Ursache bearbeitet wurden (vgl. auch Köhler, 1998).

Die therapeutische sichere Bindungsbasis ermöglicht einen affektiven »Neubeginn« (Balint, 1973, S. 87 ff.) im Sinne einer »korrigierenden emotionalen Erfahrung« (Alexander & French, 1946, S. 66). Sie ist die Grundvoraussetzung für die Bearbeitung von alten maladaptiven Bindungsmustern.

Es kann diskutiert werden, ob beim Patienten tatsächlich durch die geschilderten therapeutischen Vorgehensweisen eine Veränderung hin zu einer sicheren Bindungsrepräsentation erreicht werden kann. Es gibt erst wenige Untersuchungen darüber, ob eine unsichere oder desorganisierte Bindung im Verlauf einer Psychotherapie etwa durch neue korrigierende Bindungserfahrungen in ein sicheres Bindungsmuster verwandelt werden kann, im Sinne einer erst später erworbenen sicheren Bindungsrepräsentation.[6] Die Berichte von Behandlungen, bei denen im Verlaufe der Therapie anhand des Erwachsenen-Bindungsinterviews Veränderungen festgestellt wurden, scheinen dafür zu sprechen, ebenso die nun, in Teil 4 dieses Buchs, folgenden Behandlungsbeispiele (vgl. auch Fonagy et al., 1996a; Degnan et al., 2016; Burgess Moser et al., 2016; Tmej et al., 2021).

TEIL 4
Behandlungsbeispiele aus der klinischen Praxis

Da die Entwicklung einer Bindung und ihrer Störungen ein Prozess ist, der prinzipiell den gesamten Lebenslauf umfasst, werde ich entsprechend die folgenden Fallbeispiele in einer Abfolge darstellen, die in der Zeit vor der Konzeption und Schwangerschaft beginnt und sich über das Säuglings-, Kindheits-, Jugend- und Erwachsenenalter erstreckt.

Aus didaktischen Gründen konzentriere ich mich bezüglich des Krankheitsverständnisses und der Betrachtung der Interaktion zwischen Patient und Therapeut auf eine bindungsdynamische Sichtweise.[1] Andere psychodynamische Erklärungen der Störungsentstehung und Beschreibungen des Behandlungsverlaufs auf einem unterschiedlichen Theoriehintergrund sind ebenso möglich und werden von mir an einigen Beispielen exemplarisch angeführt.[2] (Für eine weitergehende Vertiefung in spezielle Behandlungsbeispiele aus den verschiedenen Altersgruppen liegt vom Autor die Buchreihe zur »Bindungspsychotherapie – Bindungsbasierte Beratung und Psychotherapie« vor: Brisch, 2013c, 2014a, 2015, 2016, 2019.)

Präkonzeptionelle Bindungsstörung

Der unerfüllte Schwangerschaftswunsch – Bindungsangst in Bezug auf das phantasierte Kind

Die Angst vor einer engen Bindung an ein phantasiertes Kind kann so groß sein, dass eine Schwangerschaft trotz eines bewusst geäußerten intensiven Kinderwunschs nicht zustande kommt. Das folgende Beispiel beschreibt einen solchen Fall.

Erstvorstellung und Symptomatik

Frau A. meldete sich telefonisch zum ersten Mal bei mir und fragte an, ob ich einen freien Psychotherapieplatz hätte. Ihre Anfrage war drängend, sie erwartete eine konkrete Zusage. Ich hatte den Eindruck, mit ihr am Telefon über den tieferen Grund ihres Anrufs, Möglichkeiten eines Therapiesettings oder Wartezeiten nicht verhandeln zu können; sie erwartete ein konkretes »Ja!« oder »Nein!«. Ich gab ihrem Drängen nach und bot einen Termin für ein »erstes Kennenlernen« an.

Zum Erstgespräch erschien eine sportlich gekleidete, eher zierlich wirkende junge Frau mit modischem Kurzhaarschnitt. Sie entschuldigte sich gleich zu Anfang, dass sie eine Liste von Fragen schriftlich notiert habe, die sie gern von mir beantwortet hätte.

Vorstellungsgrund war ein unerfüllter Kinderwunsch. Sie leide seit fünf Jahren darunter, dass sie sich eigentlich ein Kind wünsche, dass aber bisher alle medizinischen Versuche einschließlich mehrerer In-vitro-Fertilisationsversuche und hormoneller Behandlungen ohne Erfolg geblieben seien. Nun suche sie auf Anraten ihres Gynäkologen psychotherapeutische Hilfe, aber sie sei hierzu sehr skeptisch eingestellt.

Ihre Skepsis spürte ich deutlich in ihrer Gestik und ihrer Mimik, aber ich fühlte mich gleichzeitig von ihr unter Druck gesetzt und gefordert. Durch die Art ihres Auftretens und die schriftlich fixierten Fragen entstand auch eine gewisse Distanz, als wollte sie durch gezielte Fragen mich und meine psychotherapeutische Kompetenz nutzen, sich aber nicht auf eine Beziehung zu mir einlassen.

Anamnese

Frau A., 27 Jahre alt, berichtete sehr kontrolliert und differenziert, dass sie sich seit fünf Jahren sehnlichst ein Kind wünsche. Sie war seit sechs Jahren verheiratet; ob sie glücklich verheiratet sei, ließ sie zunächst offen. Die Beziehung klappe ohne Probleme, man habe sich den Alltag gut aufgeteilt; ihr Ehemann sei in einem technischen Beruf tätig und zuverlässig, korrekt; sie könne sich eigentlich über ihn nicht beklagen. Ihr selbst war während der letzten fünf Jahre ein enormer beruflicher Karriereaufstieg gelungen. Sie hatte sich in ihrem Berufsfeld eine leitende Position erarbeitet, die sie nach eigenen Angaben mit sehr viel Kompetenz und Freude wahrnahm. An dieser Stelle wirkte sie sehr lebendig; es wurde spürbar, wie sehr sie mit »Leib und Seele« in ihrem Beruf engagiert war. Aber statt der Karriere habe sie sich eigentlich immer ein Kind gewünscht. Wegen der gesamten Enttäuschung über den unerfüllten Kinderwunsch habe sie ihre ganze Energie schließlich in ihren beruflichen Aufstieg gesteckt; zumindest dies habe ihr Befriedigung und Erfolg verschafft.

Frau A. war die jüngste von drei Töchtern. Ihre Schwestern waren vier und sechs Jahre älter. Sie sei ein Nachzügler gewesen und habe eigentlich in die beruflichen Pläne ihrer Mutter »nicht mehr hineingepasst«. Auch die Mutter sei beruflich sehr erfolgreich gewesen und habe schon sehr früh die Kinder durch verschiedene Tagesmütter betreuen lassen, damit sie im Beruf »nicht zurückstecken« musste. Ihre erste Tagesmutter sei ihr »die liebste« gewesen. Diese habe aber, als die Patientin drei Jahre alt war, selbst wieder mit der Berufstätigkeit begonnen. Deshalb sei sie, die Patientin, danach in einen Ganztagskindergarten gegeben worden. Noch heute denke sie an diese Tagesmutter zurück und freue sich, wenn diese sie gelegentlich zu Geburtstagen besuche. Die Beziehung zur eigenen Mutter schildert Frau A. als »gut funktionierend«. Insgesamt sei das Familienklima dadurch geprägt gewesen, dass alles sehr strukturiert und organisiert war, damit Schule, Beruf, Haushalt und Kinder irgendwie miteinander vereinbar sein konnten. Der Vater sei »ein echter Kumpel« gewesen, der sie zum Sport mitgenommen habe. Sport sei für sie immer sehr wichtig gewesen. Als Kind habe sie auch Preise gewonnen, und ihr Vater habe sich darüber besonders gefreut.

Kindergarten und Schule schilderte sie als »ohne Probleme«. Sie sei bis heute noch darüber verärgert, dass sie es trotz guter Anfangsleistungen auf dem Gymnasium »nur bis zur Mittleren Reife« gebracht habe: »Aber irgendwie bin ich in der Pubertät aus dem Tritt gekommen.« Sie habe damals sehr darunter gelitten, dass sie »keine feste Clique« hatte, und ihre älteren Schwestern habe sie sehr beneidet, weil sie in einen großen Freundeskreis »eingebettet« gewesen seien. Die Beziehung zu den Geschwistern sei eher oberflächlich gewesen, »die waren viel älter und lebten in ihrer eigenen Welt«. Mit 18 Jahren habe sie ihren jetzigen Ehemann kennengelernt und sehr früh geheiratet. Bis heute schätze sie an ihm sehr seine klare Orientierung und seine Zuverlässigkeit: »Der weiß, was er will.« Trennungs- und Ablösungsprobleme aus dem Elternhaus, wie sie dies bei manchen Kolleginnen in der Ausbildungszeit beobachtet habe, seien ihr vollkommen fremd. Schon als Kind habe sie davon geträumt, »einmal um die ganze Welt zu reisen«. Dass man dabei auch Heimweh haben könnte, war ihr ein vollkommen fremder Gedanke.

Bindungsdynamische Überlegungen

Es bleibt offen, ob Frau A. als drittes Mädchen und »Nachzügler« noch von ihren Eltern gewünscht war. Die intensivste frühe emotionale Beziehung bestand zweifellos zu ihrer ersten Tagesmutter, mit der sie auch weiterhin in Kontakt stand und emotional verbunden war. Die Beziehung zur Mutter wurde unter bindungstheoretischer Sicht eher als distanziert bis ambivalent geschildert. Eher bestand noch zum Vater über das gemeinsame Erlebnis des Sports bzw. über sportliche Leistungen eine emotionale Beziehung, in der sie eine Anerkennung erfuhr, die ihren Selbstwert stützte. Die Beziehung zu den Eltern und Geschwistern wurde aber insgesamt mehr »funktional«, d. h. als strukturiert und von klaren Regeln und Leistungsvorgaben organisiert, geschildert. Es bleibt zweifelhaft, ob Frau A. jemals zu ihrer leiblichen Mutter, ihrem Vater oder ihren Geschwistern ein Verhältnis entwickeln konnte, das für sie eine emotional sichere Basis bedeutete.

Das Schwergewicht ihrer frühen Entwicklung lag auf Leistung. Exploration stand also im Gegensatz zur emotionalen Bindung im Vordergrund. In der Pubertät aber zeigte sich, dass die Patientin bei zunehmendem pubertätsbedingtem Autonomiebedürfnis doch sehr unter Vereinsamung litt und ihr die Zugehörigkeit zu einer Jugendgruppe und emotionale Bindung fehlten. Schließlich konnte das Prinzip »Exploration statt Bindung« nicht mehr im Leistungsbereich durchgehalten werden. Es kam zu einem Schulversagen und einem Schulabschluss mit Mittlerer Reife, der vermutlich unter den intellektuellen Fähigkeiten der Patientin lag. Durch die Beziehung zu dem späteren Ehemann, der ihr – als derzeit verlässliche Basis – Klarheit, Struktur und in gewisser Weise auch emotionale Sicherheit vermittelte, konnte sich die Patientin stabilisieren und eine berufliche Karriere durchlaufen, die für ihre jungen Jahre sehr erstaunlich war. Ihre Berufswahl im Bereich des Sozialen kann auch so verstanden werden, dass hier in Reaktionsbildung eigene emotionale Wünsche und Bedürfnisse nach frühem Versorgtwerden, Gehaltenwerden, Schutz und Geborgenheit gelebt wurden.

Schon früh in ihrer Ehe schwankte die Patientin zwischen einem sehr intensiven Kinderwunsch und dem Wunsch nach beruflicher Selbstverwirklichung. Sie nutzte – gemeinsam mit ihrem Ehemann – alle technisch gegebenen Möglichkeiten und Lösungen mehr oder weniger konsequent, um auf diesem Weg »ein Kind zu machen«. Ich gewann den Eindruck, dass »die Kunst des Machbaren« sowohl in der Beziehung zu den Reproduktionsmedizinern als auch in der primären ersten Kontaktaufnahme zu mir gänzlich im Vordergrund stand. Es schien ihr große Angst zu machen, sich wirklich emotional auf eine Beziehung einzulassen, die sie nicht durch Fragen, Machbares oder klare Strukturierung kontrollieren konnte. Gefühle von Leere, Trauer, aber auch Wut und Enttäuschung über das »Nicht-Machbare« wurden von Frau A. eher nebenbei geäußert oder in der Gegenübertragung spürbar. Allerdings stand in der Gegenübertragung anfangs viel stärker im Vordergrund, dass sie unter einem starken Druck stand und die Situation, das Setting und mich selbst »kontrollieren und benutzen möchte«, um ihren Kinderwunsch zu realisieren. Dabei war ihr sicherlich überhaupt nicht bewusst, wie ihr vordergründig geäußerter Kinderwunsch verriet, dass sie selbst noch einmal Kind sein wollte, ihre eigenen Sehnsüchte nach Schutz, Sicherheit und Geborgenheit, letztendlich nach einer »sicheren emotionalen Basis«, noch einmal erleben und verwirklichen wollte. Die emotionale Beziehung zum Ehemann wurde auch mehr als »funktionale Sicherheit« geschildert. Ihre sexuelle Beziehung war weniger durch spontane Emotionalität geprägt als durch eine auf den Kinderwunsch ausgerichtete strukturelle und am Kalender orientierte Sexualität.

Unter mehr klassischen psychoanalytischen Gesichtspunkten würde ich diese Psychodynamik so beurteilen, dass die Patientin erhebliche Defizite in der frühen emotionalen Beziehung zu ihrer Mutter erfahren hatte, dass auf diesem Hintergrund der Vater noch eher für eine emotionale Orientierung zur Verfügung stand, dass aber die Tagesmutter die eigentliche emotional versorgende Mutter war. Der ödipale Konflikt war ungelöst, und nur durch Leistung konnte die Anerkennung des Vaters gewonnen werden. Letztendlich hatte die Patientin aber auch eine ausgeprägte Selbstwert- und Leistungsproblematik, die teilweise der Abwehr der frühen emotionalen Defizite diente. Sicherlich war die Leistungsebene aber noch die stabilste, bei insgesamt guten Ich-Funktionen und ausgeprägt guten intellektuellen Fähigkeiten. Den Kinderwunsch verstehe ich ebenfalls als Versuch, eigene frühe emotionale Bedürfnisse nochmals erleben zu können; gleichzeitig schien sie Angst zu haben, mit den frühen emotionalen Defiziten, der Wut und der Enttäuschung aus der eigenen Biografie in Kontakt zu kommen. Aus diesem Grunde war auch der Kinderwunsch unbewusst ambivalent. Um diesen zu realisieren, hätte sich die Patientin auch auf ihre frühen eigenen emotionalen Bedürfnisse einlassen müssen. Am Ende müsste sie dem Kind dann all das an emotionaler Versorgung und Sicherheit gewähren, was sie eigentlich für sich selbst ersehnt.

Unter bindungsdynamischer Sicht hat die Patientin zu ihren leiblichen Eltern keine sichere emotionale Bindung entwickeln können, sie wurden für sie keine sichere emotionale Basis; auch die Beziehung zu den Geschwistern konnte hier nicht korrigierend »einspringen«. Die sicherste emotionale Beziehung bestand zweifellos zur Tagesmutter; diese Beziehung endete aber mit dem dritten Lebensjahr abrupt, weil die Tagesmutter wieder berufstätig wurde. Deshalb blieb auch hier eine Enttäuschung wegen der Trennung zurück.

Die Patientin musste sehr früh in der Familie »funktionieren«. Leistung und Selbständigkeit waren emotional hoch besetzt und gefordert. Besonders zeigte sich dies im Bereich des Leistungssports; hier konnte die Patientin über Leistung mit dem Vater zwar emotional in Beziehung treten, ohne allerdings bei ihm wirkliche – »leistungsfreie« – emotionale Sicherheit zu erfahren. Das Bindungsmuster der Patientin ist am ehesten als distanziert-vermeidend zu bezeichnen. Exploration und Leistung spielten für sie bis in die Gegenwart eine große Rolle und hatten auch beruflich zu einer erfolgreichen Karriere geführt. Der Ehepartner hatte dabei auf der funktionalen Sicherheitsebene für Frau A. eine wichtige Bedeutung, aber emotionale Wünsche nach regressiver Sicherheit und Versorgtwerden mussten von ihr abgewehrt werden. Der Kinderwunsch war der unbewusste Wunsch, selbst noch einmal die sichere emotionale Versorgung im Sinne einer sicheren emotionalen Bindungsbasis zu erleben, die ihr in der Kindheit gefehlt hatte.

Es war zu erwarten, dass diese frühen Wünsche mit aller Ambivalenz in der Übertragungsbeziehung aktiviert würden und die Patientin zunächst die Behandlung nach einem bindungsvermeidenden Muster gestalten würde, indem sie trotz ihrer Bindungswünsche zunächst einmal Distanz signalisieren und die therapeutische Beziehung funktionalisieren würde.

Therapieverlauf

In den ersten 25 Therapiestunden beschäftigte sich die Patientin fast ausschließlich mit ihrer Phantasie und mit ihrer Angst, ob sie »wirklich« bei mir als Therapiepatientin »erwünscht« war. Ich hätte auf ihren ersten Telefonanruf sehr zögerlich geantwortet und ihr zwar einen Vorgesprächstermin, aber keine feste Zusage für einen Therapieplatz gegeben. Hier schien sie ihre frühe Angst, als Nachzüglerkind nicht gewollt zu sein, zu wiederholen. Entgegen meiner sonstigen therapeutischen Haltung hatte ich die Patientin in ihrer Wahrnehmung, dass es für sie »bei mir keinen Platz« gebe, bestätigt. Aber ich fügte hinzu, dass ich derzeit trotz fehlendem Therapieplatz ihrem drängenden Wunsch nach einem »festen Platz« aufgrund der Begegnung mit ihr und der gesamten Vorgeschichte nachgekommen sei und ihr einen »zusätzlichen Platz« eingeräumt habe. Meine Bemerkung, dass sie meine – von ihr wahrgenommene – distanzierte Reaktion am Telefon als eine Wiederholung des Verhaltens ihrer Mutter erlebt haben könnte, machte sie nachdenklich; es wurde möglich, über ihre frühe Kindheit zu sprechen, die durch die ständige Anspannung ihrer Mutter aufgrund von deren beruflicher Karriere geprägt war.

Erst im weiteren Verlauf konnten die eigenen Wünsche und Bedürfnisse im Hinblick auf Angenommenwerden, Schutz, Sicherheit und Geborgenheit, die sie an ihre frühen Erlebnisse mit der Tagesmutter erinnerten, auch in der Übertragung auf mich angesprochen und in Worte gefasst werden. Es folgten Phasen tiefer Trauer, aber auch der Wut und der Enttäuschung darüber, dass sie »manche« Wünsche und Bedürfnisse nach Nähe, die sie bei der Tagesmutter für die begrenzten Stunden des Tages durchaus erleben durfte, bei ihrer eigenen Mutter nicht in diesem Maße ausleben konnte. Unter Tränen gestand sich die Patientin ein, dass sie sich immer gewünscht habe, die Tagesmutter möge ihre leibliche Mutter sein. Die abendlichen Trennungen, als sie von der leiblichen Mutter abgeholt wurde, seien für sie »ein Gräuel« gewesen. Sehnlichst habe sie sich gewünscht, von der Tagesmutter auch ins Bett gebracht zu werden.

Die Gestaltung des Settings hatte ich von Anfang an der Patientin überlassen, wobei ich ihr verschiedene Möglichkeiten der Therapieintensität (von einer Stunde 14-tägig im Sitzen bis drei Stunden pro Woche liegend) vorgestellt hatte. Der Gedanke an eine dreistündige Therapie versetzte sie geradezu in Panik. Sie nahm eine Sitzungsfrequenz von einer Stunde in 14 Tagen an, wobei sie immer wieder betonte, dass ich sowieso keine drei Stunden in der Woche Zeit für sie haben könnte. Die Fragen im Zusammenhang mit dem Setting waren der Auslöser und Anlass, ihre Ängste im Hinblick auf das Gewollt- und Gewünschtsein und meine emotionale Bereitschaft, mich ihr als emotional sichere Basis anzubieten, zu besprechen.

Im letzten Drittel der Behandlung konnte sich die Patientin zunehmend auf die therapeutische Beziehung einlassen und wünschte sich, die Behandlung mit einer Frequenz von drei Stunden pro Woche zu »intensivieren«. Diesen Wunsch konnte ich zwar gut nachvollziehen, in der Realität aber nicht so rasch wie von der Patientin gewünscht umsetzen. Dies führte zu einer unruhigen Phase aggressiver Auseinandersetzungen mit mir über die frühen Enttäuschungen: Mütter stünden, wenn man sie wirklich brauchte, eigentlich nie zur Verfügung. Die Bearbeitung dieser frühen Wut machte es möglich, ihre emotionalen, an den Vater gerichteten Bindungswünsche und -bedürfnisse zu formulieren. Ihn hatte sie als Kind auch schon bei Enttäuschungen über die Mutter aufgesucht. Erst allmählich wurde der Patientin deutlich, wie gut sie emotionale Nähe mit dem Vater über Leistung herstellen konnte.

Im Gegensatz hierzu erlebte sie erstmals, dass die Therapie keine Leistungsveranstaltung war und dass »Kinder zu zeugen« genauso wenig unter dem Gesichtspunkt eines Leistungsbeweises gesehen werden konnte. In dieser Phase intensivierte sich die Beziehung zum Ehemann, und das Paar plante außerhalb der normalen Urlaubszeit eine vierwöchige Reise, auf der sie sich »einmal richtig verwöhnen lassen« wollten. Diese Form der Loslösung und Ablösung von mir kann unter dem Gesichtspunkt der Individuation und Loslösung nach Margaret Mahler gesehen werden. Genauso ist es aber möglich, die jetzt beginnende Phase unter dem Gesichtspunkt der Exploration und des emotionalen »Sich-Einlassens« auf den Ehemann bei sicherer emotionaler Basis in der Therapie zu verstehen. Obwohl die kurzfristig angekündigte und auch gebuchte Urlaubsreise überhaupt nicht in meine Organisation der Therapiestunden hineinpasste, konnte ich im Hinblick auf den Zusammenhang zwischen Bindung und Exploration bereitwillig auf diesen Wunsch eingehen. In früheren Zeiten hätte ich dieses Verhalten der Patientin nur als Widerstand und Agieren gedeutet und entsprechend versucht, dies zu bearbeiten.

Nach der Rückkehr von einem »sehr glücklichen Urlaub« hatte die Patientin den Wunsch, die Stundenfrequenz wieder zu reduzieren, weil sie mehr Zeit mit ihrem Mann und neugewonnenen Freunden, die sie im Urlaub kennengelernt hatte, verbringen wollte. Ihre emotionale Beziehung zum Ehemann, insbesondere auch die sexuelle Beziehung, hatte sich während der Urlaubszeit intensiviert. Obwohl der ursprüngliche Vorstellungsgrund für die Therapie, der Kinderwunsch, nicht erfüllt war, wollte die Patientin drei Monate später die Behandlung, die jetzt über eineinhalb Jahre gedauert hatte, beenden. Sie war insgesamt wesentlich kontakt- und beziehungsfähiger geworden; die depressiven Gefühle und das Erlebnis, innerlich leer zu sein und nur noch zu funktionieren, hatten sich gelöst. Sowohl die Beziehung zum Ehemann als auch die zu anderen wichtigen Bezugspersonen und Freunden hatte sich vertieft, so dass die Bedeutung der therapeutischen Beziehung als sichere Basis jetzt in den Hintergrund trat. Die Patientin erlebte vielleicht durch ein verändertes inneres Arbeitsmodell mehr Möglichkeiten, sich »auf Menschen einzulassen« – besonders auch auf ihren Ehemann – und »die Welt zu erkunden«. Zum Abschied meinte sie: »Ich kann sie ja jederzeit wieder anrufen, wenn mir danach zumute ist.«

Abschließende Bemerkungen und Katamnese

Fünf Monate später erhielt ich einen aufgeregten Anruf der Patientin. Sie hatte von ihrem Gynäkologen erfahren, dass sie schwanger sei, worüber sie sehr erschrocken war. Ihre größte Sorge und Angst galt nun der Frage, wie sie Kind und berufliches Engagement miteinander verbinden könnte. Sie kam noch zu drei weiteren Gesprächen, die im vierwöchentlichen Abstand stattfanden. In diesen Gesprächen stand ganz im Vordergrund, wie sie sich emotional – entsprechend ihrer großen Freude – auf das Kind und auf die Schwangerschaft einlassen konnte, gleichzeitig aber auch durch Gespräche mit ihrem Arbeitgeber ihre berufliche Belastung teilweise reduzieren und auch für die Zeit nach der Schwangerschaft Erleichterungen durchsetzen konnte. Sie wollte nicht in die gleiche Situation geraten wie ihre Mutter, die unmittelbar nach dem gesetzlichen Mutterschaftsurlaub mit Hilfe einer Tagesmutter wieder zur alten Arbeitsstelle hatte zurückkehren müssen.

In diesen Gesprächen zeigte sich, dass die Patientin nun relativ differenziert mit ihren eigenen Bindungswünschen und auch den bereits pränatal phantasierten Bindungsbedürfnissen des Kindes – »mich emotional ganz auf mein Kind einlassen« – und mit ihren ausgeprägten Bedürfnissen nach Leistung, also Exploration, integrativ umgehen konnte. In diesen Gesprächen gewann ich den Eindruck, dass Frau A., jetzt sehr selbstreflexiv mit sich in Kontakt, mich nur noch als Gesprächspartner für die von ihr bereits vor der jeweiligen Therapiestunde angestellten Überlegungen nutzte. Es kam nicht zu einem neuen regressiven Prozess, der eine Wiederaufnahme der Therapie im eigentlichen Sinne bedeutet hätte.

Im Gegensatz zur sonstigen therapeutischen Vorgehensweise wurde hier am Ende der Behandlung die Übertragung »nicht aufgelöst«, sondern die positive emotionale Bindungsbeziehung bewusst aufrechterhalten, damit die Patientin zu einem späteren Zeitpunkt, wie ja auch von ihr genutzt, wieder auf mich zurückgreifen und mich anrufen konnte, als sie wegen der zunächst angstmachenden Mitteilung der Schwangerschaft erschrocken war. Konzeptuell neu ist die Idee einer eher fraktionierten Behandlung, welche die Patientin auf dem Weg zu einer emotional sicheren Basis begleitete und in der mit ihr ein Teil ihrer frühen – speziell mit den Defiziten aus der Bindungsgeschichte verbundenen – heftigen Gefühle bearbeitet wurde. Dieses Vorgehen lässt zudem Möglichkeiten offen, dass die Patienten und Patientinnen später einmal für eine zeitlich begrenzte Therapie oder »Beratung« – bei nicht vorausgesehenen, erneut entstehenden angstmachenden Situationen – vorübergehend auf die therapeutische Situation und den Therapeuten bzw. die Therapeutin als sichere Basis zurückgreifen können.

Pränatale Bindungsstörung

Angst der Schwangeren vor der Lösung der Bindung durch die bevorstehende Geburt

Die seelischen Vorgänge während des letzten Drittels der Schwangerschaft und die Geburt selbst fordern von der Schwangeren, dass sie sich auf einen deutlichen Lösungs-und Trennungsprozess einlässt. Die Ängste der Schwangeren, sich durch die bevorstehende Geburt von ihrem Kind lösen zu müssen, können den Abschluss der Schwangerschaft erschweren und Geburtskomplikationen mit beeinflussen.

Es kann diskutiert werden, ob und in welcher Weise eine während der Schwangerschaft aktivierte Bindungsstörung auch die Entwicklung der Bindung des Fetus an seine Mutter beeinträchtigt und in welcher Weise sich dies auf die prä- und postnatale Mutter-Kind-Beziehung auswirkt (Janus, 1996). In den folgenden Fallbeispielen konzentriere ich mich aber auf das Erleben der Schwangeren, weil mir dies in der Behandlung zugänglich war.

Erstvorstellung und Symptomatik

Frau B. wurde bei mir von ihrem behandelnden Gynäkologen zur psychotherapeutischen Betreuung angemeldet. Der Kollege berichtete, er wisse sich »bei einer so hysterischen Patientin keinen Rat mehr«. Fast täglich rufe Frau B. an und verwickle ihn in lange Gespräche oder komme auch aufgeregt direkt zur Sprechstunde, weil sie diese oder jene Komplikation oder Schwierigkeit bei sich festgestellt habe, die sie sehr beunruhige. Bei genauerer Untersuchung stelle sich bisher aber immer wieder heraus, dass die Schwangerschaft vollkommen unproblematisch verlaufe. Die Patientin sei jetzt in der 30. Schwangerschaftswoche. Das Kind wachse völlig normal, und aus seiner Sicht bestehe überhaupt kein Anlass zur Beunruhigung. Da Frau B. aber bereits zwei Fehlgeburten in der Frühschwangerschaft gehabt und er selbst damals drohende Komplikationen und vorzeitige

Wehentätigkeiten erst sehr spät festgestellt habe, weil er die Klagen und Beschwerden von Frau B. damals schon nicht sehr ernst genommen und in ihrer Darstellung für übertrieben gehalten hätte, fühle er sich jetzt sehr verantwortlich und lasse sich sicher zu schnell in Frau B.s Klagen und Beschwerden verwickeln. Er selbst stelle fest, dass er immer ärgerlicher auf Frau B. werde und dass es ihm schwerfalle, noch einen positiven Behandlungskontakt zu ihr aufrechtzuerhalten. Er frage deswegen an, ob eine psychotherapeutische Mitbehandlung möglich sei, auch um sich selbst in dieser schwierigen Beziehung zu entlasten.

Frau B. meldete sich dann, von ihrem Gynäkologen als Patientin an mich überwiesen, telefonisch zum Erstgespräch. Schon am Telefon ließ sie keinen Zweifel daran aufkommen, dass sie eine psychotherapeutische Behandlung weder für notwendig hielt noch dazu motiviert war, weil sie ja Probleme mit ihrer Schwangerschaft und nicht mit ihrer Seele habe.

Im Erstgespräch sah ich eine 35-jährige sehr gepflegte, gutaussehende Frau, die ihre Schwangerschaft in der 30. Woche sehr deutlich in die Behandlung »mitbrachte«. Den angebotenen Sessel lehnte sie ab, ließ sich vielmehr zum Gespräch in einem Stuhl nieder, da sie sich im Sessel mit ihrem Bauch »sehr eingequetscht« fühle. Überhaupt gehe es ihr um den Erhalt der Schwangerschaft, weil sie nach zwei vorausgegangenen Fehlgeburten doch erhebliche Komplikationen befürchte. Meinen Einwand, dass die schwierigste und längste Zeit der Schwangerschaft bereits hinter ihr läge und dass sie nun doch hoffnungsvoll schon auf die Geburt schauen könne, wehrte Frau B. heftig ab: »Sie können es sich als Mann sicherlich gar nicht vorstellen, wie wichtig es mir ist, die noch bevorstehenden 15 Wochen der Schwangerschaft mit meinem Kind ohne Komplikationen zu überstehen.«

Als ich sie mit ihrer falschen Einschätzung der Schwangerschaftsdauer konfrontierte und sie darauf hinwies, dass es nur noch ca. 10 Wochen bis zur Geburt seien, reagierte Frau B. sichtlich irritiert und betonte, dass sie eine vorzeitige Entbindung befürchte. Es wurde deutlich, wie sehr sie angstvoll angespannt war, so dass sie die noch verbleibenden Wochen der Schwangerschaft verwechselte. Eine Freundin habe vor einigen Jahren ein Frühgeborenes in der 29. Schwangerschaftswoche entbunden, und das sei für alle Beteiligten ein großer Schock gewesen. Bei ihr sei diese Schwangerschaft – sie erwarte ein weiteres Kind – diesmal ohne Probleme verlaufen.

Auf meine Nachfrage, wie sie sich denn die Geburt vorstelle, oder noch konkreter, ob sie denn auch Geburtsängste habe, bestritt sie Letzteres energisch. Stattdessen schilderte sie mir in allen Details die bisher eingetretenen Komplikationen: ein »Ziehen im Unterbauch«, das sie als ständig »drohende Wehen« gedeutet habe. Alle Untersuchungen seien »nicht eindeutig gewesen«. Relativ rasch konnte ich die Gegenübertragung des Kollegen gut verstehen, denn alle meine Versuche, Frau B. zu entlasten und zu beruhigen, schlugen fehl, und ich begriff erst nach und nach, dass ihre größte Sorge der Fortsetzung der Schwangerschaft galt. Gedanken und Vorstellungen im Hinblick auf die bevorstehende Geburt und Entlastungsphantasien, dass der größte Teil der Schwangerschaftsstrecke doch schon geschafft sei, wies sie jedes Mal brüsk zurück. Während des gesamten Gesprächs hielt Frau B. mit beiden Händen und Armen ihren deutlich sichtbaren Bauch umklammert. Es entstand das Bild einer Frau, die ihr Muttersein ganz mit ihrer Schwangerschaft identifizierte und die alles, was mit Trennung und Geburt zu tun haben könnte, von sich und ihrem Bauch fernhalten wollte.

In diesem Erstkontakt war ich sicher zunächst keine »sichere Basis« für Frau B., weil ich mich in meinen Interventionen und Vorstellungen viel zu direkt auf Trennung und Geburt, also auf eine Loslösung der Bindung bezog. Frau B.s Bedürfnisse nach einer symbiotischen Beziehung mit ihrem Kind und einer Wiederbelebung von Bindungsbedürfnissen in der Beziehung zu ihrem Gynäkologen und auch zu mir habe ich im Erstkontakt zunächst zweifellos nicht ausreichend gewürdigt.

Anamnese

Frau B. war die ältere von zwei Töchtern; ihre Schwester war nur 17 Monate jünger. Sie sei sehr behütet aufgewachsen und habe immer eine sehr »innige« Beziehung zu ihrer Mutter gehabt. In der Beziehung zum Vater sei sie »hin- und hergerissen« gewesen, noch heute trauere sie um den vorzeitigen Verlust des Vaters, der nach acht Monaten Krankheit an Krebs starb, als sie, mit 15 Jahren mitten in der Pubertät, »noch sehr viel mit ihm unternehmen wollte«. Sie fühlte sich damals »wie allein gelassen«. Auf Nachfragen berichtete sie von einer durch Konkurrenz geprägten Beziehung zu ihrer jüngeren Schwester. Diese habe es im Leben immer leichter gehabt, ihr sei alles gelungen und sie habe auch schon drei Kinder und sei glücklich verheiratet. Als Kind habe sie, Frau B., oft das Gefühl gehabt, die Mutter ziehe ihr die jüngere Schwester vor und nehme sich mehr Zeit für sie. Auch heute sei die Mutter bei ihrer jüngeren Schwester als Großmutter sehr engagiert und betreue oft die Enkelkinder. Jetzt, während der Schwangerschaft, kommen ihr häufig Szenen aus ihrer Kindheit in den Sinn, z. B. Bilder, in denen sie auf den Arm der Mutter wollte, diese sie aber zurückwies mit dem Hinweis, sie habe doch schon die jüngere Schwester auf dem Arm und zwei Kinder seien ihr einfach »zu viel«. Dennoch habe sie immer »am Rockzipfel« der Mutter gehangen, sich von ihr frühzeitig »in den Kindergarten geschickt« gefühlt, die jüngere Schwester sehr dafür beneidet, dass diese dann am ganzen Vormittag die Mutter zu Hause für sich allein hatte.

Frau B. war in der Schule sehr erfolgreich, absolvierte ein akademisches Studium und befand sich in stabiler beruflicher Position, als sie ihren Ehemann kennenlernte. Sie sei seit fünf Jahren glücklich verheiratet, und ihr sehnlichster Wunsch sei jetzt das Kind. Die Schwangerschaft war von Anfang an mit vielen Ängsten belastet, weil sie vor zwei Jahren relativ kurz hintereinander zwei Fehlgeburten gehabt hatte. An diesem Punkt brach sie in Tränen aus und konnte sich nur schwer wieder beruhigen. In dieser Situation fiel es mir allmählich leichter, mich in meiner emotionalen Haltung als Bindungsperson auf sie einzustellen. Denn auf dem Hintergrund ihrer Trauer um den durch die vorangegangenen Fehlgeburten erlittenen Verlust sowie der Schilderung ihrer Beziehung zur Mutter konnte ich ihre Sehnsüchte und Wünsche deutlicher erkennen und spüren. In ihrem Fühlen und Denken hatten tatsächlich Vorstellungen von einer bevorstehenden Geburt und Trennung vom Kind noch keinen Raum. Die jetzige Schwangerschaft hätte »eigentlich die schönste Zeit in meinem Leben sein können«, wenn nicht dauernd die Verunsicherung durch »vorzeitige Wehen« aufgetreten wäre. Frau B. fühlte sich bei ihrem Mann »gut aufgehoben«, auch wenn dieser beruflich stark eingespannt und viel unterwegs war, weshalb sie viele Abende »zu Hause allein« saß. Aber dies sei nun »nicht mehr so schlimm wie früher«, weil sie ja jetzt immer das Kind bei sich habe. Ihre sehr engagierte berufliche Tätigkeit hatte sie – zumindest für eine längere Phase der Elternzeit, wie sie sagte – in den Hintergrund gestellt.

Bindungsdynamische Überlegungen

Frau B. ist vermutlich zu früh durch ihre jüngere Schwester, die schon 17 Monate nach ihr geboren wurde, aus der Bindungsbeziehung zu ihrer Mutter verdrängt worden. Offensichtlich war es dieser nur schwer möglich, zu beiden Kindern gleichzeitig eine emotionale Bindungsbeziehung aufrechtzuerhalten; während der Ablösungsphase und der verstärkten Exploration im zweiten Lebensjahr war der Arm der Mutter immer schon mit der jüngeren Schwester »besetzt«, wenn die Patientin Nähe suchte und wünschte. Hieraus könnte eine sehr unsicher-ambivalente Bindung entstanden sein, die einerseits noch viele Nähewünsche offenließ, andererseits auch Wut und Enttäuschung über die erlebten Zurückweisungen durch die Mutter ausgelöst hat.

Es bleibt offen, inwieweit der Vater in dieser frühen Zeit schon als Ersatz zur Verfügung stand. Der Verlust des Vaters, mit dem sich die Patientin noch so viele gemeinsame Erlebnisse erhoffte, während der Pubertät kann sicherlich nicht nur auf dem ödipalen Hintergrund gesehen werden. Vielmehr bedeutete der Tod des Vaters, der in die Zeit der pubertären Ablösung fiel, eine traumatische Trennung; deshalb konnte die Patientin während der relevanten Autonomie- und Trennungsphasen sowohl in der frühen Kindheit als auch in der Pubertät eigentlich nie erfahren, dass man sich trennen und lösen kann, dass aber die Elternfiguren als sichere Bindungsbasis erhalten bleiben. In der frühen Zeit ging ihr teilweise die Mutter verloren, in der pubertären Ablösungsphase wurde der Verlust des Vaters als traumatisch erlebt. Die Schwangerschaft war jetzt für sie noch einmal ein intensives Bindungserlebnis; gemeinsam mit dem Kind versuchte sie für sich selbst eine sichere Basis herzustellen.

Die ständigen Ängste um eine drohende Frühgeburt können durch die früher erlebten Fehlgeburten bedingt sein. Deshalb war es trotz aller gegenteiligen Versicherungen nur zu verständlich, dass die Patientin erneut Komplikationen befürchtete. Erstaunlich ist aber, dass ihr alle Versicherungen des Gynäkologen und alle Untersuchungen nicht die erhoffte ausreichende Sicherheit vermitteln konnten. Vielmehr hatte die Patientin Vorstellungen, sie müsse sich und ihr Kind vor der Außenwelt und anderen abschirmen, um auf diese Weise die vorgeburtliche Einheit möglichst lange aufrechtzuerhalten.

Vorstellungen von Trennung, also von der Geburt, wurden von ihr mit traumatischen Phantasien besetzt. Sie hatte höchst zwiespältige Gefühle, weil sie einerseits mit dem Kind eine intensive Bindung erlebte, andererseits in ihr aber auch ambivalente Gefühle von Wut und Enttäuschung sowohl gegenüber der Mutter als auch gegenüber ihrem Kind mobilisiert worden waren. Überdies sah sie das Kind möglicherweise unbewusst in der Rolle der jüngeren Schwester, auf deren Bedürfnisse die Patientin Rücksicht nehmen musste. Die Geburt der Schwester könnte sie als »emotionale Trennung« von ihrer Mutter und damit als Zurückweisung erlebt und die damit verbundenen Gefühle von Neid und Enttäuschung auf ihr Kind übertragen haben.

In der Therapie würde es notwendig sein, sich auf ambivalente Weisen des Bindungsverhaltens vonseiten der Patientin einzustellen, d. h. auf Wünsche einerseits nach Nähe, andererseits nach Abgrenzung, insgesamt also auf eine sehr komplizierte Beziehungsgestaltung. Es würde wichtig sein, sich nicht durch ambivalente Verhaltensweisen irritieren zu lassen, sondern zunächst einmal eine sichere Bindungsbasis herzustellen, auf deren Hintergrund die Patientin noch einmal ihre frühe eigene Beziehung zur Mutter – mit aller Wut und Enttäuschung über die jüngere Schwester – verarbeiten konnte. Auch der als traumatisch erlebte Verlust des Vaters könnte zu einem späteren Zeitpunkt in den Mittelpunkt der Behandlung rücken. Erst wenn sich die Patientin ihrer Bindungsbasis selbst sicher war, würde sie sich auf die bevorstehende, für sie noch als bedrohlich erlebte Trennung von ihrem Kind durch die Geburt einlassen können. Andernfalls blieb zu befürchten, dass die Patientin das Kind – aus Sicht der Bindungstheorie – für ihre eigene Bindungssicherheit benutzen musste und gleichzeitig ihm gegenüber höchst ambivalente Gefühle hegte. Letztere konnten tatsächlich dazu führen, dass Komplikationen bei der Geburt auftraten.

Therapieverlauf

Die Therapie fand bei einem Setting von zwei therapeutischen Sitzungen pro Woche im Sitzen statt. Die Patientin nahm immer ihren Platz auf dem im Erstgespräch benutzten Stuhl ein. Sie wirkte auf mich wie eine in sich geschlossene »schwangere Madonna«, die, ganz nach außen abgeschlossen, mit ihrem Kind und in ihrer Schwangerschaft dort thronte. Während der ersten Behandlungsphase beschäftigte sich die Patientin zunächst noch einmal intensiv mit den ängstigenden Komplikationen und einer möglicherweise drohenden frühzeitigen Geburt. Sie berichtete dann von Erinnerungen aus der Kindergartenzeit, als ihre jüngere Schwester schon geboren war. Auf der Basis einer wachsenden sicheren Bindung konnte Frau B. ein Familienalbum mitbringen, um mir anhand von Bildern zu verdeutlichen, wie sie »immer nur danebenstand, während die Schwester auf Mutters Schoß saß«. Dass sie auf den Fotos dabei »an Vaters Hand« war, eröffnete Möglichkeiten, die Bindungsbeziehung zum Vater zu betrachten, der damals für die Patientin sicher als wichtige sekundäre Bezugs- und Bindungsperson fungierte, was weit über eine ödipale Beziehungsgestaltung hinausging.

Während dieser Zeit irritierte mich Frau B. immer wieder, zunächst durch »überfallartige Anrufe«, weil sie ganz dringend etwas mit mir besprechen musste, was ihr gerade in den Sinn gekommen sei. Inzwischen hatte sie – im Hinblick auf die eigene Mutterschaft – an der Aufarbeitung ihrer Kindheitsgeschichte durchaus Interesse gefunden und schien nun auch mehr und mehr exklusiv meine Zeit und ständige Erreichbarkeit zu fordern, wann immer sie mich brauchte. Anfängliche Versuche, sie am Telefon auf die nächste Sitzung zu vertrösten, waren wenig erfolgreich. Frau B. holte sich direkt am Telefon sozusagen innerhalb kurzer Zeit das an »emotionalem Auftanken«, was sie in ihren rivalisierenden Phantasien gegenüber anderen Therapiegeschwistern sonst nicht bekommen zu können glaubte. Erst im weiteren Verlauf der Therapie wurde es möglich, ihre Telefonanrufe, die sie ganz ähnlich gestaltete wie bei ihrem Gynäkologen, auf dem Hintergrund ihrer Rivalität mit ihrer jüngeren Schwester zu verstehen. Nach ihrer Erinnerung war es »nie möglich, mal kurz von der Mutter auf den Arm genommen zu werden, weil sich dort immer die jüngere Schwester befand«. Frau B. war sehr ärgerlich darüber, dass sie mich an Wochenenden, abends und auch während eines kurzen Urlaubs nicht erreichen konnte, denn der Geburtstermin rückte immer näher. Erst jetzt konnte sie ihre Wut und ihre Ambivalenz gegenüber der Mutter sowie auch ihre Verleugnung der drohenden Geburtstrennung verarbeiten. Die Vorstellung, dass ihr Kind ein eigenständiges Wesen sei, das mit der Geburt einen ganz eigenen Entwicklungsweg nehmen könnte, war ihr noch vollkommen fremd. Es bedurfte einer regelrechten Trauerarbeit, bis Frau B. sich auch auf Phantasien einlassen konnte, die sich auf die Möglichkeit bezogen, in einer Zwei-Personen-Beziehung die Welt zusammen mit ihrem Kind zu erkunden.

Die Geburt selbst verlief ohne größere Komplikationen, Frau B. brachte ein gesundes Mädchen zur Welt. Tief berührt war sie von der Tatsache, dass ihre Mutter sie nach der Geburt sehr intensiv betreute und dass sie über deren Unterstützung und auch Interesse für das neue Enkelkind in ihrer Phantasie etwas von der emotionalen Versorgung durch die Mutter nachholen konnte, die sie sich immer so sehr für sich selbst gewünscht hatte. Durch die Hilfestellung des Ehemannes, der sich rührend um sein Töchterchen kümmerte und ein sehr engagierter Vater war, fiel es Frau B. auch leichter, ihr Kind nicht nur für sich und bei sich zu haben. Die Behandlung wurde nach der Geburt mit einer von Frau B. gewählten weniger intensiven Stundenfrequenz fortgesetzt. Sie brachte zu den Therapiestunden ihre kleine Tochter mit, die sie voller Stolz präsentierte. Als das Baby mit neun Monaten zu krabbeln begann und zunehmend auch mein Behandlungszimmer neugierig erkundete, konnten wir in dieser Phase nochmals deutliche Zusammenhänge zwischen Bindungswünschen und Exploration aus der Geschichte der Patientin – jetzt auch in Übertragung ihrer damaligen Gefühle auf ihre kleine Tochter – besprechen. Indem sie die eigene Tochter beobachtete, konnte die Patientin selbst eigenes Erleben aus ihrer Kindheit nochmals nachvollziehen. Nach Bearbeitung ihrer Ambivalenz gegenüber ihrer Mutter und ihrer frühen Wut und Enttäuschung wurde es ihr möglich, die »Großmutter« auch als Babysitterin, jetzt relativ unambivalent und zuverlässig, für die Betreuung ihrer kleinen Tochter einzusetzen, um sich selbst auch wieder im Rahmen einer stundenweise stattfindenden beruflichen Fortbildung Zeit und eigene Freiräume zu schaffen.

Die Behandlung wurde von der Patientin nach insgesamt 32 Therapiesitzungen beendet, weil sie inzwischen mit Betreuung der Tochter, beruflicher Weiterbildung und Haushalt gut beschäftigt war und auch die Psychotherapie nicht mehr für so dringend notwendig hielt.

Auf dem Hintergrund der ambivalenten Bindungsbeziehung zur Mutter hatte sich die Beziehungsaufnahme zur Patientin zunächst schwierig gestaltet, aber in relativ kurzer Zeit konnten wichtige Bindungsaspekte so weit durchgearbeitet werden, dass die Patientin sich auf eine Geburtstrennung einlassen konnte. Die Fortführung der Behandlung nach der Geburt ermöglichte es, auch jetzt, in direkter Interaktion mit der Tochter, eigene biografische Anteile nochmals in neuem Licht – quasi in Spiegelung zur Entwicklung der Tochter – anzuschauen. Eine Bearbeitung des ödipalen Konflikts und des Verlusts des Vaters hat im tieferen Sinn sicherlich nicht stattgefunden, dennoch dürften Vater-Übertragungsanteile in der Behandlung unausgesprochen und ungedeutet ebenfalls von großer Bedeutung gewesen sein.

Abschließende Bemerkungen und Katamnese

Die Patientin hat sich später nicht mehr gemeldet. Auf eine Auflösung der Übertragung im klassischen Sinne wurde auch hier verzichtet, da nicht ausgeschlossen wurde, dass sich Konflikte in Interaktionen mit der Tochter zu einem späteren Zeitpunkt nochmals zuspitzen könnten, vor allen Dingen bei wachsender Exploration und Autonomieentwicklung der lebhaften kleinen Tochter.

Schwangerschaftskomplikationen und Risikoschwangerschaft

Schwangerschaftskomplikationen wie etwa vorzeitige Wehen und Blutungen können den Bindungsprozess zwischen Mutter und Kind beeinträchtigen.

Erstvorstellung und Symptomatik

Frau C. wurde notfallmäßig zur stationären Behandlung eingewiesen, weil ihre Schwangerschaft durch vorzeitige Wehen und Blutungen gefährdet war. Ich wurde konsiliarisch um eine Mitbehandlung gebeten, weil Frau C. laut Mitteilung des Stationsarztes auf der Notfallaufnahme »in Tränen aufgelöst« sei.

Ich besuchte Frau C. im Krankenzimmer. Sie lag starr auf dem Rücken im Bett, keineswegs in Tränen aufgelöst, sondern sie schaute mit unbewegter Miene an die

Decke und nahm mein Kommen scheinbar gar nicht wahr. Ich setzte mich zu ihr ans Bett und berichtete ihr, ich sei vom Stationsarzt über ihre Situation informiert und zu einer begleitenden psychotherapeutischen Betreuung gebeten worden. Frau C. schwieg lange, nahm keinen Blickkontakt mit mir auf, schien in sich und ihre Welt versunken zu sein. Ohne ihre Zustimmung zur psychotherapeutischen Behandlung oder Betreuung abzuwarten, erkundigte ich mich nach ihrem Zustand und ihrem Befinden. Sie schwieg weiterhin.

Schließlich begann Frau C. mit leiser Stimme und hochrotem Kopf zu berichten: Sie habe Wehen, gelegentlich auch Blutungen, man wisse nicht, ob das Kind jetzt, in der 25. Woche, überlebensfähig sei. Ihr Blick ruhte immer wieder auf dem Infusionsständer; sie beobachtete den »Tropf«, von dem sie ihr weiteres Schicksal mehr abhängig zu machen schien als von unserem Gespräch. Ich erfuhr medizinische Fakten: Es sei die erste Schwangerschaft, bis vor einer Woche sei alles noch »normal« gewesen. Ihre Schilderungen waren merkwürdig frei von Emotionen, nur in der Gegenübertragung spürte ich eine äußerst starke Anspannung. Ich war inzwischen selbst sehr angespannt und unruhig, hin- und hergerissen zwischen Nachfragenwollen und Schweigen, dem Gedanken, die Situation aushalten zu müssen, und Vorstellungen, eine sehr strukturierte, eher psychiatrisch abfragende Anamnese beginnen zu sollen.

Schließlich erfuhr ich auf Nachfragen, dass die Schwangerschaft von ihr zwar durchaus auch gewünscht, aber nicht geplant gewesen sei. Ihr Mann habe sich immer schon Kinder gewünscht, sie dagegen sei immer im Zweifel gewesen, weil Kinder so viel von einem verlangten und weil sie gar nicht wisse, ob sie in der Lage sei, Kinder zu erziehen. Als sie dann erfahren habe, dass sie schwanger sei, habe sie »im Grunde schon zugestimmt«, aber so richtig glücklich sei sie darüber nie gewesen. Sie wisse gar nicht, ob sie sich jetzt mehr um »einen guten Ausgang der Schwangerschaft« sorgen oder aber froh sein solle, wenn die Schwangerschaft auf diese Weise »endlich ein Ende« fände, weil sie diesen Zustand doch als erhebliche Belastung und Überforderung, psychisch wie auch körperlich, erlebt habe. Seit zwei Tagen habe sie zusätzlich auch noch hohen Blutdruck, der medikamentös kaum zu beherrschen sei.

Ich spürte, wie ich angesichts der inneren Spannung, die ich erlebte, meinen Stuhl ein wenig vom Krankenbett wegrückte und mehr Distanz schuf. Offenbar konnte ich die räumliche Nähe zwischen der Patientin und mir selbst nur schwer aushalten.

Ich hielt die Situation für akut gefährlich, deshalb entschied ich mich für kürzere, aber häufigere Kontakte mit Frau C. Auf Nachfragen stimmte sie diesem Vorschlag zu, aber ich war sehr unsicher, ob eine Form des Gesprächskontakts überhaupt erwünscht war. Die Begegnung dauerte nur 15 Minuten und ich vereinbarte mit Frau C. einen weiteren Besuch für den Nachmittag.

Frau C. schaute während unseres Gesprächs die meiste Zeit an die Decke oder auf ihre Infusion und schien mich nur einmal für einen Moment aus dem Augenwinkel wahrzunehmen. Aber als ich mich verabschiedete, hielt Frau C. lange meine Hand und wollte nun ganz genau und detailliert wissen, wann ich nachmittags käme, wie lang unser Gespräch dauern würde, damit sie sich bei den medizinischen Untersuchungen darauf einstellen konnte und sich nicht gerade außerhalb ihres Zimmers aufhielt. Sie würde die Schwestern und Ärzte darüber informieren, damit diese bei geplanten Untersuchungen nach Möglichkeit auf unseren Gesprächstermin Rücksicht nähmen. Dies alles überraschte mich sehr und machte mir deutlich, wie intensiv Frau C. unseren Kontakt wahrgenommen haben musste und wie wichtig ihr mein erneuter Besuch war, den ich jetzt als eine feste Terminabsprache ankündigte.

Anamnese

Frau C. war ein Einzelkind. Die Beziehung zu ihren Eltern, so sagte sie, sei ihr heute noch sehr wichtig, besonders bei Entscheidungen brauche sie deren Rat. Die Mutter habe sie »zeitlebens gut versorgt«, sei immer zu Hause und für sie da gewesen. Der Vater habe immer zu »werkeln und zu basteln« gehabt, sei in den örtlichen Vereinen sehr engagiert gewesen, ansonsten habe sie ihr Leben eigentlich mit der Mutter allein gestaltet. Wenn der Vater außer Haus war, hätten sie und die Mutter eigentlich tun und lassen können, was sie wollten. Wenn der Vater aber zu Hause war, mussten sie sich seinen eher engen Vorstellungen von Ordnung und Sauberkeit anpassen.

Frau C. lernte noch während ihrer Lehre mit 17 ½ Jahren ihren jetzigen Ehemann kennen, der 5 ½ Jahre älter war als sie. Mit 18 ½ Jahren habe sie gegen den Willen der Eltern geheiratet; sie wisse bis heute eigentlich noch nicht so recht, wie die damalige Entscheidung zur Eheschließung zustande gekommen sei. Es sei ihr sehr schwergefallen, ohne eindeutige Zustimmung der Eltern zu heiraten, weil ihr deren Meinung besonders wichtig sei, und zwar bis heute. Frau C. wohnte zu dieser Zeit nur wenige Kilometer von ihren Eltern entfernt und sah ihre Mutter fast täglich. Ihre Eltern hätten auch eine Schwangerschaft zum jetzigen Zeitpunkt (Frau C. war jetzt 23 Jahre alt) für viel zu früh erachtet. Sie hielten ihre Tochter noch für zu jung und zu unreif, um selbst Mutter zu werden.

Erst viel später erfuhr ich in kurzen Sequenzen, dass die Kindheit von Frau C. dadurch belastet gewesen war, dass die Mutter manchmal für mehrere Stunden, auch nachts, das Haus verlassen hatte und weggelaufen war, wenn der Vater alkoholisiert nach Hause kam und die Auseinandersetzungen zwischen den beiden zu eskalieren drohten. Sie habe sich, so berichtete Frau C., dann immer in ihrem Zimmer eingeschlossen und gehofft, dass die Mutter wiederkomme. Am nächsten Morgen sei meistens »alles wie verraucht« gewesen. Man habe auch über diese seltsamen »Zerwürfnisse« zwischen den Eltern, die es etwa einmal im Monat gab, nie sprechen können, dies sei »ein Tabu« gewesen.

In unseren Gesprächen, die nie länger als 20 Minuten dauerten, erlebte ich Frau C. als emotional sehr sprunghaft: schwankend zwischen einer rigiden emotionalen Starre und einer in sich zurückgezogenen Abkapselung einerseits sowie einer in Tränen aufgelösten Strukturlosigkeit, die wie die andere Seite der emotionalen Starre wirkte. In den Phasen des Aufgelöstseins brauchte sie viel Stütze und Strukturierung von mir, auch emotionale Versicherung, suchte dann durchaus die Nähe, verlangte nach mehr Gesprächen, und ich hatte Mühe, unsere Gesprächsstrukturierung und die Terminabsprachen einzuhalten.

Bindungsdynamische Überlegungen

Ich erlebte bei meinen Kontakten mit Frau C. ein Wechselbad zwischen angespannter Unruhe und – in den Zeiten des emotionalen Aufgewühltseins und der Tränen – einer starken Forderung nach Nähe und Strukturierung. Diese affektiven Brüche in unserer Beziehung spiegelten vermutlich die frühe emotionale Bindungsinteraktion zwischen Frau C. und ihrer Mutter wider; für diese Interaktion waren – und sind es bis jetzt – einerseits Überfürsorglichkeit und Bestimmen über das Schicksal ihrer Tochter prägend, andererseits das auch nächtliche Davonlaufen der Mutter, das die Tochter stark verunsicherte. Die Beziehung zum Vater hat Frau C. sicher eher als distanziert bis bedrohlich erlebt, zumal sie ihn in seinen Phasen des Alkoholmissbrauchs für den zwischenzeitlichen Abbruch ihrer Beziehung zur Mutter verantwortlich machte; diese war gerade in den Augenblicken nicht verfügbar, in denen Frau C., in ihrem Zimmer eingeschlossen, die größten Ängste ausstand.

Das als bedrohlich erlebte Verhalten des Vaters hat vermutlich Bindungsverhalten mit Wünschen nach Nähe zur Mutter aktiviert. Diese war aber für Frau C. nicht erreichbar, weil sie weglief, so dass das Bindungssystem sicherlich dadurch zusätzlich stark aktiviert war, ohne dass es bei als extrem erlebter Angst zu einer Befriedigung der Bindungswünsche kommen konnte.

Durch die Heirat mit ihrem jetzigen Ehemann, dem Vater des Kindes, versuchte Frau C. ihren ersten Autonomieschritt, der aber von vielen Ängsten begleitet war. Frau C. war geradezu infantil von ihrem Ehemann abhängig, noch stärker aber war sie mit hoher Ambivalenz in die Beziehung zu ihren Eltern, insbesondere zu ihrer Mutter, eingebunden. Eine Individuation oder Ablösung im Sinne von Margaret Mahler oder eine Explorationsmöglichkeit eigener Wünsche und Interessen und Handlungsspielräume, so z. B. bei der Eheschließung oder auch beim individuellen Kinderwunsch, waren noch kaum realisiert. Mit ausgeprägter Ambivalenz hatte Frau C. täglich Kontakt mit ihrer Mutter und schien von dieser in ihren Entscheidungen emotional noch sehr abhängig zu sein. Das von mir mit Frau C. erlebte Bindungs- und Interaktionsmuster erinnerte mich sehr an desorganisierte Verhaltensweisen, besonders in den plötzlichen affektiven Schwankungen und Brüchen, wenn ich Frau C. in ihrer emotionalen Abkapselung kaum erreichen konnte. Es ist kaum vorstellbar, wie sie vor diesem emotionalen Hintergrund in der Lage sein sollte, sich auf ihre Schwangerschaft einzulassen. Vielmehr war sie in ihren Gefühlen und in ihrem Handeln »fremdbestimmt«, sowohl von ihrem Ehemann als auch von ihren Eltern. Deshalb wusste sie auch nicht, ob sie eine Fortführung der Schwangerschaft oder ein Ende durch die weiter zu erwartenden Komplikationen vorziehen sollte. Die Verstrickungen mit ihrer Mutter und die raschen Umschwünge zwischen Nähe und Distanz schienen sich zwischen ihr und dem erwarteten Kind bereits während der Schwangerschaft zu wiederholen.

Therapie und Verlauf

Es entwickelte sich eine sehr strukturierte, stabile Betreuungssituation zwischen Frau C. und mir. Anfangs besuchte ich sie täglich zweimal, einmal vormittags und einmal nachmittags, für jeweils etwa 20 Minuten. Nach acht Tagen war unser Beziehungskontakt so stabil, dass ich einmal am Tag für etwa 40 Minuten mit ihr sprach. Die Uhrzeit war jeweils fest vereinbart. Aber die Klinikorganisation ermöglichte es, bedingt durch Kontrollen der Wehentätigkeit und andere körperliche Untersuchungen, oft nicht, die Termine einzuhalten. Es kam mehrfach vor, dass ich Frau C. nicht in ihrem Zimmer antraf, weil sie bei einer Untersuchung war. Ich hinterließ jedes Mal eine Nachricht, wann ich wiederkommen oder versuchen würde, sie wegen einer neuen Terminabsprache telefonisch zu erreichen. Jegliche Form der Strukturierung des therapeutischen Kontakts und der Beziehungskonstanz über konkrete Terminvereinbarungen und Absprachen war ihr sehr wichtig.

Es konnte allerdings vorkommen, dass unsere Termine durch überraschende Besuche des Ehemannes oder der Eltern, wobei Letztere nach meinem Eindruck ihr Krankenbett geradezu »belagerten«, ausfallen mussten. Alle als Hilfestellungen gedachten Bemerkungen meinerseits, Frau C. möge ihren Besuch doch aus dem Zimmer bitten, damit wir unser Therapiegespräch fortführen könnten, misslangen. Frau C. war ein hilfloses, nach meiner Ansicht den Eltern ausgeliefertes Kind, das keinen eigenen Willen und keine eigene Meinung mehr zu haben schien. Die Mutter ergriff in solchen Situationen sofort das Wort und meinte, ihre Tochter brauche keine Gespräche, weil sie ja jetzt Besuch habe. Ich spürte bei den Eltern deutlichen Widerstand gegenüber jeder Form meiner psychotherapeutischen Bemühungen; es schien, als glaubten sie, die Tochter vor mir schützen zu müssen. Der Ehemann dagegen wirkte durch meine Besuche und die Gespräche zwischen seiner Ehefrau und mir eher entlastet. Er wünschte ausdrücklich eine psychotherapeutische Betreuung für seine Frau.

Die gesamte Behandlung dauerte insgesamt nur 14 Tage, weil Frau C. in der 27. Schwangerschaftswoche dann tatsächlich ein Frühgeborenes zur Welt brachte.

Alle medizinischen Versuche, die Schwangerschaft noch länger aufrechtzuerhalten, waren erfolglos geblieben, weil sich der Gesundheitszustand von Frau C. extrem verschlechtert hatte. Sie brauchte nach der Entbindung auch noch einige Tage intensivmedizinische Behandlung. Währenddessen wurde ihr frühgeborenes Baby, dem es den Umständen entsprechend recht gut ging, vom Ehemann und Vater auf der Kinder-Intensivstation besucht. Ich sah Frau C. noch dreimal auf der Intensivstation, jeweils für ein kurzes Gespräch, bis sie mir nach der Rückverlegung auf die Normalstation im Beisein ihrer Eltern mitteilte, dass jetzt ihr Kind geboren sei und dass sie aus diesem Grund keine weitere psychotherapeutische Hilfe mehr brauche.

Trotz des vermutlich ausgeprägt unsicheren Bindungsmusters der Patientin mit Anteilen von desorganisiertem Verhalten war es mir während der Schwangerschaft vorübergehend gelungen, durch eine sehr strukturierte Form der Beziehungskonstanz einen therapeutischen Kontakt aufzubauen. Aufgrund des sozialen Umfeldes (insbesondere der Anwesenheit der Eltern) wurde es jedoch nicht möglich, eine längerfristige und zweifellos notwendige psychotherapeutische Behandlung zu realisieren. Es kann angenommen werden, dass meine psychotherapeutische Arbeit bei den Eltern von Frau C., insbesondere bei ihrer Mutter, so viel Angst auslöste, dass diese auf einen Abbruch der Behandlung drängten.

Die Behandlung dieser Patientin, die nach klassischen Diagnosekriterien Anteile einer Borderline-Persönlichkeitsstruktur zeigte, machte behandlungstechnisch und von der Handhabung der Gegenübertragung her erhebliche Schwierigkeiten, weil insbesondere die affektiven Brüche im emotionalen Kontakt vom Therapeuten eine erhebliche Beziehungskonstanz erforderten und das Risiko in sich bargen, »mitzuagieren«: in dem Sinne, dass er die Behandlung frühzeitig beenden oder die abweisende Haltung der Patientin im Erstkontakt als Nichterwünschtsein interpretieren könnte. Vermutlich war die Patientin verunsichert und misstrauisch, weil sie erwartete, von mir erneut verlassen zu werden, so wie sie dies bei der Mutter erlebt hatte, als sie in großer Angst war. Lediglich die weiteren Signale der Patientin (Terminvereinbarung) zeigten, wie sehr eine eindeutig strukturierende Bindungsaufnahme mit Konstanz und Verlässlichkeit für die Behandlung gefordert war. Ein solches Vorgehen ermöglichte es zumindest während der 14-tägigen Behandlung, einen durchaus kontinuierlichen und strukturierten Beziehungskontakt zur Patientin aufzubauen.

Abschließende Bemerkungen und Katamnese

Ich erfuhr später, dass sich die Entwicklung einer Bindung und die Aufnahme einer Beziehung zwischen Frau C. und ihrem frühgeborenen Kind als sehr schwierig gestaltete und dass der Vater sich als Haupt-Bezugsperson anbot und einen guten Beziehungskontakt zu seinem Kind aufbaute. Sämtliche erneuten Angebote zur psychotherapeutischen Hilfestellung wurden von Frau C. abgelehnt.

Pränatale Fehlbildungsdiagnostik

Die pränatale Ultraschalluntersuchung ist eine diagnostische Methode, die heute in der ersten Hälfte der Schwangerschaft routinemäßig durchgeführt wird, um mögliche Hinweise auf Fehlbildungen des Fetus zu finden. Unter besonderen Umständen können die Untersuchungsmethode selbst sowie die Feststellung von Fehlbildungen beim Fetus bei der Schwangeren erhebliche Ängste auslösen und den Aufbau einer vorgeburtlichen Bindung zwischen der Schwangeren und ihrem Kind behindern (Brisch, 1998b; Brisch et al., 1998b, c; 2002; 2003b; 2005b).

Erstvorstellung und Symptomatik

Der Frauenarzt von Frau D. fragte an, ob ich die ambulante Behandlung seiner schwangeren Patientin übernehmen könne, bei der er im Rahmen einer Ultraschalluntersuchung in der 16. Schwangerschaftswoche festgestellt habe, dass der Fetus an einer Niere eine Missbildung habe. Alle seine Versuche, die Patientin darüber aufzuklären, dass diese Form der Fehlbildung für das Kind nicht lebensbedrohlich sei, hätten sie wider Erwarten nicht beruhigen können. Vielmehr habe sie unmittelbar nach Feststellung des Befundes unter Tränen von ihm verlangt, dass er ihr eine Möglichkeit zu einem Schwangerschaftsabbruch einräume. Er selbst könne dies nicht nachvollziehen, auch könne er sich nicht darauf einlassen, hier eine Indikation für einen Schwangerschaftsabbruch festzustellen. Die Patientin habe zugestimmt, sich anderweitig – auch psychotherapeutisch – zusätzlich Hilfe zu holen, weil die Arzt-Patient-Beziehung im Moment sehr angespannt sei.

Als die 27-jährige junge Frau zum Erstgespräch kam, waren ihre Augen verweint. Sie rang sichtlich um Fassung, brach bei den ersten Worten erneut in Tränen aus und schilderte weinend: Alles hätte so schön werden können, jetzt sei »alles zu Ende«, so sehnlich habe sie sich ein Kind gewünscht, jetzt müsse sie sich auf einen Abbruch der Schwangerschaft einstellen, weil sie »mit einem behinderten Kind nicht leben« könne. Meinen Einwand, der Frauenarzt habe sie doch darüber informiert, dass die Nierenfehlbildung nicht lebensbedrohlich sei, konnte sie auf der rein kognitiven Ebene überhaupt nicht akzeptieren. An eine emotionale Entlastung war gar nicht zu denken. Sie saß weinend vor mir, als ob sie bereits, das Kommende vorwegnehmend, um den Verlust des Kindes trauerte oder sogar überzeugt wäre, dass sie ihr Kind bereits verloren hätte. In Wirklichkeit verlief die Schwangerschaft ganz normal, und es gab keinen Grund zur Beunruhigung, was das Wachstum und die Entwicklung des Kindes anging. Die Patientin wirkte auf mich wie ein trauriges, verzweifeltes Kind, das in seiner Not Schutz und Hilfe suchte, und löste bei mir entsprechende Gegenübertragungsgefühle von Zuwendung sowie die Empfindung aus, sie unterstützen zu müssen.

Anamnese

Frau D. schilderte sich selbst als den »Sonnenschein« ihrer Eltern. Sie seien eine glückliche Familie gewesen; die Mutter bezeichnete sie als hilfsbereit, offen, zugewandt, auch der Vater sei in seiner Beziehung zu ihr sehr engagiert und liebevoll gewesen. Die Patientin hatte noch einen zwei Jahre jüngeren Bruder, mit dem sie »eine herzliche Beziehung« unterhalten hatte und weiter unterhielt. Sie hätten schon während der Kindheit viele gemeinsame Interessen und Hobbys gehabt.

Die gesamte Kindheit, Kindergartenzeit, Schulzeit und Ausbildung, wurde von der Patientin als eine einzige Geschichte von idealen Bedingungen und liebevollen Beziehungen geschildert. Auch auf Nachfragen ergab sich an keiner Stelle ein Hinweis auf einen Bruch in ihrer Biografie. Lediglich bei der Bitte, einige konkrete Beispiele für diese »wunderbare Kindheit« zu geben,[3] fiel auf, dass ihre Beispiele wenig konkret und eher diffus idealisierend waren. Am Ende blieb die gesamte Kindheitsgeschichte so »blendend«, dass ich überlegte, was hier eigentlich ausgeblendet werden musste.

Als ähnlich ideal und »super« schilderte die Patientin die Beziehung zu ihrem Ehemann, den sie als begehrenswerten, hübschen, beruflich engagierten jungen Mann schilderte; mit ihm zusammen baute sie gerade dank der Unterstützung ihrer Eltern ein Eigenheim. Die jetzige Schwangerschaft war erwünscht. Mit dem Abschluss des Hausbaus und dem Einzug in das neue Eigenheim sollte das Baby geboren werden.

Die Patientin konnte nicht verstehen, dass ihr Kind eine Missbildung hatte, weil sie doch alles getan hatte, damit auch die Schwangerschaft, die Geburt und ihr Kind so ideal werden sollten, wie sie ihre gesamte bisherige Lebensgeschichte schilderte. Kränkungen, Enttäuschungen und ähnliche Gefühle hatten in einer solchen Lebensgeschichte keinen Platz. So war denn die beschriebene Fehlbildung für die Patientin nach ihrer Darstellung die erste große Kränkung in ihrem Leben. Sie konnte sich nicht vorstellen, »mit *diesem* Kind« glücklich zu werden. Da sie sich aber in vielen Phantasien von einem »idealen Kind« emotional schon sehr auf ihr Kind eingelassen hatte, fiel ihr der Gedanke an einen Abbruch der Schwangerschaft sehr schwer, auch wenn er für sie gemäß dem, was sie im Erstgespräch sagte, die einzige Lösung darstellte.

Bindungsdynamische Überlegungen

Es ist zu vermuten, dass Frau D. schon während ihrer Kindheit Bindung und Beziehung mit ihren Eltern nur dann erleben und erfahren konnte, wenn »alles ideal« verlief, ein Muster, das sich möglicherweise während ihres bisherigen gesamten Lebens fortsetzte. Sie musste – und sie war es vielleicht auch – der »Sonnenschein« ihrer Eltern sein. Bindung wurde nur dann als sichere Basis zur Verfügung gestellt, wenn sie den Erwartungen und Vorstellungen ihrer Eltern in idealer Weise entsprechen konnte. Wahrscheinlich waren alle negativen Gefühle und weniger idealen Verhaltensweisen und Gedanken für die Patientin – und ursprünglich für die Eltern – so kränkend, dass sie sehr früh lernte, diese im Sinne eines »falschen Selbst« auszublenden oder zu verleugnen. Dank ihrer Begabungen und guten Ich-Funktionen gelang es Frau D. weitgehend, ein Bild der Idealität von sich und den Eltern aufrechtzuerhalten und zu leben. Dies stellt sich in der Betrachtung wie eine polierte Oberfläche dar, so dass ich als Gegenüber in der Interaktion keinen echten, direkten Beziehungskontakt im Erstgespräch erlebte.

Da sie sich selbst als Kind mit ihren vielfältigen Eigenschaften und auch negativen Gefühlen und Unvollständigkeiten nicht akzeptiert und angenommen fühlte, war es ihr nun auch nicht möglich, *ihr* Kind, das sie auch ihren Eltern als ideales Enkelkind präsentieren wollte, mit einer festgestellten Fehlbildung emotional anzunehmen und sich weiter bindungsmäßig auf dieses Kind einzustellen. Dennoch schienen ihre Bindungswünsche sehr stark zu sein. Auf diesem Hintergrund hatte die Patientin bereits eine sehr intensive pränatale Bindung zu ihrem Kind hergestellt. Deshalb löste bereits die Vorstellung eines Abbruchs der Schwangerschaft heftige Trauergefühle und eine Reaktion aus, als ob sie selbst jetzt von ihren Eltern zurückgewiesen und abgelehnt würde. In der Identifikation mit ihrem Kind war es eigentlich sie selbst, die sich nicht angenommen und eher von den Eltern abgelehnt fühlte, wenn sie sich nicht mit ihrem Kind in »Idealform« präsentieren konnte.

Die gesamte Dynamik kann einerseits als narzisstische Problematik bei ausgeprägter Selbstwertstörung betrachtet werden.[4] Unter bindungsdynamischen Gesichtspunkten kann die Störung so verstanden werden, dass die Patientin von ihren Eltern Bindungssicherheit, Schutz und Unterstützung nur dann erhielt, wenn sie sich ihnen idealtypisch als das erwartete »Sonnenscheinkind« präsentierte. Sie befürchtete, von ihren Eltern abgelehnt und zurückgewiesen zu werden, wenn sie und jetzt ihr Kind, mit dem sie sehr identifiziert war, nicht in dieses erwartete Bild passte. So konnte sie sich auch nicht vorstellen, bei der angstmachenden Diagnose einer Fehlbildung des Kindes auf ihre Eltern als sichere Basis zurückzugreifen. Sie wollte mit diesen nicht über den Befund sprechen, weil sie in ihrer Phantasie nur Zurückweisung und Ablehnung erwartete. Ein ähnliches Beziehungsmuster hat sie mit ihrem Ehemann hergestellt. Deshalb hat sie die gesamte Lebensplanung und bisherige Entwicklung unter das beschriebene idealtypische Bindungsmuster subsumiert.

Therapie und Verlauf

Die Patientin suchte von Anfang an verhältnismäßig intensiv Trost und emotionale Unterstützung, so dass es nicht schwerfiel, ihr dies auf dem Hintergrund einer sich entwickelnden sicheren Basis anzubieten. Dabei war sie in ihren Phantasien ganz mit dem Verlust ihres Kindes und dem Abschied von ihm beschäftigt. Meine Interventionen während der ersten 20 Stunden der Behandlung, die zweimal in der Woche im Sitzen stattfand, waren auf die Frage abgestellt, wie und ob sie sich ein Leben mit dem Kind vorstellen könne. Dies wurde von ihr als »vollkommen unmöglich« abgewiesen. Dabei kristallisierte sich zunehmend heraus, dass die befürchtete Ablehnung hauptsächlich von ihren Eltern kommen würde. Der Ehemann dagegen konnte sich ein Leben mit diesem Kind vorstellen, nachdem er sich in einem weiteren Gespräch zusammen mit der Patientin beim Frauenarzt eingehend über die Konsequenzen der Fehlbildung informiert hatte. Diese diskrepante Haltung führte zu einem deutlichen Partnerschaftskonflikt, über den das Paar aber nur sehr schwer sprechen konnte.

Die Patientin wurde zunehmend depressiv bis apathisch, lag nun (arbeitsunfähig) stundenlang im Bett und grübelte über den bevorstehenden Abbruch der Schwangerschaft nach. In dieser Zeit intensivierte ich die Behandlung und damit auch die Bindung und bot Sitzungen dreimal pro Woche an. Dieser Vorschlag wurde von der Patientin bereitwillig und gern aufgegriffen. Mühsam und allmählich wurde es möglich, dass sie über ihre bei den Eltern vermutete oder auch teilweise tatsächlich erlebte Ablehnung sprechen konnte, wenn sie als Tochter nicht so ideal war, wie dies von ihr erwartet worden war. Der Patientin fielen viele Vorkommnisse und Szenen ein, in denen die Eltern mit Bindungs- und Beziehungsentzug gedroht hatten, wenn sie diese oder jene Erwartung nicht perfekt erfüllt hatte. Dies begann mit der frühen Selbständigkeit, Sauberkeitserziehung, mit Leistungen in der Schule. Insgesamt wurden das Leistungsprinzip und eine oberflächliche »Bilderbuchnormalität« zur Orientierung für Bindung.

Angesichts dieser Erlebnisse in der Kindheit war es der Patientin nicht möglich, sich in Situationen von Angst und Bedrohung bei ihren Eltern Unterstützung zu holen, weil dies in der Regel ja bedeutet hätte, dass irgendetwas nicht ideal war. »In Zeiten der Not« habe sie sich immer sehr allein, niedergeschlagen und »tief traurig« gefühlt. Sie habe sich dann in ihr Zimmer zurückgezogen oder sei stundenlang allein im Wald spazieren gegangen, um vor den Eltern zu verbergen, dass sie hemmungslos und anhaltend weinen musste.

In dem Maße, wie diese Kindheitserlebnisse in der Therapie bearbeitet werden konnten, gelang es Frau D., sich zunehmend emotional auf die Beziehung zu ihrem Ehemann einzulassen. Auf diesem Hintergrund kam es zu einem Höhepunkt in ihrer Behandlung, als sie unter enormer Anspannung und mit Herzrasen ihren Eltern von der Fehlbildung des Kindes berichtete. Obwohl die Eltern gegenüber der Fehlbildung sehr skeptisch und kritisch waren, setzten sie die Patientin doch nicht wie erwartet unter Druck und sie versuchten nicht, sie zu einem Abbruch der Schwangerschaft zu bewegen. Dies entlastete die Patientin ungemein und ermöglichte es ihr zunehmend, Vorstellungen und Phantasien über ein Leben mit diesem Kind zuzulassen.

Sie fühlte sich dabei sowohl durch die Therapie als auch durch ihren Ehemann unterstützt. Sie konnte sich jetzt auch emotional wieder mehr auf ihr Kind und ihre Schwangerschaft einlassen, was dadurch gefördert wurde, dass sich ihr Kind deutlich bewegte und ihr Bauch zunehmend dicker wurde. Wenn Frau D. auch noch erhebliche Zweifel blieben, ob ihre Eltern nach der Geburt des Kindes ihre Meinung nicht noch ändern und sich als Großeltern dann zurückziehen und dieses Kind nicht annehmen würden, so stand für sie inzwischen doch außer Frage, dass sie und ihr Mann mit diesem Kind zusammenleben und die Zukunft gestalten wollten.

Im Rahmen der weiteren Therapie wagte die Patientin auch, unterstützt durch ihren Ehemann, viele Details beim Hausbau und bei der geplanten Einrichtung ohne Rücksprache mit ihren Eltern für sich zu entscheiden. Sie riskierte, deswegen »von ihnen abgelehnt« zu werden.

Das Ende der Schwangerschaft und die Geburt verliefen ohne größere Komplikationen. Das Paar war glücklich mit seinem neugeborenen Sohn. Die diagnostizierte Fehlbildung verursachte funktional keine größeren Beschwerden, so dass »rein äußerlich alles normal« verlief. Die Patientin hatte sich emotional jedoch so weit verändert, dass sie ihr Kind mit seiner Fehlbildung annehmen konnte, »so wie es eben ist, mit allem Drum und Dran«.

Abschließende Bemerkungen und Katamnese

Sicherlich konnte durch die relativ kurze Behandlungszeit die schwerwiegende Bindungsstörung, die sich im klinischen Bild einer Selbstwertstörung zeigte, nicht abschließend und ausreichend behandelt werden. Aber die Therapie konnte die akute Krise der Patientin mit massiver depressiver Regression auffangen und sie so weit unterstützen, dass sie einen Teil ihrer frühen Geschichte verarbeiten konnte; dies half ihr, dann auch ihre Schwangerschaft und ihr fehlgebildetes Kind akzeptieren zu können. Dabei war – neben der sicheren Basis der Therapie –

als wesentliche Bindungsunterstützung zweifellos die Beziehung zum Ehemann hilfreich.

An dieser Stelle sei darauf hingewiesen, dass man unterstützende oder auch blockierende Bindungsbeziehungen von Patientinnen und Patienten während einer laufenden Behandlung als Schutz- oder Risikofaktoren erkennen und auch entsprechend mitdenken und -fühlen sowie in das therapeutische Handeln miteinbeziehen sollte. Es wäre eine Überschätzung der therapeutischen Beziehung, zu glauben, dass man bei schweren Bindungsstörungen mit ihr *allein* einen Entwicklungsfortschritt bewirken und diesen sichern könnte. Die Therapie ist leichter durchzuführen, wenn nahestehende Bezugspersonen der Patienten mit unterstützenden Beziehungen hinzugenommen werden können und den Therapieprozess begleiten. Auf der anderen Seite kann es hinderlich sein, wenn destruktive Beziehungen im Umfeld den Aufbau einer sicheren Bindung innerhalb der therapeutischen Beziehung boykottieren oder stören und sogar auf einen Abbruch der Behandlung drängen.

Ausgehend von der sicheren therapeutischen Basis wird es eine wichtige Aufgabe sein, den Patienten bzw. die Patientin während der Therapie beim Aufbau von weiteren sicheren Bindungsbeziehungen im realen Lebensraum zu ermutigen und zu unterstützen, bevor er oder sie die sichere Basis der Therapie aufgeben und verlassen muss. Auf diese Weise kann der Patient am Ende der Therapie leichter die therapeutische Bindung lösen. Wenn es in seinem Leben eine erneute vertrauensvolle, sichere Basis außerhalb der Therapie gibt, ist ein Schutzfaktor für seine zukünftige Entwicklung aufgebaut worden.

Frau D. besuchte mich einige Wochen nach der Geburt nochmals mit ihrem Ehemann und ihrem Kind zu einer abschließenden Sitzung; sie war sehr stolz auf ihr »nicht so ideales Kind«, das aber eben jetzt *ihr* Kind war. Ich habe später nichts mehr von ihr und ihrem Kind gehört.

Postpartale Bindungsstörung

Postpartal depressive Mutter

Nach Darstellung verschiedener Übersichtsarbeiten leiden bis zu 15–20 Prozent aller Mütter in einer Phase nach der Geburt ihres reifgeborenen Kindes unter einer mehr oder weniger ausgeprägten postpartalen Depression. Diese ist nicht mit dem sogenannten »baby blues« zu verwechseln, den sogenannten »Heultagen« innerhalb der ersten zehn Tage nach der Entbindung. Die postpartale Depression ist eine schwere psychische Störung, die zu einer deutlichen Beeinträchtigung der Bindung zwischen Mutter und Kind führen kann und einer möglichst raschen Behandlung bedarf.

Erstvorstellung und Symptomatik

Frau E. meldete sich auf Anraten ihres Kinderarztes telefonisch zur Psychotherapie an. Ihre Stimme war mir sympathisch, als sie nach einem Therapieplatz fragte; sie informierte sich, wann und wo eine Psychotherapie stattfinde, wie sie ablaufe und ob sie mit ihren »depressiven Stimmungen« bei mir an der richtigen Adresse sei. Da mich der Kinderarzt offensichtlich empfohlen hatte, erlebte ich spontan schon am Telefon eine positive Übertragung auf mich. Die Termingestaltung für die Erstgespräche musste am Telefon genau überlegt und differenziert abgesprochen werden, weil die Patientin insgesamt vier Kinder hatte, im Alter von fünf Monaten, vier, sechs und sieben Jahren. Ein günstiger Termin fand sich schließlich vormittags, wenn die übrigen Kinder im Kindergarten oder in der Schule waren; das jüngste Kind konnte die Patientin zur Behandlung mitbringen. Auf diese Lösung reagierte sie erleichtert, weil ihre Mutter ihr bereits bei der Kinderbetreuung in den vergangenen Monaten sehr geholfen habe und sie deren Unterstützung nicht »unnötig und über die Maßen strapazieren möchte«.

Frau E. kam – mit ihrem fünf Monate alten Sohn im Babysitz – zum Erstgespräch. Er schlief gerade, und das Gespräch konnte ungestört beginnen. Sie berichtete, dass sie nach jeder Schwangerschaft in den ersten Monaten nach der Entbindung depressive Stimmungsschwankungen gehabt habe, die jeweils als »endogen« diagnostiziert und psychiatrisch behandelt wurden. Die Therapie erfolgte durch Verordnung von Antidepressiva und durch stützende Gespräche mit dem behandelnden Psychiater. Nach der jetzigen Entbindung sei es aber besonders schlimm gewesen. Sie sei nun schon seit drei Monaten so depressiv, dass sie morgens oft ihren Haushalt nicht erledigen könne. Sie fühle sich überfordert, das Essen zu kochen, die Kinder in die Schule und in den Kindergarten zu bringen und ihren Säugling zu betreuen. Aus diesem Grunde habe sie die Unterstützung ihrer Mutter gesucht, die sie nun stunden- und tageweise entlaste und ihr einen großen Teil des Haushaltes abgenommen habe.

Die medikamentöse Behandlung sei die gleiche wie zuvor. Früher habe sie schon nach vier bis sechs Wochen Erleichterung verspürt, aber diesmal habe sie das Gefühl, die Depressionen würden von Woche zu Woche schlimmer. All dies sei für sie unerklärlich, weil sie sich ein viertes Kind gewünscht habe und inzwischen längst auch die hormonelle Umstellung nach der Schwangerschaft, die vom Gynäkologen immer wieder als Ursache in den Vordergrund gestellt werde, abgeschlossen sein müsste. Sie suche zum ersten Mal psychotherapeutische Hilfe, weil sie den Eindruck habe, dass ihr die Gespräche mit dem Psychiater, wenn auch eher von kurzer Dauer, doch Entlastung gebracht hätten und eine Hilfe gewesen seien. Einerseits sei sie oft mit ihren Kräften am Ende und ziehe sich für wenige Stunden ins Bett zurück, andererseits werde sie manchmal in den Abendstunden ganz hektisch und »umtriebig«, müsse tausend Dinge für den nächsten Tag vorbereiten und sehe dann vor lauter Kleinkram keinen roten Faden mehr. In guten Zeiten könne sie ihren Haushalt und die Familie sehr gut organisieren, habe dann »alles im Griff«. Ihr Ehemann könne sich seine Arbeitszeiten einteilen; auch er stehe in letzter Zeit – noch mehr als früher – zur Verfügung und unterstütze sie in der Kindererziehung und im Haushalt. Im Vergleich zu früher arbeite sie viel weniger und sei sehr unzufrieden mit sich, weil sie jetzt so viel Hilfe und Unterstützung von anderen in Anspruch nehmen müsse.

Anamnese

Frau E. stammte aus einer großen Familie mit insgesamt sechs Kindern. Sie sei die Zweitälteste gewesen, mit einer zwei Jahre älteren Schwester, einem zwei Jahre jüngeren Zwillingspaar (Junge und Mädchen) sowie einer fünf und einer sieben Jahre jüngeren Schwester. Gemeinsam mit der »großen Schwester«, ihrem

»großen Vorbild«, habe sie sich neben der Mutter schon frühzeitig »tüchtig« um die jüngeren Geschwister gekümmert und auf ganz natürliche Weise gelernt, wie Haushaltsführung und Kindererziehung miteinander verbunden werden konnten. Ihre Mutter sei der ruhige und ausgleichende Pol in der Familie gewesen, und dank der Entlastung durch die Mithilfe der beiden ältesten Kinder habe sie auch für die jüngeren Geschwister immer noch Zeit gefunden, um »in Notzeiten für alle Kinder ein Ohr zu haben«. Die Familie sei auch sehr in eine religiöse Gemeinschaft eingebunden gewesen, in der man in schwierigen Situationen jederzeit Unterstützung erhalten habe.

Die Patientin schilderte das Familiengefüge als ein soziales Netz der Unterstützung, in dem die Mutter als »große Mutter, als ruhender sicherer Pol« erlebt worden sei. Der Vater sei in der Familie immer mehr »der Außenminister« gewesen, d.h. für Organisatorisches und Außenaktivitäten zuständig. Man habe mit ihm aber auch sehr gut gemeinsame Spieleabende gestalten und während des Urlaubs eine schöne Zeit verbringen können. Ihr sehnlichster Wunsch sei es immer gewesen, einmal auch eine große Familie zu haben und, ähnlich wie ihre Mutter, mit Spaß und Freude das Aufwachsen der Kinder zu erleben. Sie habe sich aus diesem Grunde auch mit 20 Jahren einen Partner gesucht, der beruflich nicht so engagiert und ehrgeizig sei, so dass ihm noch Zeit für die Familie verbleibe. Sie unterhielt mit ihren Geschwistern, anderen Verwandten und ihren Eltern bis heute lebhaften Kontakt, so dass sie auch in Not- und Krisenzeiten auf die Hilfe ihrer Eltern oder auch von Verwandten und Bekannten zählen konnte. Sie selbst war – ähnlich wie ihre Eltern – in der Kirche engagiert und nahm einige ehrenamtliche Tätigkeiten wahr, die für sie eine Möglichkeit darstellten, »der Familie auch einmal zu entfliehen«.

Gegen Ende des Erstgesprächs wachte das Baby auf, und ich beobachtete, wie sich Frau E. dem langsam aufwachenden Kind sehr einfühlsam widmete. Ihr Kind wurde schließlich immer unruhiger; die Patientin versicherte sich kurz, ob sie vor der Autofahrt bei mir noch ihr Kind stillen könnte, weil jetzt die Zeit für die nächste Mahlzeit gekommen war. Mutter und Kind wirkten durchaus als harmonische Einheit. Die Patientin berichtete dann aber, dass ihr Kind oft unruhig sei, quengelig und schwer zu beruhigen, besonders wenn es in der Familie hektisch und turbulent zugehe. Sie selbst sei in solchen Zeiten oft wie apathisch, wisse sich keinen Rat mehr, sehne die Stunde herbei, bis ihr Mann endlich von der Arbeit nach Hause komme, damit sie ihm das Kind in den Arm legen könne. Ihr Schlaf in der Nacht werde durch das Quengeln des Kindes oft gestört, vielleicht sei sie ja auch nur erschöpft und überfordert. Sie sei verwundert darüber, dass Hilfestellungen von außen sie zwar einerseits entlasteten, andererseits aber »noch schlechtere Gefühle« auslösten, weil sie dann durch andere Menschen ihre eigene Unfähigkeit vor Augen geführt bekomme.

Bindungsdynamische Überlegungen

Es kann vermutet werden, dass Frau E. ihre Mutter zwar durchaus als sichere Basis erlebte und selbst auch eher eine sichere Bindung entwickelte, dass aber wegen der Geburt der Zwillinge und der damit verbundenen Belastung ihrer Mutter die Phase der Bemutterung für sie selbst zu kurz war. Schon sehr früh musste sie die Mutterrolle übernehmen und für ihre jüngeren Geschwister sorgen und eigene Wünsche an ihre Mutter zurückstellen. Auf diese Weise wurden eigene Forderungen nach Bindung und Unterstützung nicht immer befriedigt. Vielmehr musste die Patientin in einer Reaktionsbildung selbst als sichere Basis für ihre Geschwister dienen.

Nach klassischer dynamischer Betrachtungsweise könnte man vermuten, dass eigene Bedürfnisse aus der oralen Phase nicht ausreichend befriedigt wurden. So kehrte Frau E. denn das Bedürfnis, eine Mutter zu haben, um in das Bedürfnis, Mutter zu sein, und gründete eine eigene große Familie, wurde hier aber durch die inzwischen zunehmenden Wünsche und Bedürfnisse der Kinder besonders im ersten Lebensjahr immer wieder derart beansprucht, dass ihre Ressourcen angesichts der eigenen frühen Defizite nicht ausreichten und es jeweils nach der Geburt zu einer depressiven Reaktion kam. Beim vierten Kind war sie jetzt so sehr überfordert, dass die bisherigen Abwehrmechanismen nicht mehr zur Kompensation ausreichten und eine besonders schwere postpartal depressive Phase eintrat, in der die Patientin selbst durch ein soziales Netz von außen versorgt und betreut werden musste.

Aus bindungsdynamischer Sicht könnte man ergänzen, dass die Patientin in ihrer – auch in späteren Interaktionen mit dem Säugling beobachteten – feinfühligen Handlungsweise bei vier Kindern an Grenzen stieß, die es ihr nun, angesichts eines zusätzlichen schwierigen Säuglings, nicht immer ermöglichten, angemessen und sensibel zu reagieren. Ihre realen Verhaltensmöglichkeiten einerseits und ihr hoher Anspruch an sich andererseits klafften zunehmend auseinander. Es stellte sich die Frage, für wie viele Kinder gleichzeitig sie eine »sichere Basis« darstellen konnte, weil sie im Gegensatz zu ihrer Mutter noch keine größeren Kinder hatte, die bereits als »Ersatzmutter« einspringen und sie entlasten konnten. Die Hilfe durch das Netz aus Frau E.s Eltern und anderen Bezugspersonen in ihrem

Umfeld führte zunächst zur körperlichen und psychischen Entlastung. Aber bald klagte die Patientin zusätzlich über Insuffizienzgefühle, weil sie eine Diskrepanz zwischen ihren grundsätzlichen Fähigkeiten zur Herstellung einer sicheren Bindung mit ihrem Säugling und den realen Anforderungen spürte, denen sie nicht mehr genügen konnte. Auf dem Hintergrund einer eher sicheren Bindung konnte sie sich also in dieser Not- und Belastungssituation zwar von vielen Personen Hilfe holen; da sie aber eigene frühere Defizite hatte, reichten diese Hilfestellungen nicht dazu aus, dass sie ihre Kräfte wieder ganz der Exploration, d. h. der Versorgung ihrer Kinder und dem Haushalt, widmen konnte. Bei den potentiell vorhandenen feinfühligen Verhaltensmöglichkeiten hatte sie den Anspruch, den Bedürfnissen der Kinder in jeder Weise gerecht zu werden. Angesichts der realen Forderungen der Kinder öffnete sich zunehmend eine Kluft, die sie mit ihren eigenen Möglichkeiten nicht schließen konnte.

Mit dem Rückzug ins Bett, der im Grunde nicht zur Entlastung und zum Kräftesammeln führte, zeigte die Patientin schließlich auch Anzeichen dafür, dass die frühe sichere Basis nicht so stabil war. Andernfalls hätte sie sich nur auf die Hilfsangebote beziehen und daraus ausreichend Kraft und Unterstützung zur Bewältigung ihrer Anforderungen gewinnen können. Die Balance zwischen Bindung und Exploration brach an dieser Stelle zusammen. Es kam zu einer regressiven Entwicklung, in der Bindungsangebote von außen auch nicht mehr als ausreichend hilfreich erlebt werden konnten.

Ich erwartete, dass die Patientin, die ein hohes Ideal im Hinblick auf ihre mütterlichen Bindungsfunktionen und die von ihr in der Interaktion mit ihren Kindern geforderte Feinfühligkeit hatte, auch an mich ähnlich hohe Anforderungen stellen würde. Ein Konzept von einer »hinreichend guten Mutter« (vgl. Winnicott) könnte sie in dieser Überforderungssituation entlasten.

Therapie und Verlauf

Während Frau E. zu den ersten Sitzungen noch ihren kleinen Sohn mitbrachte, konnte sie es sich dann im weiteren Verlauf »doch gönnen«, allein zur Therapiestunde zu kommen und ihren Sohn für diese Zeit bei ihrer Mutter zur Betreuung abzugeben. Allein die Bearbeitung dieser Thematik, »sich etwas für sich nehmen und nicht mit anderen teilen müssen«, d. h. die Therapiestunde bei mir ganz für sich und im Sinne ihrer Wünsche nach Unterstützung, Sicherheit und Geborgenheit zu nutzen, nahm eigenen Raum ein. Sie erinnerte sich daran, wie sie ihre Mutter immer auch mit allen Geschwistern teilen musste, so dass für das einzelne

Kind schließlich nicht allzu viel Zeit und exklusive Zweisamkeit mit der Mutter übrig blieb.

In ihren Berichten über ihre Kinder und die gesamte Familie zeigte sich das gesamte Spektrum der Feinfühligkeit der Patientin. Sie konnte sehr genau die unterschiedlichen Entwicklungen und auch die Forderungen, die ihre Kinder in den verschiedenen Altersstufen an sie hatten, wahrnehmen und darstellen. Es war daher nicht verwunderlich, dass sie angesichts dieser Differenziertheit und der hohen Anforderungen, die sie an sich selbst stellte, nun bei vier Kindern an die Grenzen dessen gekommen war, was sie als Mutter noch realisieren konnte. Erschwerend kam hinzu, dass das jetzige Baby, sei es reaktiv oder durch ein eher schwieriges Temperament bedingt, eigentlich schon alleine ihre gesamte Aufmerksamkeit und Feinfühligkeit in Beschlag nahm. Hierdurch geriet sie in eine immer größere Diskrepanz zu ihrem Selbstideal und in einen körperlichen wie psychischen Erschöpfungszustand. Die Behandlung konzentrierte sich daher darauf, dass sie sich nicht nur in der Therapiestunde, sondern auch in der Beziehung zu ihrem Mann, in der Beziehung zu einzelnen Kindern oder auch zu ihrer eigenen Mutter Zeiten reservierte, in denen sie sich ausschließlich etwas für sich selbst holte, das sie »mit keinem anderen teilen« musste.

In der Gegenübertragung entstand der Eindruck, dass die Patientin sehr wohl allmählich die Stunde für sich allein genießen konnte, weil sie während dieser Zeit für niemanden aus der Familie erreichbar war (»eine Stunde für mich, in der niemand nach der Mama ruft«). In Bezug auf ihre Symptome ging es ihr wesentlich besser, so dass sie jetzt die Häufigkeit der Therapiestunden herabsetzen konnte; mit der zunehmenden Mobilität ihres kleinen Sohnes, der bereits mit elf Monaten zu laufen begann, konnte sie nicht mehr regelmäßig jede Woche zur Therapiestunde kommen, weil sie ihrer betagten Mutter den »quirligen kleinen Kerl« nicht mehr so häufig zumuten wollte. Dennoch war es ihr wichtig, die Therapiestunden nach Bedarf – »wie kleine Inseln, zum Auftanken« – zu erhalten. Deshalb erstreckte sich die Behandlung, bei größeren Abständen zwischen den einzelnen Sitzungen, über einen Zeitraum von zwei Jahren. Im letzten Drittel der Behandlung nutzte die Patientin die Stunden teilweise, um eigene aktuelle Fragen aus ihrem Leben zu klären, z. B. wieweit sie ihre Mutter im vorgerückten Alter nun noch belasten dürfe und wann sie in diesem Punkt Schuldgefühle bekam. Sie nutzte die Stunden aber auch, um die eine oder andere Frage zur Erziehung und Entwicklung ihrer Kinder zu besprechen und sich – eher im Sinne einer Erziehungsberatung – mit meiner Unterstützung hierzu in einer ruhigen Umgebung Gedanken zu machen.

Die depressive Symptomatik war nach dreimonatiger Psychotherapie gänzlich verschwunden, bis auf wenige Tage, an denen sich die Patientin »nach durchlöcherten Nächten«, in denen der Säugling weinte, weil er zahnte, körperlich erschöpft fühlte. Diesen Zusammenhang konnte sie aber sehr gut erkennen und ihre Erschöpfung von der ursprünglich depressiven Symptomatik abgrenzen.

Abschließende Bemerkungen und Katamnese

Eine eher sichere Bindungseinstellung schützt nicht vor belastenden Lebensereignissen, wie hier vor der Belastung aufgrund der Geburt der Zwillingsgeschwister, als die Patientin zwei Jahren alt war, sowie der Geburt weiterer Geschwister. Der Vorteil einer sicheren Bindung besteht aber darin, dass eine raschere Erholung einsetzt, wenn die Außenbelastung abnimmt, und dass eine Rückbesinnung und Aktivierung von früheren Reserven zur Bewältigung schneller möglich ist.

Es bleibt offen, ob die depressive Symptomatik durch die psychotherapeutische Behandlung, die parallel laufende, nicht unterbrochene psychopharmakologische Medikation oder auch durch eine selbstlimitierende Remission zur Besserung kam. Die Ätiologie der postpartalen Depression ist bis heute ungeklärt. Es wird ein multifaktorielles Geschehen zwischen Endokrinologie, Neurotransmittern und Psychodynamik diskutiert. Das bindungstheoretische Verständnis war ein möglicher Ansatz, um die Situation und die Erkrankung der Patientin zu verstehen und entsprechend therapeutisch zu handeln. Es wäre interessant zu beobachten, ob die Patientin bei einer erneuten Geburt wiederum an einer postpartalen Depression erkranken würde. Aufgrund der psychotherapeutischen Behandlung hatte sich die Patientin allerdings entschieden, dass es für sie als Mutter eine ausreichend gute Leistung sei, vier Kinder aufzuziehen und sie auf den rechten Weg zu bringen.

Noch Jahre später rief mich Frau E. gelegentlich an, um die eine oder andere problematische Frage zur Erziehung mit mir kurz zu besprechen. Dabei benutzte sie diese Anrufe, um nebenbei oder quasi »im Nachsatz« für sich Unterstützung zu holen, was ich ihr gern gewährte. Depressive Erkrankungsphasen, wie nach der letzten Entbindung, sind, soweit mir bekannt ist, nicht wieder aufgetreten.

Postpartal psychotische Mutter

Mütter mit einer postpartal psychotischen Erkrankung werden, wenn deren stationäre psychiatrische Behandlung notwendig wird, in der Regel heute immer noch von ihren Säuglingen getrennt. Es fehlen in Deutschland in psychiatrischen Kliniken Mutter-Kind-Stationen (»Mother and Baby-Units«), die eine gemeinsame Aufnahme der erkrankten Mutter mit ihrem Säugling ermöglichen. Bisher gibt es in Deutschland nur ganz wenige Möglichkeiten zur gemeinsamen stationären Betreuung von Mutter und Kind (Hartmann, 1997a, 1997b; Hartmann & Grande, 2007; Lanczik, 1997; Brockington, 2007). Ich gehe hier auf den schwierigen Bindungsprozess dieser Mütter mit ihren Kindern ein.

Erstvorstellung und Symptomatik

Frau F. wurde wegen einer akuten postpartalen Psychose nach der Entbindung von ihrem ersten Kind zur stationären Behandlung in eine psychiatrische Klinik eingewiesen; der Säugling war inzwischen 14 Tage alt. Sie kam gemeinsam mit ihrem Ehemann zur Aufnahme und wurde von ihm wie ein Kind an der Hand gehalten, während sie sich ängstlich auf der Station umschaute. Im Erstgespräch wirkte sie ebenfalls ängstlich und schüchtern, als fühlte sie sich bedroht und als lebte sie ständig in Furcht und Schrecken. Sie bestand darauf, das Erstgespräch gemeinsam mit ihrem Ehemann zu führen, an dessen Hand sie sich nach wie vor klammerte. Sie rückte ihren Stuhl nahe an ihn heran, suchte deutlich Schutz bei ihm und wollte auch, dass zunächst er ihre Geschichte berichtete.

Nach seinen Worten verliefen Schwangerschaft und Geburt ihrer kleinen Tochter vollkommen unauffällig und normal. Sie hätten sich sehr auf das Kind und die Schwangerschaft gefreut, Mutter und Kind seien zunächst wohlauf gewesen. Aber es sei schon in der Klinik aufgefallen, dass seine Frau – nach Ansicht der Säuglingsschwestern – bei der Betreuung ihres Kindes manchmal »unzuverlässig« gewesen sei; so sei sie zum Krankenhauskiosk einkaufen gegangen und habe ihren schreienden Säugling allein im Zimmer liegen lassen. Durch die gemeinsame Aufnahme von Müttern mit ihren Säuglingen in einem Zimmer, das sogenannte Rooming-in, habe es aber immer Mitpatientinnen gegeben, die sich um das Kind gekümmert hätten.

Anfangs habe man sich über das Verhalten seiner Frau noch keine allzu großen Sorgen gemacht. Aber als er sie zur Rede gestellt habe, habe diese sehr ausweichend reagiert und sei plötzlich verstummt. Er habe sie als sehr verändert und in sich zurückgezogen erlebt und keinen emotionalen Kontakt mehr zu ihr bekommen. Zudem sei ihm, den Mitpatientinnen und den Säuglingsschwestern auch aufgefallen, dass sie den Säugling immer häufiger wie eine Puppe behandelt habe und sich je nach Lust und Laune auf das Kind eingelassen, es dann aber auch abrupt und für Außenstehende wenig nachvollziehbar einfach weggelegt habe. Erst allmählich und im Gespräch mit einem Psychiater, der hinzugezogen wurde und den Frau F. auch noch nach der Entlassung aufsuchte, sei deutlich geworden, dass ihr schon früher, wie sie sagte, der Gedanke gekommen sei, sie müsse ihr Kind umbringen. Sie habe sich von ihrem Kind entfernt, weil sie befürchtete, ihre Impulse nicht mehr kontrollieren zu können.

Frau F. lauschte mit unbewegter Miene dem Bericht ihres Mannes. Wie ich später erfuhr, wurde sie inzwischen mit Neuroleptika behandelt, ihre eingeschränkte affektive Resonanz und die mimische Starre wurden teilweise von daher verständlich. Da der Ehemann und alle Angehörigen befürchteten, die Patientin könnte trotz ambulanter psychiatrischer Behandlung tatsächlich ihr Kind vernachlässigen oder den berichteten Impulsen nachgeben, wurde schließlich eine stationäre Behandlung in einer psychiatrischen Klinik angeraten. Frau F., die mich feindselig und angespannt ansah, kommentierte nur relativ barsch, dass sie sehr wohl ihr Kind selbst versorgen könne und mit der stationären Aufnahme keineswegs einverstanden sei. Sie sei die Mutter und müsse bei ihrem Kind sein. Herr F. ergänzte, dass das Jugendamt inzwischen informiert sei und dass man auf diesem Wege auch eine Haushaltshilfe organisieren wolle, die stundenweise die Betreuung des Säuglings mit übernehme. Die Mutter der Patientin sei angereist, um vorübergehend für das Kind zu sorgen.

Anamnese

Frau F. war das jüngere von zwei Kindern. Der Bruder war 4 Jahre älter. Über die Beziehung zu ihrer Mutter konnte sie wenig sagen; diese sei »eine schwierige Frau«. Als sie zehn Jahre alt war, sei der Vater plötzlich umgefallen »und war tot«. Frühkindliche Erlebnisse waren ihr entfallen oder wurden nicht berichtet. Frau F. war in unseren ersten Gesprächen mir gegenüber insgesamt reserviert bis ablehnend und betonte, dass sie schließlich nicht freiwillig gekommen sei. Ihre Antworten waren entsprechend knapp und kurz, oder sie schwieg, während sie auf den Boden schaute. Bruchstückhaft skizzierte sie die Geschichte eines »normalen Lebens« ohne besondere Höhen oder Tiefen. Sie sei in den Kindergarten und die Schule gegangen, habe eine Lehre gemacht, geheiratet und ein Kind bekommen.

Auffallend war, dass Affekte bei allen Schilderungen zwar in der Gegenübertragung spürbar waren, von mir vorwiegend als diffuse enorme Anspannung erlebt wurden, aber von der Patientin in keiner Weise geäußert oder formuliert werden konnten.

Erst viel später, als es Frau F. besser ging, erfuhr ich, dass ihre Mutter »sich für die Kinder aufgeopfert und alles für sie getan« habe. Sie habe wie eine »Glucke« zu Hause »geherrscht«, sei ständig aktiv gewesen, habe die Kinder umsorgt und behütet. Die Mutter habe unter »Depressionen« gelitten, sei in dieser Zeit auch mehrfach in stationärer Behandlung gewesen, und zwar, wie Frau F. im Rückblick meinte, »weil sie sich das Leben nehmen wollte«. Die Patientin konnte und wollte sich nicht näher an diese Zeit erinnern. Sie hatte vor allem Bilder von Notarzt und Polizei, Krankenwagen und psychiatrischer Klinik in Erinnerung. Diese Ereignisse fielen in ihre Grundschulzeit. Der Vater verstarb damals unerwartet an einer Herz-Kreislauf-Erkrankung. Seit jener Zeit habe sich die Mutter vollkommen »auf die Kinder gestürzt und an sie angeklammert«.

Bei dem Gedanken, dass ihre Mutter jetzt ihre kleine Tochter versorgte, wurde Frau F. »schier wahnsinnig«. Sie drängte deswegen immer wieder auf ihre rasche Entlassung und wollte sich auf eine stationäre Behandlung nicht einlassen. Ihre Haltung war zu Anfang von einer mangelnden Einsicht in ihre Krankheit und im späteren Verlauf von einer Fehleinschätzung dessen, was sie an Beziehungskontakten zu ihrem Säugling schon leisten konnte, geprägt. Nach jeder Wochenendbeurlaubung war ihre Symptomatik wieder stärker, und sie fühlte sich vollkommen erschöpft und überfordert.

Bindungsdynamische Überlegungen

Auch wenn die Anamnese fragmentarisch ist, so ist doch zu vermuten, dass Frau F. in einer sehr schwierigen ambivalenten Bindungsbeziehung zu ihrer Mutter aufgewachsen ist. Es kam zwar nicht zu Brüchen mit Vernachlässigung oder Misshandlung, aber offensichtlich hatte die Mutter der Patientin immer wieder depressive Krankheitsphasen mit Suizidversuchen oder Suizidalität, die eine stationäre Behandlung notwendig machten. Man kann vermuten, dass Frau F. vielleicht schon in ihrer Kindheit die Beziehung zu ihrer Mutter als sehr inkonsistent erlebte, d.h. als einen ständigen Wechsel zwischen übertriebener bis kontrollierender Überfürsorglichkeit und Beziehungsabbrüchen, bedingt durch die traumatischen Erlebnisse der Suizidversuche der Mutter. In den depressiven Phasen war die Mutter sicherlich für sie emotional wenig erreichbar oder auch in ihrem feinfühligen Pflegeverhalten und in der Interaktion unzuverlässig. Eine Entwicklung zwischen sicherer Bindungsbasis und Möglichkeiten zur offenen Exploration war für die Patientin auf diese Weise nicht gewährleistet. In den sogenannten gesunden Phasen ihrer Mutter fühlte sie sich kontrolliert, dominiert und in den Explorationsmöglichkeiten ausgesprochen eingeengt.

Als Frau F. jetzt selbst als Mutter mit ihrer kleinen Tochter gefordert war, eine Bindung aufzubauen, reagierte sie mit ähnlich desorganisierten Verhaltensmustern, die einerseits von Beziehungsnähe und Konstanz zu ihrem Kind, andererseits von abrupten, für Außenstehende nicht nachvollziehbaren Brüchen in der Beziehung geprägt waren. Dieses Verhalten, das in der Interaktion mit ihrem Säugling schon sehr früh von außen beobachtet wurde, erklärt allerdings noch nicht ihre Phantasien und Impulse und Vorstellungen, sie müsse ihr Kind umbringen. Vermutlich galten die in den Phantasien enthaltenen aggressiven Vorstellungen ursprünglich ihrer Mutter und richteten sich eigentlich gegen ihr eigenes inneres Kind – ihr eigenes Selbst –, um dann auf ihr Kind projiziert zu werden.

Für diesen schwierigen Prozess, der mit der Theorie der projektiven Identifizierung besser beschrieben werden kann, findet sich bindungstheoretisch keine ausreichende Erklärung. Versuchsweise könnte man allerdings das Verhalten damit erklären, dass Frau F. als Kind aus den rasch wechselnden inkonsistenten Verhaltensweisen ihrer Mutter gelernt hat, sowohl ihre Angst während deren als bedrohlich, geradezu als »übergriffig« erlebter Überfürsorglichkeit wie auch die aus den Beziehungsabbrüchen entstandenen Ängste und Aggressionen internal zu kontrollieren, um die Beziehung zu ihrer Mutter nicht noch mehr zu gefährden. Diese sehr früh und somit unbewusst – im prozeduralen Gedächtnis – abgespeicherten und verdrängten Ängste und Aggressionen aus der frühen Mutter-Kind-Interaktion wurden in der Übertragung zu ihrem Kind jetzt reaktiviert und brachen aus der Vergangenheit auf.

Für den äußeren Betrachter sind diese Symptome psychotische Phantasien, weil sie einem nachvollziehbaren Konfliktverständnis zunächst nicht zugänglich sind. Auch Frau F. hatte – wegen der prozeduralen Speicherung dieser frühen Interaktionserlebnisse und der zugehörigen aggressiven Affekte – keinen emotionalen Zugang zu diesen Impulsen und konnte sich daran nicht bewusst erinnern. So ließen die unbewussten aggressiven Affekte sie einerseits phantasieren, dass sie selbst ihr Kind umbringen könnte, andererseits fürchtete sie aufgrund ihrer unbewussten Ängste, dass ihre Mutter ihrem Kind etwas antun könnte.

Für den therapeutischen Prozess würde es von großer Bedeutung sein, ein therapeutisches Netz aus Psychotherapeuten, Pflegepersonen, Familienhebamme, sozialpsychiatrischem Dienst, aufsuchender Familienpflege usw. herzustellen, das durch eine strukturierte Beziehungskonstanz im Sinne einer sicheren Bindungsbasis geprägt war und das sich für Frau F. sensitiv und vorhersagbar gestaltete; es musste so tragfähig sein, dass die Personen, die dieses Netz bildeten, Frau F.s aufgebrochene aggressive Impulse nicht fürchteten, sondern vielmehr in der Gegenübertragung aushalten konnten.

Therapie und Verlauf

Für die ersten drei Wochen der Behandlung sprach ich mit Frau F. dreimal täglich fünf Minuten lang. Ein längerer Kontakt war wegen der in der Gegenübertragung als heftig erlebten Abwehr, der aggressiven Spannungen und des deutlich spürbaren Misstrauens der Patientin mir gegenüber nicht realisierbar. Diese Interaktionen und Kontakte waren genau geplant, zeitlich fixiert und in eine feste Tagesstruktur eingebunden. Bereits nach wenigen Tagen wurden unsere kurzen Begegnungen für sie sehr wichtig; wenn ich kam, saß sie bereits immer wartend vor meiner Tür. Wir konnten dann im weiteren Verlauf die Gesprächsdauer auf zweimal zehn Minuten ausdehnen, schließlich auf zweimal 20 Minuten und gegen Ende der Behandlung auf eine rund vierzigminütige Gesprächsdauer pro Tag. Diese Änderung der Gesprächsfrequenz und die Ausdehnung der Gesprächsdauer erinnerten mich selbst an das »Stillen«.

Im Gegensatz zu meinem sonstigen Vorgehen, das Patientinnen bzw. Patienten – gerade bei beziehungsvermeidender Bindungsstruktur – deutlicher selbst die Beziehungsgestaltung und Frequenz des Settings überlässt, war das Setting hier von einer durch den Therapeuten vorgegebenen Sicherheitsstruktur geprägt. Die Patientin musste sich in ihrer Ambivalenz und Verunsicherung nicht selbst Gedanken über die Frequenz der Behandlung machen, sondern sie fand eine Stabilität von therapeutischen Beziehungskontakten und Strukturen vor, die ihr Sicherheit geben sollten. Eine ähnliche Strukturierung der Kontakte wurde auch durch das Pflegepersonal und durch die gesamte Struktur des Stationssettings vorgegeben. Vermutlich bildete sich bei der Patientin nicht nur die Einzelbeziehung, sondern die gesamte Behandlung im Sinne der therapeutischen Milieubehandlung als ein inneres Arbeitsmodell von sicherer, haltgebender Bindung ab.

In der Anfangsphase der Behandlung kreisten alle Wünsche der Patientin darum, bei ihrem Kind zu sein. Es war für sie, wie gesagt, eine grauenhafte Vorstellung, dass das Kind jetzt von ihrer eigenen Mutter versorgt wurde. Wir konnten daher in gemeinsamen Gesprächen mit dem Ehemann ein Arrangement finden, wonach er die Betreuung des Säuglings übernahm – er hatte sich von seiner beruflichen Tätigkeit vorübergehend freistellen lassen – und mit dem Kind auch möglichst oft zu Besuch auf die Station kam. Gemeinsam mit ihrem Ehemann konnte die Patientin die Pflege des Säuglings übernehmen und auch ausgedehnte Spaziergänge unternehmen sowie zu Besuch nach Hause gehen. Der Ehemann war in dieser Beziehung eine wichtige sichere Bindungsbasis, auf die sich Frau F. »uneingeschränkt verlassen« konnte. Dies deutete sich bereits an, als sie zur stationären Aufnahme kam und sich an ihrem Ehemann festklammerte. Es gelang ihr inzwischen immer mehr, Selbstsicherheit und Kompetenz in der Versorgung ihres Säuglings zu gewinnen, und sie konnte mit ihrem Ehemann darüber sprechen, dass sich dieser in der Betreuung des Kindes wieder etwas zurückzog.

Bei konstanter neuroleptischer Medikation traten auch die aggressiven Tötungsimpulse mehr in den Hintergrund. Es gelang mir in Gesprächen kaum, mit Frau F. über den Inhalt dieser Impulse zu sprechen, weil sie selbst mit zunehmender Gesundung darüber zutiefst erschrocken, ja entsetzt war. Die Inhalte der bindungsdynamischen, von mir formulierten Überlegungen, in denen Vermutungen darüber angestellt wurden, was den Aggressionsimpulsen zugrunde liegen könnte, waren einer bewussten Bearbeitung nicht zugänglich, weil diese Impulse vom Erleben der Patientin selbst komplett abgespalten waren. Da sie ihren Säugling auf der Station – und auch zu Hause im Beisein ihres Ehemannes – zunehmend kompetenter versorgen konnte, stand einer Entlassung aus der Klinik und einem Übergang in eine weitere ambulante Behandlung nichts mehr im Wege.

Abschließende Bemerkungen und Katamnese

Die ambulante Betreuung nach dem Krankenhausaufenthalt habe ich nicht selbst durchgeführt, aber es ist mir bekannt, dass Frau F. weiter ambulant psychiatrisch wie auch medikamentös behandelt wurde.

Diese Behandlung weist auch auf die Schwierigkeit hin, dass Mutter und Kind in Deutschland bei frühen postpartalen Erkrankungen nur in Ausnahmefällen an psychiatrischen Kliniken in einer Mutter-Kind-Station aufgenommen werden können. Dies ist eine dringende Forderung für die Zukunft, denn im Gegensatz etwa zu Großbritannien kommt es hier als Folge von solchen postpartalen psychotischen Erkrankungen dazu, dass die Säuglinge zunächst von Angehörigen oder Fremden betreut werden müssen oder sogar schließlich in eine Dauerpflege gegeben werden. Die Mütter verlieren während der stationären psychiatrischen Behandlung den Kontakt zu ihren Kindern, und es kommt zu einer emotionalen

Entfremdung, wenn nicht das soziale Umfeld, wie hier durch den Ehemann, eine familiäre Betreuung gewährleisten kann. In Großbritannien dagegen gelingt es in den allermeisten Fällen durch die Aufnahme von Mutter und Kind in einer entsprechenden Stationseinheit, die Mutter-Kind-Bindung herzustellen und aufrechtzuerhalten, während die Mutter selbst psychiatrisch stationär behandelt wird. In solchen Fällen müssen Mutter und Kind nicht getrennt werden und können auch in der Regel nach Abklingen der Erkrankung weiter ihre Beziehung entwickeln.

Gleichzeitig zeigt das Beispiel, wie schwierig es ist – wenn es überhaupt möglich ist –, frühe Bindungs- und Interaktionsverhältnisse, wie hier die aggressiven Affekte, die vermutlich im prozeduralen Gedächtnis abgespeichert sind, in eine mehr bindungsbasierte Bearbeitung einzubeziehen. Da wir uns hier im Raum der präverbalen frühkindlichen Entwicklung bewegen, sind diese Erlebnisse und Affekte durch eine verbale Therapie nur schwer zu erreichen und können am ehesten noch durch ein Verstehen aus der Übertragung und Gegenübertragung oder aufgrund eines psychischen Zugangs mit sogenannten non-verbalen Psychotherapiemethoden – wie etwa Gestaltungstherapie, Konzentrative Bewegungstherapie oder Musiktherapie – bearbeitet werden. Dazu ist eine längere Behandlung erforderlich.

Dennoch kann das bindungstheoretische Verständnis im Hinblick auf die frühen Traumatisierungen infolge von rasch wechselndem, inkonsistentem Pflegeverhalten, wie mir dies die Patientin aus der Geschichte mit ihrer Mutter schilderte, einen theoretischen Hintergrund liefern, der es nahelegt, eine konsequente verlässliche Beziehungsstruktur mit einem klaren, überschaubaren therapeutischen Rahmen vorzugeben. Dieses Vorgehen könnte z. B. neben dem Ansatz der Objektbeziehungstheorie eine hilfreiche und ergänzende Modellerklärung liefern.

Trauma der Frühgeburt

Die Frühgeburt eines Kindes, speziell die extreme Frühgeburt, ist für die Eltern ein traumatisches Erlebnis und kann – aufgrund der Intensivpflege und der Inkubatorsituation – den Bindungsprozess erheblich erschweren. Frühere Verluste und Trennungserlebnisse können aus der Erinnerung auftauchen und aktiviert werden und zusätzlich den Aufbau der Bindungsbeziehung zum Frühgeborenen behindern (Brisch et al., 1996).

Erstvorstellung und Symptomatik

Ich lernte Frau L. im Rahmen der konsiliarärztlichen Tätigkeit kennen. Auf der Kinder-Intensivstation fiel den Krankenschwestern auf, dass sie sich von ihrem extrem kleinen Frühgeborenen, ihrem ersten Kind, das bei der Geburt 800 g wog, immer mehr zurückzog. Nachdem sie anfangs sehr engagiert war, fast rund um die Uhr zu Besuch auf die Säuglingsstation kam, sich täglich beim Arzt nach dem weiteren Fortschritt ihres Kindes erkundigte, kam sie nun immer seltener, rief weniger oft an und wollte ihr Kind kaum noch auf den Arm nehmen. Dieses Verhalten war für die Kinderkrankenschwestern unerklärlich, weil sich der anfangs kritische Gesundheitszustand des Frühgeborenen erfreulich stabilisiert hatte und bisher auch keine gravierenden Komplikationen eingetreten waren wie ursprünglich von Frau L. befürchtet.

Frau L. nahm die Möglichkeit zu einer psychotherapeutischen Hilfestellung zwar nur zögerlich an, kam aber pünktlich zum vereinbarten Erstgespräch. Unsere Terminabsprache und der erste Kontakt hatten bereits am Inkubator stattgefunden. Hier hatte mir Frau L. stolz ihre kleine Tochter im Inkubator gezeigt und mir freudestrahlend von den kleineren und größeren Fortschritten in der Entwicklung berichtet.

Im Erstgespräch betonte sie gleich, sie verstehe durchaus, dass man ihr eine psychotherapeutische Hilfestellung angeboten habe. Die Krankenschwestern hätten sie auch schon darauf angesprochen, dass sie in letzter Zeit seltener zu ihrem Baby gekommen sei. Ihr selbst sei dies zunächst nicht aufgefallen, aber wenn sie genau überlege, könne es durchaus sein, dass die Krankenschwestern recht hätten. Irgendwie fühle sie sich innerlich von ihrem Kind weiter entfernt als unmittelbar nach der Geburt. Das begreife sie selbst nicht, denn sie sitze doch jetzt schon drei Wochen lang jeden Tag, teilweise viele Stunden, am Inkubator und beschäftige sich sowohl in Gedanken als auch praktisch durch die Teilnahme an der Pflege ständig mit ihrer Tochter. Frau L. konnte sehr differenziert und introspektionsorientiert über sich sprechen und nachdenken. Sie wollte wissen, warum sich bei ihr etwas verändert hatte.

Anamnese

Frau L. ist in sehr behüteten und gut strukturierten Verhältnissen aufgewachsen. Sie war die ältere von zwei Töchtern. Ihre Schwester war 2 ½ Jahre jünger. Ihre frühe Lebensgeschichte, die sie nur kurz streifte, schilderte sie als relativ zufriedenstellend. Sie konnte auch jetzt auf ihre Mutter zurückgreifen, die für längere

Zeit zu Besuch kam und den Haushalt führte, damit sie selbst viele Stunden bei ihrem Kind am Inkubator sein konnte. All dies schien kaum auf Konflikte hinzuweisen. Als Frau L. dann auf ihren Vater zu sprechen kam, brach sie in Tränen aus. Dieser sei auf der Intensivstation gestorben, als sie mit ihrem Kind schwanger war. Sie habe sich so sehr gewünscht, dass ihr Vater die Geburt ihrer Tochter noch miterleben könne. Er wäre als Großvater sicher sehr stolz auf sie gewesen.

Unter Tränen berichtete sie, wie sie tagelang viele Stunden am Krankenbett auf der Intensivstation neben ihrem Vater saß, als dieser bereits im Koma lag; sie habe sehr mitgelitten, als sie beobachtete, wie schwer ihm jeder Atemzug gefallen sei. Vor seinem Tode habe er auch noch beatmet werden müssen, was sie als »unheimlich quälend« erlebt habe. Sie habe sich immer so sehr Kinder gewünscht und, während sie am Sterbebett ihres Vaters saß, immer an ihre Schwangerschaft und den bevorstehenden Tod des Vaters gedacht. Obwohl ihr Kind zu früh gekommen sei, sei es »am Ende doch zu spät gekommen«.

Bindungsdynamische Überlegungen

Frau L. schilderte eine frühe Kindheitsgeschichte, die eher auf Bindungssicherheit hinwies. Auch ihre Art der Beziehungsaufnahme mit mir in der therapeutischen Situation und die Art ihrer Reflexion über den Tod des Vaters und ihr Erleben dabei sprachen für eine eher bindungssichere Beziehungsgestaltung. Vermutlich hatte sie den Tod des Vaters und den langen Abschied auf der Intensivstation noch gar nicht verarbeitet. Der noch anhaltende Trauerprozess wurde von dem nun geforderten Prozess der Bindung zu ihrem frühgeborenen Baby überlagert, der durch die Intensiv- und Inkubatorsituation erschwert wurde. Gleichzeitig könnte sie die stationäre Behandlung ihres frühgeborenen Kindes sehr stark an die Trauer, die Verlustsituation und die Intensivbehandlung ihres Vaters erinnert haben.

Therapie und Verlauf

Es war im therapeutischen Prozess nicht sehr schwierig, mit Frau L. die bindungsdynamische Vermutung anzusprechen, dass sich der Trauerprozess um den Verlust des Vaters und der geforderte Bindungsprozess in Bezug auf ihr Kind überlagerten. Die therapeutischen Gespräche befassten sich intensiv mit ihrer Trauer und dem Abschied von ihrem Vater. Im gleichen Maße wurde es der Patientin langsam möglich, sich wieder mehr emotional auf ihr Kind einzulassen, was sich auch in häufigeren Besuchen auf der Station und ihrem Wunsch äußerte, ihre

Tochter öfter außerhalb des Inkubators auf dem Arm haben zu dürfen. Während dieser Zeit war es ihr auch möglich, in abendlichen Gesprächen gemeinsam mit ihrer Mutter über die Beziehungserlebnisse mit dem Vater zu sprechen. Auf diese Weise konnte sie nochmals auf ihre Mutter in der aktuellen Versorgungssituation wie auch als Gesprächspartnerin im Sinne einer sicheren Basis »zurückgreifen«.

Abschließende Bemerkungen und Katamnese

Frau L. hatte im weiteren Verlauf keine größeren Schwierigkeiten, die Bindungsbeziehung zu ihrem Kind zu intensivieren. Deshalb ist diese Behandlung eher als Krisenintervention unter bindungstheoretischen Gesichtspunkten zu betrachten. Sie zeigt, wie geforderte Bindungsprozesse – hier kompliziert durch die Frühgeburt – durch gleichzeitig emotional ablaufende Trennungs- und Trauerprozesse sowie Trauerarbeit überlagert und gestört werden können. Es ist zu vermuten, dass sich der Aufbau der Bindung zum frühgeborenen Kind ohne therapeutische Hilfestellung durchaus für längere Zeit hätte verzögern können. Frau L. war aufgrund des intensiven Trauerprozesses, der durch das Erleben der Kinder-Intensivstation reaktiviert worden war, nicht in der Lage, sich so auf ihr Kind einzulassen, wie dies für die sich entwickelnde Mutter-Kind-Beziehung wünschenswert gewesen wäre. Im Sinne der Nutzung von Ressourcen kann sie auf ihre sichere Bindungsbasis zu ihrer Mutter zurückgreifen und sich dort für die Realität Unterstützung holen sowie auch für die emotionale Verarbeitung des Trauerprozesses.

Dieses Beispiel zeigt, dass auch bestehende positive Bindungsbeziehungen in Belastungssituationen »als Schutzfaktoren« aktiviert werden können. Sie sollten auch in der therapeutischen Beziehung mitgefördert, hilfreich mitgedacht und eingesetzt werden. Eine eher sichere Bindungseinstellung schützt nicht vor dramatischen und traumatischen Lebensereignissen, aber sie ist eine Ressource, um diese Ereignisse bei Überforderung – etwa mit Hilfe eines Therapeuten oder anderer Menschen – besser zu bewältigen.

> Vertiefende Informationen zur Bindungsentwicklung vor und nach der Konzeption, während der Schwangerschaft sowie während und nach der Geburt und zahlreiche weitere Fallbeispiele finden Sie in dem Band: Karl Heinz Brisch, *Schwangerschaft und Geburt,* aus der Reihe *Bindungspsychotherapie – Bindungsbasierte Beratung und Psychotherapie.*

Bindungsstörungen im Kleinkind- und frühen Schulalter

Nun wechselt der Schwerpunkt der Betrachtung: Bisher wurde die Bindungsstörung der Mutter in ihrer Auswirkung auf die Entwicklung der Bindung zum Kind geschildert; im Folgenden richtet sich die Perspektive auf die Entwicklung von pathologischen Bindungsmustern bei den Kindern selbst. Es lässt sich jetzt leichter nachvollziehen, wie sich die kindlichen und elterlichen Anteile von Bindungsstörungen »in statu nascendi« in der Interaktion verzahnen. Die Entstehungsbedingungen der kindlichen Bindungsstörungen lassen sich besser zurückverfolgen, weil die Lebensgeschichten der Kinder kürzer sind und etwaige traumatische Ereignisse noch nicht lange zurückliegen.

Zu jeder Form der Bindungsstörung, die im Überblick bereits in Teil 2 im Kapitel »Diagnostik und Typologie von Bindungsstörungen« dargestellt wurde, führe ich ein separates Fallbeispiel an, das zur Suchtsymptomatik allerdings erst im Abschnitt zu »Bindungsstörungen in der Adoleszenz«.

Keine Anzeichen von Bindungsverhalten

Erstvorstellung und Symptomatik

Der fünfjährige M. wurde von seiner Pflegemutter wegen Schwierigkeiten im Kindergarten vorgestellt. Besonders beunruhigt war sie darüber, dass M. nach 1 ½ Jahren im Kindergarten immer noch keinen Freund gefunden hatte. Er spiele dort wie zu Hause bevorzugt allein und ziehe sich stundenlang ganz in sich zurück. So sei er einerseits ein »pflegeleichtes Kind«, andererseits könne sie auch selbst keinen emotionalen Kontakt zu M. finden. Er lebe wie in einer eigenen Welt, in der er sich »wie hinter einer Mauer verstecke«. Er habe ihr gegenüber noch nie gezeigt, dass er sie vermisse.

Die Pflegemutter machte sich einerseits Sorgen, wie M. bei diesem Verhalten in der Schule und auch im weiteren Leben zurechtkommen könne, andererseits trugen sie und ihr Mann sich mit dem Gedanken, das Kind zu adoptieren, und hofften immer noch, dass sich das Verhalten von M. ändern und dass er ihnen als Pflegeeltern gegenüber auch deutlich zeigen würde, dass er inzwischen eine Bindung zu ihnen aufgebaut hatte. Sie seien sich jetzt unsicher, ob sie M. adoptieren sollten, weil sein Verhalten vielleicht zeige, dass er sie doch eher ablehne, und befürchteten, dass sie »nicht die richtigen Eltern« für ihn sein könnten.

Anamnese

M. war mit zwei Jahren in die jetzige Pflegefamilie gekommen, nachdem er im ersten Lebensjahr in seiner Ursprungsfamilie körperlich wie emotional stark vernachlässigt worden war. Das zweite Lebensjahr verbrachte er in wechselnden Pflegestellen oder in der Kinderklinik, wo er immer wieder vorübergehend wegen Neurodermitis und Atemwegsinfekten mit Verdacht auf Asthma bronchiale aufgenommen werden musste. Bis zum Alter von zwei Jahren wurde er insgesamt fast zwölf Monate mit nur kurzen Unterbrechungen stationär in Kinderkliniken behandelt. Unterernährung und Verwahrlosung waren im ersten Lebensjahr öfter die Gründe für die Aufnahme.

Zur sonstigen Vorgeschichte von M. war wenig bekannt. Die Mutter sei »Alkoholikerin« gewesen und habe in wechselnden Beziehungen gelebt. Ob M. noch leibliche Geschwister hätte, wussten die Pflegeeltern nicht. M. habe sich in der Familie rasch und ohne Probleme eingelebt. Mit ihrem sieben Jahre alten Sohn habe er einen guten Kontakt, es gebe »wenig Streit und Reibereien, aber auch wenig gemeinsames Spiel«.

Während die Mutter die Einzelheiten zur Anamnese berichtete, spielte M. ohne sichtbare emotionale Beteiligung im Raum. Wir konnten uns ungestört miteinander unterhalten. Beim Abschied klammerte sich M. plötzlich und unerwartet an mich und weinte, weil er noch bleiben wollte. Sowohl die Pflegemutter als auch ich waren von diesem Verhalten sehr überrascht. Sie erklärte es damit, dass er vielleicht ja von den vielen neuen Spielsachen bei mir fasziniert sei. M.s Verhalten irritierte mich schon deshalb sehr, weil ich dies nach der Schilderung der Pflegemutter auf keinen Fall erwartet hätte. Gleichzeitig fühlte ich mich von der Reaktion des Kindes auch nicht wirklich emotional angerührt, sondern ging aufgrund seiner abrupt und unmittelbar geäußerten Nähe innerlich eher auf Distanz.

Diagnostische Spielbeobachtung

Vor Beginn der Behandlung beobachtete ich M. in mehreren Spielstunden, die der Diagnostik dienen sollten. Der Junge trennte sich ohne Probleme von seiner Pflegemutter und kam mit mir in das ihm bereits bekannte Spielzimmer. Nachdem er eine Zeitlang im Raum umhergewandert war, entdeckte er die Holzeisenbahn. In aller Ruhe und sehr sorgfältig baute er die Holzschienen auf, dabei gelang es ihm aber nicht, einen geschlossenen Schienenkreis herzustellen; die Schienenwege auf dem Boden endeten offen. In den Zug setzte M. verschiedene kleine Menschenfiguren; diese stiegen unterwegs während der Bahnfahrt aus, andere ein, teils fielen sie aus dem Wagen und lagen neben den Schienen. Am Ende der Schienen entgleiste der Zug jedes Mal, denn sie führten nicht weiter, da es, wie gesagt, keinen geschlossenen Schienenstrang gab. Der Zug fiel um; alle noch verbliebenen Passagiere im Zug verunglückten. Mit viel Fingerspitzengefühl und Liebe zum Detail baute M. den Zug wieder zusammen, und das Spiel begann von neuem. Der Zug fuhr jetzt in die andere Richtung, fiel aber am anderen Ende des offenen Gleises erneut um.

Während dieses gesamten, vielfach wiederholten Spiels schwieg M., hatte keinen Blickkontakt zu mir, schien wie in sich und seine eigene Welt versunken, gab auch verbal keine Kommentare zu seinem Spiel ab. Lediglich in der nonverbalen Gestik und in meiner Gegenübertragung erlebte ich, dass M. hochgradig angespannt war. Einen Kommentar von mir, als M. den Zug zum dritten Mal entgleisen ließ – »Oh je, die armen Menschen! Schon wieder sind sie alle verunglückt; wer hilft ihnen bloß?« –, hörte sich M. ohne sichtbare Reaktion an.

Bindungsdynamische Überlegungen

Ich vermutete, dass M. aufgrund der frühen Vernachlässigung bei einer alkoholkranken Mutter und den sehr instabilen familiären Verhältnissen keine sichere emotionale Bindung entwickeln konnte. Vielmehr erlebte er immer wieder unvorhersehbare Trennungen und Krankenhausaufenthalte, wechselnde Pflegefamilien und neue Pflegebezugspersonen im Krankenhaus. Von außen betrachtet und wie auch von der jetzigen Pflegemutter berichtet, zeigte M. keinerlei Bindungsverhalten. Die kurzfristige emotionale Reaktion mir gegenüber am Ende unseres ersten Gesprächs mutete eher wie ein paradoxes Bindungsverhalten an, denn er zeigte mir als fremder Person gegenüber eine Trennungsreaktion, wie sie bisher von der Pflegemutter offensichtlich nicht beobachtet worden war. In Bezug auf die Ebene der inneren Arbeitsmodelle nehme ich an, dass M. möglicherweise verschiedene, einander widersprechende, unvollständige oder fragmentierte Arbeitsmodelle hatte. Das stabilste Arbeitsmodell schien aber zu sein, sich bindungsmäßig überhaupt nicht auf andere einzulassen und sich ganz in sich zurückzuziehen.

Dieses Muster wurde von ihm dann auch in den Stunden der Spielbeobachtung mit mir gelebt. Das Spiel mit der Eisenbahn zeigte auf symbolischer Ebene vielleicht am deutlichsten, wie M. auf seinem Lebensweg »immer wieder entgleiste«, unversorgt blieb, und dass der Weg am Ende des Gleises nicht weiterführte, sondern mit einem Unfall endete. Die Zugfahrt in die Gegenrichtung verlief nach dem gleichen Muster. Hin- und hergeschoben zwischen verschiedenen Bezugs- und Pflegepersonen fühlte sich M. vermutlich immer wieder aus Bindungen herausgefallen, weggegeben, ohne dass er dabei in Trennungssituationen emotional ausreichend versorgt worden wäre. Ich vermutete, dass dieses Kind zwar zu seinen jetzigen Pflegeeltern bereits eine emotionale Bindung entwickelt hatte, diese aber aufgrund seiner früheren Erlebnisse nicht zeigen konnte, denn es befürchtete, das alte Muster, »aus dem Zug zu fallen«, könne sich auch hier mit seinen neuen Pflegeeltern wiederholen.

Die Zugszene hatte mich aufgrund ihres starken symbolischen Ausdrucks innerlich sehr angerührt und hoffnungsfroh gestimmt, dass mit M. auf der symbolischen Ebene spieltherapeutisch gearbeitet werden konnte. Ich interpretierte sein Spiel auch dahingehend, dass in der Spielsituation eine spontane Übertragung mit Bindungshoffnung und -wünschen bestanden haben musste, weil er vermutlich sonst zu diesem symbolischen Spielausdruck nicht in der Lage gewesen wäre. Das unbewusste Spiel verriet vielleicht auch die Hoffnung, gerade mit mir in der Interaktion einen Ausweg aus dem Teufelskreis der wiederholten Zugunfälle zu finden.

Die Bindungsproblematik stand hier so stark im Vordergrund, dass triebdynamische Konflikte aus der analen oder ödipalen Zeit, wie sie von der Altersentwicklung her erwartet werden könnten, ganz zurücktraten.

Therapie und Verlauf

Die gesamte spieltherapeutische Behandlung, die sich über drei Jahre erstreckte, wurde mit einer Frequenz von 2 bis 3 Wochenstunden durchgeführt. Hinzu kamen regelmäßige, teilweise wöchentliche begleitende Gespräche mit den Pflegeeltern. In der ersten Behandlungsphase stand zunächst das in sich zurückgezogene Spiel ganz im Vordergrund. In der Gegenübertragung fühlte ich mich unwichtig, nicht beachtet, nicht wahrgenommen; Gefühle von Leere, Alleinsein bestimmten meine Beobachtungen.

Während M. zunächst noch bevorzugt mit harten Materialien wie der hölzernen Eisenbahn oder Bauklötzen spielte, kam es in der mittleren Behandlungsphase zu einem Wechsel zum Sandspiel. Hier fiel auf, wie seine anfänglichen Versuche, den Sand zu formen, fehlschlugen. Schließlich begann er über viele Stunden immer wieder den Sandkasten mit Wasser zu überschwemmen, zu fluten, vielleicht ein Bild dafür, dass er in einer kathartischen Reaktion unter hohem inneren Druck von seinen Affekten überflutet wurde. In dieser Phase erlebte ich M. als affektiv sehr bewegt, und zum ersten Mal konnte er jetzt, beim Umgang mit Sand und Wasser, Bindungs- oder Hilfsangebote zur Strukturierung der Situation und zur grenzensetzenden und haltgebenden Orientierung wahrnehmen. Ich war sehr in Sorge, weil sich an diese Phase, die unter klassischen Gesichtspunkten als Regression verstanden werden könnte, eine dreiwöchige, urlaubsbedingte Therapiepause anschloss.

Als ich M. nach dieser Pause freudig wieder begrüßte, stürzte er ins Behandlungszimmer und begann unvermittelt, mich mit Fäusten, aggressiven Ausdrücken und auch mit Fußtritten »zu begrüßen«. Diese Wiederannäherung, der Ausbruch seiner Wut über die Therapiepause und Trennung, dauerte insgesamt 20 Minuten, und M. war kaum zu beruhigen. In der Gegenübertragung war deutlich seine Sehnsucht nach Nähe, nach körperlichem Kontakt mit mir zu spüren, den er jetzt in aggressiver Form zu mir herstellte. Es fiel mir schwer, ihn einerseits körperlich zu halten, mich selbst vor seinen blindwütigen und emotional heftig geladenen Attacken zu schützen und mir gleichzeitig immer wieder sein emotionales Suchen nach Nähe vor Augen zu halten

Ohne bindungstheoretischen Hintergrund hätte ich diesen Ausbruch als »Wiederannäherungskrise« (nach der Theorie von Margaret Mahler; Mahler et al., 1978) oder auch als Ausdruck von frühen archaisch-destruktiven Impulsen (nach der Theorie von Melanie Klein; Klein, 1983a) verstanden. Bindungstheoretisch ist dieses Verhalten dagegen durchaus auch als deutliche erste Trennungsreaktion mit ausgesprochenem Bindungsverhalten und Wut über das Verlassenwerden zu sehen. Vielleicht zeigte dieses Kind in seinem Protest allerdings nur die »Spitze des Eisberges«, nur einen kleinen Teil seiner frühen Trennungswut, seiner Aggressionen und Enttäuschungen aufgrund der vielen erlebten Trennungen. Vermutlich hatte es sich im Laufe der Zeit seine Gefühle verboten, weil sie nicht dazu führten, Trennungen, die auf die Initiative des Jugendamtes oder durch Krankenhausaufenthalte zustande gekommen waren, zu verhindern.

Es folgte eine Behandlungsphase, in der sich M. am Anfang der Spielstunde nur unter Protest von seiner Pflegemutter trennen konnte. Dieses deutliche Bindungsverhalten mit Trennungsschwierigkeiten und Protesten, wie wir es von jüngeren Kindern kennen, musste insbesondere der Pflegemutter als Behandlungsfortschritt erklärt und vermittelt werden. Auf dem Höhepunkt dieses Trennungsprotests war es notwendig, dass sich die Pflegemutter anfangs für die gesamte Dauer der Spielstunde, später nur für einige Zeit zu Beginn gemeinsam mit M. im Behandlungszimmer aufhielt. Es kam auch vor, dass M. während der Behandlungsstunde aus dem Zimmer lief, um nachzuschauen, ob seine Pflegemutter noch auf ihn wartete. Ich selbst war emotional sehr erleichtert, weil ich erleben konnte, wie sich sein Bindungsverhalten nun tatsächlich auf eine gesündere Art in der Interaktion mit der Pflegemutter und auch mit mir zeigte. Gleichzeitig wurde die Behandlung dadurch komplizierter, weil ich nun den Pflegeeltern ausführlich erklären musste, warum das Verhalten von M., der jetzt »nicht mehr pflegeleicht« war, ein Behandlungsfortschritt im bindungstheoretischen Sinne sei; M. zeigte nämlich nun auch an der Kindergartentür Trennungs- und Protestverhalten, was die Pflegemutter und die Kindergärtnerin überhaupt nicht begriffen.

Im Laufe der Behandlung wurde es möglich, M.s Verhalten am Anfang der Stunde, am Ende der Stunde, bei bevorstehender Therapiepause jeweils über die Wochenenden oder Urlaubstrennungen zu interpretieren. Meine ersten Versuche, in denen ich seine Trauer und seinen Schmerz ansprach, quittierte er damit, dass er mir lautstark entgegenrief: »Halt die Klappe!« Es wurde ihm zunehmend wichtiger, z. B. vor Wochenendtrennungen Spielsachen aus dem Spielzimmer mit nach Hause zu nehmen, die er teilweise dann zur nächsten Spielstunde, manchmal aber auch erst nach längerer Zeit wieder mitbrachte.

Es folgte eine Phase altersadäquater Konfliktbearbeitung, in der im Sandkastenspiel »Aggressionsthemen« mit Kämpfen und Ritterburgen im Vordergrund standen. Auch ödipale Themen in der Auseinandersetzung mit der Pflegemutter konnten jetzt aufkeimen. Es wurde M. am Ende der Stunde wichtig, ihr noch schnell zu zeigen, was für eine tolle Burg mit mächtigen Rittern, die mich bekämpft und getötet hatten, er im Sandkasten aufgebaut hatte. Durch die Einbeziehung des Pflegevaters, der das Kind wie vereinbart einmal in der Woche zur Therapie brachte, wurde allmählich auch die Identifikation mit dem Vater und die Bearbeitung des ödipalen Konflikts möglich. Nach wie vor waren aber immer wieder die Trennungsphasen Kristallisationspunkte. Nach Urlaubstrennungen kam es über lange Zeit noch zu aggressiven Reaktionen, auf die ich aber inzwischen innerlich eingestimmt und vorbereitet war; deshalb waren auch meine

Gegenübertragungsreaktionen nicht mehr so heftig. Gegen Ende der Behandlung wurde es möglich, mit M. auch bereits im Vorfeld von bevorstehenden Trennungen über seine Phantasien, seine Gefühle und seinen Schmerz zu sprechen, wodurch dann auch seine Reaktionen nach den Trennungen nicht mehr so heftig ausfielen. Schließlich nahm er auch Spielsachen mit in die eigenen Ferien und erklärte den Eltern, dass diese unbedingt »mitfahren« müssten. M. hatte ein erlebbar sicheres inneres Arbeitsmodell von mir und auch von den Pflegeeltern entwickelt. So konnten sich diese schließlich auch für die Adoption des Kindes entscheiden. Dies hatte während der Anfangs- und bis zur mittleren Behandlungsphase für sie immer wieder neu zur Diskussion gestanden.

Das Ende der Behandlung hatte einen langen Vorlauf. Es wurde mit den Eltern wie auch mit M. besprochen. M. schwankte immer wieder zwischen Überlegungen, die Behandlung müsse »immer« sein, und beginnendem Protest, dass er nicht mehr zu den Behandlungsstunden kommen und viel lieber mit seinen Freunden und seinem Bruder spielen wollte. Während einer langen Übergangsphase konnte auch in den Spielstunden teilweise durch direkte Verbalisation, teilweise im Symbolspiel das Thema »Trennung und Einander-Wiederbegegnen und Abschiednehmen« verarbeitet werden. Schließlich verabschiedete sich M. vor der bevorstehenden Einschulung und den großen Ferien von mir. Allerdings führte ich mit den Eltern im Abstand von vier Wochen danach noch Gespräche, um sie im Hinblick auf M.s weitere Entwicklung zu unterstützen.

Abschließende Bemerkungen und Katamnese

M. hatte sich in dieser Zeit – bis zur Einschulung – aus einer sehr schwierigen frühkindlichen Traumatisierungssituation ohne deutliches Bindungsverhalten zu einem bindungsbasierten, lebendigen und differenzierten Kind entwickelt, das inzwischen auch zu seinen Pflegeeltern eine sichere und emotionale Bindungsbeziehung entwickelt hatte. Dabei stand am Anfang der Behandlung die Bindungsentwicklung ganz im Vordergrund, bevor zum späteren Zeitpunkt auch anale und ödipale Themen bearbeitet werden konnten. Ohne bindungstheoretischen Hintergrund wären insbesondere die aggressiven Verhaltensweisen anders interpretiert worden und hätten auch von der Technik her eine andere Vorgehensweise nach sich gezogen. Dabei kann ich mir vorstellen, dass z.B. Therapeuten und Therapeutinnen, die mehr nach den Konzepten Melanie Kleins arbeiten, mit den in den aggressiven Verhaltensweisen sicherlich vorhandenen destruktiven Phantasien in ihrer Interpretation direkter und offener umgegangen wären.

M. integrierte sich danach in der Schule ohne größere Schwierigkeiten. Er hatte Kontakte zu mehreren Mitschülern (»seinen Freunden«) aufgebaut und suchte immer wieder den nahen Kontakt zu seiner Lehrerin, die ihm ganz wichtig geworden war.

Undifferenziertes Bindungsverhalten: Soziale Promiskuität

Erstvorstellung und Symptomatik

Die achtjährige S. wurde von den Mitarbeitern einer pädagogischen Einrichtung vorgestellt, weil sie auch nach zwei Jahren heilpädagogischer Behandlung in der Institution immer noch ihr undifferenziertes Beziehungsverhalten zeigte. Im Heim, in der Schule, auf der Straße sprach sie wahllos, aber durchaus sozial geschickt fremde Menschen an und verstrickte sich mit diesen in »Pseudo-Beziehungen«. Sie signalisierte den Passanten, dass sie Hilfe brauche, und ging mit ihnen mit, obwohl sie sie überhaupt nicht kannte. Durch diese Verhaltensweise war sie bereits mehrfach in die Gefahr gekommen, sexuell missbraucht zu werden.

Anamnese

S. war als »Straßenkind« von der Polizei aufgegriffen worden. Sie hatte sich nach eigenen Angaben auf abenteuerlichen Wegen in mehreren Ländern über mehrere Monate »allein durchgeschlagen«. Nachforschungen ergaben, dass sie Kriegswaise war, selbst aber überzeugt war, dass ihre Eltern noch lebten. Daran hielt sie fest, obwohl sie in vielen vorsichtigen Gesprächen immer wieder darüber aufgeklärt wurde, dass ihre Eltern tot seien. Zur frühkindlichen Geschichte und Entwicklung von S. war wenig bekannt, da sie keine differenzierten Angaben hierüber machte. Sie habe noch mehrere Geschwister, deren Alter sie nicht genau angeben konnte. Wann, wo und unter welchen Umständen sie von ihren Eltern getrennt wurde oder ob sie deren Tod miterlebt hatte, blieb unklar.

Bindungsdynamische Überlegungen

Da über ihre frühkindliche Entwicklung wenig bekannt ist, kann nicht geklärt werden, ob ihr undifferenziertes Beziehungsverhalten, ihre Bindungsstörung, bereits vor der Trennung von ihren Eltern bzw. vor dem Verlust der Eltern oder vor Beginn des Krieges bestand oder sich erst danach entwickelte. Das Trauma des

Elternverlusts, der von ihr verleugnet wurde, hatte sie sozial in eine Situation gebracht, in der sie sich durch undifferenzierte Beziehungsaufnahmen »durchschlagen musste«. Ihr gestörtes Verhalten hatte unter diesen Umständen eine adaptive Funktion und sicherte ihr Überleben. Es wäre allerdings zu erwarten gewesen, dass sie im Verlauf von konstanter heilpädagogischer Betreuungsarbeit dieses Muster einer Bindungsstörung aufgegeben hätte und sich auf eine Bindungsbeziehung zu Mitarbeitern der Institution hätte einlassen können, was bisher allerdings nicht geschehen war.

Der Hintergrund dieser Problematik konnte sein, dass sie sich einerseits weigerte, ihren Elternverlust zu betrauern, und noch auf der Suche nach ihnen war bzw. hoffte, ihre Eltern wiederzufinden. Vermutlich ließ sie sich also auf immer wieder neue Menschen kurzfristig ein, als müsste sie ausprobieren, ob diese ihre leiblichen frühen Bindungsfiguren sein könnten. Oder sie könnte sich durch die kurzfristigen Pseudo-Bindungen davor schützen, am Ende doch Trauerarbeit leisten zu müssen. Dass bisher offenbar keine Bindung an das Personal der Institution erfolgt war, könnte auch so interpretiert werden, dass hier nicht ausreichend auf einem bindungstheoretischen Hintergrund mit dem Konzept der Bindungssicherheit gearbeitet wurde.

Therapie und Verlauf

Das Mädchen wurde nicht von mir selbst behandelt, vielmehr wurden die Mitarbeiter der Institution im Rahmen einer Supervision betreut. Hier stellte sich heraus, dass das Verhalten von S. und der Umgang mit ihr bisher im Wesentlichen im Rahmen verhaltenstherapeutischer Konzepte betrachtet worden war. Es war verständlich, dass S. durch immer wieder neue undifferenzierte Beziehungsangebote auf der Straße für kurze Zeit in ihrem Verhalten verstärkt wurde; deshalb gab es für sie keinen Grund, dieses zu verändern. In der Institution ausgesprochene Sanktionen in Form von Ausgangsverboten waren auf diesem Hintergrund wenig erfolgversprechend. Bei der bindungstheoretischen Betrachtung ihrer Beziehungen in der Institution und speziell der Beziehung einzelner Mitarbeiter zu S. wurde deutlich, dass sie immer wieder begonnen hatte, zu einzelnen Mitarbeitern differenzierte Beziehungen zu entwickeln. Diese waren aber daran gescheitert, dass einige Mitarbeiter die Gruppe oder die Institution verlassen hatten. Trotz eines Systems von »Bezugspersonen« war es während der vergangenen zwei Jahre nicht gelungen, eine konstante Betreuung in dem Sinne sicherzustellen, dass S. eine primäre Bindungs- und Bezugsperson zur Verfügung gestanden hätte.

Auf bindungstheoretischem Hintergrund wurde jetzt den Mitarbeiterinnen und Mitarbeitern verständlich, wie dringend notwendig eine solche Beziehungskonstanz für den Aufbau einer Bindungssicherheit war. Erst bei der erfolgreichen Herstellung einer sicheren Bindungsbasis in der Institution mit einer dortigen Mitarbeiterin konnte erwartet werden, dass S. ihr undifferenziertes Bindungs- und Beziehungsverhalten »auf der Straße« aufgeben würde. Sie hatte bisher auch in der Institution immer wieder die Erfahrung gemacht, dass sie zur »Beziehungswaise« wurde. Es war für sie also wenig sinnvoll, sich auf eine stabile Bindungsbeziehung einzulassen.

Auf diesem Hintergrund wurden der Kontakt und die Beziehung zwischen einer Mitarbeiterin und S. intensiviert. Im weiteren Verlauf entwickelte S. eine geradezu symbiotisch enge Beziehung zu dieser Mitarbeiterin. Auf Schichtwechsel, dienstfreie Wochenenden und Urlaub dieser Mitarbeiterin reagierte sie mit heftigem Trennungsprotest. Teilweise lief sie auch weg und zeigte auf der Straße erneut ihr altes Beziehungsmuster.

Da allmählich sichtbar wurde, dass in der Institution die notwendige Beziehungskonstanz über lange Zeit nicht gewährleistet war, suchte man für sie eine Pflegefamilie. Mit den potentiellen Pflegeeltern wurde vom Heim und vom Jugendamt auf bindungstheoretischem Hintergrund die Bindungsproblematik erörtert. Die Pflegeeltern konnten begleitende pädagogisch-therapeutische Gespräche wahrnehmen. Bei diesen ging es vor allem darum, den Eltern zu vermitteln, wie wichtig Beziehungskonstanz zum Aufbau einer sicheren Bindungsbasis ist. Gleichzeitig sollten sie mit dem undifferenzierten Bindungsverhalten als Abwehrform oder auch als Bewältigungsform auf dem Hintergrund der frühen Geschichte von S. vertraut gemacht werden. Diese Vorbereitung war notwendig, damit sich die Pflegeeltern durch das Weglaufen von S. und die freundliche Beziehungsaufnahme mit ganz fremden Menschen nicht persönlich abgelehnt oder gekränkt fühlen sollten.

Nach entsprechender Vorbereitung war es möglich, S. in die Pflegefamilie zu vermitteln, wo sie nach etwa einem halben Jahr begann, deutliches Bindungsverhalten mit Trennungsprotest und Nähesuchen gegenüber den Pflegeeltern zu zeigen.

Abschließende Bemerkungen und Katamnese

Aus der begleitenden Beratung der Pflegeeltern ist bekannt, dass sich das undifferenzierte, in Weglaufen manifestierte Bindungsverhalten vollkommen auflöste und S. zu den Pflegeeltern eine sehr stabile Bindungsbeziehung entwickelte.

Obwohl das Verhalten von S. aus verhaltenstherapeutischer Sicht erklärt und verstanden werden konnte, hatten entsprechende verhaltensmodifizierende Maßnahmen in ihrer Behandlung wenig Erfolg. Die theoretische Orientierung am Konzept der sicheren Basis bzw. Bindungssicherheit ermöglichte eine Veränderung in der Betrachtungs- und Verhaltensweise der Mitarbeiter in der Institution. Sie eröffnete auch – in Zusammenarbeit mit dem Jugendamt – die Perspektive, S. in eine stabile Bindungsbeziehung mit Pflegeeltern zu vermitteln. Ohne die Betreuung der Pflegeeltern mit entsprechender Information über Bindungskonzepte und Erklärungen für die Verhaltensweisen von S. schon vor Beginn der Pflegebeziehung wäre allerdings zu befürchten gewesen, dass es im Pflegeverhältnis erneut relativ rasch zu Irritationen und Komplikationen mit einem Abbruch der Beziehung hätte kommen können. Vermutlich diente das undifferenzierte Bindungsverhalten der Abwehr von Trauerarbeit nach dem traumatischen Verlust der Eltern. Aus diesem Grund wurde den Pflegeeltern auch empfohlen, die Möglichkeit einer therapeutischen Behandlung des Kindes wegen der Kriegstraumatisierung nicht aus den Augen zu verlieren.

Unfall-Risiko-Verhalten

Vorgeschichte und Symptomatik

In der kinderchirurgischen Ambulanz fiel auf, dass die Akte des vierjährigen F. über die letzten zwei Jahre einen erstaunlichen Umfang angenommen hatte. Der Junge war bei Ärzten und Schwestern bestens bekannt und quasi »Stammkunde« und wurde entsprechend begrüßt, wenn er zum wiederholten Male von den Eltern mit Verletzungen vorgestellt wurde.

Vorstellungs- und Behandlungsgrund waren jeweils Unfälle und Verletzungen, die teilweise über Bagatellverletzungen wie Schürf-, Schnitt- und Platzwunden hinausgingen. Wegen Schädelhirntraumata mit Gehirnerschütterung waren auch schon stationäre Aufenthalte erforderlich gewesen.

Ich selbst wurde konsiliarisch von einem Ambulanzarzt über diesen Jungen informiert. Der Kollege fragte zögerlich und zweifelnd an, ob dieses Verhalten »noch normal« sei, ob man sich »Sorgen machen« müsse und ob eventuell eine psychotherapeutische Behandlung des Kindes angezeigt sei. Ihm war in der Ambulanz aufgefallen, dass F. trotz seiner immer wiederkehrenden Verletzungen und Behandlungen die Ambulanz freundlich und geradezu fröhlich betrat. Dies stand im Gegensatz zum Verhalten von anderen vierjährigen Kindern, die bei wiederholten Vorstellungen in der Ambulanz schon an der Eingangstür in Erinnerung an frühere Behandlungen mit Weinen und Protest reagierten.

Anamnese

Durch die vom Kollegen erhobene Sozialanamnese erfuhr ich, dass beide Eltern von F. berufstätig waren. Drei Kinder im Alter von vier, acht und zwölf Jahren waren viele Stunden am Tag allein und wurden von F.s zwölfjähriger Schwester versorgt. Auch wenn F. keine äußeren Zeichen von Vernachlässigung zeigte, so fanden sich doch Anhaltspunkte für eine emotionale Vernachlässigung. Auffällig war, dass sich der Junge bevorzugt in den Abendstunden, wenn beide Eltern müde von der Arbeit nach Hause kamen, durch abenteuerliches Spielverhalten in seine Unfälle »verstrickte« und auf diese Weise die prompte Aufmerksamkeit und Zuwendung seiner Eltern erhielt.

Bindungsdynamische Überlegungen

Über die frühkindliche Entwicklung von F. ist nichts bekannt. Die Sozialanamnese gab jedoch deutliche Hinweise, dass er vermutlich von seinen Eltern nicht ausreichend im Sinne der Bereitstellung einer sicheren Basis betreut und versorgt wurde. Die sicherste Beziehung bestand vermutlich noch zu der zwölfjährigen Schwester, die als primäre Bindungs- und Bezugsperson für ihn zuständig war. Man kann vermuten, dass F.s abenteuerliche abendliche Unfälle auf der Verhaltensebene die Aufmerksamkeit und Zuwendung der Eltern sicherstellten, wobei die innere Motivation die Suche nach einem Bindungskontakt mit den Eltern sein konnte. Aus rein verhaltenstherapeutischer Sicht wurde das Verhalten von F. natürlich durch die Zuwendung der Eltern und die aufwendigen zeitintensiven Behandlungen in der Ambulanz aufrechterhalten und verstärkt. Die bindungstheoretische Betrachtungsweise konnte es ermöglichen, eine tieferliegende Motivation für dieses Verhalten zu erkennen.

Dies hätte entsprechende Konsequenzen für die Behandlung, denn es würde von den Eltern verlangen, sich bindungsbezogen emotional engagierter mit ihrem Kind zu beschäftigen und diesem mehr Zeit und mehr verlässliche Anwesenheit zur Verfügung zu stellen, um so die »Unfallprovokationen« überflüssig zu machen. Ein verhaltenstherapeutisch orientiertes Vorgehen höbe hervor, dass man darauf verzichten musste, mit Aufmerksamkeit und Zuwendung auf neue Unfälle zu reagieren. Dies war aber seitens der Eltern nicht durchzuhalten, weil die Verletzungen zu gravierend und behandlungsbedürftig waren. Unterstellt man überdies, dass dem unfallprovozierenden Verhalten eine viel tiefer liegende Sehnsucht nach Bindung zugrunde lag, musste eine Verhaltensstrategie der Eltern, die auf ein Ignorieren der Probleme setzte, sogar zur Intensivierung der Unfallhäufigkeit führen.

Therapie und Verlauf

Mit F. und seinen Eltern kam keine spieltherapeutische Behandlung zustande, weil diese ihren Sohn als »Draufgänger« betrachteten und für bindungstheoretische Überlegungen, wie sie beim nächsten Ambulanzbesuch von den Schwestern und dem Arzt ihnen gegenüber geäußert wurden, wenig Verständnis hatten. Ob diese Bindungsüberlegungen doch etwas bei den Eltern bewirkt haben könnten, ist eher zweifelhaft. Dagegen veränderte sich die Sichtweise, auch die Verhaltensweise des Behandlungspersonals, das F. nicht mehr nur als freundlich zu begrüßendes und zu behandelndes Kind betrachtete. Durch die bindungstheoretische Sicht von F.s Verhalten kam beim Personal emotionale Betroffenheit auf.

Abschließende Bemerkungen und Katamnese

Im weiteren Verlauf fiel auf, dass F. und seine Eltern seltener in der Ambulanz erschienen. Ob dies durch eine beziehungsdynamische Veränderung bedingt oder einfach der Tatsache zuzuschreiben war, dass die Eltern das Kind wegen der in der Ambulanz erfolgten Konfrontation jetzt an anderer Stelle behandeln ließen, bleibt offen. Die bindungsdynamische Betrachtungsweise dieses »Unfallkindes« hat aber den Blickwinkel des Behandlungspersonals in dem Sinne erweitert, dass klar wurde, dass sich hinter dem chirurgischen Vorstellungssyndrom eines Kindes auch Beziehungs- und bindungsdynamische Wünsche und Ängste verbergen können.

Übersteigertes Bindungsverhalten: Exzessives Klammern

Vorstellungsgrund und Symptomatik

Die Mutter des fünfjährigen P. meldete nicht ihr Kind, sondern sich selbst telefonisch für die kinderpsychiatrische Sprechstunde an. Anmeldungsgrund war die Weigerung des Jungen, in den Kindergarten zu gehen. P. benötige dringend eine Behandlung, schließlich solle er ja mit sechs Jahren in die Schule gehen, so die Mutter am Telefon.

Die Mutter, Frau V., kam pünktlich zum vereinbarten Termin, gemeinsam mit P., den sie fest an der Hand hielt, als sie zur Türe hereinkam. P. hatte sich geweigert, seinen Anorak an der Garderobe auszuziehen, und nahm auf dem Schoß seiner Mutter Platz. Er war ein kräftiger, blondgelockter Junge mit dunklen Knopfaugen – ein hübsches Kind, das sicherlich allein schon mit seinem Äußeren die Zuneigung einer Erzieherin gewinnen konnte. Seine ebenfalls hübsche Mutter war noch nicht ganz dreißig Jahre alt, wie ich später erfuhr, sie war übergewichtig, was sie jedoch unter einem weiten dunkelblauen Kleid geschickt verbarg. Mit ihrem weiten, fallenden Kleid und ihrem Sohn auf dem Arm, den sie fest an sich drückte und der sich, etwas zusammengekauert, an seine Mama anschmiegte, machte sie auf mich einen Eindruck, den ich mit dem Bild »Madonna mit einem Baby auf dem Arm« beschreiben kann.

Ich ermunterte P., er könne sich in der Spielecke umsehen und spielen, wozu er Lust habe, während die Mama mir einiges erzählen werde. Aber P. schaute nur kurz aus dem Augenwinkel auf die Spielecke, um sich dann nur noch enger an seine Mama zu schmiegen.

Frau V. kam auf Anraten der Erzieherin, die P.s Verhalten für sein Alter auffällig fand. Auch die Eltern waren nun in Sorge und fragten sich, wie P. im kommenden Jahr in der Lage sein sollte, die Schule zu besuchen, wenn er jetzt nicht einmal ohne Eltern im Kindergarten sein wollte. Die Mutter berichtete von zahlreichen Versuchen, sich an der Kindergartentür von ihm zu trennen, was oft mit panischem Geschrei von P. geendet hätte, weshalb sie ihn dann »schweren Herzens wieder mitgenommen« habe. P. habe auch keine Freunde; er spiele nur zu Hause, am liebsten mit der Mama.

Anamnese

Frau V. berichtete, P. sei das erste und einzige Kind. Die Schwangerschaft sei »die schönste Zeit« ihres Lebens gewesen, nur die Geburt habe sie als »grausam« in Erinnerung. Kurz danach sei sie für einige Zeit krank gewesen, was sich bei Nachfragen als eine postpartale psychotische Episode darstellte. Durch eine medikamentöse Behandlung sei die Erkrankung nach vier Wochen langsam abgeklungen. Näheres zur Psychose erfuhr ich nicht, und es war deutlich, dass die Mutter hierüber nicht sprechen wollte. Die weitere Kindheit und die Entwicklungsphasen von P. wurden als ideal beschrieben. Das Fehlen einer Trotzphase erlebte die Mutter als »gesund« und nicht als auffällig, weil sie »trotzige Kinder nicht ausstehen« könne. Da sie P. wegen ihrer Erkrankung nicht stillen konnte, erlaubte sie ihrem Sohn bis heute »großzügig eine Nuckelflasche zum Einschlafen«, damit er »das versäumte Stillen nachholen« könne.

Auf Nachfragen zeigten sich – über den Kindergartenbesuch hinaus – auch noch andere Trennungsprobleme, z. B. beim Einschlafen. P. konnte nicht ohne Anwesenheit von Vater oder Mutter einschlafen. Meistens schlief er im Beisein der Eltern mit einer Nuckelflasche auf dem Sofa im Wohnzimmer ein.

Der Vater war beruflich sehr engagiert und kam abends spät nach Hause, so dass P. länger aufbleiben durfte, damit Vater und Sohn noch gemeinsam spielen konnten. Schließlich, so die Mutter, sei der Vater für die Entwicklung eines Jungen von Bedeutung, wie sie gelesen habe. Da P. spät einschlief und sie ihn morgens ausschlafen ließ, konnte sie ihn nicht so früh in den Kindergarten bringen, wie dies von der Erzieherin erwartet wurde.

An dieser Stelle sprang die Mutter während des Erstgesprächs plötzlich auf, setzte den erschreckten P. auf dem Boden ab und eilte ohne Kommentar aus dem Raum. Ich war vollkommen irritiert über dieses Verhalten. P. begann zu heulen und schrie durchdringend, ohne aber seiner Mutter zu folgen. Ich versuchte ihn zu beruhigen, indem ich mich zu ihm auf den Boden setzte und ihm ein gemeinsames Spiel mit einem Auto vorschlug. Zusätzlich versicherte ich ihm, dass seine Mutter sicher bald wieder zurück sein werde und dass ich ja auch da sei. Ich selbst wurde aber zunehmend ärgerlicher und war verunsichert – ich fragte mich, was mit seiner Mutter passiert sein konnte.

Nach einigen Minuten erschien Frau V. wieder – ganz vergnügt, aber etwas außer Atem. Sie habe vergessen, das Licht an ihrem Auto auszumachen. Mit dieser Bemerkung setzte sie sich auf den Stuhl und nahm P. ohne Kommentar wieder vom Boden auf ihren Schoß, obwohl dieser gerade angefangen hatte, sich für ein Polizeiauto zu interessieren. P. ließ alles über sich ergehen, ohne sich aber so anzuschmiegen wie zuvor. Er saß jetzt vielmehr aufrecht auf den Knien seiner Mutter und erkundete zum ersten Mal mit den Augen neugierig das Spielzimmer.

Ich reichte ihm das Polizeiauto, und P. begann mit diesem auf dem Tisch vor sich zu spielen. Während der ganzen Zeit jammerte und weinte er ununterbrochen, was sich teils hilfesuchend, teils wie ein ärgerliches Nörgeln anhörte. Schließlich warf er das Auto demonstrativ auf den Boden, um sich dann bei seiner Mutter anzukuscheln. Ein erneutes Angebot von mir, mit dem Auto zu spielen, nahm er nach einigem Zögern an und spielte erneut auf dem Tisch. Seine Mutter versuchte, ihn mit Worten zu trösten: Er solle sich doch »nicht so albern anstellen«. Gleichzeitig galt ihre Aufmerksamkeit aber mir, denn sie kommentierte die Szene: »Jetzt haben Sie ja gerade mal live erlebt, dass P. mich nicht aus den Augen lässt und gleich ein furchtbares Theater macht, wenn ich nur mal kurz weggehe.«

Ich nutzte die Szene, um mit ihr über meine Irritation angesichts ihres Verschwindens zu sprechen; ich sei um sie besorgt gewesen. Sie war überrascht, dass mir ihr Verschwinden etwas ausgemacht haben könnte, es sei doch nur für einen Augenblick gewesen. Sie berichtete, dass sie P. auch an der Kindergartentür ganz schnell absetze, sonst könne sie sowieso nicht gehen.

Ich besprach mit ihr, dass es P. an der Kindergartentür ähnlich ergehen könnte wie mir kurz zuvor, wenn sie sich von ihm ohne klaren Abschied trennte. Dies war für sie ein ganz neuer Aspekt; bisher war sie so rasch verschwunden, dass er ihr Gehen gar nicht bemerkte und nicht vorher reagieren und zu schreien anfangen konnte, denn sein »Geschrei«, so sagte sie, könne sie nicht aushalten.

Bindungsdynamische Überlegungen

Vermutlich war die frühe Säuglingszeit durch die Trennungsschwierigkeiten der Mutter am Ende der Schwangerschaft – die Mutter wollte nicht, dass die Schwangerschaft endete und sie und ihr Kind »sich trennen« mussten – und die psychotische Episode gestört. Auch die Szene im Erstgespräch deutete darauf hin, dass die Mutter in ihrem Bindungsverhalten einerseits P. sehr »klammerte«, ihm keinen Raum zur Exploration ließ, andererseits sich wegen eigener Trennungsprobleme sehr abrupt von ihm trennte, sowohl an der Kindergartentür als auch im Erstgespräch. Das konnte bei P. zu einem eher ambivalenten Bindungsmuster geführt haben. Sein exzessives Klammern stand ganz im Vordergrund, aggressive Verhaltensweisen, wie sie bei einem unsicher-ambivalenten Bindungsmuster auch vorkommen, waren weniger zu beobachten. Hintergrund dieser Bindungsstörung waren aber deutlich das Trennungsproblem der Mutter und ihr unfeinfühliges Pflege- oder Interaktionsverhalten. Dennoch gab es in der Interaktion zwischen P. und mir Ansätze, den Jungen für den Bereich der Exploration zu interessieren und ihm über die Trennung hinwegzuhelfen. Dies erinnerte an die Beziehung zum Vater, der sich trotz beruflichem Engagement abends noch Zeit nahm, um mit seinem Sohn zu spielen. Das exzessive Klammern bei einer massiven Bindungsstörung stand mit einer ausgesprochenen Trennungsproblematik in Zusammenhang, begleitet von stark gehemmter Exploration. Dies zeigte sich nicht nur an der Kindergartentür, sondern auch beim abendlichen Einschlafritual, wenn sich der Fünfjährige ohne Anwesenheit der Eltern nicht in den Schlaf fallenlassen konnte.

Therapie und Verlauf

Eine spieltherapeutische Behandlung des Kindes, wie ich sie vorschlug, war für Frau V. unvorstellbar, weil sich P. nach ihrer Ansicht nicht zum Spielen von ihr trennen konnte. Der Vater sah dies zwar anders, aber an dem kategorischen »Nein« der Mutter scheiterte dieser Behandlungsvorschlag zunächst einmal. Vielmehr wünschte die Mutter eine »Elternberatung«, die zum Ziel haben sollte, dass ihr Kind in den Kindergarten und schließlich in die Schule gehen konnte. Die Behandlung bestand daher aus einer »Beratung«, eigentlich Therapie, der Mutter mit einer Frequenz von einer Sitzung pro Woche sowie Gesprächen mit Mutter *und* Vater circa alle drei Wochen. Die Mutter nahm dieses Behandlungssetting gerne an. Sie wünschte sich häufigere Kontakte, die sie dann durch zwischenzeitliche Telefonate mit Fragen zum Verhalten von P. und zu ihren eigenen Möglichkeiten, sich zu verhalten, arrangierte.

Im Vordergrund stand die eigene Trennungsproblematik der Mutter. Sie hatte eine sehr enge, fast symbiotische Beziehung zu ihrer eigenen Mutter, mit der sie manchmal mehrfach am Tag telefonierte. Insgesamt war sie in ihren elterlichen Kompetenzen sehr unsicher, mit einer deutlichen Selbstwertproblematik, die sich nicht nur auf die Kindererziehung bezog. Zunehmend mehr wurde ich in der Behandlung zur sicheren Bindungsbasis für die Mutter. Dadurch gelang es ihr nach drei Monaten, ihren Sohn morgens zum Kindergarten zu bringen und mit Hilfe der Erzieherin die Trennung zu bewerkstelligen, weil sie wusste, dass sie unmittelbar anschließend zu mir zu ihrer Therapiestunde kommen konnte.

Dieses Setting gab ihr so viel Sicherheit, dass sie sich morgens von ihrem Sohn trennen konnte. Im weiteren Verlauf konnte ich mich mit dem Vater besprechen, um zu erreichen, dass dieser sich noch mehr als Partner innerhalb der Triangulierung engagierte. So oft wie möglich plante er seine Berufstätigkeit so, dass er seinen Sohn morgens in den Kindergarten bringen konnte. Ein Telefonat der Erzieherin machte mir deutlich, dass diese immer wieder versucht hatte, die Trennungssituation für P. dadurch zu überbrücken, dass sie ihn möglichst rasch mit anderen Kindern ins Spiel verwickeln wollte. Ich gab zu bedenken, dass sie für P. erst einmal zu einer sicheren Basis werden musste, um sie als sekundäre Bindungsperson nutzen zu können und sich aus seiner ambivalenten Bindung zu seiner Mutter zu lösen. Auch diese Intervention und ein neues Setting im Kindergarten mit einer morgendlichen, zeitlich begrenzten Einzelbetreuung durch die Erzieherin ermöglichten es dem Jungen, selbständiger zu werden und sich mit nur wenig Protest von seiner Mutter zu trennen.

Als P. nach einem halben Jahr relativ selbstverständlich vormittags in den Kindergarten ging, sahen die Eltern das Behandlungsziel erreicht. Für die Mutter bestand keine weitere Veranlassung mehr für eine Therapie, zumal sich auch das Einschlafverhalten des Jungen inzwischen verändert hatte. Er konnte jetzt bei offener Tür und eingeschaltetem Licht allein in seinem Bett einschlafen. Dabei war es ihm wichtig, von seinem Vater ins Bett gebracht zu werden.

Abschließende Bemerkungen und Katamnese

Zweifellos hat die Behandlung nur vorübergehend zur Lösung einer akuten Schwierigkeit beigetragen. Die sehr ausgeprägte Problematik der Mutter bedurfte sicherlich einer längeren therapeutischen Hilfestellung. Auf diese Möglichkeit wies ich sie auch im Abschlussgespräch hin. Ob sie davon Gebrauch gemacht hat, bleibt offen. Zum Gelingen der Behandlung und der Symptomveränderung trug das Engagement des Vaters wesentlich bei, der einerseits dem Sohn die Trennung erleichtern und ihn gleichzeitig auch in die Welt der Exploration einführen konnte. Ebenso hilfreich war das Verhalten der Erzieherin, die P. nach der Trennung für eine begrenzte Zeit im Einzelkontakt betreute und ihm auf diese Weise eine Möglichkeit bot, zur ihr als sekundärer Bindungsperson eine sichere Basis aufzubauen.

Meine therapeutische Beziehung zur Mutter ermöglichte dieser vielleicht, vorübergehend eine sichere emotionale Basis zu erleben, die ihr eine morgendliche Trennung von ihrem Sohn erleichterte, auch weil die Therapiestunde sich unmittelbar an die Trennung von ihm anschloss. Da ich bezüglich der Stabilität dieses »Therapieerfolgs« im Zweifel war, bot ich den Eltern an, mich jederzeit bei erneuten Trennungsproblemen und anderen Schwierigkeiten wieder anrufen zu können. Ich erfuhr dann später durch einen Telefonanruf des Vaters, dass sich P. »ganz gut entwickelt« habe und voller Stolz in die erste Klasse gegangen sei.

Gehemmtes Bindungsverhalten: Übermäßige Anpassung

Erstvorstellung und Symptomatik

Ich wurde konsiliarisch wegen des auffälligen Verhaltens eines dreijährigen Mädchens zu Rate gezogen. N. war wegen einer geplanten Operation stationär aufgenommen worden. Den Krankenschwestern war schon bei der Aufnahme aufgefallen, dass die schüchterne und sehr angepasst wirkende N. alle Untersuchungen und präoperativen Maßnahmen höchst kooperativ und »ohne Weinen oder Jammern« über sich ergehen ließ. Ein Blick der Mutter genügte, um ein kurzes Zögern von N. vor der Blutabnahme zu überwinden. Beim Abschied der Mutter zeigte sie keine deutliche Trennungsreaktion. Die Kinderkrankenschwestern berichteten, dass das zuvor schüchterne Mädchen gesprächig und ganz aktiv geworden sei, nachdem die Mutter, Frau W., gegangen war; es habe die Station erkundet und sei in seiner emotionalen Befindlichkeit wie ausgewechselt gewesen. Aufgrund der Beobachtungen der Krankenschwestern bei der Aufnahme wurde der Verdacht geäußert, dass in der Beziehung zwischen N. und ihrer Mutter Gewalt eine Rolle spielen könnte.

Anamnese

Im Erstgespräch erzählte mir die Mutter, die sehr auskunftsbereit war, die Geschichte einer normalen Schwangerschaft und normalen frühkindlichen Entwicklung. N. hatte noch einen einjährigen Bruder, mit dem sie sehr nett und kooperativ spiele. Mit beiden Kindern hat die Mutter, wie sie sagte, »keine Probleme«: »Beide sind gut geraten und folgen aufs Wort.« N. gehe seit kurzem in den Kindergarten, worauf sie sich sehr gefreut habe. Trennungsschwierigkeiten waren der Mutter ganz fremd. Die Eltern hätten N. schon sehr früh mit dem Babysitter alleinlassen können, wenn sie abends ausgingen.

Ich konfrontierte die Mutter mit N.s auffälligem Verhalten bei der stationären Aufnahme. Frau W. konnte unsere Befürchtungen nicht nachvollziehen und verstand nicht, dass uns das »normale Verhalten eines normalen Kindes« Sorgen machte. N. habe eben einige Zeit gebraucht, um sich an die neue Situation zu gewöhnen, danach sei sie immer sehr lebhaft, und auch im Kindergarten sei sie als neugieriges kleines Mädchen bekannt. Auf Nachfragen betonte die Mutter, dass sie zu Hause schon sehr strenge Erziehungsmethoden anwende, es müsse eben »klar sein, wer das Sagen hat«; für sie sei Gehorsam sehr wichtig, ein Blick müsse genügen. Sie würde auch nicht davor zurückschrecken, N. bei Ungehorsam körperlich zu strafen, aber dies sei bisher noch nicht notwendig gewesen, weil N. wisse, dass sie es ernst meine. Eine klare Androhung von Strafe würde ausreichen.

Bindungsdynamische Überlegungen

Die auffällige, übermäßige Anpassung des Mädchens war vermutlich Ausdruck einer spezifischen Bindungsbeziehung zur Mutter und darauf zurückzuführen, dass es sich in seinem Bindungs- und Explorationsverhalten in klaren, mit Strafandrohungen festgesetzten Grenzen bewegen musste. Obwohl ihr die stationäre Aufnahme und die medizinischen Untersuchungen einschließlich Blutentnahme Angst gemacht haben mussten, traute N. sich – aus Angst vor Strafe, wenn sie ungehorsam wäre – nicht, gegenüber ihrer Mutter Bindungsverhalten zu zeigen. Bindungsbedürfnisse wurden in deren Anwesenheit unterdrückt. Diese Überanpassung ist zumindest so weit als Störung zu verstehen, als, ähnlich wie bei vermeidend gebundenen Kindern, vermutet werden kann, dass die Unterdrückung von Bindungsimpulsen in Angstsituationen zu gesteigerten physiologischen Reaktionen mit entsprechenden somatischen bis psychosomatischen Konsequenzen führen kann.

Therapie und Verlauf

Mit Frau W. konnte kein Behandlungsbündnis hergestellt werden. Während N.s stationärer Behandlungszeit fanden noch drei Gespräche statt. Alle Versuche, der Mutter meine bindungstheoretischen Überlegungen nahezubringen, waren erfolglos. Frau W. beharrte darauf, sie sei selbst im gleichen Stil erzogen worden und erwarte, dass ihre Kinder ebenfalls Recht und Ordnung lernten. Sie sah es selbst als Fortschritt an, dass sie, die zu ihrer Zeit bei Ungehorsam noch sehr viel Schläge bekommen hatte, ihre Kinder lediglich mit Strenge erziehe und auch auf diese Weise zum Ziel komme.

Abschließende Bemerkungen

Katamnestische Informationen sind nicht bekannt. Aufgrund der Kasuistik ist jedoch anzuraten, bei übermäßig angepasstem Verhalten von Kindern und auch Jugendlichen an eine bindungsdynamische Problematik zu denken, und dies besonders dann, wenn in angstmachenden Situationen das entsprechend dem Alter zu erwartende Bindungsverhalten nicht gezeigt wird. Ob darin eine Ursache für psychosomatische Störungen, bei vermutlich erhöhter physiologischer Reaktionsbereitschaft im Sinne einer Stressreaktion, liegen könnte, ist Gegenstand weiterer Forschung.

Aggressive Symptomatik

Erstvorstellung und Symptomatik

Die neunjährige Schülerin V. wurde mir auf Drängen des Jugendamtes vorgestellt, nachdem sie mehrfach gegenüber ihrer Mutter handgreiflich geworden war und sie verletzt hatte. Aggressive Auseinandersetzungen zwischen Tochter und Eltern waren bereits bekannt. Ständige aggressive Verhaltensweisen gegenüber Mitschülern hatten zu einem Schulausschluss geführt.

Zum Erstgespräch kamen beide Eltern alkoholisiert mit ihrer Tochter, in Begleitung einer Mitarbeiterin des Jugendamtes. Es war kaum möglich, eine strukturierte Anamnese zu erheben, weil die Eltern die Situation so erlebten, als säßen sie auf der Anklagebank. Sie waren vom Jugendamt vorgeladen worden und boykottierten mehr oder weniger wortkarg das Gespräch. Meine Versuche, mit V. ins Gespräch zu kommen, wurden von aggressiv provozierenden Beschimpfungen beantwortet. Dabei musterte mich V. genau, prüfte meine Reaktionen, fuhr fort, mich mit Schimpfworten zu reizen. Als ich im weiteren Verlauf des Gespräches mit den Eltern die Möglichkeit einer stationären Behandlung erwog, begann V. plötzlich zu weinen, klammerte sich an ihre Mutter und beteuerte, sie werde sich auf keinen Fall von ihr trennen: »Wir beide sind unzertrennlich.« Wenig später begann sie lautstark, ihre Mutter mit Schimpfworten zu überschütten, weil sie daran schuld sei, wenn sie, V., jetzt in eine stationäre Behandlung müsste.

Anamnese und Bindungsdynamische Überlegungen

V., das jüngste von sechs Kindern, war in sehr instabilen frühkindlichen Beziehungen zu ihren Eltern, die schon seit Jahren alkoholkrank waren, aufgewachsen. Die Familie war dem Jugendamt bereits seit langem als »Problemfamilie« bekannt. Auch mit den älteren Geschwistern (drei Kinder waren in Pflegestellen untergebracht, eine Schwester lebte im Heim, nur V. und ihr zwei Jahre älterer Bruder lebten noch bei den Eltern) gab es bereits erhebliche Schwierigkeiten wegen dissozialem und aggressivem Verhalten. Aus den Berichten des Jugendamtes war bekannt, dass aggressive Auseinandersetzungen zwischen den Eltern, besonders im alkoholisierten Zustand, wie auch zwischen Eltern und Kindern den alltäglichen Beziehungsstil prägten. Vermutlich hatte V. sehr früh gelernt, dass Aggressionen – vordergründig auch verbale Aggressionen in Form von Beschimpfungen und »Anmache« – alltägliche Formen der Bindungs- und Kontaktaufnahme waren.

Im Erstkontakt erfuhr ich dies sehr direkt, weil ich V.s Beschimpfungen als eine Möglichkeit erlebte, direkt und persönlich mit mir in Beziehung zu treten. In den alltäglichen Beziehungen in der Schule und mit Mitschülerinnen und Mitschülern führten diese aggressiven Beziehungsaufnahmen allerdings zu Beziehungsabbrüchen, weil sie nicht als Bindungs- und Beziehungswunsch verstanden wurden.

Auf der reinen Verhaltensebene war das Agieren von V. nicht ausreichend zu erklären, weil sie mit ihren aggressiven Verhaltensweisen und verbalen Beschimpfungen in der Regel in Beziehungskontakten zwar Aufmerksamkeit, im Grunde aber nur Ablehnung erfuhr. Deshalb war ein fortgesetztes aggressives Verhalten so nicht verständlich.

Unter bindungsdynamischen Gesichtspunkten war das aggressive Verhalten als eine Form der Bindungsstörung zu verstehen, weil das primäre Bindungsmuster über aggressive Auseinandersetzungen mit der Mutter etabliert wurde. Auf den Vorschlag einer möglichen Trennung durch die stationäre Behandlung reagierte V. mit einem deutlichen Trennungsprotest und zeigte gegenüber ihrer Mutter deutliches Bindungsverhalten. Dieses wurde durch Beschimpfungen noch intensiviert. Natürlich konnten die aggressiven Auseinandersetzungen auch Ausdruck der frühen Wut und Enttäuschung von V. über ihre Mutter sein. Wir würden aber erwarten, dass sich V. dann deutlicher von ihrer Mutter abgegrenzt und distanziert hätte, denn sie hatte viele frustrierende Interaktionserfahrungen gemacht und konnte davon ausgehen, dass diese Frustrationen sich auch fortsetzen würden. Unter bindungstheoretischen Gesichtspunkten wird es möglich, die Bindung von Missbrauchsopfern, Opfern von Gewalt und Misshandlung an die Täter zu verstehen;[5] Aggression war für V. ein bekanntes Mittel, die Bindung zwischen sich und ihrer Mutter herzustellen und zu intensivieren.

Therapie und Verlauf

Nach wenigen Gesprächen wurde deutlich, dass bei V.s Eltern weder Behandlungseinsicht noch Motivation vorhanden waren. Unter Bindungsgesichtspunkten schien aber eine stationäre Aufnahme, wenn auch durchaus therapeutisch sinnvoll, wenig erfolgversprechend, weil nach aller Erfahrung Kinder wie V. relativ rasch die stationäre Einrichtung wieder verlassen, indem sie weglaufen, und sehr bald nach Hause zurückkehren. Ein solches Verhalten strapaziert dann arg die Kooperationsbereitschaft vieler Institutionen, so dass solche Kinder manchmal zwischen Einweisungen in Institutionen, verschiedenen Heimunterbringungen, Pflegestellen und dem Wohnen bei ihren leiblichen Eltern »vagabundieren«, dabei aber auch dann, wenn sie nicht bei den Eltern leben, phasenweise immer wieder den intensiven Kontakt zu diesen suchen. Die Eltern aus solchen familiären Konstellationen setzen ihrerseits oft alle Hebel in Bewegung, um bei einer anonymen Fremdunterbringung ihrer Kinder (im Falle von Missbrauch und Misshandlung) deren Aufenthaltsort ausfindig zu machen.

Vor diesem Hintergrund wurde mit den Eltern und V. und dem Jugendamt die Möglichkeit einer Betreuung in einer Mädchenwohngruppe in der Nähe des elterlichen Wohnsitzes besprochen. Dieser Lösungsversuch wurde mit Probewohnen auch ausprobiert, so dass die Möglichkeit des Bindungskontaktes zwischen V. und ihren Eltern nicht aufgehoben wurde, sondern unter strukturierten Bedingungen eine Bindung »gepflegt« werden konnte. Eine solche Lösung fand das Einverständnis sowohl der Eltern als auch des Kindes. Die Möglichkeit von Elternbesuchen unter strukturierten Bedingungen und von Wochenendbeurlaubungen musste dann mit den Mitarbeitern des Heims aus bindungstheoretischer Sicht überlegt und auch begründet werden. Zu früheren Zeitpunkten hätte ich eine solche Vorgehensweise für wenig erfolgreich gehalten, außerdem für eine striktere Trennung von Eltern und Kind und für eine stationäre kinderpsychiatrische Behandlung plädiert, weil ich von Anfang an bei den vorausgegangenen massiven aggressiven Auseinandersetzungen nicht von einer Bindung zwischen Eltern und Kind ausgegangen wäre. Ich hätte bei der vorhandenen Wut und Enttäuschung und dem aggressiven Verhalten von V. gegenüber ihren Eltern nur erwartet, dass sich V. entlastet zeigte, wenn sie von ihren Eltern getrennt wurde und nicht weiteren Frustrationen ausgesetzt war.

Abschließende Bemerkungen und Katamnese

Unter den oben geschilderten Bedingungen mit Heimaufnahme und Besuchskontakt, unter Aufrechterhaltung der Bindungsbeziehung, beruhigte sich die Entwicklung des Mädchens. Es konnte wieder regelmäßig zur Schule gehen und hatte bei einer wachsenden Bindung zu ihren Betreuerinnen in der Wohngruppe die Möglichkeit, entsprechend ihrem Nähe- und Distanzbedürfnis die Bindung zu ihren Eltern zu pflegen. Bei aggressiven Auseinandersetzungen und wenn ihre Eltern unerreichbar, da betrunken waren, konnte sie sich auch entsprechend selbst distanzieren und auf hilfreiche Beziehungen aus der Wohngruppe zurückgreifen. Sie musste jetzt nicht mehr gegenüber ihren Eltern aggressiv werden, um mit ihnen – wenn auch eben über Aggression – eine Bindung zu erreichen oder aufrechtzuerhalten.

Zusammenfassend möchte ich betonen, dass bindungstheoretische Aspekte berücksichtigt werden müssen, wenn es um Aggression, Missbrauch und Misshandlung geht. In der Regel nehmen wir an, eine Trennung von Täter und Opfer sei notwendig. Es ist aber noch wenig untersucht, welche Bindungsbedeutung die Traumatisierung auf der einen Seite wie auch die Trennung, durch das Trauma bedingt, auf der anderen Seite für die Entwicklung eines Kindes hat. Beziehungskonstellationen, die in Form eines strukturierten, begleiteten Besuchskontakts zwischen Täter und Opfer eine Möglichkeit *zwischen* Bindung und Trennung zulassen, sind nach meiner Einschätzung noch zu wenig systematisch erforscht, weil bindungstheoretische Grundsätze in der Täter-Opfer-Beziehung bisher noch nicht genügend berücksichtigt und in randomisierten Studien untersucht wurden.

Rollenumkehr

Erstvorstellung und Symptomatik

Die fünfjährige D. wurde mir von ihrer Mutter, Frau Q., vorgestellt, weil sie sich, so die Mutter, seit drei Monaten weigere, in den Kindergarten zu gehen. Frau Q. konnte sich dieses Verhalten nicht erklären, denn das Kind sei früher immer gern dorthin gegangen.

Während des Erstgesprächs hielt D. Körperkontakt zu ihrer Mutter: Sie stand neben ihr, hielt ihre Hand, und ihre Augen waren fest auf deren Gesicht gerichtet. Als Frau Q. im weiteren Verlauf ihrer Schilderung zu weinen begann, kletterte D. auf ihren Schoß, trocknete mit den Händen die Tränen und tröstete sie mit zärtlichen Gesten.

Anamnese

D. war das einzige Kind ihrer Eltern, die sich vor sechs Monaten getrennt hatten. Frau Q. berichtete, der Vater sei – für sie vollkommen überraschend – ausgezogen, und für sie sei »eine Welt zusammengebrochen« (*weint*). D. hätte zu ihrem Vater einen sehr innigen Kontakt gehabt. Die jetzige Besuchsregelung sehe vor, dass sie alle 14 Tage beim Vater sei. Über der Trennung sei sie, Frau Q., sehr depressiv geworden; sie befinde sich deswegen auch in psychiatrischer Behandlung. Die Mutter glaubte, D. litte sehr darunter, zwischen ihr und dem Vater hin- und hergerissen zu sein. Nach den Wochenendbesuchen beim Vater wäre sie immer »vollkommen zerstört und verstört«. Montags könne sie sich dann nicht von der Mutter trennen und in den Kindergarten gehen.

Im Zweitgespräch erfuhr ich von der Mutter, dass sie vor vier Monaten gedroht hatte, sich – gemeinsam mit ihrer Tochter – das Leben zu nehmen. D. sei, so Frau Q., deshalb sehr beunruhigt gewesen, sie schlief seit jenem Tag nicht mehr in ihrem eigenen Bett ein, sondern wollte in Vaters Bett neben der Mutter schlafen.

D. sei ein Wunschkind gewesen; die frühkindliche Entwicklung wurde von der Mutter als ideal und unauffällig geschildert. Sie habe wegen des Kindes ihren Beruf aufgegeben, um sich ganz der Familie zu widmen. D. sei früher immer ein lebendiges und strahlendes Kind gewesen, neugierig und aufgeschlossen. Mit Vergnügen habe sie den Kindergarten besucht, wo sie bei allen sehr beliebt war. Jetzt sei sie traurig, sitze einfach nur zu Hause, wolle nicht in den Kindergarten, gehe nicht mehr aus dem Haus. An allem sei der Vater schuld, weil er die Familie verlassen habe.

Bindungsdynamische Überlegungen

Es ist zu vermuten, dass D. durchaus eine sichere Bindung zu ihrer Mutter entwickelt hatte, dass diese für sie zu einer sicheren Basis geworden war, aber im Rahmen der akuten Belastung durch die Trennungssituation der Eltern kam es zu einer Bindungsstörung mit Rollenumkehr. D. erlebt ihre Mutter als depressiv. Vermutlich band die Mutter nach der Trennung vom Vater die Tochter mehr an sich, um sie als »Bindungs-Antidepressivum« für sich zu benutzen. Die Drohung, sich gemeinsam mit dem Kind das Leben zu nehmen, hat D. erheblich geängstigt, so dass sie sich daraufhin verstärkt um ihre Mutter sorgte.

Im Rahmen der Rollenumkehr konnte im Erstgespräch beobachtet werden, wie D. Verantwortung für die Mutter übernommen hat und diese in ihrer Trauer tröstete. Gleichzeitig konnte D. ihr normales, bisher schon gelebtes Explorationsverhalten mit Besuch des Kindergartens, Kontakt zu Freunden nicht mehr ausleben, weil sie jetzt aus Sorge um das Leben ihrer Mutter ein Verhalten entwickelt hatte, in dem sie diese beobachtete und emotional unterstützte. Wenn sich D. während der Wochenendbesuche auf die Beziehung zum Vater einließ und von der Mutter getrennt war, musste sie befürchten, dass diese sich wegen ihrer Depression umbringen könnte; deshalb befand sie sich während der Wochenendbesuche in einem besonders großen Bindungskonflikt. Neben einem typischen Bindungskonflikt, wie er bei Scheidungskindern mit Bindungsverhalten und einer Bindungsbeziehung zu beiden Elternteilen in der Regel auftritt, gab es hier noch eine dramatische Zuspitzung, weil D. aufgrund der Depression und der suizidalen Drohungen mit dem realen Verlust der Mutter und nicht nur mit einer Verschlechterung der Beziehung rechnen musste, wenn sie sich dem Vater zuwandte.

Therapie und Verlauf

Einerseits wünschte die Mutter eine Spielbehandlung für ihr Kind, andererseits war sie aber auch sehr skeptisch, weil sie nicht erkennen konnte, wie sich das Verhalten von D. dadurch verbessern könnte. Kurze Zeit nach der Erstvorstellung erhielt ich einen Anruf vom Rechtsanwalt der Mutter, der fragte, ob ich ein Gutachten über D. erstellen könne, aus dem hervorging, dass die psychische Entwicklung des Kindes durch die Wochenendbesuche beim Vater gefährdet sei. Die Mutter habe berichtet, wie sehr D. nach diesen Besuchen »verstört sei«. Deshalb mache er sich als Vertreter seiner Mandantin große Sorgen um das Wohl des Kindes. Trotz meiner Versuche, zu erklären, dass ich für eine Behandlung gern zur Verfügung stünde, aber nicht gleichzeitig als Gutachter im Scheidungs- und Trennungsverfahren tätig sein könnte, drängten schließlich die Mutter und ihr Rechtsanwalt auf ein Gutachten. Da ich dieses auf dem Hintergrund meiner Vorstellungen von einer Therapie verweigerte, kam es zu einem Abbruch der Beziehung und nicht zur Behandlung.

Abschließende Bemerkungen und Katamnese

Das Beispiel macht deutlich, wie gerade bei Scheidungen oder Trennungen der Eltern bindungsdynamische Prozesse eine große Rolle spielen und die Kinder in einen Konflikt zwischen Bindungsloyalitäten und Ambivalenzen gegenüber beiden Eltern geraten können. Der Beziehungswunsch vieler Kinder, wonach die

Eltern doch »wieder zusammen sein« möchten, ist ein Ausdruck davon, dass sie diese Bindungsambivalenz lösen möchten. Es bedarf einer therapeutisch sensiblen Begleitung der Kinder und begleitender Elterngespräche unter bindungsdynamischen Aspekten, damit die Kinder gerade bei intensiver Bindung zu beiden Elternteilen diese Bindungen aufrechterhalten können und ein neuer »modus vivendi« gefunden werden kann. Wenn die Eltern dagegen die Bindungsfähigkeiten und Beziehungen der Kinder im Scheidungskonflikt benutzen oder missbrauchen, um eigene psychische Konflikte, hier suizidale depressive Krisen, mit Hilfe der Bindungsbedürfnisse der Kinder zu lösen, dann kann es zu einer typischen Rollenumkehr im Bindungsverhalten kommen. Die Kinder werden dann gefordert, eine sichere Bindungsbasis für die depressiven, verletzten, leidenden Eltern darzustellen. Sie müssen deren Bindungsbedürfnisse befriedigen, sollen ihre eigene Angst vor dem Verlust der Eltern unterdrücken und stattdessen diese stabilisieren. Es ist naheliegend, dass sich aus diesem paradoxen Bindungsbezug ohne therapeutische Hilfestellung eine neue pathologische Bindung entwickeln kann, die die Kinder womöglich auch auf spätere Bindungsbeziehungen übertragen.

Psychosomatische Symptomatik

Wachstumsretardierung

K. wurde mir wegen einer von einem endokrinologisch interessierten Kinderarzt festgestellten Wachstumsstörung überwiesen. Da keine hormonellen Ursachen für das Symptom eines Wachstumsstillstands erkannt werden konnten, bestand die konkrete Anfrage, zu untersuchen, ob es sich um eine psychogene Retardierung handeln könnte.

Erstvorstellung und Symptomatik

K. war ein 14 Monate alter Säugling, mit dem seine jungen Eltern (Mutter 22, Vater 25 Jahre alt) zum Erstgespräch kamen. Die Mutter berichtete, dass bei K. aus Anlass der Vorsorgeuntersuchung ein Wachstumsstillstand aufgefallen sei. Auch nach mehrmaliger wiederholter Untersuchung habe man eine gewisse Verlangsamung des Wachstums festgestellt. Die Abklärung durch Laboruntersuchungen wegen des Verdachts auf hormonelle Störungen hätte bisher keinen pathologischen Befund ergeben. Die Mutter ging jedoch davon aus, dass noch nicht alle möglichen Untersuchungen durchgeführt worden wären und dass es nur eine Frage der Zeit sei, bis man bei K. eine entsprechende Erkrankung feststellen werde. Sie war deshalb sehr beunruhigt und verstand zum jetzigen Zeitpunkt nicht, warum sie und ihr Mann mit ihrem Baby zur kinderpsychotherapeutischen Untersuchung überwiesen wurden.

Ich erlebte beide Eltern als distanziert bis abweisend, vorwurfsvoll und spürte in der Gegenübertragung deutliche Ablehnung. Sie fühlten sich zu mir geschickt, falsch verstanden, »auf die Psychoschiene gesetzt«. Sehr lange und geduldig hörte ich mir die verschiedensten detaillierten Berichte über die bereits durchgeführten Untersuchungen und die Ergebnisse an. Die Eltern brachten zu meiner Information auch verschiedene Arztbriefe mit. Ich hatte den Eindruck, dass diese Briefe dazu dienen sollten, mich von der organischen Genese des Geschehens zu überzeugen.

K. war das erste Kind dieser Eltern. Die Mutter war seit vier Monaten wieder berufstätig, der Vater beruflich selbständig. Er sei sehr erfolgreich, was auf sein großes Engagement zurückzuführen sei, denn er »arbeitet Tag und Nacht«. K. war seit vier Monaten in der Obhut einer Tagesmutter, dort wurde er von seiner Mutter morgens um 7 Uhr abgegeben und um 18 Uhr wieder abgeholt. Die Tagesmutter sei sehr flexibel und großzügig; das Kind habe dort auch schon gelegentlich übernachtet. Bei der Tagesmutter war K. eines von vier Kindern, die von ihr in Tagespflege betreut wurden. Obwohl die Mutter manchmal den Eindruck hatte, die Tagesmutter habe die Betreuung der Kinder »auch aus kommerziellen Gründen« übernommen, war sie doch wegen deren Flexibilität sehr glücklich, denn sie könne dadurch wieder ganztags in ihrem alten Beruf arbeiten.

Während des Gesprächs saß ihr Sohn im Babysitz, der neben ihr auf dem Boden stand. Als er nach einer Weile anfing zu quengeln, schließlich ärgerlich wurde und sich sträubte, länger in seinem Sitz zu bleiben, wurde er mit immer neuen Spielsachen, die die Mutter aus einer Tasche zauberte, abgelenkt und beruhigt. Kurze Zeit spielte er auch mit diesen Spielsachen, warf sie dann aber weg und quengelte wieder. Ich hatte den Eindruck, dass K. aus seinem Sitz heraus auf den Arm der Mutter wollte und sich gerne zumindest bewegt oder gar das Spielzimmer ein wenig erkundet hätte. Ich bot dies den Eltern auch an, aber der Vorschlag wurde von beiden abgelehnt, weil K. dann nur an der Hand herumlaufen wolle und man nicht mehr reden könne. Das Gespräch wurde schließlich abgebrochen, weil K. zu weinen begann, weshalb die Eltern aufstehen und gehen wollten. Sie waren bereit, »wenn es sein muss«, zu weiteren Gesprächen zu kommen, obwohl sie deren Sinn und Zweck nicht einsahen.

Bindungsdynamische Überlegungen

K. war das erste, geplante Kind junger Eltern, die beide beruflich sehr engagiert waren. Nach meinem ersten Eindruck, der sich in weiteren Gesprächen bestätigte, zeigten beide Eltern ein eher distanziertes Bindungsmuster; auf die Bindungs- bzw. Explorationsbedürfnisse ihres Kindes gingen sie in sehr funktional-monotoner Weise ein. Sie selbst und ihre Bedürfnisse waren der Maßstab, nach dem sich das Verhalten gegenüber ihrem Kind bestimmte. Ich machte Vorschläge, im Sinne eines feinfühligen Verhaltens auf die Signale und Bedürfnisse ihres Kindes einzugehen, doch wurden solche Angebote von den Eltern weder nachvollzogen noch akzeptiert. Ich schloss nach den Erstgesprächen eine psychogene Komponente als Ursache der Wachstumsretardierung nicht aus; eine vermeidende Bindungsstörung zwischen beiden Eltern und ihrem Kind konnte zu einer Form der emotionalen Deprivation geführt haben, die durch die Tagesmutterbetreuung noch verschärft worden war. Dort wurde K. als viertes von vier Tagespflegekindern zwar pflegerisch und körperlich versorgt und betreut, aber ich vermutete, dass die notwendige emotionale Bindungserfahrung sowohl bei der Tagesmutter als auch bei den Eltern nicht ausreichend gegeben war. K. zeigte deutliche Bindungssignale und suchte Nähe, was aber von seinen Eltern weder verstanden noch adäquat beantwortet wurde. Sie sahen eher eine Gefahr, ihn zu verwöhnen, wenn sie ihn auf sein Quengeln hin aus dem Babysitz genommen hätten. Er sollte »von Anfang an wissen, wo es langgeht«.

Therapie und Verlauf

Ich bestand darauf, dass die Eltern alle 14 Tage zu einem Gespräch zu mir kamen, das sich im Wesentlichen wie eine Elternschulung gestaltete. Wir sprachen über die Entwicklung von K., seine Wünsche, seine Bedürfnisse, seine Spiele, seine Neugier und seine Interessen. In den weiteren Gesprächen gelang es auch zu erreichen, dass die Eltern die Signale und Bedürfnisse ihres Kindes differenzierter wahrnahmen. K. war weiterhin beim Kinderarzt in Behandlung, der für die Eltern der eigentliche Ansprechpartner war.

Im Laufe der nächsten Wochen begannen die Eltern auch in der Beziehung zu mir mehr Vertrauen zu fassen und wendeten sich gezielt mit einigen Fragen zur Erziehung an mich. Auf diesem sichereren Hintergrund wurde es möglich, auch einmal eine Mutter-Kind-Spielinteraktion zu filmen und sich das Video anschließend gemeinsam mit den Eltern anzuschauen. Diese Art des Vorgehens im Sinne eines Feinfühligkeitstrainings, wie wir es erstmals in der Interaktionsschulung mit Eltern von frühgeborenen Babys angewandt haben, stieß bei den Eltern auf positive Resonanz. Wir beobachteten gemeinsam, welche Verhaltensweisen und Reaktionsbereitschaften das Kind signalisierte, wie sich die Mutter verhielt, welche Wahrnehmungen sie in den Vordergrund stellte und welche Handlungsalternativen möglich waren.

Dabei entwickelten die Eltern jetzt mehr Kreativität. Ganz allmählich fiel es ihnen leichter, sich auf die Innenwelt ihres Kindes einzustimmen. Bei dieser Form des Wahrnehmungs- und Sensibilitätstrainings steht die Verstärkung von positiven Wahrnehmungen und Verhaltensweisen anfangs ganz im Vordergrund, damit die Eltern nicht in ihren Kompetenzen verunsichert werden, auch wenn diese anfangs so gering ausgeprägt sind wie bei diesem Elternpaar. Nach einem halben Jahr begann sich die Wachstumskurve von M. zu normalisieren. Er konnte jetzt sicher frei laufen und wurde von seinen Eltern in seinen Explorationsbedürfnissen wahrgenommen. Wir behandelten auch Fragen wie die, wie man eine Wohnung für ein zweijähriges Kind mit all seiner Neugierde kindersicher macht.

Ich sah die Eltern in ganz unterschiedlichen Abständen über einen Zeitraum von zwei Jahren. Die ursprüngliche Wachstumsretardierung war schon lange kein Thema mehr, weil es in diesem Punkt zu einer Normalisierung gekommen war. Vielmehr wendeten sich die Eltern entsprechend den Entwicklungsphasen des Kindes mit Fragen an mich, jetzt sehr bemüht, »alles richtig zu machen«. Dabei nahmen im weiteren Verlauf die Trotzreaktionen von K. und die ursprüngliche Angst der Eltern, ihr Kind zu verwöhnen, den größten Raum in der Behandlung ein.

Abschließende Bemerkungen und Katamnese

Die anfängliche Bindungsinteraktionsstörung mit Tendenzen einer vermeidenden Bindungsentwicklung konnte durch die Behandlung überwunden werden. Eine hormonelle Behandlung fand während der gesamten Zeit nicht statt, weil kein Mangel an Wachstumshormonen vorlag. Ich konnte erreichen, dass sich die distanzierte Bindungshaltung der Eltern und ihre deutlich geringe Feinfühligkeit für die Signale des Kindes durch eine Beratung mit Wahrnehmungsschulung verbesserten. Auf dem Hintergrund der weniger voreingenommenen und eingeschränkten Wahrnehmung für die Signale des Kindes wurde es den Eltern möglich, mit ihrem Kind feinfühliger umzugehen und damit auch seine altersentsprechenden Explorationsbedürfnisse besser zu berücksichtigen. Es bleibt allerdings offen, ob sich das innere Arbeitsmodell der Eltern durch die neuen Erfahrungen veränderte. Aber vielleicht konnte sich die Bindungssicherheit des Kindes durch das veränderte Interaktionsverhalten der Eltern innerhalb des Spektrums der vermuteten unsicher-vermeidenden Bindung so weit stabilisieren, dass die Entwicklung einer extremen Bindungsstörung mit psychosomatischer Reaktion verhindert wurde.

Essstörung

Vorstellungsgrund und Symptomatik

Die Mutter von G., Frau U., wurde von einer Freundin zum Erstgespräch angemeldet. Diese war vor einiger Zeit mit ihrem Kind bei mir in Behandlung. Deshalb fragte sie jetzt, ob ich auch Kinder mit Essstörungen behandle. Sie begleitete die Mutter mit ihrem acht Monate alten Sohn G. zum Erstgespräch.

Auf den ersten Blick war G. ein normal genährter Junge. Er saß neugierig umherschauend in seinem Babysitz, während mir Frau U. aufgeregt berichtete: G. sei ein schlechter Esser, sie verbringe täglich Stunden damit, ihn zu füttern, sitze oft tränenüberströmt vor ihm, weil er einfach nichts essen wolle. Jede Woche müsse sie zum Kinderarzt, der G. wiege und immer wieder den gleichen Kommentar abgebe: »keine Gewichtszunahme«. Bei allen organischen Untersuchungen habe man bisher keine Ursache für seinen Gewichtsstillstand gefunden, aber sie sei überzeugt, dass irgendetwas mit ihrem Kind nicht in Ordnung sei. Es sollten noch weitere Untersuchungen durchgeführt werden. Inzwischen sei sie nervlich am Ende, und sie fürchte sich schon vor der nächsten Mahlzeit. Ihr ganzes Denken kreise nur noch ums Essen. Ihre Freundin habe ihr schließlich zu einem Termin bei mir geraten. Vielleicht brauche sie selbst ja mehr Hilfe als ihr Kind.

Die Mutter war tatsächlich vollkommen erschöpft, verzweifelt und begann zu weinen. Währenddessen wurde G. im Babysitz zunehmend unruhiger und wollte schließlich auf den Arm genommen werden. Dort war er weiter sehr unruhig. Aber Frau U. konnte sich nicht auf ihn einlassen, weil sie mit ihren eigenen Gedanken und den Berichten »voll« war.

Anamnese

G. war das erste Kind dieser 25-jährigen Mutter. Sie berichtete, sie und ihr Mann hätten sich ein Kind gewünscht. Die Schwangerschaft sei ganz normal verlaufen, obwohl sie schon immer dazu geneigt habe, sich viele Gedanken und Sorgen zu machen, was alles schiefgehen könnte. Sie habe stundenlang mit anderen Frauen, auch mit ihrer Mutter, über Schwangerschaft und Geburt diskutiert; manchmal habe sie sich auch in die Vorstellung hineingesteigert, G. könnte behindert sein oder bei der Geburt sterben. Als G. nach der Geburt wegen einer »Gelbsucht« noch einige Tage in der Kinderklinik behandelt werden musste, sei für sie schon eine Welt zusammengebrochen. Er habe nur kurze Zeit an der Brust getrunken, sie habe ihn lediglich drei Wochen gestillt. Wahrscheinlich sei sie so aufgeregt gewesen, dass auch die Milch weggeblieben sei.

G. habe dann oft sehr gierig am Fläschchen getrunken und viel erbrochen. Deshalb habe sie sich große Sorgen gemacht, und deswegen sei sie auch zum Kinderarzt gegangen und habe sich Rat geholt. Als dieser dann feststellte, dass G. nur noch langsam zunahm, sei sie immer mehr in Panik geraten. Von allen Seiten sei sie mit Ratschlägen überhäuft worden – insbesondere auch von ihrer Mutter –, wie sie G. ernähren solle. Fast täglich rufe diese an und erkundige sich nach G.s Befinden. Ihre Mutter wollte dann aber auch immer wissen, ob sie auch gekocht hätte und ob sie selbst ausreichend esse. Sie mische sich dann in alle ihre häuslichen Angelegenheiten ein. Sie fühle sich von allen Seiten überwacht und kontrolliert: vom Kinderarzt, von ihrer Mutter, vielleicht jetzt auch noch von mir. Ihr Ehemann versuche, sie zu unterstützen und zu entlasten, aber er arbeite im Schichtdienst; deshalb seien regelmäßige gemeinsame Mahlzeiten über längere Zeit unmöglich.

Bindungsdynamische Überlegungen

Ich vermutete, dass G.s Mutter an ihre eigene Mutter eher ambivalent gebunden war und dieses Bindungsmuster mit einer Unsicherheit und dem Gefühl, kontrolliert und überwacht zu werden, einherging. In ihrer Not rief sie häufig ihre Mutter an, wünschte sich aber gleichzeitig nichts mehr, als endlich allein für ihr Kind sorgen und allein entscheiden zu können.

Schon während der Schwangerschaft traten Befürchtungen auf, G. könnte behindert sein. Solche Ängste sind nicht ungewöhnlich. Offensichtlich hatten sie aber bei Frau U. ein größeres Ausmaß angenommen, denn sie wandte sich in ihrer Angst und Not in relativer Bindungsambivalenz an viele Menschen, auch an ihre Mutter, erreichte aber dadurch erkennbar wenig Sicherheit.

Ursprünglich war das Kind normalgewichtig und es bestand keine akute Gefahr, dass es »verhungern könnte«. Aufgrund ihrer unsicheren Bindungshaltung hatte Frau U. auch Selbstwertdefizite im Hinblick auf ihre mütterlichen Kompetenzen. Einerseits verbrachte sie Stunden mit ihrem Kind, völlig fixiert auf das Essen, während sie gleichzeitig über diese Form der Beziehung sehr wütend und ärgerlich war. Da es aber hier »um Leben und Tod« ging, wollte sie ihr Kind »natürlich nicht verhungern lassen« und konnte sich daher auch nicht deutlicher von ihrem Baby abgrenzen. Sie realisierte erneut ein ambivalentes Bindungsmuster, jetzt zu ihrem Kind, und die Ernährung wurde zum »Brennpunkt« der ambivalenten Interaktion. Auf diesem Hintergrund entwickelte G. dann tatsächlich eine Essstörung mit Erbrechen und Essensverweigerung.

Therapie und Verlauf

Ich versicherte Frau U., dass ich nicht als zusätzliche Kontrolle fungieren wolle. Es sei mein Anliegen, ihr in dieser schwierigen Situation Unterstützung und Sicherheit anzubieten, damit sie selbst für sich herausfinden könnte, wann, wie oft und zu welchem Zeitpunkt sie ihr Kind füttern wollte. Im Übrigen sähe ich sehr wohl, dass sie ein ausgesprochen inniges Verhältnis zu ihrem Sohn habe. Durch die zahlreichen Ratschläge und Anrufe, insbesondere auch von ihrer Mutter, sei sie stark verunsichert.

G.s Mutter seufzte laut auf und stimmte mir zu. Ich überlegte zusammen mit ihr, ob es für sie eine Entlastung sein könnte, wenn ich mit dem Kinderarzt spräche, in dem Sinne, dass sie nicht wöchentlich zur »Wiegekontrolle« kommen müsse, sondern selbst bestimmen könne, wann sie einen Wiegetermin wahrnehmen wolle. Frau U. war zunächst durch diese Vorstellung entlastet, fügte dann aber hinzu, dass sie beim Anruf und der Bitte um einen Wiegetermin keine längere Wartezeit in Kauf nehmen wolle. Wenn sie einen Termin brauche, müsse sie ihn beim Kinderarzt auch rasch erhalten.

Darüber hinaus vereinbarten wir auf meinen Vorschlag hin, dass mich Frau U. ebenfalls nach ihrem Wunsch und Bedürfnis telefonisch erreichen konnte und dass ich sie rasch zurückrufen würde, wenn sie sich bei mir meldete. Für den Anfang wollte sie gern vor und nach jeder Mahlzeit anrufen, weil sie im Augenblick so unter Spannung stand, dass jede Mahlzeit eigentlich »nur schiefgehen kann«. In den ersten Tagen machte sie davon auch regen Gebrauch, entlastete sich jeweils vor der Fütterungssituation. Sie versicherte sich, dass alles gutgehen würde, dass sie die richtige Essensmenge finden oder auch nach meinem Vorschlag ihrem Kind überlassen konnte, wie viel es essen wollte. Nach der Fütterung musste ich der Mutter versichern, dass G. auch bei kleineren Portionen nicht verhungern werde und dass sie solche kleineren Portionen nicht gegenüber ihrer eigenen Mutter rechtfertigen müsse. Innerhalb weniger Tage entspannte sich die Interaktion beim Füttern, und Frau U. beruhigte sich durch den telefonischen Kontakt.

Im weiteren Verlauf der Therapie stand die Abgrenzung gegenüber der eigenen Mutter im Mittelpunkt. Frau U. hatte einerseits noch große Wünsche an ihre eigene Mutter, mit einem Verlangen nach Nähe und Unterstützung, andererseits wollte sie sich von dieser abgrenzen und die Pflege und Erziehung ihres Kindes allein übernehmen. Auf diesem Hintergrund war sie dann selbst zu sehr in die Beziehung mit ihrer eigenen Mutter verstrickt, um für ihr Kind eine sichere Bindungsbasis sein zu können. Die Beziehung zwischen G. und Frau U. war auf dem besten Weg, sich über eine Essstörung in einem ambivalenten Bindungsmuster zu fixieren.

In kleinen Schritten gelang es Frau U., sich von der eigenen Mutter abzugrenzen und z. B. die täglichen Telefonanrufe auf ein einziges Gespräch pro Woche zu reduzieren. Dies war aber vermutlich nur möglich, weil Frau U. mich in der Therapie mit selbstbestimmten Kontaktmöglichkeiten als sichere Basis nutzen konnte. Die Kontakte zum Kinderarzt gestalteten sich entspannter, weil sie diesen nicht mehr als Kontrolle erlebte und weil sie auch hier entsprechend ihrem Sicherheits- und Bindungsbedürfnis die Nähe jetzt selbst bestimmen konnte.

Die Behandlung erstreckte sich insgesamt über vier Monate; danach stand die Essstörung als Problematik nicht mehr im Vordergrund. Die Beratung von Frau U. im Hinblick auf die Interaktion mit ihrer eigenen Mutter sowie auch in Bezug auf die zunehmenden Explorationswünsche ihres Sohnes wurde aber in größeren Abständen – mit einer Sitzung alle zwei bis drei Wochen – fortgeführt. Dabei überließ ich es ihr, jeweils von Sitzung zu Sitzung zu bestimmen, wann sie wiederkommen wollte. Es folgten Phasen, in denen ich sie immer seltener sah, manchmal aber unterbrochen von aufgeregten Telefonanrufen, wenn sie von dem »Erkundungsdrang« ihres Kindes »überfordert« war.

Abschließende Bemerkungen und Katamnese

Das Beispiel schildert, wie sich aufgrund einer eher ambivalenten Bindungsunsicherheit aufseiten einer Mutter ein solches Muster in der Interaktion mit dem eigenen Kind wiederholt, hier symptomatisch kristallisiert um eine Essstörung. Das Symptom selbst ist sicherlich austauschbar. Ein ähnliches Muster könnte auch bei einer Schlafstörung auf ambivalentem Bindungshintergrund vorliegen. Erst durch die emotionale Bindungssicherheit, die die Mutter durch die therapeutische Beziehung erhielt – mit der Möglichkeit, wegen ihrer Bindungsambivalenz die Häufigkeit der Beratungen, die Nähe und Distanz selbst zu bestimmen –, gelang es, sowohl die Interaktion zu ihrem Kind zu entspannen als auch schließlich an der Bindungsambivalenz in der Beziehung zur eigenen Mutter zu arbeiten.

Wenn sich auch die reale Beziehung zwischen Mutter und Großmutter veränderte, so ist es doch fraglich, ob sich irgendetwas an der vermuteten unsicheren Bindungsqualität von Frau U. verändert hat.

Entsprechend der klassischen Betrachtungsweise kann man sagen, dass durch die therapeutische Triangulierung eine Ablösung von der eigenen Mutter ebenso wie eine Entspannung der Ambivalenz in der Mutter-Kind-Situation erreicht wurde. Eine Triangulierung war aber in gewissem bereits vor der Psychotherapie durch den Kinderarzt und den Ehemann gegeben. Den Kinderarzt erlebte sie aber als weniger hilfreich, weil sie ihm gegenüber eine Mutterübertragung entwickelt hatte und ihn somit auch als Kontrolle erlebte, wodurch er zur Verstärkung ihrer Ambivalenz beitrug. Erst durch die bindungstheoretische Reflexion und die daraus abgeleitete Gestaltung unseres Settings und unserer Beziehung wurde es möglich, dass sich Frau U.s Bindungshaltung entspannen und damit auch die Mutter-Kind-Interaktion verbessern konnte.

Trotz Möglichkeit und Angebot hat Frau U. zu einem späteren Zeitpunkt keinen Kontakt mehr zu mir aufgenommen. Ob es in späteren Entwicklungsphasen erneut zu interaktionellen Störungen kam, bleibt somit offen.

Vertiefende Informationen über die entsprechenden Entwicklungsalter, jeweils mit zahlreichen weiteren Fallbeispielen, finden Sie in den drei Bänden: Karl Heinz Brisch, *Säuglings- und Kleinkindalter, Kindergartenalter* sowie *Grundschulalter,* alle aus der Reihe *Bindungspsychotherapie – Bindungsbasierte Beratung und Psychotherapie.*

Bindungsstörungen und Schule

Die für das Kleinkind- und frühe Schulalter bereits geschilderten Bindungsstörungen können auch im späteren Schulalter auftreten. Die Symptomatik ist aber entsprechend der Altersgruppe unterschiedlich, weil jetzt – zusätzlich zur für den Schulbesuch geforderten Ablösung – auch erstmals die Leistungsproblematik und die Pubertät mit Aggressivität und Sexualität bewältigt werden müssen.

Schulangst

Erstvorstellung und Symptomatik

Der fast 11-jährige J. wurde von seiner Mutter am Telefon zur psychotherapeutischen Behandlung angemeldet. Ihre Stimme klang sehr drängend und aufgeregt. Der Sohn besuche die erste Klasse einer weiterführenden Schule. Eigentlich könne man aber nicht von »Schulbesuch« sprechen, weil er – bis auf die ersten 14 Tage nach Beginn des neuen Schuljahres vor drei Monaten – nicht mehr in der Schule gewesen sei.

Die Mutter erhielt von mir rasch einen Termin. Diesen sagte sie jedoch wenige Tage später wieder ab, weil man inzwischen bei ihrem Sohn eine bakterielle Magendarminfektion entdeckt habe, die seine Bauchschmerzen im Zusammenhang mit dem Schulbesuch erklären könnte. Diese Erkrankung müsse nun erst einmal behandelt werden. Auch der Vater habe eine ähnliche Erkrankung durchgemacht und damals an heftigen Bauchschmerzen gelitten.

Drei Monate nach diesem ersten Telefonat meldete sich die Mutter erneut und bat wiederum dringend um einen Vorstellungstermin. Die Situation habe sich nicht verändert, obwohl inzwischen verschiedene medizinische Untersuchungen und sogar eine Operation durchgeführt worden seien.

Im Erstgespräch erlebte ich eine aufgeregte und sehr unter Druck stehende Mutter, die ohne Punkt und Komma die Geschichte ihres Sohnes sehr differenziert und mit großer emotionaler Beteiligung schilderte. Der Sohn dagegen saß mit gesenktem Kopf, im Stuhl zusammengekauert, niedergeschlagen und in einer Mischung aus Apathie und Depression dabei, ohne sich am Gespräch zu beteiligen. Ich sprach ihn direkt an und forderte ihn auf, er möge die Ausführungen der Mutter ergänzen oder korrigieren, aber er lehnte ab, mit dem Kommentar, die Mutter wisse am besten über ihn Bescheid.

Insgesamt war der Junge inzwischen seit fast einem halben Jahr nicht in der Schule gewesen, hatte aber zu Hause mit Unterstützung und unter Anleitung der Mutter fleißig den Stoff des Schuljahres nachgelernt und seine Hausaufgaben gemacht. Alle Versuche, ihn in die Schule zu bringen, seien an seinen Bauchschmerzen und an Übelkeit mit Erbrechen und Würgereiz gescheitert. Inzwischen sei J. auch in seinem Verhalten sehr verändert. Während er früher ein lebenslustiger, stürmischer Junge gewesen sei, habe er sich inzwischen immer mehr zurückgezogen, sitze zu Hause herum, gehe auch nicht mehr zum Sport. Er sei inzwischen isoliert und vereinsamt. Dies betrübe ihn selbst, so dass er manchmal in den Armen der Mutter weinend sein Elend beklage. Alle Beteiligten wüssten sich inzwischen keinen Rat mehr.

Anamnese

Die Mutter berichtete sehr differenziert und ohne zum Nachdenken Pausen machen zu müssen. J. sei das zweite Kind und habe noch einen sechs Jahre älteren Bruder. Dieser besuche ebenfalls die weiterführende Schule, und mit ihm gebe es keine größeren Probleme. Schwangerschaft, Geburt und die frühkindliche Entwicklung des Patienten wurden als vollkommen unauffällig geschildert. Er sei ein lebendiges, neugieriges und strahlendes Kind gewesen. In der Grundschule habe er ohne Probleme gute Leistungen erbracht. Der Übergang auf die weiterführende Schule, die in der Stadt lag – was bedeutete, dass die Kinder mit dem Schulbus fahren oder dorthin gebracht werden mussten –, stand deswegen gar nicht zur Diskussion. Aber nach wenigen Tagen in der neuen Schule habe er über Unwohlsein, Übelkeit und Bauchschmerzen geklagt, sich schließlich morgens auch erbrochen, so dass die Mutter sich gar nicht vorstellen konnte, ihn »in so einem Zustand« in die Schule zu schicken. Man habe dann immer häufiger verschiedene körperliche Untersuchungen vorgenommen, um die Ursache des Unwohlseins aufzuspüren. Schließlich habe man eine bakterielle Magendarminfektion festgestellt, die hochdosiert antibiotisch behandelt wurde. Für wenige Tage seien die Beschwerden abgeklungen, aber schließlich habe die Symptomatik unverändert wieder eingesetzt. Daraufhin habe man einen Chirurgen konsultiert;

dieser stellte eine Nabelhernie fest, an der ihr Sohn inzwischen auch ambulant operiert worden sei. Nach der Operation seien ganz charakteristischerweise die Schmerzen wiederum für einige Tage geringer gewesen, und ihr Sohn habe auch versuchsweise für zwei Stunden die Schule besucht, bis ihm erneut schlecht geworden sei und er aus der Schule abgeholt werden musste.

Die Mutter hatte inzwischen ihre Halbtagstätigkeit aufgegeben, um ihren Sohn zu Hause zu betreuen, ihn sowohl körperlich zu versorgen als ihm auch bei den Schularbeiten zu helfen. Der Vater war geschäftlich viel im Ausland unterwegs, so dass man jetzt erneut überlegte, ob sich der Sohn über den Vater mit einem tropischen Virus oder einer sonstigen »exotischen Erkrankung« infiziert haben könnte. Als nächsten Schritt erwäge man eine eingehende Untersuchung im Tropeninstitut. Die Mutter verbrachte mit ihrem 11-jährigen Sohn viel Zeit; der 17-jährige Bruder sei dagegen schon sehr »abgelöst« und oft außer Haus.

Die Mutter fühlte sich inzwischen mit dem gesamten Geschehen vollkommen überfordert, weil alle Untersuchungen und Behandlungen keine Veränderung der Symptomatik erbracht hatten und weil sie deutlich und mit Sorge die depressive Veränderung in der Entwicklung ihres Sohnes und sein Sich-Zurückziehen erkennen könne. In ihrer Überfürsorge schien sie jede Regung und Veränderung bei ihrem Sohn zu registrieren. So brachte sie zum Zweitgespräch auch eine ausführliche »Dokumentation« mit, in der sie in einem Heft genau den Krankheitsverlauf und die leicht wechselnde Symptomatik nach Datum wie auch nach Intensität festgehalten hatte.

Auf Nachfragen erfuhr ich, dass J. sich in der Schule vor einer bestimmten Lehrerin sehr fürchtete, die er in den ersten 14 Tagen seines Schulbesuchs als streng, ungerecht und sehr fordernd erlebt hatte. Der Junge bestätigte dies im Gespräch mit mir; weiterhin sagte er, dass er bisher überhaupt nicht in die Klasse integriert sei. Er habe zwar einen guten Schulfreund gehabt, der mit ihm in die gleiche Klasse gehe. Zu diesem sei aber jetzt durch die Erkrankung der Kontakt fast ganz abgebrochen. Es sei für ihn schwierig gewesen, sich bei so vielen neuen Mitschülern in der Klasse zurechtzufinden; die vielen neuen Gesichter hätten ihn beunruhigt und ihm Angst gemacht. Auch die zahlreichen neuen Lehrer, die man ja in ihrem Verhalten nicht einschätzen könne, habe er als eher bedrohlich erlebt.

Im »Schweinchen-Schwarzfuß-Test«, einem projektiven Verfahren, das auf Bildergeschichten von den Abenteuern eines kleinen Schweinchens beruht, assoziierte der Junge, wie er in die weite Welt hinausging, diese erkundete und erforschte, sich von der Familie löste; es tauchten Phantasien auf, die Mutter könnte ihn vergessen, wenn er so weit fortging.

Bindungsdynamische Überlegungen

Unter klassischen Gesichtspunkten würde man vermuten, dass J. eine sehr symbiotische, enge Beziehung zu seiner Mutter hatte, die ihn überfürsorglich betreute. Der Wechsel auf die weiterführende Schule, verbunden mit der Fahrt in die Stadt, und die damit geforderte Lösung und Trennung von der Mutter führten zu einer regressiven Entwicklung, die auf psychosomatischer Ebene in der Schulangst zum Ausdruck kam. Ablösungswünsche, wie im projektiven Test von J. phantasiert, wurden abgespalten, weil er unbewusst befürchtete, die Mutter könnte ihn vergessen, wenn er in die weite Welt hinausging. Die Symptomatik bewirkte, dass eine Trennung von der Mutter verhindert wurde. Da aber die Psychodynamik nicht verstanden wurde, suchte man nur nach den somatischen Ursachen für die Bauchschmerzen, mit einer Fülle von Untersuchungen und Behandlungen, einschließlich einer Operation. Eine Klärung der ödipalen Beziehung zum Vater war bisher wenig gelungen, weil dieser häufig abwesend war und als »Triangulierungspartner« kaum zur Verfügung stand. In der Übertragung auf eine Lehrerin, die J. als fordernd und ablehnend erlebte, wurde die ambivalente Beziehung zur Mutter wiederbelebt. J. wollte sich gegenüber der Lehrerin abgrenzen, fürchtete aber seine aggressiven Impulse, die in der Übertragung eigentlich der Mutter galten.

Unter bindungsdynamischen Gesichtspunkten ist zu vermuten, dass J. eine unsicher-ambivalente Bindung zu seiner Mutter hatte. Dabei gingen starke Bindungsbedürfnisse von der Mutter aus. Diese band J. über ein altersentsprechendes Maß hinaus an sich, sorgte sich um jede Regung seiner psychischen und somatischen Entwicklung, dies aber eher im Sinne einer feinfühligen Kontrolle. Explorations- und Ablösungstendenzen wurden von der Mutter wenig gesehen. Möglicherweise diente der Junge für die Mutter teilweise auch als sichere Basis, wenn der Vater für mehrere Wochen auf Reisen war.

Die Schulsituation mit der Möglichkeit zur Exploration und Trennung gelang bei bestehender unsicher-ambivalenter Bindung nicht, weil J. einerseits die Ablösung wünschte, andererseits befürchtete, die Mutter könnte dies nicht zulassen. Alle somatischen Untersuchungen und das gesamte häusliche Arrangement mit Schulverweigerung und direkter Einzelbetreuung durch die Mutter verrieten, wie sehr diese und ihr Sohn in einer ambivalenten Bindungsverstrickung einander brauchten. Die Mutter hat mit dem Älterwerden der Kinder zwar ihre Ablösung aus der Familie durch eine Halbtagstätigkeit begonnen, gab diese aber angesichts der Krankheitssymptome des jüngeren Sohnes relativ rasch wieder auf, um zu Hause für ihn zu sorgen. Auch das kann nur als eigene Ambivalenz der Mutter im Sinne ihrer unbewussten Trennungs- und Explorationsängste verstanden werden.

Therapie und Verlauf

Da die Eltern noch sehr intensiv mit einer potentiellen tropischen Viruserkrankung beschäftigt waren und psychodynamische Überlegungen als mögliche Erkrankungsursache nur am Rande überhaupt in Betracht ziehen konnten, wurde in Absprache mit den Beteiligten eine stationäre Aufnahme zu einer letzten diagnostischen Abklärung vereinbart. Aus dem stationären Setting heraus sollte dann durch die konsiliarisch durchgeführte Psychotherapie des Jungen und die Beratung der Eltern in Kooperation mit dem Kinderarzt ein Schulbesuch wieder möglich werden.

Die notwendigen Untersuchungen, insbesondere des Blutbildes, waren nach zwei Tagen abgeschlossen. In einem gemeinsamen Gespräch zwischen somatisch behandelnden Kollegen, den Eltern und mir wurden die Befunde besprochen. Eine organische Ursache des Geschehens konnte – auch angesichts der zahlreichen Voruntersuchungen – ausgeschlossen werden. Die Eltern drängten zwar dann noch auf eine Magen-Darm-Spiegelung als »letzte Untersuchung«. Da aber kein Befund vorlag, der auf eine Magen-Darm-Erkrankung schließen ließ, brachten wir sie davon ab. Sie wurden vielmehr in eine psychodynamische Betrachtungsweise des Geschehens eingebunden. Wir vermittelten den Eltern unsere Einschätzung, dass J. sich einerseits zwar trennen wolle und die neue Schulsituation auch als einen Explorations- und Entwicklungsschritt mit Neugier betrachte, sich andererseits aber noch sehr eng an die Mutter gebunden fühle. Diese berichtete, J. sei schon immer ihr Sorgenkind gewesen und es falle ihr tatsächlich schwer, »ihn in die Freiheit zu entlassen«. So schlafe er auch immer im Ehebett, wenn der Vater auf Reisen sei. Der ödipale Anteil dieser Szene wurde von mir zwar gesehen, aber therapeutisch nicht in den Vordergrund gestellt.

Um dem Jungen den Übergang und die Lösung von der Mutter zu erleichtern, überlegten wir, ob nicht der Vater seine berufliche Tätigkeit für einige Zeit so einrichten könnte, dass er jeweils morgens den Sohn in die Schule brächte. Für J. war es damals unvorstellbar, allein oder in Begleitung von Freunden morgens mit dem Bus zur Schule zu fahren. Auch wenn er dem Gedanken, dass sein Vater ihn morgens zur Schule bringen würde, noch heftige Widerstände entgegensetzte und sich nicht vorstellen konnte, keine Bauchschmerzen zu bekommen, wurde dieses Arrangement versuchsweise durchgeführt. Da der Vater in seiner Beziehung zu J. wesentlich klarer und strukturierter war, schien es für ihn kein Problem zu sein, ihn morgens von der Klinik abzuholen und zur Schule zu bringen. In den ersten Tagen bestand J. noch darauf, dass der Vater ihn bis zum Klassenzimmer begleitete. Mit dem Klassenlehrer hatte man zuvor über das geplante Vorgehen gesprochen; dieser hatte die anderen Lehrerinnen und Lehrer informiert, die in der Klasse unterrichteten. Zunächst klagte J. zwar gegenüber dem Vater über Bauchschmerzen und Übelkeit, kaum dagegen in der Klinik.

Am dritten Tag konnte J. nicht schlafen, wachte nachts mit Übelkeit und Bauchschmerzen auf. Da das Behandlungsteam und auch die Eltern jetzt von der psychodynamischen Genese des Geschehens überzeugt waren, bekam der Junge zwar eine Wärmflasche, aber der Schulbesuch am nächsten Morgen wurde nicht abgesagt. Leidend stieg J. am nächsten Morgen ins Auto und ließ sich von seinem Vater zur Schule fahren. Dort erst einmal angekommen, wurde er von seinem Vater durch die Tür ins Klassenzimmer »geschoben«, wo der Lehrer ihn freundlich begrüßte. Er konnte dem Unterricht folgen, musste nicht wegen Bauchschmerzen abbrechen und wurde auch von seinen Klassenkameraden neugierig in die Klasse aufgenommen.

Nach 14 Tagen führten wir gemeinsam mit J. und den Eltern ein erneutes Gespräch, um den bisherigen Fortschritt und die Schwierigkeiten zu besprechen. Wir konnten die Entlassung aus der Klinik planen, um das bisherige triangulierende Arrangement von zu Hause aus fortzusetzen. In der Zeit danach folgten eine ambulante weiterführende Einzelbehandlung des Jungen und eine sehr intensive Beratung der Mutter. Diese hatte die Möglichkeit, mich jeweils morgens in der schwierigen Situation anzurufen, wenn der Sohn das Haus verlassen hatte. Bei diesen Telefonaten wurde deutlich, dass sie Klagen von J. über Bauchschmerzen und Übelkeit kaum ertrug; sie konnte sich von ihm kaum emotional distanzieren. Aber insgesamt stabilisierte sich der Schulbesuch von J. In den Einzelgesprächen mit ihm standen vorwiegend seine Beziehung zum Vater und die gemeinsamen Aktivitäten, wie Basteln oder Ausflüge mit dem Fahrrad, im Vordergrund. Von Schulangst und Bauchschmerzen sprach er nicht mehr. Die intensive Einzelberatung der Mutter, bei gelegentlichen Gesprächen mit Mutter und Vater gemeinsam, wurde ebenfalls ambulant fortgesetzt. Die Mutter konnte sich inzwischen auch vorstellen, ihre berufliche Tätigkeit wieder aufzunehmen, was zu einer Entlastung der gesamten Situation führte. Über die Sicherheit in der Beratung konnte die Mutter auch wieder ihren Explorationsweg, also ihre Trennung vom Sohn und der Familie, mit mehr Autonomie aufgreifen und leben.

J. war begabt und in der Schule relativ rasch so weit integriert, dass er am Unterricht teilnehmen und schließlich auch Klassenarbeiten erfolgreich absolvieren konnte. Trotz einer Fehlzeit von fast sechs Monaten gelang es ihm, das Klassenziel zu erreichen, weil seine Mutter mit ihm zu Hause während der Erkrankungszeit den Lernstoff durchgearbeitet hatte.

Abschließende Bemerkungen und Katamnese

Durch eine vom bindungstheoretischen Ansatz bestimmte Intervention und verstärkte Mitwirkung des Vaters wurde es möglich, die Explorationswünsche und Ablösungstendenzen des Sohnes bei gleichzeitig hoher Ambivalenz zu unterstützen und eine pathologisch verstrickte Bindung zur Mutter zu lösen. Diese Triangulierung auf der Verhaltensebene kann man natürlich auch unter ödipalen Gesichtspunkten deuten. Eine ödipale Auseinandersetzung mit dem Vater hatte allerdings bisher überhaupt nicht stattgefunden, vielmehr hatte dieser im Sinne einer frühen explorationsfördernden Triangulierung die Aufgabe, den Sohn aus der ambivalenten Bindungsbeziehung zur Mutter zu lösen.

J. konnte die Klasse erfolgreich beenden und wurde in die nächste Klasse versetzt. Darüber war er sehr stolz. Auch seine sportlichen Aktivitäten im Verein konnte er wieder aufnehmen. Nach den Schilderungen der Mutter trat er ihr gegenüber zunehmend pubertärer und aggressiver auf. In den Einzelgesprächen, die ich mit J. noch in größeren Abständen führte, war dies ein Thema. J. klagte, wie sehr die Mutter ihn »als Baby« behandle und gegenüber seinen Schul- und Sportkollegen blamiere.

Es war wichtig, der Mutter diese Änderung in J.s Verhalten einerseits auf dem Hintergrund der beginnenden pubertären Entwicklung, aber auch im Hinblick auf die Aggressionsanteile im Rahmen der ambivalenten Bindung zu erklären. Die Mutter war sehr erleichtert, dass dieses Verhalten von J. »ganz normal« sei und dass sie sich nicht erneut sorgen müsse, sondern sich jetzt »mehr um sich selbst« kümmern konnte.

Leistungsverweigerung

Erstvorstellung und Symptomatik

Mich erreichte ein Telefonanruf von Frau und Herrn H., weil ihr 14-jähriger Sohn X. von der Schule ausgeschlossen werden sollte. Vorausgegangen waren mehrere Schulwechsel, wie die Mutter aufgeregt am Telefon berichtete. Jetzt habe sich die Situation so sehr verschärft und sei so »verfahren«, dass X. auch die jetzige Schule verlassen müsse und damit eine normale Schulausbildung mit Abschluss eigentlich »verbaut« sei. X. mache einfach nicht mehr mit, dies schon seit Jahren, lege oft die ganze Schulstunde über seinen Kopf auf den Tisch, an dem er sitze, nehme nicht am Unterricht teil, sei in sich zurückgezogen, nicht mehr zugänglich und schweige sich aus.

Anamnese

X. war das erste Kind. Ihm folgten noch zwei Schwestern, zwölf und zehn Jahre alt. Die Schwestern seien im Gegensatz zu X. in der Schule sehr erfolgreich und gingen ihre eigenen Wege. X. dagegen sei schon immer das Problemkind der Eltern, insbesondere der Mutter gewesen. Trotz guter Begabung, wie alle Schultests ergeben hätten, verweigere er sich immer wieder, indem er in der Schule einfach schweige und völlig verschlossen sei. Darüber hinaus mache er teils weder Hausaufgaben noch beteilige er sich an Klassenarbeiten. Das gleiche Muster habe sich in mehreren Schulen wiederholt. Frau H. war inzwischen verzweifelt. Sie überlegte, ob sich für ihren Sohn noch ein Ausweg finden ließe.

X. selbst war im Erstgespräch wortkarg, mürrisch. Er wisse nicht, warum er kommen solle. Er wolle Hilfe – ja, aber auch nein. Ich erlebte ihn auch mir gegenüber in der Gegenübertragung als sehr distanziert bis zurückgezogen, ablehnend, gleichzeitig aber auch sehr in Not: Er schilderte, wie er sich immer »im gleichen Muster« verrenne. Im Einzelgespräch mit den Eltern erfuhr ich, dass die Mutter vor Jahren wegen einer eigenen Angstsymptomatik in Behandlung war.

Die Mutter erinnerte sich daran, dass eigentlich schon immer alle Trennungsschritte (Kindergarten, Einschulung, Schullandheim) mit erheblichen Schwierigkeiten verbunden gewesen waren. X. habe sich immer gern »geweigert«, so dass sie von Anfang an sehr viel mit ihm beschäftigt gewesen sei, um ihn »auf den Weg zu bringen«. Die Eltern waren gekränkt, weil X. die Leistung verweigerte, denn Erfolg wurde in der gesamten Familie als sehr wichtig erachtet.

Bindungsdynamische Überlegungen

Alle verhaltenstherapeutischen Versuche, X. zu motivieren und ihn zur Mitarbeit in der Schule zu bewegen, waren bisher gescheitert. Geradezu systematisch verfiel X. immer wieder in das gleiche Muster, durch Leistungsverweigerung einen Schulabbruch mit nachfolgendem Schulwechsel zu provozieren. Seine Mutter bemühte sich während der ganzen Zeit, in der diese Probleme auftraten, intensiv um ihn. Aber alle ihre Anstrengungen, X. zu einem anderen Leistungsverhalten in der Schule zu bewegen, blieben erfolglos. Während dieser Jahre hatte sich dadurch eine sehr intensive Bindung zwischen Mutter und Sohn gehalten. Ansätze zu einem altersadäquaten pubertären Ablösungsverhalten waren noch nicht in Sicht. Die Mutter war nach ihrer eigenen Behandlung zwar jetzt besser in der Lage, mit Angst und Trennung umzugehen, räumte aber ein, dass dies für ihren Sohn schwierig sein könnte.

Auf bindungstheoretischem Hintergrund vermutete ich, dass X. eine enge ambivalente Bindung zu seiner Mutter hatte. Er konnte diese intensive Bindung durch die Schulverweigerung einerseits sehr gut aufrechterhalten, konnte in der Verweigerung aber andererseits auch seine Aggression und damit verbundene Ablösungsphantasien unausgesprochen in die Interaktion einbringen. Die Ablösung könnte dadurch erschwert gewesen sein, dass X. kaum geneigt war, sich mit dem beruflich sehr engagierten Vater zu identifizieren oder auf ödipalem Hintergrund mit ihm zu rivalisieren. Gerade die Leistungsverweigerung in der leistungsorientierten Familie garantierte eine hohe Bindungskonstanz in Bezug auf die Mutter.

Für die Therapie erwartete ich, dass es notwendig sein werde, einerseits die Explorations- und Ablösungsphantasien und damit verbundene altersentsprechende Aktivitäten des Sohnes zu fördern und andererseits die Mutter in diesem Ablösungsprozess ebenfalls zu unterstützen. Wieweit der Vater als triangulierender hilfreicher Partner eingesetzt werden konnte, blieb zunächst noch offen.

Therapie und Verlauf

X. kam mürrisch zur Einzeltherapie, die im Wesentlichen aus Gesprächen bestand, weil er sich »auf nichts anderes einlassen« wollte. Er war sehr einsilbig. In der Gegenübertragung war es sehr schwer, ihn in seiner durch Schweigen bindenden Art auszuhalten. Ich erfuhr, dass X. gelegentlich auch Befürchtungen hatte, er könne tot umfallen. In solchen Phasen atmete er viel zu rasch. Schon früher hatte er mehrere akute Angstanfälle. Er musste sogar einmal deswegen einen Urlaub abbrechen und mit der Mutter wieder allein nach Hause reisen.

Diese diffusen Angstgefühle mit von psychosomatischen Symptomen begleiteten Befürchtungen, wie sie einer Herz- oder Angstneurose entsprechen, traten zum letzten Mal auf, als X. mit einer Seilbahn fahren sollte. Die Bearbeitung dieser Szene mit den Vorstellungen, alle Familienmitglieder hinter sich zurückzulassen, abzustürzen – die Seile als Verbindung könnten reißen –, tot zu sein, führte zu einer intensiveren Bearbeitung seiner Wünsche wie auch seiner Ängste vor einer Ablösung. Während der gesamten Zeit der Einzelbehandlung, die nach dem Wunsch von X. teilweise wöchentlich, teilweise 14-tägig mit einer Sitzung stattfand, wurden auch die Eltern, insbesondere die Mutter, in die Behandlung mit einbezogen. In den Gesprächen nur mit den Eltern, phasenweise auch allein mit der Mutter, standen die Ängste der Mutter im Zusammenhang mit der Ablösung ihres Sohnes, aber auch die Bedeutung des Vaters für die Identifikation des Sohnes im Mittelpunkt.

X. konnte sich zunehmend mehr auf seinen Freundeskreis einlassen. Nächtliche Besuche von Partys und Diskos fanden jetzt häufiger statt und waren in seinem Leben eine als lustvoll erlebte Möglichkeit. Die Mutter war deshalb anfangs sehr verängstigt und konnte lange Zeit nicht einschlafen, bis ihr Sohn nachts »endlich zu Hause« war. Gerade über diese Thematik sprachen wir – wegen der darin deutlich erkennbaren engen Verflechtung bzw. Bindung zwischen Mutter und Sohn – längere Zeit. X. wurde sich langsam darüber klar, wie sehr seine Mutter ihrerseits auch ihn an sich band und dass er sich zwar ablösen wollte, aber deswegen auch erhebliche Ängste – bis hin zur Todesangst – hatte.

Gleichzeitig fand X. eine neue Möglichkeit zur weiteren Schulausbildung in einer Abendschule. Er besuchte sie regelmäßig und ausgesprochen erfolgreich. Leistungsverweigerung in der oben geschilderten Form trat nicht mehr auf. Gleichzeitig zeigte er mehr Autonomieverhalten. Der Höhepunkt der Ablösung bestand darin, dass die Eltern einen mehrwöchigen Urlaub im Ausland während der Sommerferien planten, X. sich aber strikt weigerte, sie zu begleiten. Er wollte viel lieber mit seinen Freunden die Ferien selbst gestalten, mit Ausflügen, Zeltübernachtungen und ähnlichen Aktivitäten. Ich musste die Mutter emotional unterstützen, damit sie ihren geplanten Urlaub trotz ihrer Angst antreten konnte, ohne genau zu wissen, was ihr Sohn in der Zeit ihrer Abwesenheit unternahm. Während des Urlaubs verunglückte X. und musste stationär behandelt werden, Folgeschäden aufgrund dieses Unfalls blieben nicht. Dass er dies alles »ohne seine Mutter« durchstand und auch »die Mutter dies überlebte«, belastete das Verhältnis von Sohn und Mutter schwer, hatte aber schließlich eine weitere Ablösung zur Folge. Es war ja Gegenstand der ursprünglichen Befürchtungen von Mutter und Sohn, dass Ablösung sowie zunehmende Exploration und Eigenständigkeit auch mit tödlichen Gefahren und Risiken verbunden wären. Die neue Erfahrung, dass diese Risiken bewältigt werden konnten, brachte einen deutlichen Behandlungsfortschritt.

X. setzte alles daran, jetzt auch »mobil zu sein«, einen »fahrbaren Untersatz« zu haben, mit dem er sich entsprechend seinem jugendlichen Alter allein, und ohne auf die »Mutter als Taxifahrerin« angewiesen zu sein, fortbewegen konnte. Über das gemeinsame Interesse an Motorrädern konnte X. jetzt auch ein neues Gesprächsthema mit dem Vater finden, wodurch sich die Identifikation mit diesem intensivierte.

Abschließende Bemerkungen und Katamnese

Insgesamt konnte X. eine gute Ablösungsentwicklung beginnen. Dies war nur durch eine begleitende, bindungsbasierte Therapie der Mutter möglich. Da sie die therapeutische Beziehung als sichere Basis erlebte, konnte sie schließlich die Autonomieschritte ihres Sohnes aushalten. Dieser musste die phantasierte Trennung nicht mehr als Todesphantasie erleben und konnte sich eher auf eine altersgemäße Ablösung in der Jugendgruppe einlassen.

Aggressivität

Die hier besprochene Form der Bindungsstörung wurde bereits zuvor als Bindungsstörung mit aggressivem Bindungsverhalten beschrieben. Sie kann in verschiedenen Altersgruppen auftreten. Für sie kennzeichnend ist, dass aggressives Verhalten in der Interaktion dazu dient, Bindung herzustellen und aufrechtzuerhalten. Wenn man diese Bindungsdynamik nicht versteht, reagiert man, etwa in der Schule, auf aggressives Verhalten nur mit Ausgrenzung, restriktiven Maßnahmen und Strafen. Das Bindungsbedürfnis und die Bindungsbotschaft werden nicht verstanden und es kommt eher zu einer Distanzierung in der Bindung, z. B. zwischen Lehrern bzw. Lehrerinnen und Kind. Auf diese Weise intensiviert sich öfters das störende Verhalten, da die ihm zugrunde liegenden Wünsche nach einer Bindungsbeziehung nicht verstanden wurden.

Erstvorstellung und Symptomatik

Der achtjährige T. wurde von seinen Eltern zur Behandlung angemeldet, weil die Lehrerin, die T. in der dritten Klasse neu bekommen hatte, darauf drängte. Er störe mehr oder weniger ununterbrochen den Unterricht, provoziere, springe vom Stuhl auf, schlage andere Kinder, sei in der Klasse »fast nicht mehr zu halten«. Die Eltern konnten das überhaupt nicht verstehen, weil ihr Sohn durchaus gut in die Familie und in seinen Freundeskreis in der Nachbarschaft integriert sei und die geschilderten aggressiven und provozierenden Verhaltensweisen dort nicht zeige.

Anamnese

Den Eltern war es vollkommen unverständlich, warum T., der bisher immer ein unauffälliges und unproblematisches Kind gewesen war, jetzt, nach dem Lehrerwechsel in der dritten Klasse, so aggressiv auffällig geworden sein sollte. Die Eltern gaben der Lehrerin die Schuld an T.s Verhalten, weil sie nicht klar genug in ihrer Strukturierung und nicht durchsetzungsfähig sei. Sie fühlten sich in dieser Sicht umso mehr bestärkt, als T. zu Hause vollkommen unauffällig war. Wegen der Diskrepanz zwischen Schule und Zuhause gab es heftige Spannungen zwischen den Eltern und der Lehrerin, die sich von den Eltern nicht verstanden fühlte. Die Eltern waren der Ansicht, die Lehrerin brauche eine pädagogische Beratung.

Nach Schilderungen der Eltern war T. immer »unproblematisch«. Er war das einzige Kind; die Mutter war halbtags berufstätig, und nachmittags stand sie ihrem Sohn für Hausaufgaben und andere Aktivitäten zur Verfügung, wenn er dies wünschte. Die meiste Zeit spielte T. aber auf der Straße mit seinen Freunden und war »ganz zufrieden«.

Bindungsdynamische Überlegungen

Vermutlich war T. durchaus sicher an seine Eltern gebunden. Auf diesem Hintergrund wird verständlich, dass weder zu Hause noch während der vergangenen Schuljahre Schwierigkeiten auftraten. T. versuchte nun, seine Bindungswünsche an die neue Lehrerin zu richten, wurde hier aber in seinem Bindungsverhalten frustriert, weil diese in der neuen Klasse und mit vielen fremden Kindern darin überfordert war, rasch zu allen Kindern eine Beziehung aufzubauen. Es hätte entlastend sein können, wenn T. an die Mitschülerinnen und -schüler seiner Klasse bereits eine so sichere Bindung entwickelt hätte, dass die Gruppenbindung die noch fehlende Bindung an seine neue Lehrerin hätte ersetzen oder überbrücken können. Offensichtlich war die Bindung an die Gruppe aber noch nicht so stark, und deshalb war T. auf die Einzelbindung an seine neue Lehrerin als primäre Schulbezugsperson angewiesen. Indem er seine Wut und Enttäuschung über die nicht wahrgenommenen Bindungsbedürfnisse durch aggressives Verhalten äußerte, erhielt er prompt auf diesem Weg emotionale Zuwendung und Aufmerksamkeit, so dass sein Wunsch nach Bindung auf dieser Verhaltensebene verstärkt wurde. Aber auf Dauer führte sein Verhalten eher zu einem Rückzug der Lehrerin, so dass sich hier ein Teufelskreis zu entwickeln begann.

Unter klassischen dynamischen Gesichtspunkten kann man überlegen, ob T.

in Bezug auf die neue Lehrerin eine negative Übertragung hatte. Es fanden sich anamnestisch aber wenig Hinweise, welche Aspekte im Verhalten der Lehrerin eine solch negative Übertragung ausgelöst haben könnten.

Therapie und Verlauf

Auf Wunsch der Eltern und mit Einverständnis der Lehrerin kam ein gemeinsames Gespräch zustande. Ich berichtete, dass T. in den Einzelspielstunden – Spieltherapie ist das angemesse Angebot für diese Altersgruppe – sehr angepasst und brav sei, was die Lehrerin nicht wunderte, weil er bei mir ja im Einzelkontakt und nicht im Gruppenverband sei. Ich unterstützte sie in der bindungsbasierten Beratung in der Vorstellung, dass sein Verhalten in der Gruppe sicherlich schwieriger sei, denn er müsse bei dieser Klassengröße in Konkurrenz mit vielen anderen Kindern um ihre Zuwendung und Aufmerksamkeit kämpfen. Die Lehrerin berichtete, wegen seines Störens, Herumlaufens, Provozierens sei sie ständig mit T. beschäftigt und bringe häufig die Hälfte der Unterrichtszeit damit zu, ihn in die Schranken zu weisen. Sie habe ihn jetzt zweimal »nachsitzen lassen«, und danach sei er erstaunlicherweise kooperativ gewesen. Für sie vollkommen unverständlich, habe er sich geradezu auf die Stunden des Nachsitzens mit ihr gefreut. Normalerweise versuchten die Kinder, diese Stunde zu schwänzen oder zu umgehen. Sie befürchte fast, T. könnte immer wieder stören, um in den »Genuss« des Nachsitzens zu kommen.

Bei genauerem Nachfragen ergab sich, dass die Lehrerin eine sehr große Klasse übernommen hatte, mit sehr vielen aktiven, auch überaktiven Kindern, und dass sie sich in der Strukturierung und im Bindungs- und Kontaktaufbau mit so vielen Kindern überfordert sah. Besonders durch aggressiv-provozierendes Verhalten, das überhaupt nicht in ihre pädagogische Orientierung passte, fühlte sie sich überfordert, in Frage gestellt oder abgelehnt. Im weiteren Verlauf stellten wir in mehreren Gesprächen beziehungsdynamische Überlegungen an. T. suchte wie alle Kinder in der Klasse zu seiner neuen Lehrerin Kontakt und eine Bindung. Offensichtlich führte der störende, aggressive Verhaltensstil dazu, dass die Lehrerin sich interaktiv und bindungsbasiert mit ihm alleine beschäftigte. Die positive Reaktion auf die Nachsitzstunde wertete ich als Zeichen dafür, dass sein unbewusster Wunsch darin bestehen könnte, zur Lehrerin eine sehr persönliche Bindungsbeziehung aufzubauen. Eine solche Betrachtungsweise war auch für die Eltern neu und entlastete sie von der Vorstellung, ihr Sohn sei ein bösartiges, aggressives Kind geworden, das früher oder später aus der Klasse entfernt werden müsste. Wir überlegten, dass die Lehrerin zweimal in der Woche gezielt eine halbe Stunde mit T. »nachsitzen könne«, diese Termine aber unabhängig davon seien, ob er sie zuvor aggressiv provoziert hatte oder nicht.

Bis zum nächsten Gespräch, das drei Wochen später stattfand, hatte sich T.s aggressive Verhaltensproblematik vollkommen aufgelöst. Er war in der »besonderen Zeit« mit der Lehrerin freundlich und engagiert gewesen und hatte sich von seiner besten Seite gezeigt. Jetzt war er im Unterricht motiviert und kooperativ, unterstützte die Lehrerin und nahm am Unterricht vorbildlich teil. Nun bestand nur die Schwierigkeit, dass T. aus dieser Einzelbetreuungssituation wieder in die Gruppe zurückfinden musste, weil die Lehrerin nicht bereit war, eine solche Einzelbetreuung über sehr lange Zeit durchzuführen. In einem gemeinsamen Gespräch mit T. konnten wir über seine Bindungswünsche an die Lehrerin sprechen. T. war sehr erleichtert, dass er nicht mehr als der böse Junge galt, der immer nur störte und vor die Tür geschickt wurde. Da seine Bindung an die Lehrerin inzwischen sicherer war, schien er nicht mehr so stark unter der Vorstellung zu leiden, dass die Einzel-»Nachsitzstunden« reduziert und später ganz beendet werden sollten. Jetzt erlebte er, dass er durch positive Mitarbeit von seiner Lehrerin in der Klasse wahrgenommen wurde und sich auf diese Weise seine Bindungsbeziehung zu ihr, trotz Beziehungskonkurrenz mit anderen Schülern, verbessern konnte.

Abschließende Bemerkungen und Katamnese

Die bindungstheoretische Betrachtung dieses Beispiels eines aggressiv störenden Schülers zeigt, dass ein »Time-out« – ein »Vor-die-Tür-Schicken« – und eine Vergrößerung der Distanz sowie ein angedrohter Abbruch der Beziehung nicht zur Lösung des Problems führen, sondern geradezu eine Intensivierung der Bindung bewirken, wenn entsprechende Bindungswünsche hinter aggressivem Verhalten versteckt werden. Dabei ist es notwendig, dass alle Beteiligten bindungstheoretische Überlegungen – die ihnen erläutert werden müssen – verstehen können und dass sie auf diesem Hintergrund in das therapeutische Bündnis einbezogen werden. Ohne eine bindungsbasierte Intervention hätte sich vermutlich die Beziehung zwischen der Lehrerin und T. weiter »aufgeschaukelt«. Auch die spieltherapeutische Einzelbehandlung hat zwar T.s Bindungsbedürfnisse befriedigt, aber diese waren gar nicht so defizitär, dass sie zu Hause im Bindungskontakt mit den Eltern zu einer Problematik geführt hätten. Es war zu erwarten gewesen, dass sich T. in der Einzelspielsituation bei ausreichender Befriedigung seiner Bindungsbedürfnisse und emotionaler Unterstützung sehr kooperativ und angepasst verhielt, dagegen gegenüber der Lehrerin sein Verhalten nach wie vor aufrechterhalten hätte.

Der weitere Verlauf des Schuljahres war unproblematisch. T. wurde ein fleißiger und von der Lehrerin geschätzter, wissbegieriger Schüler

> Vertiefende Informationen über dieses Entwicklungsalter und zahlreiche weitere Fallbeispiele finden Sie in dem Band: Karl Heinz Brisch, *Pubertät,* aus der Reihe *Bindungspsychotherapie. Bindungsbasierte Beratung und Psychotherapie.*

Bindungsstörungen in der Adoleszenz

In der Adoleszenz kommt dem Aspekt *Bindung, Trennung und Lösung* eine besondere Bedeutung zu. Die altersspezifische Lösung und Trennung von den Eltern kann in dieser Phase vermutlich leichter bei bisher geglückter, möglichst sicherer Bindung gelingen. Andernfalls sind aufgrund unsicherer Bindungsmuster Störungen im Trennungsprozess zu erwarten.

Suchtsymptomatik

Das folgende Beispiel soll dazu dienen, die bei Heranwachsenden häufig beobachteten Suchterkrankungen auf bindungstheoretischem Hintergrund zu betrachten. Es zeigt eine stoffgebundene Abhängigkeit, hier von Drogen vielfältiger Art, in Kombination mit einer Beziehungssucht. Diese verschiedenen Suchtformen müssen nicht immer kombiniert vorliegen. Der Übergang von romantischer Liebe und einer Schwärmerei für bestimmte Stars oder Musikgruppen zu Störungen mit Beziehungssucht oder sehr symbiotischen Beziehungen ist fließend.

Erstvorstellung und Symptomatik

Die 17-jährige S. wurde mir in Begleitung einer Mitarbeiterin des Jugendamts vorgestellt, nachdem sie mehrfach teils alkoholisiert, teils aber auch mit kleinen Mengen von Drogen bei Razzien aufgefallen war. In Gesprächen beim Jugendamt hatte sie immer wieder betont, an ihrem ganzen Leid sei ihr 30-jähriger Freund schuld, der sie immer wieder »sitzenlasse« und mit anderen Frauen betrüge. Wenn dieser sie nur so liebte, wie sie es sich wünsche, müsse sie weder Alkohol trinken noch Drogen nehmen. Dann sei sie auch ohne Drogen »im siebten Himmel«.

Zum Erstgespräch erschien eine gepflegte, deutlich geschminkte junge Frau, die mir gegenüber im gekonnten Small-Talk versuchte, Kontakt herzustellen, in der Form: »Wie geht's, was kann ich für Sie tun«, und dabei unsere Rollen vertauschte. Sie war bemüht, autonom und unabhängig zu wirken, sich nur keine Blöße zu geben oder gar um Rat oder Hilfe zu bitten. Sie manövrierte mich durch diesen Auftakt in die Situation des Rat- und Hilfesuchenden.

Anamnese

Wie einen Roman trug S. ihre Familiengeschichte vor, spannend, dynamisch, durchaus gekonnt. Mit vielen farbigen Beispielen inszenierte sie ihre Kindheit und Jugend.

Sie sei das einzige Kind reicher Eltern. Wo diese gerade in der Welt unterwegs seien, wisse sie nicht, sie habe schon seit zwei Jahren keinen regelmäßigen Kontakt mehr zu ihnen. Sie lebe jetzt in einer Jugendwohngruppe. Sie habe eine Ahnung, dass sie irgendwie künstlich gezeugt wurde und dass ihr Vater vielleicht auch nicht ihr leiblicher Vater sei. Das sei aber auch gar nicht von Bedeutung. Auf Männer sei sowieso kein Verlass; warum solle sie sich da noch Gedanken um ihren leiblichen Vater machen? Ihre Mutter habe eigentlich nur ihre Karriere im Kopf gehabt. Als Kind sei sie ein hübsches weiteres »Ausstellungsstück« gewesen, neben den vielen Museumsstücken, die ihre reichen Eltern aus Liebhaberei gesammelt hätten. Es habe ihr an nichts gefehlt, Spielsachen und Geschenke habe es im Überfluss gegeben, Kindermädchen – sie wisse nicht, wie viele und wann welche gekommen und gegangen seien. Immer waren irgendwelche Mädchen da, um sie zu versorgen. Gelegentlich habe sie zwischendurch auch ihre Mutter gesehen, die dann jeweils mit ihr allein Ausflüge etwa in den Zoo unternommen habe oder mit ihr ins Kino gegangen sei. Sie habe sich immer wahnsinnig auf diese »Highlights« gefreut, aber irgendwie sei sie dann doch stets enttäuscht gewesen, weil ihre Mutter zwar einmal den ganzen Nachmittag mit ihr verbracht habe, aber so richtig sei sie »doch nicht da gewesen«. Auf meine Nachfrage, wie sie dies meine, antwortete sie nachdenklich: »So eben, mit Herz und Seele da sein«.

In der Pubertät habe sie erstmals Schwierigkeiten bekommen, als sie sich ständig in neue Jungen verliebte und vor lauter Sehnsucht an nichts anderes mehr denken konnte. Schule und Lernen seien einfach »passé« gewesen. Immer wieder sei es zu herben Enttäuschungen gekommen, weil auf die Jungs und die Männer eben kein Verlass sei. So sei sie von einer Beziehung in die nächste »gesegelt«. Ich blieb im Bild, als ich sie fragte, ob sie denn eigentlich immer einen »Hafen« gesucht habe. S. wurde nachdenklich und meinte: »Ja, ja, so kann man das vielleicht sehen, wie ein Schiff auf hoher See, das immer wieder neue exotische Inseln entdeckt, sich ganz in seinen Phantasien verliert, wie toll es auf diesen Inseln sein könnte, aber es gibt keinen Hafen, es gibt einfach keinen Hafen, in dem man ankern, sein Boot vor den Wellen in Sicherheit bringen und an Land gehen könnte, um sich eine Insel heimisch und vertraut zu machen.«

Unser Anamnesegespräch uferte aus und mündete in philosophische Überlegungen, die die Patientin mit Zitaten und Beispielen aus dem »Kleinen Prinzen« ausschmückte. Ihre Mutter sei inzwischen zum dritten Mal verheiratet, sie wisse eigentlich nicht genau, mit wem und wo sie im Augenblick lebe. Zu ihrem Vater habe sie seit zwei Jahren keinen Kontakt mehr. Wegen Schulschwierigkeiten besuchte sie verschiedene Internate, aber alle Versuche endeten schließlich mit Schulversagen, da sich S. nach ihrer Meinung eben immer »unsterblich verliebte«. Irgendwann habe sie schließlich angefangen, aus lauter Frust auf Feten Alkohol zu trinken; so sei der Schmerz nicht mehr so groß gewesen, wenn sie wieder von einem Jungen verlassen wurde. Ihre erste sexuelle Erfahrung habe sie mit zwölf Jahren gemacht, sie sei halt von einer Beziehung auch sexuell in die nächste geschlittert. Wieder blieb ich im Bild und meinte, wenn sie so »geschlittert« sei, habe sie sich ja vielleicht irgendwo Halt gewünscht. Sie wurde wieder nachdenklich und meinte nach einer Weile: »Ja, einen Halt, gehalten werden, nicht mehr allein sein, jemanden haben, der immer für mich da wäre, aber das sind ja doch nur blöde Phantasien, die nicht in Erfüllung gehen.«

Ich spürte deutlich, wie sie traurig wurde, nachdenklich, und sich in sich zurückzog. Nach einer Weile berichtete sie, dass sie in solchen Phasen von Niedergeschlagenheit erstmals auch begonnen habe, Drogen auszuprobieren, nie regelmäßig, aber immer dann, wenn es besonders schlimm war und sie ihren Schmerz, ihre Trauer und ihre Sehnsucht nicht mehr ausgehalten habe. Ich war überrascht, wie anscheinend offen, differenziert und introspektiv sie über sich sprechen konnte.

Bindungsdynamische Überlegungen

S. führte ihre heutigen Probleme auf ihre unklare Zeugung zurück. Es blieb offen, ob sie gewollt und gewünscht gewesen war, vielleicht doch nur funktional als narzisstisches Ausstellungsstück ihrer reichen Eltern diente, bindungsdynamisch aber in keiner Weise in eine wirkliche emotionale Bindung und Beziehung einbezogen. Viele verschiedene Kindermädchen waren für die wechselnde Betreuung und Versorgung da gewesen. S. gewöhnte sich zu einem bestimmten Zeitpunkt ab, immer wieder neu zu hoffen und zu wünschen, dass eines von ihnen länger bleiben möge. Die Ausflüge und Kontakte mit ihrer Mutter bedeuteten ihr viel, aber am Ende spürte sie auch, wie sehr diese Kontakte einen formalisierten und wenig emotionsgetragenen Charakter hatten. Sie suchte nach einem »sicheren Hafen«, wo sie »ankern« konnte. Deutlicher kann man die beziehungsdynamischen Wünsche kaum ausdrücken.

Ihre Versuche in der Pubertät, in verschiedenen Beziehungen zu Männern, auch über Sexualität, etwas von diesen bindungsdynamischen Wünschen zu realisieren, scheiterten, teilweise auch deshalb, weil die Wünsche von S. an eine Bindung von Jungen dieses Alters in dieser Intensität nicht beantwortet werden konnten. Sie war hierüber tief enttäuscht. Frühe Bindungsenttäuschungen und das gesamte Spektrum der Trauer über die nicht gelebte Bindung an ihre Eltern brachen auf. Der Schmerz wurde schließlich so groß, dass sie versuchte, diese Gefühle durch Alkohol und Drogen zu unterdrücken oder aushaltbar zu machen.

Durch die zunehmende Suchtentwicklung wurde aber das Bindungsdefizit nicht entschärft. Es entstand eine Dynamik, in der das Suchtmittel selbst zum sicheren Pseudo-Bindungsobjekt wurde, das eine echte Bindung ersetzen sollte. Das Suchtmittel war immer da, allzeit verfügbar, tröstete bei schmerzlichen Gefühlen, hinterließ ein Gefühl von »Getragenwerden, Entspanntsein«. Es konnte je nach Bedarf eingesetzt werden und frühe Wünsche und Bedürfnisse nach Halt, Sicherheit und Verlässlichkeit befriedigen, die so von S. selbst gesteuert werden konnten.

Die Erfüllung der Bindungs- und Autonomiebedürfnisse kann über das Suchtmittel als »Surrogat« selbst bestimmt und ganz flexibel gehandhabt werden. Das Suchtmittel ist, solange verfügbar, immer verlässlicher als jeder Mensch. Es kann einem zwar ausgehen, daran sind aber nicht beziehungsdynamische Konflikte oder Bindungsschwierigkeiten schuld, sondern nur Geldmangel, denn im Prinzip ist das Suchtmittel bei vorhandenen finanziellen Möglichkeiten zur Stelle.

Bei zunehmender Abhängigkeit ging schließlich der Bezug zu Bindungen und Beziehungen, zu Freunden gänzlich verloren. Das Suchtmittel befriedigte alle Wünsche und Bedürfnisse und stand als zentrale Basis der Bindung ganz im Mittelpunkt.

Diese Überlegungen sprechen dafür, dass S. eher eine vermeidende Bindungseinstellung hatte. Allerdings passte ihre teilweise introspektive Fähigkeit, über sich zu sprechen, nicht zu dieser Einschätzung. Im Therapieverlauf wurde aber deutlich, dass diese guten verbalen Fähigkeiten, über sich, ihre Bedürfnisse und Beziehungswünsche zu sprechen, eher oberflächlicher Art waren und nicht von einer wirklichen »emotionalen Schwingung« begleitet wurden.

Aus klassischer psychoanalytischer Sicht könnte man bei der Patientin auch den ödipalen Konflikt mit dem wenig präsenten Vater bzw. die ungelöste ödipale Problematik als gravierend ansehen. Die Ablehnung des Vaters, die daraus resultierende Suche nach Beziehungen zu älteren Männern und auch die rasche, spontan aufkommende Übertragungsbeziehung in den ersten zwei Gesprächen sprachen dafür. Diese Dynamik war sicherlich vorhanden, stand aber in meinen diagnostischen Überlegungen sowie im therapeutischen Ansatz nicht im Vordergrund. Stattdessen wurde die bindungsdynamische Problematik als für das Erkrankungsgeschehen von primärer Relevanz eingeschätzt.

Therapie und Verlauf

Entgegen sonstigen Erfahrungen mit dem Verhalten Jugendlicher, die nur sehr zögerlich, gegen Widerstände oder überhaupt nicht zur Therapie kommen wollen – was auch für suchtkranke Jugendliche mit erheblicher fortgeschrittener Suchtentwicklung typisch ist –, wollte S. nach den ersten Gesprächen gern weiter zur Therapie kommen. Es stand für sie außer Frage, dass sie auch durchaus mehrfach in der Woche kommen wollte. Es entwickelte sich eine stürmische Übertragungsbeziehung, die durchaus als Übertragungsliebe oder ödipale Übertragung gedeutet werden konnte. Aus meiner Sicht standen aber ihre primären ungestillten Bindungswünsche in der Übertragung ganz im Vordergrund. Aufgrund der Strukturierung des Settings und der begrenzten Stundenzahl – die Behandlung fand zweimal in der Woche im Sitzen statt – war S. immer wieder frustriert und enttäuscht. Es war aufgrund dieser Enttäuschungen schwer für sie, die Behandlung beizubehalten, statt nicht doch relativ bald »hinzuwerfen«, auf der Suche nach einem besseren, anderen Therapeuten oder im Verzicht auf eine Therapie. Gerade wegen ihrer übergroßen Wünsche und einer Bindungsstörung, die an das Muster mit sozialer Promiskuität erinnerte, gab ich den Vorstellungen und dem Anliegen von S., die Therapiefrequenz zu erhöhen, nicht nach, sondern behielt das Setting bei: zwei Stunden in der Woche, sitzend.

Werden die Bindungsbedürfnisse bei unsicher gebundenen, nach Bindung hungernden Patienten zu schnell befriedigt, gibt es nach unserer Erfahrung noch keine sichere Basis, um auch Enttäuschungen und Frustrationen aushalten zu können. Relativ rasch wird dann die Beziehung trotz intensiver Befriedigung der Bedürfnisse wieder abgebrochen. Die Patienten begeben sich auf die Suche nach einem neuen primären Bindungsobjekt, in der Hoffnung, dieses werde verlässlicher sein und könne ihre unstillbaren Bindungsbedürfnisse befriedigen.

Hier, mit S., entwickelte sich ein Therapieprozess, in dem ich mit viel Fingerspitzengefühl vorgehen und die Frustrationen und Enttäuschungen, die Wut und die unstillbaren Wünsche und Forderungen der jungen Frau aushalten musste. Dabei fühlte ich mich lange Zeit in der Gegenübertragung als Objekt noch nicht wahrgenommen, austauschbar, heute benutzt und morgen vielleicht schon weggeworfen. Ihre affektiven Reaktionen waren sehr heftig. Ihre intensiven Beziehungswünsche und Abbruchsphantasien schwankten lange Zeit hin und her. Erst in der mittleren Behandlungsphase nach 60 Stunden erlebte ich eine stabilere Beziehung, in der ich anfing, mich als Gegenüber wahrgenommen zu fühlen. Es begann jetzt eine Phase des deutlichen Trauerprozesses – verbunden mit der Lösung von vergeblichen Hoffnungen –, eine Trauer um all das, was S. sich an Beziehung zu ihrer Mutter, ihrem Vater und den verschiedenen Kindermädchen eigentlich gewünscht, aber so nie erlebt hatte. Auf die nicht erfolgte Bedürfnisbefriedigung in Bezug auf ihre Wünsche nach mehr Therapie und mehr Nähe konnte sie jetzt bezogener und traurig reagieren, ohne gleich mit Phantasien vom Abbruch der Therapie oder mit Drohungen zu reagieren.

Inzwischen ging sie wieder in die Schule. Aber es bahnte sich eine Krise an, als sie aufgrund ihres Alters nicht mehr in der Wohngruppe bleiben konnte und ein Umzug bevorstand. Gemeinsam mit dem Jugendamt fand sich dann die Lösung, dass sie aus der Wohngruppe in ein betreutes Wohnen überwechselte. Das bedeutete, dass sie von einer Sozialpädagogin einzelpädagogisch betreut wurde, mit Hausbesuchen und Unterstützung bei der Regelung von sozialen Anforderungen im Alltag, während sie schon allein wohnte. Für S. war es wichtig, dass die Sozialpädagogin und ich uns gut verstanden und Kontakt zueinander hatten. In ihrer Phantasie wurden wir für sie zu Ersatzeltern und zu den wichtigsten Bindungs- und Bezugspersonen.

Im sozialpädagogischen wie auch im therapeutischen Kontakt mit mir spielten zunehmend Fragen von Autonomie, Exploration und Ablösung eine Rolle. S. wollte nicht mehr so häufig von der Sozialpädagogin besucht werden, wollte die Dinge lieber allein entscheiden und für sich regeln. Gelegentlich vergaß sie Therapietermine, rief dann betroffen an und entschuldigte sich, was ich in dieser Behandlungsphase nicht als Widerstand, sondern als beginnende Autonomie und Ablösung wertete.

Abschließende Bemerkungen und Katamnese

S. war sehr bemüht, die Behandlung aufrechtzuerhalten, zumindest in ihrer Phantasie sollte es kein Ende, keinen Abbruch, keine Unterbrechung geben, das würde sie sehr »unnatürlich« finden. S. konnte weiter zur Schule gehen und einen Schulabschluss realisieren. Sie war immer besser in der Lage, ihre Lebensplanung selbst in die Hand zu nehmen und eigene Entscheidungen zu treffen. Es bestand keine akute Gefährdung mehr im Hinblick auf eine Sucht- und Abhängigkeitsentwicklung, wenn S. auch gelegentlich auf Partys Alkohol trank und einen Joint rauchte. Ob dieser Teil der Symptomatik noch als Restsymptomatik, als ungelöste Bindungs- und Beziehungsproblematik, als adoleszente adäquate Neugier in Bezug auf Lust und Exploration zu sehen ist, bleibt offen. S. hatte längere Partnerschaften und Beziehungen. Mit Trennungen und mit Trauerphasen konnte sie bezogener umgehen, ohne in eine Regression zu verfallen oder intensiver auf Suchtmittel zurückzugreifen. Immer wieder erhielt ich von ihr sporadisch einen Brief, eine Postkarte, einen Telefonanruf, »ein Lebenszeichen«. Ich antwortete darauf und stand ihr jetzt in einer bezogenen Bindungsbeziehung entsprechend ihren Wünschen nach Kontakt bzw. Distanzierung zur Verfügung. Die Gefahr einer »Verschmelzung« in der Beziehung, wie sie sich die Patientin ersehnt hatte, bestand jetzt nicht mehr, d.h. die Übertragungsbeziehung wurde so weit bearbeitet und gelöst, ohne dass es je zu einem endgültigen Abschied kam.

Dissozialität und Delinquenz

Dissozialität mit Lügen, Stehlen, Weglaufen, kleineren Überschreitungen von Regeln und Normen, Schulschwänzen, Delinquenz mit kleineren Diebstählen oder sogar Raubüberfällen ist eine in der Adoleszenz zunehmend verbreitete Verhaltensstörung.

Erstvorstellung und Symptomatik

Der 13-jährige L. wurde zur kinderpsychiatrischen Behandlung eingewiesen. Die Unterbringung und Behandlung erfolgte auf gerichtlichen Beschluss, nachdem L. mehrfach von der Polizei aufgegriffen worden war. Er hatte jeweils »Spritztouren« mit dem Auto des Vaters unternommen, schließlich mit dem PS-starken Wagen des Vaters bei hoher Geschwindigkeit einen Unfall verursacht, durch den aber zum Glück lediglich ein Sachschaden entstanden war. Weiterhin war bekannt, dass L. die Schule nur noch sporadisch besuchte und auch schon häufiger wegen Ladendiebstählen, Unterschriftsfälschungen und einem versuchten Scheckbetrug aufgefallen war.

L. war ein stämmiger, verstockter, depressiv wirkender Junge, der nicht freiwillig zur Behandlung kam und sich innerlich gegen die Aufnahme in die Klinik wehrte, auch wenn er sich »wie ein Opferlamm« auf die Station führen ließ. Im Erstgespräch gab er nur zu Protokoll – geschult bereits durch viele Verhöre, die er bei der Polizei erlebt hatte –, dass er unschuldig sei und von allen missverstanden werde. Wenn er den Unfall mit dem Auto nicht gehabt hätte, wäre er gar nicht hier. Seine Eltern kämen aber für den Schaden auf; warum also sollte er zur stationären Behandlung kommen? So etwas wie der Autounfall passiere doch täglich, deswegen würden aber nicht alle Unfallverursacher in die Psychiatrie geschickt.

Für sein Alter war er sehr wortgewandt, argumentativ durchaus geschickt und versuchte, sich auf diesem Niveau zu verteidigen. Die ganze Biografie und alle »Anschuldigungen« hatten scheinbar nichts mit ihm zu tun. In der Gegenübertragung schwankte ich zwischen Ärger, einer Lust, L. mit seinen »Taten« zu konfrontieren, ja ihn zu provozieren, sowie einem Gefühl der Hilflosigkeit und dem Impuls, ihn wieder wegzuschicken Was sollte ich mit diesem therapieunwilligen dissozialen Jugendlichen anfangen? Da war sowieso sicher wieder »alle Mühe vergebens«.

Anamnese

L. war das einzige Kind. Der Vater war zum Zeitpunkt der stationären Aufnahme des Sohnes nicht erreichbar, weil er wegen verschiedener Betrugsdelikte im Gefängnis saß. Die Mutter, Frau K., die im Schichtdienst arbeitete, war nur schwer zu einem Erstgespräch zu motivieren, weil sie sich einerseits durch L.s Aufnahme in die Psychiatrie entlastet fühlte, andererseits aber »für seine Entlassung kämpfen wollte«. Die frühkindliche Entwicklung wurde, soweit von der Mutter erinnert, als »unproblematisch« geschildert, aber eigentlich konnte sie sich nicht mehr an Details zu Schwangerschaft, Geburt und zur frühen Entwicklung erinnern. Das sei ja alles vorbei, deswegen sei sie ja auch nicht hier. Es gab einen deutlichen Widerstand dagegen, sich an jene Zeit zu erinnern.

Angefangen hätten die Schwierigkeiten, so berichtete Frau K., in der Pubertät, als der Junge wegen Übergewicht in der Schule immer wieder »gehänselt wurde«. Er sei dann einfach nicht mehr gern in die Schule gegangen und öfter zu Hause geblieben, wenn sie bei ihrer Arbeit war. So habe er sich im vergangenen Jahr häufiger tagelang zu Hause eingeschlossen, die Rolläden heruntergelassen und sei einfach nicht mehr vor die Tür gegangen. Auch ihre Versuche, ihn aus seiner »Höhle« herauszulocken, seien, so Frau K., fehlgeschlagen. In dieser Zeit habe er sich öfter nachts zunächst einfach nur ins Auto des Vaters gesetzt, bis er dann schließlich zum ersten Mal auch damit davongefahren sei. Wie oft er solche »Touren« unternommen habe, könne sie nicht sagen. Schließlich sei es dann zu dem dramatischen Unfall gekommen. Der Schaden sei zwar hoch, aber dafür werde die Familie aufkommen. L. sei nicht »verrückt«, deswegen werde sie für eine Entlassung aus der Psychiatrie kämpfen. Die Mutter bagatellisierte die vorausgegangenen Diebstähle und Betrügereien einschließlich Scheckbetrug.

Über die Problematik der Inhaftierung des Vaters war nur mit Schwierigkeiten zu sprechen. L. hatte wohl sehr genau miterlebt, wie der Vater über lange Zeit von der Polizei gesucht wurde, untergetaucht war und schließlich zu Hause überrascht und verhaftet wurde, als er seine Familie besuchte. Er habe, so die Mutter, sehr darunter gelitten, weil ihm die Beziehung zum Vater sehr wichtig gewesen sei. Der Kontakt mit dem Vater sei von Gerichts wegen jetzt unterbunden worden, weil dieses absurderweise davon ausgehe, dass L. auch mit in die Betrügereien verwickelt sei und dass ihn der Vater über den Verbleib von erheblichen Geldbeträgen informiert habe.

Bindungsdynamische Überlegungen

Vermutlich hatte L. eher eine unsichere Bindung entwickelt, weil weder die Mutter noch der Vater eine sichere Bindungsbasis für ihn waren. Unter der Verhaftung des Vaters litt er mehr als unter der Trennung von der Mutter aufgrund der stationären Aufnahme. Dies könnte ein Hinweis darauf sein, dass eventuell die emotionale Bindungsbeziehung zum Vater ambivalenter, damit emotional auch intensiver war als zur Mutter.

L. beteuerte, dass er es ohne seine Mutter nicht aushalte, und diese wollte für ihn »kämpfen«. Aber auf der emotionalen Ebene wurde eine solche Bindungskontinuität nicht erkennbar. Vielmehr entstand der Eindruck, dass die Mutter um P. kämpfen wollte, um ihn für ihre Bindungsbedürfnisse zu Hause zu haben. Ob auch der Vater die Beziehung zu L. instrumentalisierte und ob er seinen Sohn für die betrügerischen Aktivitäten benutzte oder missbrauchte, blieb eine offene Frage.

Möglicherweise reagierte L. auf die Verhaftung des Vaters mit einer verstärkten Trauerreaktion: Er schloss sich vielleicht deshalb in sein Zimmer ein und trauerte dort depressiv um den Verlust des Vaters. So war es ihm auch nicht mehr möglich, in die Schule zu gehen, weil seine Ich-Funktionen wegen der stärkeren Trennungsreaktion ohnehin überfordert waren. Das Auto des Vaters war symbolisch vielleicht einerseits als pubertätsspezifisches Mittel der Ablösung zu sehen, andererseits aber ermöglichte es dem Jungen auch, in seiner Phantasie eine emotional enge Bindung zum Vater herzustellen. Wenn er mit dem Auto des Vaters führe, könnte er sich innerlich mit diesem verbunden fühlen.

Zweifellos waren L.s Bindungswünsche und Bedürfnisse nicht befriedigt worden. Schon vor der jetzigen Klinikeinweisung hatte er durch dissoziales Agieren immer wieder mehr Aufmerksamkeit in Interaktionen mit der Polizei und dem Jugendamt erlebt als in solchen mit seinen leiblichen Eltern. Ein ganzes Netz von sekundären Bezugspersonen war um ihn bemüht. Die Eltern äußerten zwar Bindungsinteresse, das bis hin zum Kampf um Beziehung ging, aber emotional und real haben sie dieses Interesse nie bewiesen.

Das delinquente und dissoziale Verhalten wird als ein Versuch des Jungen verstanden, mit den Eltern nicht erlebbare und durch sie nicht befriedigte Bindungsbedürfnisse durch Inanspruchnahme sozialer Institutionen der Gesellschaft, vertreten durch das Jugendamt, Sozialpädagogen und Richter, zu erfüllen. Im erweiterten Kontext wurde hier also die Gesellschaft – herausgefordert durch das Verhalten des Jungen – zu einer sicheren Basis mit klar strukturierten Regeln, die L. Schutz vor seinen eigenen Impulsen gaben und eine Einbindung in den gesellschaftlichen Rahmen vermittelten.

Therapie und Verlauf

Das Behandlungssetting bestand aus einer Einzeltherapie zweimal pro Woche in Kombination mit einer Gruppentherapie dreimal pro Woche. Hintergrund dieses Settings war die Überlegung, dass sich L. durch die Entwicklung emotionaler Sicherheit in der Einzeltherapie trauen könnte, sich in der Gruppenbehandlung auch auf eine altersgerechte Bindung an eine Peergroup einzulassen. Es war nämlich aufgefallen, dass L. ein Einzelgänger war, der in der Stationsgruppe den Kontakt mit anderen deutlich vermied und viele Dinge mit sich allein abmachte.

In der Anfangsphase kam L. zwar mehr oder wenig pünktlich und willig zu den Einzelgesprächen, aber in diesen zeigte er sich verstockt und mürrisch, gab patzige Antworten und war deutlich im Widerstand gegenüber der Behandlung. Ähnlich verhielt er sich in der Gruppentherapie, wo er auch nur schwieg. In allen Beziehungen, auch mit seiner Bezugsperson auf der Station im therapeutischen

Milieu, war er zurückgezogen, bindungsvermeidend, dabei außergewöhnlich brav und angepasst. Man hätte ihn fast vergessen können.

L. zeigte uns also zunächst die eine Seite seiner Persönlichkeit: brav und angepasst. Scheinbar ohne emotionale Wünsche und Bedürfnisse nach Bindung und Beziehung, lebte er vor sich hin. Oberflächlich betrachtet, gab es bei diesem Verhalten wirklich keinen Grund, ihn länger stationär zu behandeln. Aber aus bindungsdynamischen Überlegungen heraus wandte ich ein, dass hinter dieser Störung ohne Anzeichen von Bindungsverhalten L.s enorme emotionale Bedürftigkeit verborgen sein könnte. Diese zeigte sich allmählich in den Einzelgesprächen, die L. zunehmend regelmäßiger wahrnahm und nutzte, um Dinge des alltäglichen Lebens, wie Ausgang oder Vergünstigungen, zu besprechen.

Schließlich ergab sich ein Thema, das viele Stunden vollkommen ausfüllte. L. kannte sich mit Autos und Motorsport besonders gut aus und konnte sich stundenlang über alle Details in diesem Bereich unterhalten. Mit diesem Thema die Therapiestunden zu füllen, könnte von außen betrachtet als Widerstandsverhalten gesehen werden, weil er auf diese Weise verhinderte, über sich und seine Gefühle zu sprechen. Bindungsdynamisch habe ich dies aber so verstanden, dass er inzwischen in der Einzeltherapie so viel emotionale Sicherheit gefunden hatte, dass er beim Thema »Auto« eigentlich über seine schwierige Beziehungssituation zum Vater sprechen wollte. Dies wurde ihm aber nicht gedeutet. Erst viele Stunden später gelang es, auch über die technischen Details des Autos des Vaters, das L. zu Schrott gefahren hatte, zu sprechen. Dabei war seine emotionale Beziehung zum Vater noch kein direktes Thema. Jegliche Versuche, diesen als Thema direkt anzusprechen, überhörte er.

Parallel dazu besuchte er die Gruppenpsychotherapie, wo er zwar nicht über emotionale Themen sprach, aber von der Jungendclique inzwischen als Technikfan und Spezialist in gewisser Weise geschätzt und anerkannt wurde. Dabei fiel auf, dass sich L. jeweils nach den Gruppensitzungen während des Ausgangs am Kiosk mit Unmengen von Süßigkeiten eindeckte, die er dann wahllos verschlang. Dieses orale Bedürfnis habe ich ebenfalls auf dem Hintergrund seiner Bindungswünsche und -bedürfnisse verstanden. In der klassischen Literatur hat man dies als Regression auf die orale Phase interpretiert. Aus bindungsdynamischer Sicht versuchte L., durch Süßigkeiten und orale Befriedigung seine emotionalen Bedürfnisse und seine depressiven Gefühle aus der frühen Entwicklungszeit zu regulieren, die durch die Therapie reaktiviert worden waren.

Erst nach vielen weiteren Stunden konnte L. über seinen Wunsch sprechen, den Vater einmal im Gefängnis zu besuchen. Hier bestätigte sich die Vermutung, dass offensichtlich die emotionale Bindungsbeziehung zum Vater intensiver war als die zur Mutter. Mit seinem Wunsch ging ich sehr realistisch um. Es wurde mit dem Gericht und der Justizbehörde besprochen, wie ein solcher Besuch stattfinden könnte. Nach dem ersten Besuch beim Vater war L. dann wie verwandelt, deutlich weniger depressiv, lebendiger, und er nahm am Stationsleben reger teil. Wenig später konnte er in der Gruppentherapie zum ersten Mal unter Tränen über seinen Vater sprechen. Seine zuvor in der Einzeltherapie phantasierten Befürchtungen, die Gruppe werde ihn nur auslachen und könne ihn ausstoßen, verkehrten sich ins Gegenteil; die Gruppe reagierte sehr feinfühlig, beeindruckt und auch voller Mitgefühl auf seine Situation. Dies festigte seine Bindung an die Peergroup, so dass neben der Einzeltherapie bzw. dem Therapeuten auch die Gruppe für ihn eine wichtige sichere Basis geworden war, von der aus er – mit ihr – bei Freizeitaktivitäten »die Welt erkunden« konnte.

Anfangs hatte L. sich bezüglich der Stationsordnung besonders gefügig gezeigt und sie beflissen eingehalten, in einer späteren Behandlungsphase widersetzte er sich ihr aber, indem er Regeln ignorierte und sie einfach übertrat; jetzt konnte er sich wesentlich adäquater und einsichtiger an den Stationsrahmen halten und mit Bezugspersonen Absprachen über Ausgang und Sonderabmachungen treffen; er war insgesamt beziehungsfähiger geworden.

Es folgte nun eine Phase mit intensiven Bemühungen, Frau K. über regelmäßige Familiengespräche in die Behandlung stärker mit einzubeziehen. Diese hatte bisher Therapietermine entweder nicht pünktlich wahrgenommen oder kurzfristig abgesagt. L. musste erkennen, dass das verbal geäußerte Engagement seiner Mutter nicht den realen Gegebenheiten entsprach, sondern dass sie immer wieder andere wichtige Dinge und Termine vorschob, um nicht zu Besuch kommen zu müssen. Es bedurfte großer Mühe und Konfrontationen, die Mutter zu einem halbwegs strukturierten therapeutischen Bündnis zu bewegen. Dies ist aber sicherlich nicht in ausreichendem Maße gelungen.

In der Einzeltherapie mit L. wurde Trauerarbeit geleistet, die er jetzt auf sicherem Bindungsboden auch zulassen konnte. Er musste erkennen, dass seine – an die Mutter gerichteten – emotionalen Wünsche noch am ehesten vom Vater erfüllt wurden, der aber für ihn nur zu sehr begrenzten Besuchszeiten erreichbar war. L. schwankte lange Zeit hin und her, ob er zu seiner Mutter zurückkehren oder doch die Möglichkeit einer Wohngruppe wahrnehmen sollte. Die Entlassung erfolgte schließlich zurück nach Hause, und zwar auf Wunsch von L. und seiner Mutter.

Abschließende Bemerkungen und Katamnese

Wie die ambulante Nachbehandlung zeigte, konnte sich L. jetzt deutlicher von seiner Mutter abgrenzen und ließ sich von ihr auch nicht mehr so sehr in ihre emotionale Bedürftigkeit hineinziehen. Die in der Therapiegruppe gewonnenen Erfahrungen waren so bedeutungsvoll, dass er auch nach der Entlassung Anschluss an eine Gruppe Gleichaltriger suchte, den er relativ rasch fand; die Gruppe bot ihm für die weitere Entwicklung eine sicherere Basis als es in der Beziehung zu seiner Mutter möglich war. Während des fast einjährigen stationären Aufenthalts hatte L. auch seine Schulleistungen stabilisiert; er konnte wieder regelmäßig am Unterricht teilnehmen und einen Schulabschluss erreichen.

Während der Zeit der ambulanten Nachbehandlung kam es bei L. nicht mehr zu dissozialem Verhalten. Auch für die Folgezeit ist dies nicht bekannt. Er konnte mit einer Lehre beginnen. Die Beziehung zur Mutter war nach wie vor distanziert, aber er war jetzt emotional in seiner Bedürftigkeit und Suche nach verlässlicher Bindung nicht mehr so stark auf die Mutter angewiesen. Er konnte seine Bindungsbedürfnisse durch die Gruppe so weit befriedigen, dass er jetzt als Jugendlicher mit anderen die Welt zu erkunden vermochte. Die wichtige Beziehung zum Vater erhielt er durch regelmäßige Besuche im Gefängnis aufrecht.

Neurodermitis

Schwere psychosomatische Erkrankungen von Jugendlichen – wie etwa Neurodermitis, Anorexia nervosa, Bulimie, Morbus Crohn, Colitis ulcerosa – sind für die Familienangehörigen eine große Belastung. Die Schwere der körperlichen Symptomatik erfordert parallel zur Psychotherapie oft auch eine somatische Behandlung des Jugendlichen, manchmal mit einer »Überwachung«, etwa von Blutwerten oder von Gewichtsverläufen. Dies führt dazu, dass die Jugendlichen in enge »Behandlungsregimes« eingebunden werden, die zwar ihre Bindungsbedürfnisse, nicht aber ihre Ablösungswünsche befriedigen. Aus bindungstheoretischer Sicht ist es die Aufgabe des Therapeuten, exakt die Balance zwischen den Bindungs- und den Autonomiewünschen der Jugendlichen zu finden.

Erstvorstellung und Symptomatik

Mit leiser, schüchterner Stimme fragte Herr O. an, ob er bei mir zur Therapie kommen könne. Er wisse nicht genau, was »Therapie« sei; der Hausarzt habe ihn an mich verwiesen. Er habe viele Probleme, aber darüber könne er am Telefon nicht sprechen.

Zum Erstgespräch erschien ein 19-jähriger ausgesprochen großer, schlanker junger Mann, der den Kopf zwischen die Schultern einzog, als er durch die Tür trat. Schüchtern ergriff er bei der Begrüßung nur die Fingerspitzen meiner Hand. Ich bemerkte, dass er an der linken Hand einen Verband trug. Misstrauisch und gleichzeitig erwartungsvoll musterte er mich durch seine Nickelbrille. Er wartete lange, bis ich schließlich die Initiative ergriff und ihn befragte.

Er komme jetzt, weil er große Probleme mit seiner Freundin habe. Diese sei eigentlich sehr nett, sorge sich um ihn, und er verstehe sich mit ihr auch ganz gut; die Organisation des Alltags sei kein Problem. Seit einem halben Jahr wohne er nun mit ihr zusammen. Er habe sich dies einerseits sehnlichst gewünscht, andererseits halte er es mit ihr oft nicht aus. Er werde aggressiv und müsse dann aus der Wohnung fliehen, weil er befürchte, dass es zu einer »Explosion« kommen könnte. Besonders wenn »sie sehr nah« oder intim zusammen seien, befielen ihn diese heftigen Gefühle. Er sei sehr unglücklich darüber und wisse sich keinen Rat mehr. Seine Freundin interpretiere sein Verhalten als Zurückweisung und Ablehnung; dies mache ihn sehr traurig. Probleme habe er aber schon seit vielen Jahren mit seiner Haut. Diese sei im Augenblick wieder »aufgeblüht«. Zurzeit sei er arbeitsunfähig, weil seine Haut an vielen Stellen »offen ist und blutet«.

Anamnese

Herr O. wurde als achtes und letztes Kind in eine große Familie hineingeboren. Er glaubte selbst, dass seine Mutter »schon nach sechs Kindern eigentlich »genug gehabt« hätte. An die Namen seiner Geschwister und deren Geburtsdaten oder Lebensalter konnte er sich nur mit Mühe erinnern und war sich auch nicht ganz sicher, ob seine Angaben korrekt waren. Es sei eben alles in seinem Leben sehr chaotisch, und die Mutter sei mit den vielen Kindern vollkommen überfordert gewesen. Er erinnerte sich an die Familie als einen Ort, wo jeder zusehen musste, wie er überlebte.

Schon in der Säuglingszeit habe er Hautprobleme gehabt. Seine frühesten Erinnerungen waren, dass er im Kindergartenalter mit der Mutter täglich Kämpfe ausgefochten habe, weil er sich von ihr nicht eincremen lassen wollte. Er habe getobt und geschrien, alles habe aber nichts genutzt: »Bei meiner Mutter hatte niemand eine Chance.«

Besonders schlimm sei seine Hauterkrankung in der Pubertät geworden. Man habe ihn mehrfach über längere Zeit stationär behandelt und ihm dabei Kortison gegeben. Die Krankenhauszeit habe er als sehr angenehm in Erinnerung. An eine ältere Krankenschwester könne er sich besonders gut erinnern, weil sie ihn liebevoll versorgt habe. Von ihr habe er sich immer am liebsten eincremen lassen.

Mit Mühe schaffte er den Schulabschluss, weil er wegen seiner Erkrankung immer wieder über längere Zeit im Unterricht fehlte. Jetzt absolviere er eine Lehre. Er wisse aber wegen seiner Erkrankung nicht, ob er diese beenden könne. Auf Nachfragen erfuhr ich, dass er zu einer vier Jahre älteren Schwester eine »besondere Beziehung« hatte. Das sei aber »eine Geschichte für sich«.

Während des Gesprächs sprach Herr O. immer leiser und unzusammenhängender, nur noch in Bruchstücken von Sätzen; ich spürte, wie er zunehmend trauriger und nachdenklicher wurde. Trotz seiner Körpergröße schrumpfte er regelrecht im Sessel zusammen. In meiner Gegenübertragung hatte ich ein Bild von einem kleinen, verletzten Jungen, der eigentlich in mehrfachem Sinne pflegebedürftig war.

Bindungsdynamische Überlegungen

Vermutlich war die Beziehung zwischen Herrn O. und seiner Mutter von Anfang an hochgradig ambivalent, weil er als achtes Kind wahrscheinlich nicht mehr gewünscht war. Wenn man von einer multikausalen Herleitung der Neurodermitis ausgeht, so kann man eine unsichere Bindung zur Mutter zumindest als einen belastenden Co-Faktor vermuten. Die Mutter erlebte vermutlich Gefühle von Aggression und Ohnmacht gegenüber ihrem Sohn, weil sich dieser als Kind heftig gegen das tägliche Eincremen der Haut wehrte. Man kann annehmen, dass er als Kind diese Pflege bei »offener Haut« als sehr schmerzvoll erlebte und sich durch die erzwungene körperliche Nähe gleichzeitig den Handlungen und Gefühlen der Mutter ausgeliefert fühlte. So war die Pflegehandlung eine Aktivität, die Bindungsnähe zu seiner Mutter herstellte, gleichzeitig aber war diese Art der Pflege gegen den heftigen Protest des Patienten eine sehr aggressive Interaktion. Entsprechend wurde die Mutter zwar zu einem Ort, wo er sich für seine schmerzende Haut Pflege, Schutz und Entlastung erhoffte, gleichzeitig hasste er die Mutter, weil sie ihm Schmerzen zufügte, denn sie musste in unsensibler Weise seinen massiven Protest gegen die Pflege negieren.[6] Diese Missachtung seiner Bedürfnisse führte zu einem Erleben von ohnmächtiger Wut und Hilflosigkeit in einer angstmachenden Situation und ist typisch für das Bindungsmuster der Desorganisation.

Ich nehme an, dass die Beziehung von Herrn O. zu seiner Mutter sowohl durch Anteile einer unsicher-ambivalenten Bindung als auch zusätzlich durch vermeidende und desorganisierte Bindungsanteile geprägt war. Dies kann man daran ablesen, dass er während der Phasen der stationären Aufnahmen eine emotionale Entlastung erfuhr und während dieser Zeit offensichtlich auch zu einer älteren Krankenschwester eine positive Beziehung aufbauen konnte. Hier entstand so viel emotionale Sicherheit, dass er sich von dieser pflegen lassen konnte, ohne dass sich die Beziehung so aggressiv wie mit der Mutter gestaltete.

Die große Schwester könnte für Herrn O. eine sichere Bindungsperson gewesen sein. Mir war am Anfang der Behandlung allerdings nicht verständlich, welcher Art seine »besondere Geschichte« mit dieser Schwester war.

Auffällig war, dass der Vater in der gesamten Schilderung überhaupt nicht vorkam und Herr O. auch auf Nachfragen nur schulterzuckend meinte, sein Vater sei »immer in der Arbeit« gewesen. Es blieb unklar, ob der Vater in der gesamten Familie wenig präsent war. Ich nahm an, dass der Patient so stark mit sich und seiner Mutter beschäftigt war, dass er ansonsten in der Geschwistergruppe »unterging« und vom Vater nicht ausreichend individuell wahrgenommen wurde.

Aufgrund der schwierigen, verstrickten, aggressiv aufgeladenen Bindungsbeziehung zu seiner Mutter erwartete ich, dass Herr O. in der Therapie große Wünsche nach Nähe und Sicherheit sowie nach Pflege und Versorgung an mich richten würde; es würde aber in der Behandlung – wegen der in der Nähe zur Mutter erlebten Angst und Aggression – auch von Bedeutung sein, seine Distanzierungsbedürfnisse auf dem Hintergrund seiner vermeidenden Bindungsanteile zu beachten.

Therapie und Verlauf

In der ersten Phase der Behandlung war Herr O. sehr intensiv mit der Beziehung zu seiner Freundin beschäftigt. Einerseits befürchtete er, sie zu verlieren, andererseits konnte er die Nähe zu ihr, trotz großer Wünsche und Bedürfnisse nach Nähe, nur für kurze Zeit aushalten.

Er kam dreimal in der Woche zur Therapie. Diese Frequenz hatte er selbst gewählt. Er freute sich auf die Therapiestunden und erschien jedes Mal frühzeitig, wartete schon und kam strahlend zur Tür herein. Allerdings wurde deutlich, dass eine fünfzigminütige Behandlungsstunde für ihn am Anfang noch zu lang war. Nachdem er ausprobiert hatte, wie er eine Behandlung im Sitzen oder Liegen erlebte, entschied er sich für eine Behandlung im Liegen, weil er sich auf diese Weise besser entspannen konnte und mich nicht ständig anschauen musste. Ich saß allerdings auf seinen Wunsch hin nicht wie im klassischen Setting hinter ihm, sondern neben ihm, weil er dies nicht als bedrohlich und ängstigend erlebte. Er konnte sich auf der Couch sehr gut entspannen, wenn er mich gleichzeitig auch bei Bedarf von Zeit zu Zeit anschauen konnte. Ich sollte ihn nach seinem Gefühl begleiten, aber entsprechend einer Phantasie, die ihm Angst machte, »nicht von hinten überfallen« können. Er erinnerte sich an schwierige Situationen mit der Mutter, die ihn abends oft »überfallartig eingefangen« hatte, um ihn dann mit Gewalt zu entkleiden und anschließend zu baden und einzucremen, eine Prozedur, die ihm jeweils wie eine Ewigkeit erschien.

Es kam vor, dass er sich nach 20 Minuten aufrichten musste, weil er seine inneren Spannungen nicht mehr aushalten zu können glaubte. Er saß noch eine Zeitlang auf der Couch, oder wir führten die Behandlung im Sitzen fort; manchmal musste er aber auch vor dem Stundenende gehen. Er äußerte zunächst große Schuldgefühle, weil er meine »kostbare Zeit« dreimal in der Woche in Anspruch nehmen wollte, andererseits aber wiederum vorzeitig ging und mich dadurch womöglich enttäuschte. Im Hinblick auf seine schwierige Bindung zu seiner Mutter konnten wir sehr gut nachvollziehen, dass es jetzt für ihn wichtig sein könnte, selbst zu entscheiden, wieviel Nähe und Distanz er als für sich angemessen betrachtete. Er konnte mit der Zeit auch das Liegen auf der Couch und die erlebten körperlichen Anspannungen deutlich länger aushalten.

In den Phasen der Behandlung, als Herr O. mit der ungeheuren Wut auf seine Mutter beschäftigt war, tauchten mörderische Phantasien auf, für die er sich sehr schämte. In jener Zeit erlebte er auch mich als »Verfolger«, der ihn in diese »blöde Therapie gezwängt« hatte und »alles bestimmen« konnte, wie Tag und Stunde der Therapiesitzung, Anfang und Ende der Stunde, Urlaub. Jeder Versuch, seine Aggressionen mit massiven Abwertungen meiner Person in der Übertragungsbeziehung anzusprechen, wurde von ihm mit noch heftigeren verbalen Angriffen gegen mich beantwortet.

Erst viel später erfuhr ich, dass er während dieser Zeit manchmal voll aggressiver Spannung mit seinem Motorrad über gefährliche, kurvenreiche Straßen fuhr. Dabei habe er, so berichtete er später, auch auf unübersichtlichen Strecken überholt, durchaus mit der Phantasie, dass es »einen riesigen Knall« geben müsse, damit er sich befreien konnte. Diese parasuizidalen Handlungen waren als Ausdruck seiner enormen frühen Aggressionen verständlich. Damals wurde die Symptomatik seiner Hauterkrankung so akut, dass er überlegte, erneut in die Klinik zu gehen. Er äußerte große Angst, ich könnte ihn mit seiner »aufgeplatzten, blutenden Haut« nicht mehr aushalten, würde ihn früher oder später sowieso wegschicken, so wie seine Freundin, die gedroht hatte, ihn zu verlassen.

Es verging einige Zeit, bis er mit seiner Freundin über Nähe und Distanz in ihrer Beziehung sprechen konnte: Es sei gut für ihn, wenn sie da sei, aber er halte ihre Art der intensiven Nähe, welche sie bei ihm suche, noch nicht aus. Es kam zu einer Entspannung in der Partnerbeziehung, als er sich traute, mit seiner Freundin dieses Thema so zu besprechen, dass er die Nähe zu ihr steuern durfte. Dabei war es nicht leicht, der Freundin verständlich zu machen, dass seine Rückzüge oder Distanzierungen nicht bedeuteten, dass er sie ablehne. Das Gegenteil war der Fall; er fühlte sich von seiner Freundin gut versorgt, manchmal aber mit Ängsten vor Abhängigkeit.

In einer weiteren Phase der Behandlung nahm die Beziehung zu der großen Schwester einen bedeutenden Raum ein. Ich verstand, dass diese für ihn die stabilste sichere Bindungsperson darstellte. Aber auch diese Bindungsbeziehung war nicht ohne Ambivalenz. Er schilderte, wie seine Schwester während der Pubertät immer nachts zu ihm ins Bett kam. Er freute sich auf diese nächtlichen Besuche und erwartete seine Schwester sehnsüchtig, weil er mit ihr die Nähe und den Körperkontakt unter der gemeinsamen Bettdecke als angenehm erlebte. Gleichzeitig fühlte er sich von ihr aber auch sexuell bedrängt: »Wenn ich ihre Nähe wollte, musste ich dafür auch einen Preis bezahlen.« Erst jetzt wurde verständlich, dass diese »besondere Beziehung« in der Übertragung auf seine Freundin aktiviert worden war. Wir konnten verstehen, warum er gerade in Intimsituationen mit seiner Freundin so »explodiert war«.

Es erforderte ein hohes Maß an Sensibilität, seine Wünsche nach Nähe und Präsenz einerseits sowie nach Distanzierung und Bindungsvermeidung bei dahinterliegender früher Wut andererseits zu begleiten und einzuschätzen. Ich war oft ratlos, weil ich das Gefühl hatte, dass sowohl die geforderte Bindungsnähe und Sicherheit als auch die gewünschte Distanz und das Aushalten seiner Aggressionen ein Balanceakt waren bzw. eine Gratwanderung darstellten, bei der Gefahr eines raschen Therapieabbruchs, wenn diese Gratwanderung nicht gelang.

Ich selbst wurde von ihm phasenweise immer wieder als sehr bedrohlich erlebt, wenn ich zu schnell auf einer verbalen Ebene psychodynamische Aspekte mit ihm ansprechen wollte. Bemerkungen zur Übertragungsbeziehung lösten bei ihm große körperliche Unruhe aus. Er reagierte hierauf in der Stunde akut mit

Hautsymptomen (mit extremem Juckreiz). Ich hatte ein Gefühl, dass er äußerst zerbrechlich, im doppelten Sinne des Wortes »dünnhäutig« sei, wie wenn ich eine Seifenblase jonglieren müsste, die ein Windhauch oder eine Berührung zur falschen Zeit nicht in der Luft trägt, sondern zerplatzen lässt.

Nach dieser Phase, in der er mich in der Übertragung als bedrohlich und aggressiv bestimmend erlebt hatte, wurde mein Therapieraum für ihn zu einer sehr verlässlichen, strukturierten »Höhle«. Er war mit meiner Zimmereinrichtung und den Bildern beschäftigt, als wäre der Raum eine sichere und vorhersagbare Bindungsbasis, an die er sich angstfreier annähern konnte als an mich.

In manchen Stunden erlebte er Gefühle von Depersonalisation, die ihm Angst machten. Er konnte in diesen Stunden kaum sprechen, fühlte sich nicht in seinem Körper, stand neben sich und betrachtete seinen zerschundenen, blutenden Körper, der dabei war, sich »von der Haut her aufzulösen«.

Im weiteren Verlauf kam es bei ihm aber zu einer ganz allmählichen Stabilisierung. Kritische Phasen waren meine längeren Urlaube. Vor einer vierwöchigen Urlaubsunterbrechung kam es zu einem erneuten schweren Ausbruch der Hauterkrankung. Inzwischen war es nicht mehr so schwierig, mit ihm über seine Verlustängste zu sprechen. Er wusste nicht, wie er diese »ewig lange Urlaubszeit« überstehen sollte. In der vorletzten Stunde vor meinem Urlaub fragte er mich sehr zögerlich und ängstlich, ob er nicht für die Zeit des Urlaubs das Bild, das er von der Couch aus immer vor Augen hatte, mit nach Hause nehmen dürfe. Dieses Bild sei ihm so vertraut, es gehöre in diesen Raum und zu mir, und an ihm könne er sich immer wieder mit seinen Blicken orientieren. Ich war wegen seines Einfalls sehr erleichtert und gab ihm das Bild gerne mit. Er wollte ausprobieren, wie es ihm zu Hause damit ging. In der nächsten und letzten Stunde vor dem Urlaub war er beruhigter. Das Bild hatte einen guten Platz in seiner Wohnung gefunden. Er werde sich »daran halten«, solange ich nicht da sei.

Mit diesem Übergangsobjekt gelang es ihm, die Ferienpause zu überstehen. Das Bild war ein Teil des von ihm erlebten sicheren Ortes, des Praxisraums, und auch ein Teil, der zu mir gehörte und den er auf diese Weise mit sich nach Hause nahm. Offensichtlich benötigte er noch ein konkretes Bild, damit er bei sich – auch in meiner Abwesenheit – ein Gefühl von Sicherheit erleben konnte. Angesichts der vermeidenden Bindungsanteile wird verständlich, dass der Praxisraum als »Ort der Sicherheit« mit weniger Angst benannt und internalisiert wird als die direkte Beziehung zu mir, in der mehr seine ambivalenten Bindungsanteile aktiviert waren.

Nach zweieinhalb Jahren trennte er sich von sich aus von seiner Freundin. Er wollte ihre Wünsche nach Nähe in der von ihr geforderten Intensität nicht mehr aushalten. Erstmals tauchten Phantasien auf, eine lange Reise zu unternehmen. Noch nie war er allein in Urlaub gefahren. Wir verbrachten viele Stunden mit seinen Phantasien, wie »die Expedition« – so nannte er diese geplante Reise – verlaufen sollte. Er fühlte sich jetzt – zumindest in seiner Vorstellung – sicherer, sich zunehmend von mir zu trennen und zu lösen und »neue Kontinente zu erkunden«.

Bisher hatte ich dies als Arbeit im Phantasieraum betrachtet und war daher überrascht, als er begann, seine »Expedition« in die Realität umzusetzen. Er kaufte sich nun ein besonderes Fahrzeug, das er zu einem Wohnmobil aus- und umbaute. Dabei konnte der Wohn- von dem Mobil-Teil des Autos »abgekoppelt und zurückgelassen« werden. Über Wochen war er intensiv mit dem Ausbau des Wohnmobils beschäftigt. Er berichtete stolz in jeder Therapiestunde, welche Fortschritte er bei dem Ausbau erreicht hatte. Seine Phantasien beschäftigten sich damit, welche guten Eigenschaften im Sinne einer stabilen, sicheren und zuverlässigen Versorgung ein solches Wohnmobil haben müsste. Auf diesem Hintergrund prägten wir die Metapher vom »Mutter-Mobil«, das er als sichere Basis für seine Expedition mit auf die Reise nehmen wollte. Die Vorstellung, dass er den »Mutter-Teil« seines Fahrzeugs abkoppeln und davon unabhängig mit seinem »Mobil-Teil« die Gegend erkunden könnte, erschien ihm auf der praktischen wie symbolischen Ebene als großer Vorteil. So konnte er seine »Mutter-Station« – die für ihn auch sehr konkret »die Versorgungseinheit« war – als sichere Basis auf seiner Reise dabeihaben, sich aber bei Wünschen nach Exploration von ihr trennen, in der vollen Gewissheit, dass er den »Mutter-Teil« bei Bedarf, z.B. zum Schlafen und Kochen, wieder aufsuchen konnte.

Viele Wochen nach der Fertigstellung des Wohnmobils entschloss er sich – mit beträchtlicher Aufregung –, seine »dreimonatige Expedition« konkret zu planen. Auch wenn ich mich immer wieder fragte, inwieweit diese Pläne und Phantasien bei ihm auch ein Widerstandsphänomen darstellten, um nach einer deutlichen psychischen Stabilisierung jetzt einer Übertragungsbearbeitung im Hier und Jetzt aus dem Weg zu gehen, konnte ich andererseits doch auch deutlich seine gewachsenen Explorationswünsche anerkennen, deren Erfüllung er von dem Ort der sicheren Basis der Therapie aus zunächst in der Phantasie, dann auch real mit dem Wohnmobil planen konnte.

Schließlich brach er zu seiner Expedition auf und ließ mich mit Herzklopfen und der Frage zurück, ob denn nun alles gutgehen und er auch wieder heil zurückkommen werde. Er hatte meine Aufregung in unserer letzten Stunde vor seiner

Abreise sehr genau wahrgenommen und mich damit getröstet, dass er mir von unterwegs Postkarten schicken würde, als »Lebenszeichen« und zu meiner Orientierung, wo er sich gerade aufhalte.

So erhielt ich denn tatsächlich während der nächsten drei Monate immer wieder Postkarten von den verschiedenen Etappen seiner Reise. Ich war erstaunt, dass er tatsächlich neue Kontinente erkundete und seine Phantasien wahrzumachen schien. Dabei verlief die Reise nicht ohne Probleme. Sein »Mutter-Mobil« ließ ihn mehrfach im Stich und musste repariert werden. Aber er konnte sich vor Ort Hilfe holen und dank seiner guten technischen Kenntnisse und Fähigkeiten auch selbst einiges an seinem Auto reparieren.

Ich spürte, wie ich unruhig wurde, wenn ich über längere Zeit keine Postkarte von ihm erhalten hatte, und wie erleichtert ich war, wenn dann gleich zwei Karten auf einmal ankamen. Auf einer Landkarte verfolgte ich seine Reise und war so über weite Strecken dieser dreimonatigen Pause gedanklich und emotional mit ihm in Verbindung.

Nach drei Monaten, pünktlich zu dem vor seiner Abreise festgelegten ersten Stundentermin, stand er strahlend mit seinem »Mutter-Mobil« vor meiner Praxis. Es gab viel zu erzählen und zu berichten. Ich freute mich für ihn und war erleichtert, dass er die Reise »so gut überlebt« hatte.

Seit jenem Zeitpunkt standen auch die Phase der Ablösung und Loslösung von mir und das Ende der Therapie immer wieder im Raum; er konnte über das Ende der Therapie nachdenken, ohne dass er von Ängsten oder neuen Erkrankungsphasen seiner Haut irritiert und belastet wurde.

Zum Abschied schenkte er mir ein Bild, das er von seiner Reise mitgebracht hatte. Er stellte sich vor, dass ich dieses in meinem Praxisraum aufhängen sollte, um auch an ihn zu denken, wenn er nicht da sei, so wie das Bild aus meinem Raum ihm während meines ersten langen Urlaubs geholfen hatte, die Trennung zu überstehen.

Abschließende Bemerkungen und Katamnese

Die dreieinhalbjährige Behandlung mit einer Stundenfrequenz von drei, phasenweise auch vier Stunden pro Woche hatte bei Herrn O. zu einer deutlichen Ich-Stabilisierung geführt. Auf dem bindungsdynamischen Hintergrund konnten insbesondere die ambivalent aggressiv aufgeladene Bindungsbeziehung zu seiner Mutter sowie auch die schwierige Beziehung zu seiner Schwester bearbeitet werden.

In der Übertragung war ich sicher phasenweise sowohl Mutter als auch Vater für ihn. Besonders in der letzten Therapiephase mit der Planung seiner Reise wurde deutlich, dass er mit mir »von Mann zu Mann über die Fragen einer Expedition« sprechen wollte. Auf dem Boden wachsender Bindungssicherheit wurde es ihm möglich, seine Wünsche nach Ablösung und Exploration auf einer realen wie auch auf einer symbolischen Ebene zu realisieren. Die Erfindung des »Mutter-Mobils« erlaubte es ihm, sich auch sehr weit und lange von dem sicheren Ort der Therapie wegzubewegen, weil er seine sichere Basis in Form des Mutter-Teils mitgenommen hatte.

Seine Neurodermitis war zwar nicht geheilt, aber es gab längere Phasen ohne eine akute Erkrankung; allein darüber war Herr O. sehr erleichtert. Zum Abschluss der Behandlung konnte er allein mit Fettcreme seine Haut »im Lot« halten, Kortison brauchte er schon lange nicht mehr.

Zwei Jahre später erhielt ich eine Hochzeitsanzeige von Herrn O. mit einem kurzen Brief, aus dem ich schloss, dass er sich im Leben ganz gut zurechtfand. Beruflich hatte er sich inzwischen als selbständiger Jungunternehmer niedergelassen und war nach seiner Schilderung auch erfolgreich.

Bindungsstörungen bei Erwachsenen

An verschiedenen ausgewählten Störungsbildern bei Erwachsenen verdeutliche ich, dass die Bindungsthematik bezüglich der Entwicklung von Symptomen auch noch bei ihnen aktuell ist. Teilweise finden sich ähnliche Muster von Bindungsstörungen, wie sie bisher für die Kindheit und das Jugendalter beschrieben wurden.

Angst-, Panik- und Agoraphobie-Symptomatik

Bereits Bowlby (1976) hatte auf die Zusammenhänge zwischen der Entwicklung von Angst-, Panik- und Agoraphobie-Symptomen hingewiesen und diese auf eine Störung in der Bindungsentwicklung während der Kindheit zurückgeführt. In seinen Untersuchungen von Agoraphobikern fand er vier verschiedene familiäre Interaktionsmuster, die er als pathogen und dafür verantwortlich ansah, dass ein Kind eine Bindungsstörung entwickelte, die es später, im Erwachsenenalter, für agoraphobische Symptome anfällig machte. Guidano & Liotti (1985) gingen dieser Hypothese nach und fanden ebenfalls typische familiäre Konfliktsituationen bei Angstpatienten; die Autonomiebedürfnisse der Kinder, ihre Erkundungen der Umwelt waren durch Kontrolle und Verbote seitens der Eltern eingeschränkt worden, weil diese den Kindern die Welt außerhalb der Familie als gefährlich geschildert und ihnen vermittelt hatten, dass sie mit diesen Gefahren allein, ohne ihren ständigen Schutz, nicht zurechtkommen könnten. Weiterhin hatten diese Kinder Drohungen ihrer Eltern erlebt, dass sie von ihnen im Stich gelassen würden. Solche Drohungen konnten auf unterschiedliche Weise vermittelt worden sein: durch disziplinarische Maßnahmen, elterlichen Streit, Selbstmorddrohungen, durch Verlust einer wichtigen Bindungsperson aufgrund von deren emotionalem Rückzug, durch reale Abwesenheit, körperliche oder psychische Erkrankung oder durch Tod.

Erstkontakt und Symptomatik

Frau R. wurde mir von einem niedergelassenen Nervenarzt telefonisch als »Notaufnahme« angekündigt. Sie »terrorisiere« jetzt nicht nur ihn und den Hausarzt, sondern ihre gesamte Familie. Trotz der angekündigten »Not« und des »Terrors« kam Frau R., eine 29-jährige hübsche Frau, erst Stunden später in Begleitung ihres Ehemannes und ihrer dreijährigen Tochter zur Aufnahme, weil sie sich zu Hause nicht von ihrem Kind hatte trennen können. Deswegen hatte sie schließlich ihre Tochter einfach mitgenommen. Von beiden konnte sie sich auch zum Aufnahmegespräch nicht trennen. Die Schilderung ihrer Symptomatik überließ sie ihrem Ehemann, während sie leise vor sich hin weinte und dabei einen kleinkindhaften, hilflosen Eindruck machte. Ich hatte das Gefühl, dass ich ihr nichts zumuten durfte und sie auch ohne Worte verstehen sollte.

Herr R. schilderte sehr besorgt, seine Frau leide seit dem Tod ihrer Mutter vor eineinhalb Jahren unter »Herzrasen, unregelmäßigem Puls, erhöhtem Blutdruck, Zittern in den Knien, Schwindelanfällen, Ängsten bis zu panikartigen Zuständen«. Seit mehreren Wochen könne sie nicht mehr alleine zu Hause sein. Immer hätten Verwandte und er sie versorgt, da aber nun auch sein Urlaub aufgebraucht sei, wisse man »nicht mehr ein noch aus«. In den letzten Wochen habe seine Frau auch ihre Tochter nicht mehr in den Kindergarten gelassen. Aus Angst rufe sie mehrfach täglich den Hausarzt oder den Nervenarzt an, weil sie befürchte, »wegen einer Herzattacke auf der Stelle tot umzufallen«. Eine ambulante Behandlung beim Nervenarzt mit Antidepressiva, Tranquilizern und Neuroleptika habe keine Besserung gebracht. Im Gegenteil, seine Frau grüble jetzt noch mehr als zuvor über den Tod ihrer Mutter nach. Während sie früher zusätzlich noch den erkrankten Vater pflegte, könne sie heute nicht einmal ihren eigenen Haushalt versorgen. Am Ende sagte Frau R. mit leiser Stimme: »Ich möchte endlich frei sein und ohne Angst leben können!«

Anamnese

Frau R. wurde als jüngstes von fünf Kindern in einem kleinen Dorf mit ländlicher Umgebung geboren. Ihre Brüder waren 14, 11 und 5 Jahre, ihre Schwester 7 Jahre älter als sie. Sie sei »die Prinzessin« der Familie gewesen, alle hätten sie »sehr verwöhnt«. Ihre Mutter habe sie als »gutmütig und großzügig« in Erinnerung. Als ein »braves und schüchternes Kind« habe sie sehr »an Mutters Rockzipfel« gehangen. Daher sei es für sie »ein großer Schock« gewesen, als die Mutter im Alter von 68 Jahren »durch Herzschlag plötzlich tot vom Stuhl gefallen« sei. Den Vater schilderte sie als »ähnlich liebevoll« wie die Mutter, aber sie habe zu ihm »keine besondere Beziehung« gehabt. Beide Eltern führten gemeinsam einen kleinen landwirtschaftlichen Betrieb. Sie arbeiteten hart und hatten wenig Zeit für die Familie. Der Vater war schon seit längerer Zeit erkrankt und auf die Pflege und Unterstützung von Frau R. angewiesen Aber jetzt quälte sie der Gedanke, dass sie auch ihn verlieren könnte; es mache sie »wahnsinnig«; einen »zweiten Tod« würde sie nicht überleben.

Als Kind habe sie sich geweigert, in den Kindergarten zu gehen, weil sie »immer in Mutters Nähe« sein wollte. Die Mutter habe sie auch bei der Verrichtung ihrer alltäglichen Arbeiten in der kleinen Landwirtschaft überallhin mitgenommen. Noch mit acht Jahren habe sie sich »an Mutters Rücken geklammert«, wenn diese zum Holzholen in den Keller ging. Als Frau R. sieben Jahren alt war, sei die Großmutter, mit der sie in einem gemeinsamen Bett geschlafen habe, plötzlich an Herzversagen gestorben. Niemand habe mit ihr damals darüber gesprochen, weil der »Tod in der Familie tabu« gewesen sei. Nach dem Tod der Großmutter schlief Frau R. zwischen den Eltern im Ehebett. Aus diesem zog sie dann selbst »gegen den Protest der Mutter« und mit Unterstützung ihres fünf Jahre älteren Bruders im zwölften Lebensjahr aus.

Nach Abschluss der Hauptschule wohnte Frau R. gemeinsam mit einer Freundin im Nachbarort, um dort ihre Berufsausbildung zu absolvieren. Diese Trennung bereitete ihr keine größeren Schwierigkeiten, da sie »die Wochenenden weiter zu Hause bei den Eltern« sein konnte. Anschließend arbeitete sie mehrere Jahre lang in ihrem erlernten Beruf, was ihr »sehr viel Spaß machte«. Mit 23 Jahren heiratete sie, und drei Jahre später wurde ihre Tochter geboren, zu der sie eine »sehr innige Beziehung« habe. Diese schlief jetzt nachts mit im Ehebett und wurde von ihr nicht mehr in den Kindergarten gelassen, da »sonst beide – auch die Tochter – panische Ängste« erlebten. Während die Tochter Frau R. früher allein durch ihre Anwesenheit half, ihre Ängste tagsüber zu kontrollieren, gelang dies nun seit einigen Wochen trotz der Hilfe auch anderer Verwandter und Bekannter nicht mehr.

Bindungsdynamische Überlegungen

Frau R. schilderte eine stark idealisierte, scheinbar sichere Bindungsbeziehung zu ihrer Mutter. Ich nahm aber an, dass diese – mit Familie und Landwirtschaft und besonders nach dem Tod der Großmutter überfordert – für Frau R. trotz großer räumlicher und körperlicher Nähe nicht mehr ausreichend emotional als »sichere Basis« verfügbar gewesen war. Vermutlich war die sichere Bindungsperson tatsächlich die Großmutter gewesen, die Frau R. im Alter von sieben Jahren auf traumatische Weise verloren hatte, als sie an plötzlichem Herztod starb. Eine Trauerarbeit konnte aufgrund der familiären Tabuisierung und Verleugnung des Todes nicht gelingen. Frau R. klammerte sich seit jenem Zeitpunkt noch stärker an ihre eigene Mutter, die sich sicherlich auch in einem Trauerprozess befand, den sie aber vor den Kindern verbarg. Frau R. verhielt sich »brav und schüchtern«, um auf keinen Fall die Nähe zu ihrer Mutter durch aggressive Auseinandersetzungen zu gefährden.

Unter diesen Umständen war es verständlich, dass Frau R. die Ablösung von ihrer Mutter zunächst einmal nicht gelang. Ihre Wut und Enttäuschung hierüber durfte sie aber weder zulassen noch äußern, weil dies die Beziehung zu ihrer Mutter gefährdet hätte. Sie suchte auch die nächtliche Nähe zu ihr, um dort Sicherheit und Geborgenheit zu erfahren; vermutlich musste sie aber selbst für die Mutter als sichere emotionale Basis dienen, denn sie konnte »nur unter Protest der Mutter« und gegen deren Willen schließlich im Alter von zwölf Jahren aus dem Ehebett »ausziehen«. Hier wird deutlich, wie sehr die Mutter die Autonomieentwicklung der Patientin zu verhindern suchte.

Der plötzliche Tod ihrer Mutter war für Frau R. eine traumatische Wiederholungssituation. Der unverarbeitete und bisher nicht betrauerte Verlust der Großmutter wurde aus der Erinnerung wachgerufen. Die Patientin fühlte sich »jeglicher Sicherheit beraubt und ohnmächtig«, da sie erfahren musste, dass ihr Versuch, die Mutter zu kontrollieren und zu »beschatten«, angesichts des Todes gescheitert war. Die Vorstellung, dass ihr Vater als sekundäre Bindungsperson auch noch sterben könnte, versetzte sie »in Panik«.

Mit der emotionalen Hilfe einer Freundin konnte die Patientin im Rahmen ihrer Berufsausbildung für sich einen kleinen Ablösungsschritt realisieren, sie blieb aber nach wie vor mit den Eltern sehr eng verbunden. Durch die frühe Heirat konnte sie mit ihrem Ehemann ein ähnlich symbiotisches Beziehungsmuster herstellen wie mit ihrer Mutter. Dabei wurde sie allerdings immer wieder aufgrund der Schichtarbeit ihres Ehemannes durch den Wechsel in der Arbeitszeit irritiert, besonders die Nächte waren für sie »ein Gräuel«. Herr R. ging im Aufnahmegespräch feinfühlig auf die Bedürfnisse seiner Frau ein und begleitete sie sehr fürsorglich, doch konnte er dies wegen seiner eigenen Berufstätigkeit nicht 24 Stunden am Tag leisten. Für eine gewisse Zeit gab die Beziehung zu ihrer kleinen Tochter der Patientin so viel Sicherheit, dass sie ihre Ängste aushalten konnte; dieses System war aber jetzt, vielleicht auch durch die erforderliche Pflege des Vaters und Vorstellungen von seinem drohenden Verlust, zusammengebrochen.

Es sah so aus, dass die Patientin vermutlich nun ihre eigene Kindheitssituation wiederholt und eine ähnliche Konstellation hergestellt hatte, in der sie jetzt selbst als Mutter ihr Kind als sichere Basis zur Unterstützung gegen ihre eigenen Ängste dringend benötigte. Dieses Verhalten führte aber bei ihrer Tochter wie auch bei der Patientin dazu, dass eigene Wünsche nach Exploration und Ablösung aufgegeben werden mussten; ihre Tochter konnte nicht mehr in den Kindergarten gehen und entwickelte ihrerseits Ängste, so dass sich die Bindungsstörung in die nächste Generation fortzupflanzen drohte.

Der im Verhältnis der Patientin zu ihrer Tochter zugrunde liegende Konflikt könnte jetzt so lauten: ›Ich möchte endlich frei und unabhängig sein, die Welt erforschen bzw. in den Kindergarten gehen, wenn ich Lust dazu habe. Aber ich fürchte und spüre, dass mich meine Mutter in ihrer Nähe braucht. Es könnte ihr auch etwas zustoßen, im schlimmsten Fall verlässt sie mich oder stirbt vor Angst. Also bleibe ich bei ihr, denn *sie* brauche ich mehr als den Kindergarten. Wenn ich zu Hause bin, kann ich auch aufpassen, dass ihr nichts passiert. Ich muss ihr ja nicht sagen, wie ärgerlich ich bin, dass ich wegen ihr zu Hause bleiben muss, denn ich fürchte, dass es ihr noch schlechter gehen könnte, wenn sie meine Wut erlebt.‹

Die vorliegende Anamnese kann man auch problemlos aus der psychodynamischen Sicht eines ungelösten ödipalen Konflikts beschreiben, der in dem Moment aufbrach, als die Mutter der Patientin starb und sich ihre Beziehung zu ihrem Vater durch die tägliche Pflege vielleicht zum ersten Mal in ihrem Leben intensivierte.

Therapie und Verlauf

Frau R. konnte sich relativ rasch im Milieu der Station einleben. Sie war eine »brave Patientin«, die jegliche Konflikte mit Mitpatienten und dem Personal durch geschickte Anpassung vermied. Anfangs wünschte sie sich tägliche Gespräche mit mir, in denen sie zunächst immer wieder ihre Herzsymptomatik, ihre Schwindelgefühle und ihre Ängste beklagte. Es gelang ihr, mich auch als Arzt zu binden, der sich um ihre körperlichen Beschwerden Sorgen machen musste. Ich spürte aber auch, wie ich ärgerlich auf ihre körperlichen Klagen reagierte, da ich mich durch ihre Symptomatik auch in unserer Beziehung »angebunden« und kontrolliert fühlte. Ich erinnerte mich daran, dass der einweisende Kollege davon gesprochen hatte, dass sie die Familie »terrorisiere«. Wenn sie über ihre Symptome klagte, musste sie nicht über ihre Gefühle sprechen und konnte auf diese Weise die Nähe und Distanz in unserer Beziehung regulieren.

Nach vierzehn Tagen fühlte sie sich körperlich stabiler, solange sie auf der Station war. Ihre Beschwerden und ihre Ängste rückten mehr in den Hintergrund. Sie konnte aktiv am Stationsleben teilnehmen. Die Gesprächsfrequenz konnte in Absprache mit Frau R. auf drei Sitzungen pro Woche reduziert werden, da sie sowohl den Stationsrahmen als auch mich zunehmend als »sichere Basis« erleben konnte. Die Wochenendbeurlaubungen verliefen so weit befriedigend, dass es Frau R. immer schwerer fiel, sich zu Hause zu verabschieden und auf die Station zurückzukehren. Obwohl sie während der Woche Heimweh nach zu Hause hatte, machte ihr der Gedanke an eine Entlassung noch große Angst. Auf einen Versuch, die Ablösung von mir durch die Teilnahme an einer Gruppenpsychotherapie »zu beschleunigen«, reagierte sie mit erneuten Schwindelanfällen und Herzrasen. Erstmals verlieh sie eigenen Wünschen Nachdruck, indem sie von mir eine Fortführung ihrer Einzeltherapie forderte und die »Verordnung« zur Gruppentherapie verweigerte. Ich erlebte, wie sie über eine Verstärkung ihrer Symptomatik immer wieder Bindungsnähe und Kontakt zu mir herstellte und auf diese Weise steuerte.

Nach zwölf Wochen wurde die Behandlung zu meiner Überraschung auf Drängen des Ehemannes vorzeitig beendet, da dieser wünschte, dass seine Ehefrau wieder nach Hause kommen sollte. Frau R. war hierzu nach wie vor sehr ambivalent eingestellt. Schließlich wurde sie von mir auf ihren Wunsch hin nach Hause entlassen, weil ich auch erlebte, wie sehr sie ihre häusliche Umgebung und ihre Familie vermisste. Ich schätzte auch ihre längere Trennung von ihrer dreijährigen Tochter als für deren Entwicklung nicht günstig ein. Sie wünschte eine Fortsetzung der ambulanten Behandlung bei mir, was ich aber wegen der weiten Entfernung (Fahrzeit etwa eine Stunde) nicht für sinnvoll hielt. Stattdessen empfahl ich ihr eine höherfrequente ambulante Behandlung bei einem niedergelassenen Kollegen in ihrer Nähe.

Nach sechs Wochen meldete sich Frau R. erneut bei mir und berichtete, sie hätte keinen Therapieplatz in ihrer Umgebung gefunden und wolle doch trotz der weiten Fahrstrecke weiter zu mir in Behandlung kommen. Frau R. fühlte sich inzwischen zu Hause in ihren eigenen vier Wänden einigermaßen angstfrei und konnte die Zeiten des Alleinseins von einer zur nächsten Arbeitsschicht ihres Mannes »recht und schlecht« überbrücken. Sie konnte sich aber nicht vorstellen, wie sie die weite Fahrt zur Therapie allein überstehen sollte.

Schließlich traf sie verschiedene Arrangements mit ihrem Ehemann, später auch mit einer Freundin, wonach diese sie zweimal in der Woche zur Therapie fuhren. Sie genoss die gemeinsamen Fahrten und war hierbei zunehmend symptomfreier, weil sie sich durch die Begleitung sicherer fühlte. Während des gesamten ersten Jahres der Therapie erlebte sie sich aber »nicht als so stabil«, dass sie sich zutraute, die weite Fahrstrecke allein zurückzulegen.

Allmählich wurde deutlich, dass Frau R. inzwischen »zwei Orte der Sicherheit« für sich gefunden hatte: die häusliche Umgebung mit der Beziehung zu ihrem Ehemann sowie die Beziehung zu mir und zur Klinik. Mit dem Ehemann als »sicherem Fahrer« konnte sie als Beifahrerin auch die weiten Fahrten zur Therapie oder Ausflüge in die Umgebung ihres Wohnortes symptomfrei aushalten. Während sie anfangs nicht allein ohne Schwindelgefühle zum nächsten Supermarkt fahren konnte, gelang dies jetzt manchmal »mit Herzrasen«, wenn sich Frau R. innerlich gut darauf vorbereitete und sich vorstellte, dass ihr Mann, ich oder eine gute Freundin auf dem Beifahrersitz säßen, während sie steuerte. In ihrer Phantasie konnte sie sich »an den Beifahrer halten«. Diese Entwicklung empfand sie selbst als »Fortschritt«.

Die ambulante Behandlung fand zunächst im Sitzen, später im Liegen in der klassischen Couchsituation statt. Dabei hatte die Patientin in den Anfangsstunden, während ich hinter der Couch saß, Schwindelgefühle – »wie wenn der Boden schwankt« – und Herzrasen; erst als ich mich neben die Couch setzte und sie jederzeit mit mir Blickkontakt halten und sich bei mir emotional versichern konnte, dass ich noch da war und sie sah, traten diese Symptome in den Hintergrund.

In der ersten Behandlungsphase stand ganz die Trauerarbeit um den Verlust der Großmutter und der Mutter im Vordergrund. Mit Mühe konnte sich Frau R. an Szenen von der Beerdigung der Großmutter, an den zu Hause aufgebahrten Leichnam und die vielen »Heimlichtuereien« der Eltern erinnern. Es wurde im weiteren Verlauf deutlich, dass die Mutter der Patientin »zwar immer da« war, aber emotional eigentlich als sichere Basis für sie nicht zur Verfügung stand.

Nach dem Tod der Großmutter war es offensichtlich ihre Mutter gewesen, die ihre Tochter ins Ehebett geholt hatte, um sich selbst emotional unterstützt zu fühlen. Dies bedeutete aber, dass Frau R. ihre eigene Ablösung und Autonomieentwicklung aufgeben musste. Eine Exploration war so nicht mehr möglich. Die Nähe zur Mutter bestand darin, dass Frau R. diese »auf Schritt und Tritt beschattete«.

Noch in dieser Anfangsphase der ambulanten Therapie teilte mir Frau R. mit, dass sie erneut schwanger sei. Dies schien ihr eine »wunderbare Lösung« zu sein, um so, durch die enge Beziehung mit ihrem Kind, all ihre Ängste vor dem Verlassenwerden zu bewältigen. Die Schwangerschaft wurde von ihr sehr intensiv und als »glückliche Zeit« empfunden. Während sie sich zunächst noch gar nicht vorstellen konnte, sich von diesem Kind mit dem Ende der Schwangerschaft zu trennen, nahm das Thema Geburt schließlich einen weiten Raum in der Behandlung ein. Sie brachte ein gesundes Mädchen zur Welt. Nach einer kurzen Unterbrechung setzte sie die Behandlung fort, während sie ihr Kind zeitweise ihrem Vater zur Betreuung überlassen konnte.

Nach einem Jahr Therapie, die Frau R. für sich selbst »wie eine Schwangerschaft« für ihre psychische Entwicklung erlebt hatte, gelang es ihr erstmals, die weite Fahrt mit dem Auto allein, ohne Begleitung zurückzulegen. In ihrer Phantasie fuhr sie »wie auf hoher See, wirklich von einem Hafen zum anderen«. Manchmal hielt sie unterwegs an, weil ihr die Strecke noch »unendlich weit« vorkam und sie glaubte, die körperliche Spannung nicht mehr ertragen zu können. Allmählich wurde auch das Auto für sie zu einem Ort der Sicherheit, wenn ihr Mann es – vor jeder Fahrt aufs Neue – auf seine technische »Zuverlässigkeit« geprüft hatte. Wenn sie dann in ihrem Auto saß, so war dies für sie ein »sicheres Gefährt«, auf das sie sich verlassen konnte.

In einer weiteren Behandlungsphase nahm die Beziehung zu ihrer Schwiegermutter, mit der Frau R. heftige Streitigkeiten hatte, einen großen Raum ein. Ihre Wut und ihre Enttäuschung, die ihrer Mutter galten, hatte sie auf die Schwiegermutter projiziert. Nur ganz zögerlich konnte die Patientin jetzt auch Enttäuschungen über ihre Mutter äußern, die sie immer so idealisiert hatte. Erinnerungen tauchten auf, wie die Mutter sie als kleines Kind in einer Kiepe mit zur Feldarbeit nahm, dann irgendwo abstellte, wo sie »ewig lange warten musste«, bis die Mutter wieder zurückkam. Langsam verbesserte sich die Beziehung zur Schwiegermutter, so dass sie diese jetzt auch »zur Not« in die Kinderbetreuung mit einbeziehen konnte.

Hierdurch trat die Beziehung zum Vater nun in den Mittelpunkt der Behandlung. Es wurde der Patientin deutlich, wie wenig sie als Kind den Vater erlebt hatte; sie konnte nun noch einmal ganz »neu« die Beziehung zu ihm gestalten und ihn nicht nur unter dem Aspekt sehen, dass er »bald sterben« könnte.

Während der gesamten Anfangsphase der ambulanten Behandlung idealisierte sie die Beziehung zu mir sehr. Das jeweilige Stundenende sowie Trennungen durch Urlaube und Krankheiten beantwortete Frau R. mit einer Verstärkung der Symptomatik, wobei jegliche Versuche, ihr dies als Ausdruck ihrer auch vorhandenen aggressiven Gefühle zu deuten, von ihr anfangs heftig abgelehnt wurden. Erst im weiteren Verlauf wurde es möglich, auch über ihre Wut und Enttäuschung zu sprechen, wenn ich für sie nicht »allzeit zur Verfügung« stand.

Dies eröffnete Möglichkeiten auch zur Bearbeitung der ödipalen Übertragungsanteile, die aber hier, in dieser Schilderung, nicht im Mittelpunkt stehen sollen.

Nach fast drei Jahren und ca. 250 Stunden Behandlung begann Frau R. zum ersten Mal, über Abschied nachzudenken. Inzwischen konnte sie ihren Haushalt wieder selbständig führen, ihre Kinder versorgen, ohne größere Ängste zur Therapie kommen und auch Phasen des Alleinseins besser aushalten; nur manchmal war sie noch ängstlich und irritiert, wenn der Ehemann z.B. später als erwartet von der Nachtschicht nach Hause kam.

Es folgte eine Phase mit intensiven Träumen, in denen sich die Abschiedsthematik in allen Varianten zeigte und ankündigte. Die Bearbeitung der Ablösungsthematik ermöglichte es Frau R. schließlich, sich vor Weihnachten von mir zu verabschieden, zu einem Zeitpunkt, den sie sich selbst ausgewählt hatte.

In der Folgezeit rief sie mich gelegentlich immer wieder einmal an, um sich zu vergewissern, dass ich noch an der gleichen Stelle zu erreichen sei.

Fast ein Jahr später erhielt ich einen sehr angstvollen Anruf von Frau R., in dem sie berichtete, dass sie wieder unter den altbekannten Symptomen zu leiden beginne. Sie selbst könne schon verstehen, dass diese erneuten Ängste damit in Zusammenhang stünden, dass ihre jüngste Tochter demnächst in den Kindergarten gehen sollte. Auch wenn ihr dieser Zusammenhang relativ klar sei, so brauche sie vielleicht doch noch einmal meine Unterstützung, um diese Ablösung der Tochter gut bewältigen zu können.

Ich sah die Patientin nochmals für zehn Therapiestunden, in denen sie sich schwerpunktmäßig mit der Ablösung der Tochter und dem bevorstehenden Kindergartenbesuch beschäftigte. Frau R. waren die auslösende Ursache und die Thematik selbst vollkommen klar, sie brauchte mich nur noch einmal als »Rückhalt«, um diese Phase gut zu überstehen. So begleitete ich sie therapeutisch während dieser Zeit, als ihre Tochter zum ersten Mal den Kindergarten besuchte und sie sich von ihr an der Kindergartentür trennen musste. Frau R. kam auch noch während der folgenden Wochen zur Therapie, damit sie sich »wirklich sicher fühlen« konnte, dass »alles gutgeht«. Danach verabschiedete sie sich mit der Vorstellung, dass sie sich später in ähnlich schwierigen Situationen wieder bei mir melden könnte.

Abschließende Bemerkungen und Katamnese

Die Behandlung zeigt, dass Frau R. vermutlich eine unsicher-ambivalente Bindung zu ihrer Mutter hatte, mit der sie zwar einerseits in großer Nähe lebte, der gegenüber sie aber andererseits auch deutlich aggressive Gefühle wegen der enttäuschten Bindungswünsche und der nicht gelebten Ablösung verspürte. Sie erlebte zwei traumatische Situationen: den plötzlichen Tod der Großmutter und den Tod der Mutter; beide Verluste waren noch nicht betrauert und führten nach dem Tod der Mutter schließlich zu einer massiven emotionalen Verunsicherung von Frau R. in Bezug auf ihre Bindungsbedürfnisse, was zu psychosomatischen Beschwerden, Angst und Panikattacken sowie agoraphobischen Symptomen führte. Durch die Symptome erreichte sie, dass ständig eine Person zu ihrer emotionalen Versicherung in ihrer Nähe war. Es wurde deutlich, wie Frau R. immer andere Personen als sichere Bindungsbeziehungen benötigte, um sich emotional zu stabilisieren.[7]

Die Klinik, die Station und die Bindungsbeziehung zu mir stellten dabei einen Ort der Sicherheit dar, auf den sie nach der Entlassung nicht verzichten wollte und konnte. Es wurde mir deutlich, wie schwer es für solche Patienten ist, aus einer stationären Behandlung in eine ambulante Behandlung zu wechseln, weil der Ort und die sichere Bindungsbeziehung nicht ohne Probleme auf einen anderen Therapeuten übertragen werden können. Gerade bei diesen Patienten mit Angststörungen müsste eine Phase der Eingewöhnung bei einem neuen Therapeuten noch während der stationären Behandlungszeit eingeplant werden, wenn eine Fortsetzung der Behandlung bei demselben Behandelnden nicht möglich ist.

Die Patientin konnte auf mich erneut als sichere Basis zurückgreifen, als sie durch den bevorstehenden Kindergartenbesuch mit der Trennung von der Tochter konfrontiert war. Sie konnte die Problematik selbständig reflektieren; dennoch brauchte sie mich offensichtlich noch zur emotionalen Unterstützung, um ihrer Tochter den Trennungsprozess zu ermöglichen.

Auf eine Auflösung der Übertragung habe ich zum damaligen Zeitpunkt gezielt hingearbeitet, weil ich noch sehr zweifelte, ob diese Behandlung gelungen sei, wenn die Patientin sich erneut immer wieder bei mir melden müsste.

In den vergangenen Jahren erhielt ich manchmal zu Weihnachten eine Karte dieser Patientin mit Grüßen und einigen kurzen Gedanken. Ich las diese Karten mit gemischten Gefühlen, weil mir nicht klar war, wie ich diese »Botschaften« jeweils einzuordnen hatte. Zehn Jahre später erfuhr ich von der Patientin, dass sie inzwischen wieder voll in ihrem ehemaligen Beruf tätig sei und sich an der Ablösung ihrer pubertierenden Töchter freuen könne. Die Weihnachtskarten hätten den Hintergrund, dass sie damals in der Vorweihnachtszeit die Therapie beendet hatte und sich manchmal in der Adventszeit an den Abschied von mir erinnerte. Die Karten seien dann ein kurzes Lebenszeichen an mich, dass es ihr gutgehe.

Depressive Symptomatik: Verstrickte Bindung mit Störung in der Trennungsfähigkeit

Erstvorstellung und Symptomatik

Eine 55-jährige Patientin, Frau S., wurde von ihrem Ehemann zur stationären Aufnahme begleitet. Der Hausarzt hatte sie eingewiesen, weil sie seit einigen Wochen zunehmend depressiver geworden war. Frau S. hatte sich bei ihrem Mann eingehängt und wurde von diesem ins Interviewzimmer begleitet. Sie bestand darauf, dass ihr Ehemann mitkam und auch im Wesentlichen von der akuten Symptomatik berichtete. Frau S. saß niedergeschlagen, in sich zusammengekauert, ohne Mimik und Gestik bewegungslos und starr im Sessel. Herr S. berichtete, deutlich emotional bewegt, dass sich seine Frau in den letzten Wochen und Monaten vollkommen verändert habe. Früher sei sie geschäftig und rührig gewesen, habe das Haus und die Kinder versorgt. Jetzt liege sie stundenlang am Vormittag im Bett, könne ihren Haushalt nicht mehr versorgen, alles liege wie ein Berg vor ihr.

Sie nickte und stimmte ihrem Ehemann zu, während ihr Tränen übers Gesicht rannen. Selbst das Reden über sich selbst und über alles andere sei ihr, so Herr S. weiter, inzwischen zu viel. Sie sei wegen der Veränderung sehr deprimiert. Früher sei sie als Hausfrau und Mutter anerkannt gewesen und hätte »Haus und Garten gut im Schuss« gehabt. Jetzt falle es ihr an manchen Tagen schwer, sich auch nur anzukleiden, geschweige denn, dass sie putzen, aufräumen oder einen Kuchen backen könne. Die Behandlung mit Antidepressiva habe bisher keinen ausreichenden Erfolg gebracht, vielmehr sei in den vergangenen 14 Tagen alles nur noch schlimmer geworden.

Auf Nachfragen berichtete Frau S., dass sie gelegentlich auch an Selbstmord denke. So könne es nicht weitergehen, sie wolle lieber tot sein, weil sie sich so sehr vor sich selbst schäme und ihrem Mann und ihren Kindern gegenüber Schuldgefühle habe. Wer so weit gesunken sei, habe keine Berechtigung mehr zu leben.

Anamnese

Frau S. war das älteste von vier Kindern. Ihre beiden Schwestern waren 3 bzw. 8 Jahre, ihr Bruder 5 Jahre jünger als sie. Schon früh war sie die Stütze ihrer Mutter im Haushalt und bei der Kindererziehung. Alle hielten sie für tüchtig, zielstrebig und freundlich. Mit 19 Jahren lernte sie ihren jetzigen Ehemann kennen, den sie mit 21 Jahren heiratete. Sie hatte unmittelbar mit Eintritt der Volljährigkeit geheiratet, um »endlich von zu Hause loszukommen«.

Ihr sehnlichster Wunsch war es immer gewesen, eine große Familie zu haben, wie sie es von zu Hause kannte. So folgten denn auch drei Kinder jeweils im Abstand von zwei Jahren, zwei Töchter und ein Sohn. Mit der Erziehung der Kinder, mit Hausbau und Garten und damit, ihren Mann in seiner beruflichen Karriere zu unterstützen, war sie vollkommen ausgefüllt gewesen. All das hatte zwar immer viel Arbeit bedeutet, aber im Grunde war es doch die glücklichste Zeit ihres Lebens. Alle Kinder waren beruflich und im Studium erfolgreich, ihr Ehemann hatte eine sichere und sehr angesehene berufliche Position erreicht. Der Abschied von den Kindern, die studierten und schon einen Beruf ausübten, hatte sie sehr mitgenommen.

Ausgelöst wurde die jetzige depressive Entwicklung dadurch, dass der jüngste Sohn mit 22 Jahren angekündigt hatte, dass er bald heiraten wolle. Dies war für sie vollkommen unverständlich. Er sei mitten im Studium und müsse doch erst seine berufliche Ausbildung abschließen und sich finanzielle Sicherheiten schaffen, bevor er eine Familie gründe. Tag und Nacht grübelte sie darüber nach. Mit guten Argumenten konnte sie ihren Sohn nicht überzeugen. Sie überlegte, was sie falsch gemacht haben könnte. Gott sei Dank seien die Töchter strebsam und besuchten sie seit ihrer Erkrankung auch wieder häufiger zu Hause. Dies war allein deswegen notwendig geworden, weil sie Hilfe im Haushalt und bei der Pflege des großen Gartens brauchte. Früher hatte sie dies immer allein bewältigt.

Bindungsdynamische Überlegungen

Wahrscheinlich geriet die Patientin gegenüber ihren Geschwistern sehr früh in eine Mutterrolle und musste für diese eine sicher Bindungsbasis sein. Ihre eigenen Wünsche und Bedürfnisse nach Bindungssicherheit wurden vermutlich nicht in ausreichendem Maße befriedigt. Stattdessen musste sie im Sinne von forcierter Selbständigkeit und Exploration Verantwortung übernehmen.

Auf diesem Hintergrund kam es in der eigenen Ehe zu einer Wiederholung. Ihre eigene, bewusst vorangetriebene frühe Ablösung vom eigenen Elternhaus mit 21 Jahren kann man eher als Reaktionsbildung verstehen. Um nicht länger für die eigenen Geschwister und die Primärfamilie verantwortlich zu sein, sehnte sie sich früh nach einer Befreiung aus den engen familiären Ursprungsbindungen, was ihr damals nur über die Heirat (übrigens gegen den Willen ihres Vaters) möglich war.

Die Zeit ihrer Rolle als Mutter und Hausfrau hatte Frau S. als sehr befriedigend und erfüllend in Erinnerung. Es gab vielfältige enge Bindungen zwischen ihr und den Kindern. Unter dem Gesichtspunkt von Bindung und Exploration betrachtet, fühlte sie sich sowohl als »sicherer Hafen« wie auch zur Förderung der Kinder gebraucht und konnte in diesem Sinne auch mit mehr emotionaler Sicherheit in ihrer Partnerschaft leben.

Die depressive Krise, verbunden mit der Unfähigkeit, mit Trennungen umzugehen, bahnte sich an, als die Kinder zunehmend selbständiger wurden und sich altersadäquat aus der Primärfamilie herausentwickelten. Die von ihr angegebene auslösende Situation – die geplante frühzeitige Heirat ihres jüngsten Sohnes – stand symbolisch und stellvertretend dafür, dass Frau S. mit der Loslösung ihrer Kinder und deren Entwicklung zur Selbständigkeit in eine Krise stürzte, weil sie den Verlust von engen emotionalen Bindungen aufgrund ihrer Unfähigkeit zur Trennung nicht verarbeiten konnte. Durch die depressive Erkrankung wiederum intensivierten sich die Bindungen zumindest zwischen ihr und den Töchtern. Aber auch ihr Ehemann blieb, unter Vernachlässigung seiner beruflichen Pflichten, oft zu Hause. Er brachte sie in die Klinik, besuchte sie häufig. Es kam insgesamt zu einer Intensivierung von Bindungsbeziehungen, und zwar des Mannes in seiner Vaterrolle in Bezug auf seine Kinder sowie in seiner Rolle als Partner seiner Frau.

Frau S. fühlte sich jetzt in die Klinik abgeschoben und nicht mehr geliebt; sie machte ihren Familienmitgliedern Vorwürfe, weil die stationäre Aufnahme ja für sie eine Trennung bedeutete, die ihr Angst einjagte und die sie noch nicht emotional verarbeiten konnte. Die stationäre Aufnahme erfolgte vor allen Dingen wegen der zunehmenden Suizidgefahr; diese hatte wiederum zu einer erneuten Verstärkung der Bindung geführt. Die stationäre Aufnahme bewirkte einerseits unbewusst eine Intensivierung von Bindung und Kontakt, auch wenn sich Frau S. vordergründig »einsam und verlassen« fühlte; andererseits ermöglichte die Behandlung in der Klinik aber auch eine teilweise Trennung von der Primärfamilie und kam so den Trennungs- und Individuationswünschen der Patientin entgegen.

Therapie und Verlauf

Gemäß der eigenen Darstellung ihrer Symptomatik konnte man bei Frau S. eher an die Diagnose einer endogenen Depression denken. Es war ihr nicht möglich, zu verstehen und nachzuvollziehen, warum sie so depressiv geworden war. Für Außenstehende war die Situation, in welcher der Sohn seine Heirat ankündigte, ein bestimmbarer Auslöser. Die Patientin selbst konnte innerlich den dadurch bewirkten Konflikt nicht nachvollziehen und verstand nicht, warum die bevorstehende Trennung eine Depression in dieser Schwere ausgelöst haben sollte. Konfliktzentrierten Überlegungen war sie entsprechend auch in Gesprächen anfangs nicht zugänglich. Es ging ihr sehr schlecht, aber sie wusste nicht, warum. Für sie war die Depression »aus heiterem Himmel« gekommen, und sie hoffte nur, dass diese schlimme Erkrankung wieder von ihr weichen würde. Sie sah die Erkrankung als einen »Schicksalsschlag« an, den man aushalten musste, bis er vorüber war.

Den bindungsdynamischen Überlegungen entsprechend, erhielt Frau S. eine Bezugsperson aus dem Pflegebereich. Diese war als primäre Ansprechpartnerin für sie zuständig. Alle Bindungskontakte, deren Dauer, Häufigkeit und Frequenz sowie auch die Regelung des Ausgangs, anfangs in Begleitung der Bezugsperson, wurden direkt in Gesprächen zwischen ihr und der Bezugsperson (im Konsilium mit dem Therapeuten) abgesprochen. Diese Kontakte – zwischen der Bezugsperson aus dem Pflegebereich und der Patientin, Frau S. – fanden anfänglich in 30-minütigen Abständen statt, dauerten aber nur 5 Minuten.

Da sich die Suizidalität der Patientin nach der Aufnahme als viel konkreter und damit auch ernster darstellte, als ursprünglich in der Aufnahme abzusehen war, meldete sie sich während der ersten Tage halbstündlich bei ihrer Bezugsperson oder, wenn diese nicht im Dienst war, bei deren Vertreterin. Wenn die Bezugsperson die Station verließ, erfolgte jeweils eine Übergabe. Das heißt, es wurde auf intensive Beziehungskonstanz und Bindungsnähe geachtet. Frau S. erlebte auf diese Weise, dass immer eine Pflegeperson ihre spezielle Ansprechpartnerin war. Wenn sie einmal einen Zeitpunkt verpasste, zu dem sie sich eigentlich hätte melden sollen, suchte die Bezugsperson sie auf, schaute nach ihr, stellte die Bindung von sich aus wieder her.

Auf diese Weise kam es zu einem sehr intensiven bindungsdynamischen Prozess. Nach 14 Tagen änderte sich allmählich die Schwere der Depression, ohne dass die medikamentöse antidepressive Behandlung, die bei der Aufnahme als ausreichend erschien, verändert worden wäre. Auch der Ehemann und die Kinder wurden regelmäßig in Bindungskontakte und Beziehungen eingebunden; Frau S. konnte regelmäßig mit ihren Angehörigen telefonieren und spazieren gehen. Wochenendbeurlaubungen dagegen waren zunächst wegen der erheblichen Suizidalität noch nicht möglich. Frau S. tat sich schwer, für ein ganzes Wochenende Absprachen bezüglich ihrer Suizidalität zu treffen. Sie wusste nicht, ob die Bindungen in der eigenen Familie, die ja im Umbruch waren, ihr so viel Sicherheit und Stabilität geben würden wie die Bindungen und das haltende Milieu der Station.

In den Einzelgesprächen ging es vorwiegend um die Symptomatik von Frau S. Ich versuchte, sie mit ihrer klagenden, vorwurfsvollen Haltung gegenüber ihren Kindern und ihrem Ehemann anzunehmen, von denen sie sich verlassen fühlte, weil sie nach ihrem Empfinden viel zu selten zu Besuch kamen. Versuche, ihre Bindungsbedürfnisse anzusprechen, quittierte sie anfangs mit Achselzucken. Sie kam regelmäßig zu den Einzelgesprächen, die anfangs dreimal in der Woche stattfanden. Es waren ihr zu wenige Gespräche; am Ende der Stunde konnte sie sich schlecht trennen und begann auf der Türschwelle während der Verabschiedung mit dem Klagen über ihren Antriebsmangel, zudem über Schlafstörungen.

Nach 14 Tagen nahm sie zusätzlich an einer gruppenpsychotherapeutischen Behandlung teil, die aus einer Kombination von konzentrativer Bewegungstherapie und verbaler Aufarbeitung des darin Erlebten bestand. Die Gruppe diente auch hier als Chance, sich mit anderen Patienten zu identifizieren und sich im Hinblick auf Bindung sowohl von der Station als auch von mir abzulösen. Relativ bald fühlte sich Frau S. in der Gruppe, in der auch andere Frauen ihres Alters mit ähnlich depressiver Symptomatik waren, akzeptiert. Dadurch, dass sich die Gruppe nicht nur aus älteren, sondern auch aus jungen Patienten und Patientinnen zusammensetzte, die sich eher in der postadoleszenten Ablösung befanden, wurde das Thema »Trennung und Ablösung« in der Gruppe immer häufiger angesprochen. Dadurch konnte Frau S., deren Symptomatik sich nun langsam gebessert hatte, das Thema »Trennung« auch im Einzelgespräch aufgreifen. Die jungen Leute in der Gruppe erinnerten sie an ihre eigenen Kinder, die »jetzt erwachsen werden und aus dem Haus gegangen sind«.

Im Laufe der Behandlung konnte sie einsehen, wie sehr sie ihre eigenen frühen Bindungsbedürfnisse in ihrer Familie dadurch befriedigte, dass sie sich mit ihren Kindern ein enges Bindungsnetz geschaffen hatte. Andere außerfamiliäre Beziehungen waren ihr nicht so wichtig gewesen, weil ihre Bindungsbedürfnisse durch die emotionale Nähe zu den Kindern und auch zum Ehemann vollständig befriedigt worden waren. Sie gab zu erkennen, dass sie ohne Kinder und Haushalt nicht wüsste, was sie mit sich anfangen sollte, weil ihr Autonomie, Exploration und ein eigenständiges Leben noch fremd waren..

Durch die Aktivitäten auf der Station lernte sie, u.a. in der Beschäftigungstherapie, neue Möglichkeiten der Kreativität kennen. Sie begann zu malen, mit spezieller Leidenschaft für Seidenmalerei. Erstmals in ihrem Leben fand sie Zeit, eigenen Interessen nachzugehen, deren sie sich bislang im Leben mit ihrer Familie teils gar nicht bewusst gewesen war, und Hobbys zu pflegen, die sie noch nie ausgeübt hatte. Wochenendbeurlaubungen verliefen inzwischen so weit befriedigend, dass sie – auch ohne Kinder – gemeinsam mit ihrem Mann in einer »neuen Partnerschaft« die Beziehung erneut entdecken und gestalten lernen konnte. Wanderungen oder Fahrradtouren am Wochenende waren für sie mit der Zeit sehr befriedigend, so dass sie sich vorstellen konnte, dass ihr Leben gemeinsam mit ihrem Ehemann »auch im Alter sinnvoll« sein werde.

Inzwischen war die Beziehung des Sohnes zu der Partnerin, die er ursprünglich hatte heiraten wollen, in die Brüche gegangen. Frau S. war hierüber sehr erleichtert, auch wenn sie inzwischen einsah, dass die Ankündigung der Heirat vonseiten ihres Sohnes nur ein Teil ihres Problems gewesen war. Es sah so aus, als ob jetzt auch die Kinder, durch die Bearbeitung der Trennungsprobleme der Mutter ermutigt, eine deutlichere Autonomieentwicklung durchlaufen konnten.

Abschließende Bemerkungen und Katamnese

Frau S. hatte inzwischen zu einer Mitpatientin eine sehr gute Beziehung aufgebaut, die sie nach der Entlassung aus dem Krankenhaus weiterhin pflegte. Die Behandlung wurde in größeren Abständen ambulant fortgesetzt, dabei wurde die Frequenzgestaltung der Patientin selbst überlassen. Etwa 14-tägig bis vierwöchentlich nahm sie die Möglichkeit zu einem ambulanten Gespräch in Anspruch. Hierbei ging es jetzt im Wesentlichen um ihre neugewonnene Autonomie und die neuen Interessen und Hobbys, die sie alle wahrnehmen konnte, weil sie auf die Familie und die Kinder keine Rücksicht mehr nehmen musste.

Die Aufnahme von Frau S. erfolgte in einer schweren depressiven Krise, die einer endogenen Depression mit Suizidalität ähnelte. Eine konfliktdynamische Bearbeitung war anfangs nicht möglich, weil sie hierzu keinen Zugang hatte. Das gesamte stationäre Setting und das Vorgehen waren dazu angetan, das Verlangen nach Bindungssicherheit von Frau S. durch eine sehr enge »Betreuungsanordnung« zu erfüllen. Auf dieser sich entwickelnden Basis wurde es Frau S. möglich, sowohl den Trennungsprozess zu verarbeiten als auch neue Wege der Autonomie zu gehen. Die ambulante Nachbehandlung zeigte, dass Frau S. Selbständigkeit gewann und sich auch von der emotionalen Präsenz ihres Ehemannes und der Kinder unabhängiger machte. Durch eine medikamentöse antidepressive Behandlung allein wären die Bindungsbedürfnisse der Patientin sicherlich nicht in ausreichendem Maße berücksichtigt oder befriedigt worden.

Die Befürchtung, dass das Stationsmilieu eine weitere Vertiefung der Depression durch regressive Prozesse bewirken könnte, lässt sich dann nicht begründen, wenn der Bindungskontakt sehr überlegt und strukturiert angeboten wird. Durch die Strukturierung des Bindungskontakts zur primären Pflegebezugsperson, mit einer klaren Festlegung von Anfang und Ende durch die »Übergabe«, konnten sich auch die Ich-Funktionen von Frau S. stabilisieren. Auf dem Hintergrund einer während der stationären Behandlung zunehmend stabilisierten sicheren Bindungsbasis konnte sie es wagen, die Trennung und Lösung von ihrer Familie – sowohl von ihrer Primärfamilie als auch von ihrer jetzigen Familie – zu betrauern und neue Wege der Exploration und Individuation zu gehen.

Narzisstische Symptomatik

Auf die Zusammenhänge zwischen Selbstwert- und Bindungsentwicklung wurde im Theorieteil bereits hingewiesen. Eine sichere Bindungsentwicklung auf dem Hintergrund eines feinfühligen Pflegeverhaltens der Mutter bzw. des Vaters ist vermutlich eine wichtige Voraussetzung für den Aufbau eines stabilen Selbstwertgefühls.

Erstvorstellung und Symptomatik

Zum Erstgespräch kam ein gut aussehender, gepflegt gekleideter Mann mittleren Alters, im Anzug und mit Krawatte. Er hatte sich telefonisch wegen Konzentrationsproblemen angemeldet, die ihn u. a. bei der Arbeit behinderten; zudem leide er unter Schlafstörungen. Sein jugendlich-dynamisches Auftreten täuschte ein wenig über sein Alter hinweg, auf das seine grauen Schläfen hinwiesen. Vom Anfang der Erstbegegnung an dominierte Herr Z. das Gespräch, stellte präzise Fragen. In der Gegenübertragung fühlte ich mich wie in einer Examens- oder Schülersituation; ich musste »Rede und Antwort stehen«. Ich gewann den Eindruck, dass Herr Z. zunehmend Angst hatte, ich könnte meinerseits aktiv werden, ihm eine Frage stellen, oder es könnte sich sogar so etwas wie eine Beziehung zwischen uns entwickeln.

Herr Z. kam zu mir, weil er konkrete Ratschläge, besser ein Lernprogramm, haben wollte, um seine Konzentrationsstörungen wieder »in den Griff« zu bekommen. Er war etwas irritiert, als ich ihn damit konfrontierte, dass ich keine Lernprogramme präsentieren konnte, zumal ich wenig über die Anfänge und Ursachen seiner Konzentrationsstörungen wusste. Schließlich berichtete er doch zögernd und in Bruchstücken: Begonnen habe alles vor sechs Monaten, als seine Frau plötzlich ausgezogen sei.

Anamnese

Herr Z. war der älteste von drei Söhnen. Seine beiden Brüder waren ein und vier Jahre jünger als er. Er war schon immer »der Große«, der Erfolgreiche, von den Eltern wegen seiner Leistungen, seiner Durchsetzungsfähigkeit und seines Engagements sehr geschätzt. Er habe sehr früh dem Vater – von dem er sehr bewundernd und idealisierend sprach – in dessen Betrieb geholfen. Zu den Brüdern habe er von Anfang an eine stark rivalisierende Beziehung gehabt, die er aber immer zu seinen Gunsten entschieden habe. Als Erstgeborener und »Kronprinz« der Familie sei er in jeder Hinsicht gefördert und unterstützt worden. Im Kindergarten war er gern gesehen. In der Schule war er wegen seiner guten Leistungen der Liebling der Lehrer, mit Klassenarbeiten habe er nie Probleme gehabt und später habe er mit Bravour das Studium absolviert.

Nach einigen Affären habe er noch im Studium seine jetzige Frau kennengelernt, die er sehr bald heiratete. Sie sei attraktiv und, nach seinen Vorstellungen, auch für die Rolle der Mutter seiner Kinder wie geschaffen gewesen. Zwei Kinder wurden geboren, eine Tochter und ein Sohn, zu denen Herr Z. nach seiner Schilderung keine besonders intensive Beziehung zu haben schien. Er sei, als die Kinder geboren wurden und aufwuchsen, sehr stark beruflich engagiert gewesen und habe damals nur wenige Stunden in der Woche zu Hause verbracht. Haushalt und Kindererziehung seien gänzlich das »Ressort« seiner Frau gewesen. Seine Kinder seien ebenfalls erfolgreich und hätten gerade mit Auszeichnung ihre jeweiligen Studienabschlüsse absolviert. Herr Z. war sehr stolz auf seine Kinder, so wie er dies berichtete.

Auf die Beziehung zu seiner Frau angesprochen, zuckte er mit den Schultern; es habe immer »alles gut funktioniert«, deswegen verstehe er nicht, warum seine Frau vor sechs Monaten plötzlich die Koffer gepackt habe und ausgezogen sei. Sie habe gesagt, sie wolle nun endlich ihr eigenes Leben führen, »frei und selbständig« sein, das Leben genießen. Dabei habe es ihr an nichts gefehlt, materiell habe es eigentlich nie Sorgen gegeben. Er habe in seinem Leben mit Beziehungen keine Probleme, komme mit allen Menschen gut aus, sei im Geschäftsleben als diplomatischer Verhandlungspartner geschätzt, bei Frauen beliebt, und viele neideten ihm seinen Erfolg. Im Großen und Ganzen habe er im Leben bisher keine Probleme gehabt.

Seine Schlaf- und Konzentrationsstörungen hätten in den letzten Wochen aber so stark zugenommen, dass er jetzt konkrete Hilfe brauche. Auf Freunde und sonstige wichtige Menschen in seinem Leben angesprochen, meinte Herr Z., er habe viele Freunde – Geschäftsfreunde, Sportfreunde, er sei ein geselliger Mensch. Bei dem, was er berichtete, hatte ich nicht den Eindruck, dass es in seinem Leben tatsächlich irgendeinen Menschen gab, zu dem er eine echte emotionale Beziehung hatte.

Bindungsdynamische Überlegungen

Ich vermutete, dass Herr Z. mit seiner Mutter und seinem Vater eine eher bindungsvermeidende Kindheit erlebt hatte. Offensichtlich standen in der Familie Leistung und Erfolg ganz im Vordergrund, und nur darüber wurden Bindung und Beziehung definiert. Herr Z. konnte offensichtlich bei guten Begabungen diesem Leistungsideal seiner Eltern entsprechen. Seine Eltern, insbesondere den Vater, der sehr erfolgreich war, idealisierte er wegen ihrer Leistungsorientierung, sie dienten ihm als Vorbild. Sein inneres Arbeitsmodell könnte so ausgesehen haben, dass durch Leistung und Erfolg Beziehungen geknüpft und aufrechterhalten wurden, aber eine wirkliche emotionale Bindungsbeziehung, in der sich Herr Z. hätte »zu Hause fühlen« können, hatte er bisher nicht erlebt. Auch die Beziehung zu seinen Kindern und zu seiner Ehefrau wurden von ihm als funktional, gut organisiert, aber ohne emotionale Beteiligung und spürbare Bindungsbeziehung geschildert. Entsprechend versuchte er auch mich auf Distanz zu halten, zu kontrollieren, die Beziehung so zu funktionalisieren, dass ich ihm als Ratgeber für ein Lernprogramm dienen sollte. Offensichtlich war dies das typische vermeidende, funktional orientierte Bindungsmuster, das Herr Z. in der Geschäftswelt, seinem beruflichen Umfeld, erfolgreich praktizierte, das ihm aber in der psychotherapeutischen Beziehung oder auch der Beziehung zu seinen Familienangehörigen keinen emotionalen Zugang bot.

Auf dieser Basis verstand ich, dass sich die Ehefrau von ihm trennte, nachdem die Erziehungsaufgaben mit dem Studienabschluss der Kinder erfüllt waren. Wenn auch auf beziehungsvermeidendem Hintergrund, so vermittelten ihm offensichtlich doch die Familie und die Beziehung zu seiner Ehefrau eine gewisse Sicherheit und Orientierung. Dass seine Frau sich von ihm getrennt hatte, hatte ihn zum einen sehr gekränkt, gleichzeitig emotional auch so weit verunsichert, dass er psychosomatisch mit Schlaf- und Konzentrationsstörungen reagierte, die auch als Äquivalent einer Depression verstanden werden konnten. Wenn die Beziehung zu seiner Ehefrau auch in der Distanz funktionierte, wie es seinem vermeidenden Bindungsmuster entsprach, so war ihr Weggang für ihn doch auch ein Verlust, der auf seine eigentlichen Beziehungswünsche und -bedürfnisse verwies.

Aus Sicht der Selbstpsychologie kann man sagen, dass Herr Z. eine schwere narzisstische Störung hatte, die er bisher aufgrund guter Leistungsmöglichkeiten und beruflicher Erfolge sowie des familiären Arrangements kompensieren und ausgleichen konnte. Mit Defiziten in seiner Selbstwertentwicklung oder mit Kränkungen war Herr Z. noch nicht konfrontiert worden, weil es in seinem Leben bislang »nur Erfolge« gegeben hatte. Auf diesem Hintergrund konnte er auch seit der Kindheit bestehende und von den Eltern genährte Größenphantasien erfolgreich aufrechterhalten. Jetzt, irritiert durch Schlaf- und Konzentrationsstörungen, befürchtete er, dass die bisherige berufliche Erfolgssträhne abreißen könnte. Zu Recht spürte er Verunsicherung und Angst und unbewusst fürchtete er, sein bisheriges narzisstisches Gebäude könnte zusammenbrechen.

Therapie und Verlauf

Ich war skeptisch, ob ich Herrn Z. eine bindungsdynamisch orientierte, tiefenpsychologische Behandlung überhaupt anbieten sollte, weil im Erstgespräch deutlich wurde, wie bindungsvermeidend, narzisstisch erfolgreich orientiert er bisher sein Leben organisiert hatte. Er suchte ein Behandlungsrezept, ein Programm, um seine Schlaf- und Konzentrationsstörungen besser in den Griff zu bekommen. Wäre dies nicht durch ein verhaltenstherapeutisches Training besser zu realisieren, ohne ihn zu sehr mit seinen Bindungsängsten zu konfrontieren? Andererseits war er letztendlich wegen der Trennung von seiner Frau in eine depressive Krise geraten, gekränkt, bindungsmäßig verunsichert, weil seine Ehefrau ihm nicht mehr als »sicherer Hafen« für seine wenn auch distanzierten, aber immerhin vorhandenen Bindungsbedürfnisse zur Verfügung stand.

Unter diesem bindungsdynamischen Aspekt, der mehr auf die unbewussten und verborgenen Bindungswünsche von Herrn Z. abzielte, entschied ich mich für einen Behandlungsversuch, wohl wissend, dass es bei einer solchen vermeidenden Bindungsproblematik schwierig ist, eine Balance zwischen Bindungsangebot und doch nicht zu großer Bindungsnähe anzubieten. Wir mussten lange suchen, um im überfüllten Terminkalender von Herrn Z. eine Möglichkeit zu einem zweiten Gespräch ausfindig zu machen. Abgesehen von seiner realen Überlastung offenbarte sich hier aber auch seine Bindungsangst. Die geduldige Suche nach dem Zeitpunkt für eine weitere Konsultation erbrachte einen Termin vier

Wochen nach dem Erstgespräch. Die lange Spanne zwischen Erst- und Zweitgespräch war für Herrn Z. nicht beunruhigend; genau diese Distanz bot wohl für ihn die nötige Sicherheit und war bindungsdynamisch nicht zu bedrohlich. Auch im weiteren Verlauf bestimmte der Terminkalender von Herrn Z., d. h. seine bindungsdynamische Vermeidungsorientierung, die Nähe und damit die Frequenz der Behandlung.

In der Anfangszeit drehten sich unsere Gespräche viele Stunden lang um seine Schlaf- und Konzentrationsstörungen, die beruflichen Anforderungen an ihn, seine trotzdem erzielten Erfolge. Von Anfang an wollte er bewundert und von mir, ganz dem elterlichen Muster folgend, als erfolgreicher Therapiepatient gesehen werden. Überhaupt gab er sich Mühe, auch in seiner Symptomatik »Erfolge zu erzielen«, ja vielleicht mein erfolgreichster Therapiepatient zu werden. Nur so konnte er sich offensichtlich vorstellen, gesehen und gemocht zu werden und in einer Bindung aufgehoben zu sein.

Es erfolgten von mir in dieser Zeit keinerlei Deutungen der bindungsdynamischen Hintergründe seiner Symptome. Ich ließ mich darauf ein, die Art der Annäherung und Beziehungsaufnahme von Herrn Z. kennenzulernen, der sich in einem ihm vertrauten Bindungsmuster bewegte, das es ihm ermöglichte, mit mir in Kontakt zu treten und die Gespräche weiterzuführen, ohne aus Angst vor Bindungsnähe davonlaufen zu müssen. Ein engeres Setting hätte sicherlich seine Bindungsängste aufgrund der vermeidenden Haltung so sehr gesteigert, dass er entweder mehr hätte agieren oder womöglich die Behandlung hätte abbrechen müssen.

Nachdem Herr Z. seine Ehefrau zu Verhandlungen bezüglich der Trennung wiedergetroffen hatte, kam er emotional sehr bewegt in die nächste Stunde. Sie sei so kühl und distanziert ihm gegenüber gewesen, habe nur über Materielles mit ihm sprechen wollen. Er dagegen habe gespürt, dass er sie eigentlich noch sehr möge, und er wäre gern noch mit ihr am Abend ausgegangen, was sie aber strikt ablehnte. Diese erneute Zurückweisung und Ablehnung, ihre Kälte, erlebe er als »brutal«. Er könne sich diesen Wandel nicht erklären. Dies sei der Dank für seine jahrelangen treuen materiellen Zuwendungen; schließlich habe er für sie und die Familie ein Vermögen mit entsprechender Sicherheit aufgebaut. Er befürchte, sie wolle ihn jetzt ausbluten lassen; sie werfe ihm vor, er sei während der ganzen Zeit ihres Zusammenlebens nur an materiellen Dingen, nie aber wirklich an ihr interessiert gewesen. Dies erschüttere ihn zutiefst, schließlich sei er doch während all der Jahre »treusorgend« gewesen. Vielleicht habe er ihr aber nicht das an Nähe und Geborgenheit geben können, was sie sich eigentlich von der Beziehung erhofft habe. Auch die Kinder stünden offensichtlich auf ihrer Seite, was ihn zusätzlich erschüttere.

Herr Z. musste feststellen, dass er sehr isoliert und einsam war. Hier ergab sich nun zum ersten Mal die Möglichkeit, seine Wünsche nach Beziehung, seine Sehnsüchte nach Nähe, Schutz und Geborgenheit zum Thema zu machen, die ich in dieser sehr aufgewühlten Stunde erstmals ansprechen konnte. Ich war in der Wahl der »Dosierung«, über diese Wünsche zu sprechen, äußerst vorsichtig, um einer Verstärkung der depressiven Krise von Herrn Z. vorzubeugen, die drohte, wenn er zum ersten Mal sämtliche Einsamkeitsgefühle und Bindungswünsche erlebte. Überdies konnte er es sich in seiner beruflichen Situation nicht leisten, »arbeitsunfähig« zu werden. Ich erlebte aber auch, dass es für Herrn Z. offensichtlich eine große Entlastung war, überhaupt mit jemandem über diese Gefühle sprechen zu können.

Seit jener Zeit intensivierte sich unsere therapeutische Beziehung, wenn auch die Frequenz nach wie vor sehr wechselnd war. Inzwischen war es aber möglich, dass Herr Z. die Therapie auch wie einen anderen Termin in seinem gefüllten Kalender einplante, ich bekam zeitlich einen Platz in seinem Leben, offenbar hatte die therapeutische Beziehung für ihn einen Wert und er war bereit, ihr in seinem sonstigen funktional organisierten Leben Raum zu geben.

Die Behandlung zog sich insgesamt über drei Jahre hin. Während dieser Zeit begleitete ich Herrn Z. in seiner Trauerarbeit im Hinblick auf den Verlust und die Trennung sowie die Scheidung von seiner Ehefrau. Während dieser Trauerarbeit wurde sich Herr Z. in der Beziehung zu mir zunehmend mehr seiner eigenen Bedürfnisse und Wünsche nach Schutz, Sicherheit und Geborgenheit bewusst. Er erlebte schmerzliche Gefühle – Trauer und Wut –, die ihn an den Rand seiner Kräfte brachten. Aufgrund seiner emotionalen Erschütterung befürchtete er, nicht mehr arbeiten zu können, seinen Beruf zu verlieren, zu versagen, abgelehnt zu werden, am Ende familiär *und* beruflich »vor dem Nichts« zu stehen. Diese große Angst konnte nur durch die sich entwickelnde sichere Bindung in der therapeutischen Beziehung aufgefangen und gehalten werden; ohne diese Beziehung hätte er sich nie auf die Entdeckung seiner eigentlichen Wünsche und Bedürfnisse eingelassen.

Im letzten Jahr der Behandlung war es für ihn eine sehr schmerzliche Erfahrung, zunehmend zu erkennen und zu spüren, dass seine eigentlichen Bedürfnisse als Kind von seinen Eltern nicht befriedigt worden waren. Er fühlte sich von diesen missbraucht: Er war der »Leistungsträger« der Familie, als »Kronprinz« hochgelobt, aber seine wahren Bedürfnisse als Kind waren weder von der Mutter noch vom Vater befriedigt worden. Mit Schrecken musste er feststellen, dass er auch seine Kinder nach dem Grundsatz erzogen hatte, dass Leistung und Erfolg das Wichtigste im Leben seien. Jetzt musste er schmerzlich erkennen, dass wirklicher, stabiler – nicht narzisstischer, labiler, stets gefährdeter – Erfolg auf einem gesunden Selbstwertgefühl basiert und eine sichere bindungsdynamische Grundlage braucht, die er selbst nicht erfahren hatte.

Nachdem Herr Z. anfangs versucht hatte, den Verlust seiner Ehefrau durch kurzfristige Bekanntschaften und Beziehungen wieder »wettzumachen«, gelang es ihm gegen Ende der Therapie, eine neue partnerschaftliche Beziehung einzugehen, in der offensichtlich mehr Nähe und Emotionalität möglich waren, als er sie bisher gelebt hatte.

Abschließende Bemerkungen und Katamnese

Es gelang durch die Therapie, dass Herr Z. – verunsichert durch die Trennung von seiner Frau – die akute depressive, narzisstische Krise verarbeiten und letztendlich auf dem Boden einer sich therapeutisch entwickelnden Bindungssicherheit seine frühen Wünsche und Defizite überhaupt erleben, durchleben und als einen Bestandteil in seine neue emotionale Sicherheit integrieren konnte. Dies gab ihm die Sicherheit, auch eine neue Partnerschaft einzugehen, die auf emotional sicherem Boden aufgebaut war. Aus therapeutischer Sicht war es wichtig, seine Wünsche nach Nähe zwar zu erkennen, dabei aber seinem vermeidenden und sehr narzisstisch orientierten Interaktionsmuster von Anfang an Rechnung zu tragen, dieses nicht durch forcierte Bindungs- und Beziehungsaufnahme meinerseits zu sehr in Frage zu stellen und damit einen Abbruch zu provozieren. Nur so wurde es möglich, dass sich Herr Z. tatsächlich auf mehr Bindungsnähe einlassen und seine unbewussten, in der Kindheit nicht befriedigten Wünsche und Bedürfnisse aufleben lassen konnte.

Diese Behandlungsführung erinnert sehr an ein Vorgehen, wie es in der Selbstpsychologie nach Kohut vorgesehen ist. Der Fokus liegt jedoch noch mehr auf der Bindungsdynamik, wenn es auch zwischen der von Kohut geforderten empathischen therapeutischen Haltung und einer bindungsbasierten therapeutischen Technik sicher Überschneidungen gibt.

Borderline-Symptomatik

Erstvorstellung und Symptomatik

Frau N.s Mutter meldete ihre Tochter telefonisch an, damit diese kommen konnte, um sich wegen einer möglichen ambulanten Therapie vorzustellen. Die Mutter war sehr unsicher, ob ihre Tochter, 21 Jahre alt, überhaupt zum Erstgespräch oder gar einer Behandlung kommen werde, sie sei ja schließlich volljährig, man könne sie zu nichts zwingen. Bereits am Telefon entfaltete sich ein langer Monolog der Mutter, die stark unter Druck stand. Ich war mir unsicher, wer hier eigentlich Entlastung und Hilfestellung brauchte.

Die Tochter kam schließlich in Begleitung ihrer Mutter zum Erstgespräch. Letztere war deutlich irritiert, als ich zuerst allein mit Frau N. sprechen wollte – sie sprang bei der Begrüßung ebenfalls auf und wollte gemeinsam mit der Tochter ins Behandlungszimmer gehen. Die Mutter blieb deutlich verärgert zurück, als ich hier eine Trennung von Tochter und Mutter herbeiführte. Frau N. dagegen schien dies direkt als Wertschätzung zu interpretieren und nahm, entgegen den Erwartungen der Mutter, bereitwillig zum Erstgespräch Platz. Ihr Blick erschien mir als kritisch, skeptisch, gleichzeitig aber auch erwartungsvoll, fordernd. Ich spürte, dass sie mich im Erstgespräch prüfen werde.

Frau N. war jugendlich gekleidet, ausgesprochen stark geschminkt, ein deutlicher Parfumduft erfüllte den Raum. Noch Stunden später erinnerte mich dieser Duft in meinem Behandlungszimmer an sie. Frau N. schwieg; ich sollte ihr Fragen stellen. Ich wusste nicht, was sie mir erzählen und was sie gern gefragt werden wollte. Es entspann sich ein Dialog darüber, ob sie schweigen oder sprechen oder mich raten lassen werde. Noch ohne dass ich Informationen über eine Symptomatik gehabt hätte, waren wir bereits nach wenigen Minuten des Erstgesprächs miteinander verstrickt. Ich hatte das Gefühl, es gebe kein Entrinnen, keine Möglichkeit, der verstrickenden Bindungsdynamik auszuweichen oder zu entkommen. Das »Agieren« von Frau N. sah ich bindungsdynamisch als Versuch, in irgendeiner Weise mit mir in Kontakt zu kommen, bei gleichzeitig großer Angst, von mir vereinnahmt zu werden.

Gegen Ende der Stunde waren wir längere Zeit mit der Frage beschäftigt, ob Frau N. überhaupt erneut zu einem Gespräch kommen wollte. Wichtig war ihr, dass ich nur mit ihr redete und nicht mit ihrer Mutter. Wir vereinbarten einen weiteren Termin, wobei Frau N. es offen ließ, ob sie diesen tatsächlich wahrnehmen werde.

Die Mutter wollte am Ende der Konsultation noch dringend mit mir allein sprechen, was ich freundlich mit dem Hinweis zurückwies, dass ihre Tochter volljährig und dieser Therapieraum für sie vorgesehen sei. Ich verwies sie auf die Möglichkeit, sich für sich selbst eine therapeutische Hilfestellung zu suchen. Frau N.s Mutter war hierüber sichtlich verärgert. Noch am gleichen Tag rief sie mich an und versuchte, mir am Telefon einen Teil der Anamnese zu schildern, was ich erneut mit dem Hinweis auf die Behandlung ihrer Tochter und auf die Möglichkeit, dass sie selbst eine Therapie beginnen könne, zurückwies. Dieses grenzüberschreitende Verhalten der Mutter war für die Diagnostik von Bedeutung, weil es bereits widerspiegelte, wie diese in Konkurrenz mit der Tochter den therapeutischen Raum einnehmen und auch die Bindungsbeziehung zu mir ausfüllen wollte.

Frau N. erschien 20 Minuten zu spät zu unserem zweiten Gespräch. Nach wie vor war sie in der Frage ambivalent, ob sie weiter kommen sollte, versprach sich nichts von der Therapie, würde vielleicht lieber zu einer Therapeutin gehen. Ich erlebte, wie sie einerseits um eine Beziehung mit mir rang, warb, andererseits, gewissermaßen »im gleichen Atemzug«, deutlich Zurückweisung und Ablehnung signalisierte.

Einen Tag später rief mich Frau N. an: Sie brauche dringend einen Termin, sonst würde etwas Schlimmes passieren. Ich spürte deutlich ihre Angst, räumte ihr – entgegen sonstigen Therapieprinzipien von Klarheit und Struktur des Settings – einen Termin ein. Diesmal saß Frau N. bereits 15 Minuten vor dem verabredeten Zeitpunkt im Warteraum, sie stand unter großer innerer Spannung. Sie habe eine heftige Auseinandersetzung mit ihrer Mutter gehabt; diese sei gegen eine Behandlung bei mir, weil ich ein Gespräch mit ihr verweigert habe. Sie, die Patientin, wolle aber weiter zu mir in die Therapie kommen, ich müsse ihr aber versprechen, nicht auch noch ihre Mutter zu behandeln.

Im weiteren Verlauf erfuhr ich, dass es seit Jahren massive Auseinandersetzungen zwischen Frau N. und ihren Eltern, insbesondere aber ihrer Mutter gab. Es kam immer wieder zu äußerst heftigen Streitigkeiten, teilweise handgreiflich. Nach solchen Auseinandersetzungen fühlte sich Frau N. oft niedergeschlagen, deprimiert, von ihrer Mutter »überrollt«. Sie sei oft so voller Wut gewesen, dass sie früher manchmal keinen Ausweg mehr gewusst habe. Insgesamt habe sie bereits viermal in irgendeiner Weise versucht, einen Selbstmord zu begehen: sich an den Handgelenken geritzt, Tabletten eingenommen, sie sei weggelaufen und habe sich mit Alkohol betrunken und in den Wald gelegt. Manchmal habe sie Phantasien, dass sie sich selbst oder ihre Mutter umbringen könnte.

Anamnese

Frau N. war das einzige Kind ihrer Eltern. Sie sei ein »Unfall« gewesen. Ihre Mutter sei sehr früh (mit 17 Jahren) schwanger geworden, habe damals gegen den Willen ihrer Eltern ihren Vater geheiratet. Der Vater, den Frau N. als sehr autoritär schilderte, weil er ihr »alle Freiheiten« verbot, sei ein krasser Gegensatz zu ihrer Mutter. Diese schwanke hin und her; einerseits verwöhne und unterstütze sie sie heimlich, andererseits beuge sie sich dem Urteil und der Meinung des Vaters. Oft jedoch hätten Mutter und Tochter sich gegen den Vater verbündet und sich gemeinsam gegen seine autoritären Anweisungen durchgesetzt. Wenn der Vater dann aber »ihre Verfehlungen« entdeckte, stünde die Mutter nicht mehr dazu, falle der Tochter in den Rücken und setze sie der ganzen Wut des Vaters aus. Sie erlebe dies als »Verrat«. In solchen Situationen wäre sie am liebsten davongelaufen und hätte sich umgebracht.

Es gebe auch ständig »Stress« wegen der Schule. Frau N. war eine mittelmäßige bis schlechte Schülerin, und es war unklar, ob sie den Schulabschluss überhaupt schaffen würde. Ihre Mutter habe sich zeitlebens um sie gekümmert. Gleichzeitig habe sie ihr aber auch immer wieder Vorwürfe gemacht, dass sie durch ihre Existenz und ihre Geburt das weitere Leben der Mutter »versaut« habe.

Es war schwierig, aus den Schilderungen von Frau N. überhaupt eine Anamnese zu rekonstruieren, weil sie sehr bruchstückhaft vorgetragen wurden. Es war meine Aufgabe, aus den einzelnen Teilen des Puzzles ihre Geschichte zusammenzusetzen.

Bindungsdynamische Überlegungen

Frau N. wurde ungewollt gezeugt und geboren. Ihre Mutter hatte sicher von Anfang an eine starke Ambivalenz ihr gegenüber. Sie war der Anlass, dass sich ihre Mutter aus ihrer Beziehung zu ihren Eltern lösen und den Vater heiraten konnte. Dabei diente Frau N. offensichtlich der Mutter einerseits zur eigenen emotionalen Unterstützung. Gleichzeitig erlebte Frau N. ihre Mutter immer wieder so, dass sie »ihr in den Rücken fiel«, wenn sie gegenüber den autoritären Anforderungen des Vaters »klein beigab«. Die Patientin fühlte sich hierdurch von der Mutter verraten, allein gelassen, und es war ihr unklar, ob sie in der Beziehung zu ihrer Mutter wirklich emotionale Sicherheit haben konnte. Die vielfältigen Erlebnisse zeigten immer wieder, dass dies nicht der Fall war, insbesondere wenn der Druck vonseiten des Vaters groß war. Die emotional enge Bindung an die Mutter einerseits sowie das »Sich-verraten-Fühlen« durch diese andererseits führten zu einem

Bindungsmuster, das deutlich an eine »Verstrickung« und gleichzeitig auch an desorganisierte Interaktionsanteile erinnerte.

In der Gestaltung des Erstkontakts zeigte mir Frau N., dass sie sehr beziehungsambivalent war. Sie suchte Nähe, gleichzeitig aber war sie sehr unsicher, ob ich sie an die Mutter verraten würde. Erst die klare Trennung zwischen Mutter und Tochter durch mich ermöglichte es Frau N., sich auf die therapeutische Beziehung einzulassen. Dabei war sie hohen Belastungen durch das Agieren der Mutter ausgesetzt, die ihrerseits aufgrund der Kränkung, welche die Zurückweisung durch den Therapeuten für sie bedeutete, die Behandlung zu boykottieren versuchte.

Es stand außer Frage, dass die Mutter bei ihrer Störungsproblematik durchaus auch für sich eine Einzeltherapie in Anspruch nehmen könnte. Ob allerdings der hierzu am Telefon ausgesprochene Rat aufgegriffen wurde, blieb zunächst offen. Die Patientin war – und das galt, solange ich ihre Entwicklung verfolgte – in ihrer Bindung zur Mutter und dem Vater sehr verstrickt. Eine Ablösung hatte sich nicht entwickelt, und eine gesunde Exploration war in keiner Weise erreicht. Frau N. kämpfte damit, wie sie ihre heftigen Aggressionsgefühle aufgrund der vonseiten der Mutter erfahrenen Enttäuschungen und Grenzüberschreitungen und der einschränkenden, explorationshemmenden, autoritären Haltung des Vaters kontrollieren konnte. Dies schien ihr immer wieder nur durch Flucht, Autoaggression oder auch destruktive Phantasien gegenüber der Mutter möglich zu sein. Der mit der Mutter gelebte Bindungsstil des verstrickten Musters etablierte sich relativ rasch schon in der ersten Begegnung auch mit mir, so dass es im weiteren Verlauf notwendig wurde, einerseits sehr klar strukturierend mit der Patientin umzugehen, um ihr auf diese Weise allein vom äußeren Rahmen her Sicherheit zu vermitteln. Andererseits musste aber dem agierenden Verhalten, wie sie es bei ihrem »Notruf« per Telefon gezeigt hatte, Rechnung getragen werden, weil dies Ausdruck der Bindungsstörung der Patientin war. Ich befürchtete, dass Frau N. die Behandlung abbrechen könnte, wenn sie in solchen Situationen keine Bindungsperson fand.

Unter klassischen psychodynamischen Gesichtspunkten tauchten alle frühen Abwehrformen auf, z. B. die Abwehrform der Spaltung. Frau N. spaltete ihre Mutter in eine ausgesprochen fürsorglich bis überfürsorgliche Mutter, die gut war, und in eine böse Mutter, die sie verriet und dem Vater auslieferte. Im Sinne der Objektbeziehungstheorie hatte Frau N. noch keine Objekt- und Selbstkonstanz erreicht.

Therapie und Verlauf

Die Behandlung war zunächst dadurch gekennzeichnet, dass Frau N. immer wieder das Setting und die Struktur der Behandlung in Frage stellte, indem sie teilweise zu früh, teilweise zu spät zu den Sitzungen kam, Termine vergaß, nicht einhielt oder per Telefon »dringend einen Termin« einforderte. Die notwendige Beziehungs- und Behandlungsstruktur und Konstanz aufrechtzuerhalten, dabei gleichzeitig aber so weit flexibel zu reagieren, dass Frau N.s Bindungsbedürfnisse aufgegriffen werden konnten und dass es nicht zu einem Abbruch der Behandlung kam, war eine besondere Schwierigkeit. Das »Agieren« von Frau N. wurde nicht nur als Widerstand betrachtet. Es ist nach bindungsdynamischer Einschätzung Ausdruck ihrer mit der Mutter konstellierten Bindungsverstrickung, die sie in der therapeutischen Beziehung wiederholte.

Erst nach etwa einem Jahr hatte Frau N. so viel Bindungssicherheit in der Therapie erfahren, dass die Behandlung in ein »ruhigeres Fahrwasser« kam. Inhaltlich drehte sich die Behandlung ganz um die Lösung aus den Verstrickungen mit der Mutter und um die Abgrenzung gegenüber dem Vater. Dabei war es sehr schwierig, nicht auf Dauer in jene Übertragungskonstellationen zu geraten, welche bei den Eltern bestanden, nämlich einerseits zwischen Überfürsorge und Zurückweisung zu wechseln und andererseits autoritäre Settingstrukturen vorzugeben, die jegliche Bereitschaft zur flexiblen Reaktion vermissen ließen.

Erst im zweiten Behandlungsjahr wurde es zunehmend möglich, mit Frau N. auch über ihre Auseinandersetzungen mit ihren Eltern zu sprechen. Die Patientin konnte nun differenzierter die wechselnden und inkonsistenten Interaktionen mit ihrer Mutter anschauen. Sie konnte dabei selbst eine klarere und besser strukturierte Haltung gegenüber ihrer Mutter einnehmen. Auch gegenüber dem Vater traute sie sich, sich deutlicher abzugrenzen und sich dessen autoritären Anforderungen nicht mehr zu »unterwerfen«. Während Frau N. vorher im gleichaltrigen Freundeskreis ständig wechselnde »chaotische Beziehungen« hatte, konnte sie sich nun »einen festen Platz in einer Gruppe« reservieren, wo sie inzwischen akzeptiert und geschätzt wurde. Sie musste sich nicht mehr durch Agieren ständig selbst wieder aus jeder Gruppe hinauswerfen, bevor sie selbst hinausgeworfen wurde.

Während Frau N. im ersten Behandlungsjahr den Therapeuten auch noch »spaltete« – in einen Therapeuten, der Bindungssicherheit gab, und in einen, der zurückweisend und versagend war –, konnte sie mit der Zeit durchaus erleben, dass etwa Beendigungen von Stunden zur vorgegebenen Zeit, das Einhalten von Regeln nicht Ausdruck von »Boshaftigkeit und Willkür« waren, sondern die Beziehung verbindlich und vor allen Dingen »vorhersagbar« machten. Diese Vorhersagbarkeit hatte Frau N. in ihrer Kindheit in der Beziehung zu ihrer Mutter vermisst. Sie war ungeschützt den relativ willkürlich wechselnden Bindungshaltungen ihrer Mutter ausgesetzt gewesen. Besonders Grenzsituationen wie Wochenenden, Urlaube des Therapeuten waren anfangs Gründe, warum Frau N. den Therapeuten als unzuverlässig, nicht an ihr interessiert, letztlich zurückweisend erlebte. Sie hatte den Eindruck, sie sollte so funktionieren, wie es der Therapeut von ihr erwartete, und dann zu den Stunden kommen, wenn er für sie Zeit hatte. Dabei waren die kurzfristig eingeräumten Termine, die allerdings im strukturierten Setting des Therapieraums stattfanden, aber außerhalb der bisher vereinbarten Stundenzeit, für sie ein »Beweis«, dass auf den Therapeuten »doch Verlass war«. Unter klassischen therapeutischen Gesichtspunkten hätte ich ein solches Vorgehen früher selbst als »Mitagieren« angesehen; unter bindungstheoretischen Gesichtspunkten dagegen verstehe ich es als hilfreiches Bindungsangebot, wenn mit dem Patienten bzw. der Patientin im Laufe der Zeit der bindungsdynamische Wiederholungsanteil in diesem »Agieren«, welches das spezifische Hoffen und Wünschen nach Präsenz sowie Konstanz der Bindungsfigur ausdrückt, besprochen werden kann.

Gegen Ende der Behandlung hatte Frau N. so viel Bindungssicherheit gewonnen, dass sie auf diesem Hintergrund eine stabile Partnerschaft eingehen konnte. So wurde es ihr möglich, die Therapie auch nicht mehr »für so bedeutungsvoll« zu halten. Sie wollte die Zeit jetzt für ihre Partnerschaft und das Zusammensein mit ihrer Clique nutzen.

Abschließende Bemerkungen und Katamnese

Frau N. inszenierte am Anfang der Behandlung in der Übertragung die verstrickte Bindungsbeziehung mit ihrer Mutter. Die autoaggressiven Handlungen und Suizidversuche als Form des Agierens weisen darauf hin, dass Frau N. in der Vergangenheit auch mit archaischer Wut und Erlebnissen der Desorganisation zu kämpfen gehabt hatte. Durch die Sicherheit und Stabilität der Beziehung in der Therapie konnte sie so viel eigene Bindungssicherheit und Konstanz erleben, dass sie auch Trennungen vom Therapeuten aushalten konnte und nicht länger mit Agieren und den typischen Spaltungen reagieren musste. Insofern war die therapeutische Bindungsbeziehung eine korrigierende emotionale Erfahrung im Sinne eines Neubeginns, der aus objekttheoretischer Sicht bei dieser Patientin zu einer wachsenden Objekt- und Selbstkonstanz führte, die mehr einer sicheren Bindungsrepräsentation entspricht. Auf diesem Hintergrund wurde es Frau N. auch möglich, sich aus der therapeutischen Beziehung zu lösen und altersadäquate Beziehungen einzugehen.

Der Behandlungsverlauf kann auch unter den Gesichtspunkten der Objektbeziehungstheorie diskutiert und interpretiert werden. Vielleicht hätte hierbei noch ein stärkerer Fokus auf der Bearbeitung der archaischen destruktiven Aggressionsphantasien der Patientin gelegen. Diese wurden in der Behandlung als emotionale Reaktion auf ihre frustrierten Bindungsbedürfnisse verstanden. Die Patientin fühlte sich im Laufe der Behandlung mit ihren auto- und fremddestruktiven Phantasien so weit gehalten, dass sie diese mit der Zeit deutlicher anschauen konnte, ohne sie erneut ausleben zu müssen.

Psychotische Symptomatik

Erstvorstellung und Symptomatik

Der 19-jährige Patient wurde vom Hausarzt wegen einer »Computerspielsucht« angemeldet. Der junge erwachsene Mann, O., wurde von seiner Mutter zum Erstinterview begleitet. Im Einzelgespräch, ohne Beisein der Mutter, berichtete er, dass alle seine Freunde wegen seiner Computerkompetenz neidisch auf ihn seien. Er spiele zwar oft stundenlang, aber dies sei notwendig, um sich fit zu machen und zu trainieren; er habe aber alles im Griff.

Im weiteren Verlauf zeigte sich, dass der Patient von sich glaubte, er habe besondere Kräfte bzw. eine spezielle »Ausstrahlung«, die auch in den Monitor eindringen und die Kampffähigkeit seiner Flugzeuge im Computerspiel beeinflussen könne. Er könne auch voraussehen, wie die Kämpfe ausgingen; überhaupt habe er eine besondere Sensibilität für Strahlungskräfte. Am Ende unseres Erstgesprächs bescheinigte er mir eine »gute Strahlung« bei unserem Kontakt und war, wohl aufgrund dieses Eindrucks, bereit, zu einer weiteren Unterredung zu kommen. In dieser Szene wirkte er beschwörend, kontrollierend, mit scharfem, stechendem Blick, als ob er in meine Gedanken eindringen und sie erraten wollte.

Anamnese

In den folgenden Gesprächen erfuhr ich – teilweise von O., teilweise von seiner Mutter –, dass der junge Mann das jüngste von drei Kindern war. Zwei ältere Geschwister waren bereits selbständig und wohnten nicht mehr im Elternhaus.

Schon sehr früh hatte sich O. für Elektronik interessiert, weil auch der Vater beruflich mit diesen Dingen zu tun hatte. Besonders der Vater, berichtete O., habe sich hierüber sehr gefreut, ihn in viele Sachverhalte eingeführt, so dass sein Interesse für Computer und Technik eher als etwas Normales gegolten habe und nicht als besonders auffällig erschienen sei.

In den letzten vier Monaten hatte seine Mutter dann festgestellt, dass O. des Öfteren nachts aufgestanden war; er hatte vor dem Computer gesessen und gespielt, währenddessen laut magische Formeln vor sich hingesagt, um den Verlauf der Computerspiele zu beeinflussen. Niemand konnte ihn in solchen Zeiten dazu bringen, das Computerspiel zu beenden. Oft saß er offenbar stundenlang oder auch während der gesamten Nacht vor dem Computer und war in solchen Phasen für seine Eltern nicht mehr erreichbar. Kurz vor diesem Gespräch hatte O. geäußert, dass er mit seinen magischen Kräften auch die Kontrolle über den Weltuntergang habe.

Zwischen Sohn und Vater hatte es in der Vergangenheit äußerst heftige aggressive Auseinandersetzungen gegeben, weil sein Vater ihn mit seinen diffusen elektronischen Theorien konfrontiert hatte. O. betonte im Gespräch, dass sein Vater von der modernen Elektronik nichts mehr verstehe, er dagegen habe Möglichkeiten, auch »seine Gedanken ins Netz einzuspeisen«.

Die Mutter hatte O. schon sehr früh in die Grundlagen ihrer – sehr strengen – religiösen Überzeugung und ihr spirituelles Denken eingeführt. Zwischen ihr und ihrem Sohn hatte es über lange Jahre durch die Religion eine sehr innige Verbindung gegeben, bis sich O. in der Zeit der Pubertät von seiner Mutter abgegrenzt hatte und nicht mehr zu den religiösen Veranstaltungen mitgegangen war. Stattdessen hatte er sich stundenlang mit der Technikwelt des Vaters beschäftigt.

In den vergangenen Wochen kam es, sicherlich bedingt durch die psychotischen Gedanken, zu einem vollkommenen Schulversagen. Dennoch besuchte O. weiterhin regelmäßig die Schule. Dabei gab es Hinweise, dass er – bei guter Intelligenz – durchaus Phasen hatte, in denen er in der Lage war, dem Unterricht zu folgen. Vorwiegend nachts war er aber vor dem Computer ganz in seine psychotische Welt versunken.

Bindungsdynamische Überlegungen

Vermutlich war O. seit seiner Kindheit über eine gemeinsame spirituelle Welt mit der Mutter verbunden. Im Rahmen von Abgrenzungsversuchen während der Pubertät wandte er sich dann ganz der Technikwelt des Vaters zu, was ihm zwar eine Ablösung von der Mutter ermöglichte, gleichzeitig aber eine genauso enge Bindung zum Vater herstellte. Die psychotische Symptomatik mit der Vorstellung, ein »Strahlengenie« zu sein, das über den Computer magische Kräfte hatte und durch Strahlungen die Welt bestimmen und verändern konnte, kann aus bindungsdynamischer Sicht so verstanden werden, dass er eine Symptomatik wählte, durch die er zwar über die Strahlungsthematik einen Bindungskontext einerseits zur Mutter und deren Spiritualität, anderseits zur Elektronikwelt des Vaters herstellte. Gleichzeitig konnte er sich aber durch seine ureigenen magischen Kräfte, die nur er besaß, sowohl von der Mutter wie auch vom Vater abgrenzen. Die psychotische Symptomatik lässt sich somit als O.s Versuch verstehen, sich aus den sehr engen symbiotischen Bindungen zur Mutter sowie zum Vater zu befreien und eine eigenständige, nur ihm gehörende Welt zu finden, in der nur er sich auskannte und die er alleine und dank seiner Kräfte erkunden konnte.

Sowohl die Bindung zur Mutter als auch die zum Vater war nicht von einer sensiblen Bindungsgestaltung geprägt. O. wurde von beiden als Erweiterung ihrer Persönlichkeit und ihrer Interessen gebraucht bzw. missbraucht. Seine eigenen Bindungs- und Explorationsbedürfnisse wurden von seinen Eltern entsprechend seinem jeweiligen Alter nicht ausreichend gewürdigt. Er befand sich daher in einem Dilemma: Solange er sich über das gemeinsame Thema Spiritualität sehr auf die Bindungsbeziehung zur Mutter einließ, war er deren »Gefangener« und weit vom Vater entfernt. In dem Maße, wie er sich radikal von der Mutter abwandte und in die Elektronikwelt des Vaters eintauchte, war er in dessen Vorstellungen und Welt gefangen, dabei aber gleichzeitig weit von der Mutter entfernt.

Die Wahnsymptomatik der Strahlung ermöglichte es ihm, einen eigenständigen Standpunkt einzunehmen; aber durch die gleichzeitig überall vorhandene Strahlung, die nur von ihm beherrscht und gesteuert wurde, stand er auch mit den Eltern in ständigem Kontakt. Nähe und Distanz, Frequenz und Intensität der Strahlungsbeziehung und -bindung wurden ganz allein und omnipotent von ihm kontrolliert. Auf diese Weise gelang es ihm, wenn auch unter Zuhilfenahme einer psychotischen Wahnsymptomatik, eine Autonomie zu erhalten, ohne auf die Beziehung zu beiden Eltern verzichten zu müssen. Vielmehr war er, wenn er nachts vor seinem Computer saß, durch seine Strahlungspotenz gleichzeitig sowohl mit den schlafenden Eltern als auch mit allen Menschen auf der ganzen Welt verbunden. Dabei konnte er auf den Computer und seine Spiele nicht verzichten, weil er im Moment des Abschaltens befürchten musste, von allen Menschen getrennt und damit einsam und alleine zu sein. Auf diese Weise verhinderte das ständige suchtartige Spielen auch, dass er sich schließlich allein und einsam fühlte.

Therapie und Verlauf

Eine stationäre und/oder auch medikamentöse Behandlung wurde von O. und seinen Eltern strikt abgelehnt. Die mit der stationären Aufnahme verbundene Trennung von Eltern und Sohn war für alle Beteiligten nicht vorstellbar. Allein diese Tatsache zeigte, wie eng beide Elternteile, jeder für sich, mit ihrem Kind verbunden waren. Die Mutter und der Vater brauchten den Sohn jeweils zu ihrer eigenen psychischen Stabilisierung.

Da O. gelesen hatte, dass man auch von Therapeuten abhängig werden könne, war er gegenüber einer Behandlung zunächst sehr skeptisch eingestellt und wollte auf keinen Fall mehr als einmal in der Woche zur Therapie kommen. Erst als sich später, im Verlauf der Therapie, die Bindungsbeziehung stabilisiert hatte, konnte die Behandlungsfrequenz auf zweimal pro Woche erhöht werden, ohne dass er dadurch zusätzlich Angst bekam. Ich war sehr skeptisch, ob eine so wenig intensive Behandlung bei einem so schweren Krankheitsbild irgendeine Form der Veränderung bewirken könnte. Ich hatte aber scheinbar keine andere Chance, als mich der von O. bestimmten Intensität des Beziehungs- und Bindungskontaktes anzupassen und von diesem leiten zu lassen.

O. war dabei zunächst misstrauisch und unschlüssig, wieweit er mich in seine Wahnwelt einbeziehen und darüber informieren sollte. Zunächst erfuhr ich daher nur sporadisch etwas von seinen Phantasien, die sich mit der Zeit als komplexes Wahngebilde entpuppten. Über seine von ihm produzierten Strahlungen war er auch ohne Internetanschluss mit der ganzen Welt verbunden. Ich habe diese grandiose Verbindungs- und Bindungsausweitung als Zeichen auch für den Verlust der inneren Bindung und des sicheren Halts in der Beziehung zu seinen Eltern sowie als Versuch der Loslösung interpretiert. Relativ bald glaubte O. auch mit mir telepathisch verbunden zu sein und meine Gedanken lesen zu können. Aber er war erleichtert, bei mir keine bösen Absichten feststellen zu können. Dies verstand ich als positiven Übertragungsversuch.

Obwohl sich während des ersten Dreivierteljahres die Wahnsymptomatik nicht wesentlich veränderte, schienen sich seine Ich-Funktionen doch insoweit ausreichend zu stabilisieren, dass er weiter die Schule besuchen konnte. Der therapeutische Beziehungs- und Bindungskontakt schien nun relativ verlässlich zu sein; er kam regelmäßig und pünktlich zur Behandlung. Die Wahnsymptomatik veränderte sich mit der Zeit dahingehend, dass er nun mit mir differenzierter und ausgiebig »über Gott und die Welt«, Transzendenz, nahe und ferne Bindungen und Beziehungen diskutierte.

Ab diesem Zeitpunkt wurde es möglich, auch die Beziehung zu seinen Eltern differenzierter zu betrachten. Dabei konnte er überhaupt keine Verbindung zwischen der Ebene der Beziehung zu seinen Eltern und dem Bereich seiner Phantasien herstellen. Im Weiteren wechselte er zwischen zwei Welten: Teilweise identifizierte er sich wieder mehr mit der religiösen Welt der Mutter, und aus dieser heraus kritisierte er den eher »ungläubigen« Vater und dessen Interesse für Rationalität und Technik; teilweise identifizierte er sich mit der Welt des Vaters und der Technik, und aus dieser Position heraus kritisierte er die »abergläubische Welt« der Mutter. Auf diese Weise pendelte er zwischen beiden Elternteilen hin und her, jeweils mehr mit dem einen oder dem anderen identifiziert und diesem nahe. Gleichzeitig trat die Wahnsymptomatik in den Hintergrund; gegen Ende des zweiten Behandlungsjahres wurde es möglich, dass der Patient sich zunehmend mit seinem »eigenen Weg« zu beschäftigen begann. Dabei gewann die Beziehung zu einem nahen Freund, mit dem er früher schon oft stundenlang technische Basteleien durchgeführt hatte, große Bedeutung. Er verbrachte nun erneut viele Stunden mit diesem Freund, was zu Hause eine Möglichkeit bot, sich in sein Zimmer zurückzuziehen, sich von seinen Eltern abzugrenzen und doch nicht allein mit dem Computer zu sein.

In der therapeutischen Beziehung wirkte er nun eher wie ein Adoleszenter, der in tiefschürfenden intellektuellen Gesprächen für sich »die Welt verstehen« wollte. Dabei setzte er sich auch kritisch mit mir auseinander, verwarf meine Vorstellungen von der Welt, grenzte sich auch von mir mehr und mehr ab. Er konfrontierte mich mit direkten, klaren Fragen »über Gott und die Welt«, die er auch konkret beantwortet haben wollte. Er forderte mich auf, Stellung zu beziehen, »Farbe zu bekennen«, um auch die Beziehung zu mir im Wechselspiel von Identifikation und Abgrenzung zu gestalten. Hierbei war es nicht möglich, die Fragen des Patienten, der »klassischen« Technik entsprechend, zurückzugeben, weil er dies als direkte Bindungsvermeidung, Ablehnung und Rückzug interpretiert hätte. Es war eine adoleszentengerechte »zielorientierte« Partnerschaft gefordert, in der man gemeinsame Ziele diskutierte, klärte und der jeweilige Partner sich auch abgrenzen und eigene Meinungen vertreten konnte. Eine solche wohlwollende argumentative Auseinandersetzung auf dem Hintergrund einer wachsenden Bindung erlaubte es ihm, sich auch entsprechend mit seiner Mutter und seinem Vater auseinanderzusetzen, so als ob er in den Therapiesitzungen jeweils vorher testete, wieweit er mit seinen Gedanken und Ideen gehen konnte. Diese wurden im Lauf seiner weiteren Entwicklung realitätsorientierter, dabei scharfsinnig intellektuell, differenzierend, eine Methode, die er zur Exploration wie zur Ablösung und Abgrenzung »als Waffe« einsetzte.

Die Behandlung endete an dem Punkt, als er sich für eine eigene Berufsausbildung einsetzte, die weder den Wünschen der Mutter noch denen des Vaters entsprach. Er erkämpfte sich diesen Weg, obwohl er fest davon überzeugt war, dass er durch seine Entscheidung beide Elternteile »enttäuschen« musste. Es war ihm wichtig, dass der Therapeut seine Entscheidung nachvollziehen und mittragen konnte.

Abschließende Bemerkungen und Katamnese

Aus therapeutischer Sicht war die Behandlung noch nicht beendet, als O. sich für seinen eigenen Weg und das Ende der Behandlung entschied. Es wurde deutlich, dass er sich auch von mir als Elternfigur lösen und seinen eigenen Weg gehen musste. Es gab viele Bedenken, ob diese Entwicklung stabil bleiben werde oder ob es erneut zu einer psychotischen Symptomatik kommen könnte. Spätere Rückmeldungen vonseiten den Eltern ergaben aber, dass er durchaus ohne psychotische Symptomatik sein selbstgewähltes Ziel verfolgen konnte, zum Erstaunen der Eltern wie auch zu meiner Überraschung.

Dabei mussten wir unsere Bedenken aushalten, dass vielleicht die gewonnene psychische Stabilität noch nicht genügend tragfähig sein könnte, um auch größeren Belastungen standzuhalten. Vielleicht betrachtet man aufgrund diagnostisch-therapeutischer Kriterien eine Behandlung oft noch nicht als abgeschlossen, weil man denkt, dies oder jenes müsste noch therapeutisch bearbeitet werden. Vielleicht ist es notwendig, Patienten auch dann eine Ablösung zuzugestehen, wenn sie sich »probeweise sicher genug fühlen«, mit der Möglichkeit und der Gefahr, dass es auch zu einem erneuten Auftreten der Symptomatik kommen kann. Wenn die therapeutische Bindungsbeziehung stabil ist, können sich die Patienten dann wieder an uns wenden. In einem weiteren Behandlungsabschnitt könnten sie so weit kommen, dass sie einen weiteren Ablösungsversuch wagen und trotz Belastungen auch durchstehen können.

Altersdepression

Erstvorstellung und Symptomatik

Ich lernte Frau P. während ihres stationären Aufenthalts kennen. Sie war schon mehrere Wochen wegen einer »schweren depressiven Symptomatik« in stationärer psychiatrisch-psychotherapeutischer Behandlung. Differentialdiagnostisch wurde auch an eine beginnende Demenz gedacht. Frau P. war auf der Station dafür bekannt, dass sie immer auf ihrem Stuhl saß, sich den ganzen Tag kaum bewegte und dass man eigentlich nicht genau wusste, was sie von ihrer Umwelt mitbekam. Sie sprach kein Wort und schien sich für niemanden zu interessieren. Von außen hatte man das Gefühl, dass sie sich in einem »Dämmerzustand« befand, emotional und kognitiv für Außenstehende nicht erreichbar.

Anamnese

Frau P. hatte bis zur stationären Aufnahme mit ihrer Tochter in einer gemeinsamen Wohnung gelebt. Als die Tochter ihr eröffnete, dass sie bald heiraten wolle und dass es wohl das Beste sei, wenn die Mutter in ein Altersheim zöge, protestierte diese zunächst heftig, schimpfte und tobte, stand dann am nächsten Morgen nicht mehr aus dem Bett auf und sprach kein Wort mehr, so dass man zunächst an einen Schlaganfall dachte. Die weiterführende neurologische Diagnostik erbrachte aber keinen pathologischen Befund; deshalb ging man von einer akuten Krisensituation, einer schweren depressiven Reaktion, später auch von einer beginnenden Demenz aus. Dabei passte allerdings die akute Symptomatik mit der beschriebenen Auslösersituation nicht zu einer Demenz. Frau P. hatte immer mit ihrer Tochter zusammengewohnt, und beide waren ein eingespieltes »Beziehungsteam«. Frau P. versorgte den Haushalt, während die Tochter ganztägig berufstätig war. Dass diese jemals heiraten könnte und sie selbst ihren Lebensabend im Altenheim verbringen sollte, war für Frau P. nicht vorstellbar.

Diese Anamnese war aber nur fragmentarisch von der Tochter zu erhalten, weil die Mutter selbst über sich und ihr bisheriges Leben kein Wort sprach. Meine ersten Versuche, mit Frau P. direkt Kontakt aufzunehmen, sie anzusprechen, prallten wie an einer Wand ab. Die kleine weißhaarige Frau, 75 Jahre alt, kniff die Brauen leicht zusammen und sah mich durch ihre Nickelbrille durchdringend an. Ich hatte dabei sehr wohl das Gefühl, dass sie mich wahrnahm, ohne aber mit Worten, Gestik oder auch Mimik zu reagieren, geschweige denn meine Fragen zu beantworten. Irgendwie war ich aber von dieser Patientin, die auf dieser Station wie eine schweigende Statue wirkte, fasziniert und innerlich angesprochen. Ich spürte, dass ich sie häufiger ansah und innerlich mit ihr beschäftigt war. Ich überlegte, was wohl hinter dem Schweigen alles verborgen sein konnte.

Bindungsdynamische Überlegungen

Zunächst einmal ist auffällig, dass die Erkrankung mit der depressiven Symptomatik zu dem Zeitpunkt einsetzte, als die Tochter von einer bevorstehenden Trennung sprach. Deren Ankündigung, sie wolle heiraten und die Mutter müsse in ein Altersheim ziehen, hatte offensichtlich bei der Patientin so viel Angst und Schrecken ausgelöst, dass es ihr nach einem kurzen Protest, wie von der Tochter geschildert, im wahrsten Sinne des Wortes die Sprache verschlug.

Die Sprachlosigkeit und der depressive Rückzug führten dazu, dass sich die Tochter intensiv mit ihrer Mutter beschäftigen musste und nicht in der Lage war, ihre weitere Lebensplanung mit der Heirat zu verwirklichen. Die Sorge um die Erkrankung der Mutter, die anfängliche Unklarheit und die Vermutung, es könnte ein Schlaganfall eingetreten sein, versetzten die Tochter in große Angst. Im Grunde wurde die Bindung zwischen Tochter und Mutter dadurch nur noch intensiver. Inzwischen waren aber mehrere Monate vergangen, und der Aufenthalt auf der Station hatte auf dem Hintergrund der Diagnose einer schweren akuten Depression weder durch eine psychotherapeutische Intervention, die am Schweigen der Patientin scheiterte, noch durch medikamentöse Behandlung zu einem Erfolg geführt. Frau P. zeigte inzwischen Anzeichen von Hospitalismus; sie war Teil der Station, wurde nicht mehr besonders beachtet, lebte unauffällig, verursachte keine Schwierigkeiten, und die Tochter besuchte sie mehrmals in der Woche. Diese brauchte selbst psychotherapeutische Hilfe und begleitende Gespräche, weil sie Schuldgefühle wegen ihrer Heiratspläne und der damit verbundenen Trennung hatte und sich große Vorwürfe machte.

Bindungsdynamisch kann man vermuten, dass Mutter und Tochter wechselseitig in einem sehr begrenzten Feld füreinander eine sichere Basis waren; diese Basis sah aber so aus, dass für Ablösung und Exploration kein Raum blieb. Das bisherige Arrangement machte dies auch nicht erforderlich. Aber das gesamte Gefüge wurde durch die Heiratsabsichten der Tochter ins Wanken gebracht. Allein der Gedanke an eine Trennung und die damit mögliche Erweiterung des eigenen Explorationsbereiches führten dazu, dass die Mutter tatsächlich an einer schweren reaktiven Depression erkrankte. Dies hatte auf der Bindungsebene zur Folge, dass die Bindung zur Tochter wieder enger und eine wirkliche Trennung nicht möglich wurde. Warum und aufgrund von welchem biografischen Kontext sich diese Bindung zu einer so engen Kollusion entwickelt hatte, war mir zunächst nicht klar. Deswegen bestand auch keine genaue Vorstellung davon, wie ich mit der Patientin psychotherapeutisch arbeiten sollte, zumal sie auf die verschiedensten Interaktionsangebote nur mit Schweigen und Bewegungslosigkeit reagierte.

Therapie und Verlauf

Wenn Frau P. auch ihrerseits nicht expressiv zu reagieren schien, so hielt ich es aus Bindungssicht doch für notwendig, mit ihr wenigstens Kontakt zu halten und sie nicht als lebendige Statue in der Station zu betrachten. Ich versuchte zunächst über Blickkontakt, dann durch immer wieder erneutes Ansprechen mit der Patientin in Kontakt zu treten, ohne aber eine Antwort in Form von verbalen Äußerungen zu erwarten. Ihre Augenbewegungen ließen mich stets vermuten, dass sie mich durchaus hörte, verstand und auch angesprochen werden wollte. Ich gewann den Eindruck, dass auch sie meinen Blick suchte, wenn wir gemeinsam mit den anderen Patienten in einer Gruppenrunde saßen.

Eines Tages unternahmen Personal und Patienten gemeinsam einen eintägigen Ausflug; auch Frau P. kam mit. Während des Bummels durch die Stadt bemerkte ich, dass sie sich wie ein Schatten in meiner Nähe aufhielt, wenn auch in einem gewissen Abstand. Es war, als bestünde zwischen uns ein unsichtbares Band, das uns nicht erst seit jetzt emotional zusammenhielt. Als wir an einem Geschäft für Musikinstrumente vorbeikamen und ich dort im Schaufenster ein wunderschönes altes Cello sah, verabschiedete ich mich für kurze Zeit von der Gruppe, weil ich mir das Instrument genauer anschauen wollte. Ich verabredete mit der Gruppe und den anderen Betreuern, dass wir uns am Bahnhof wieder treffen würden. Als ich in diesem Laden begann, das Cello zu spielen, stellte ich nach einer Weile fest, dass Frau P. hinter mir saß und meinem Spiel lauschte. Ich selbst war von dem Instrument fasziniert gewesen und nahm nun irritiert und betroffen wahr, dass die Patientin mir gefolgt war. Über das Spiel hatte ich selbst ein wenig die Zeit vergessen und schaute erschrocken auf die Uhr. »Oh Gott«, sagte ich, »wir haben den Zug verpasst«, worauf Frau P. mir gelassen und zum ersten Mal überhaupt antwortete: »Das macht nichts, wir haben ja viel zu erzählen.«

Ich war völlig verwirrt und sehr bewegt. Frau P. hatte zu mir gesprochen. Schweigend und nun nebeneinander gingen wir zum Bahnhof, erkundigten uns nach dem nächsten Zug und saßen uns dann an einem kleinen Tisch in einem Café gegenüber, um auf den Zug zu warten. Ganz von sich aus begann Frau P. nun zu erzählen, wie sie im Krieg mit ihrem Mann, der ein Musiker war, durch die ganze Welt gereist sei und ihn schließlich, nach allen Kriegswirren, doch noch verloren habe. Geblieben sei ihr nur ihre Tochter, ihr »Ein und Alles«. Schließlich liebte sie in der Tochter auch ihren Mann weiter. Bisher hatte sie wohl die Trauer um den geliebten Mann tief in sich begraben. Sie hatte Tränen in den Augen, als sie mir sehr anschaulich ihre Lebensgeschichte erzählte, und ich verstand, dass die Vorstellung einer Trennung von der Tochter bedeutete, nicht nur um diese, sondern – mit dreißigjähriger Verzögerung – auch um ihren verstorbenen Mann trauern zu müssen. Mein Spiel auf dem Instrument hatte die Erinnerung an ihn wachgerufen und so lebendig werden lassen, dass sie es auf dem Boden der bereits zwischen uns vorsichtig geknüpften Bindung wagte, über all dies mit mir zu reden und ihr Schweigen zu brechen. Es sei ihr bisher nicht möglich gewesen; sie habe einfach nur eine große Last in ihrer Brust verspürt, und jedes Wort sei ihr zu viel gewesen.

Diese bewegende Begebenheit verstärkte die Bindung zwischen Frau P. und mir, so dass auf diesem Hintergrund eine sehr emotionale therapeutische Trauerarbeit zustande kam. Dabei wurde mir im Lauf der Zeit deutlich, dass mich die Patientin durch ihr Äußeres an meine Großmutter erinnerte, die einst für mich eine wichtige Bezugsperson gewesen war. Der Zustand der Patientin besserte sich, so dass wir relativ bald auch in gemeinsamen Gesprächen mit der Tochter tatsächlich die Möglichkeit einer Heimunterbringung besprechen konnten. Dabei war es Frau P. wichtig, eine Form des betreuten Wohnens für alte Menschen zu finden und nicht in ein Altenheim »abgeschoben« zu werden. Grundbedingung war für sie, dass sie antike Möbelstücke, die ihr »ans Herz gewachsen waren«, als symbolische Vertreter jener Zeit in ihr neues Zuhause mitnehmen konnte. Als ein entsprechender Heimplatz gefunden und ein Probewohnen erfolgreich verlaufen war, konnten tatsächlich die Entlassung aus der Klinik und ihr Umzug geplant werden. Sehr sorgfältig wählte Frau P. aus, welche Möbel- und Erinnerungsstücke sie bei entsprechender beengter Wohnmöglichkeit im Heim mitnehmen wollte.

Sie kam noch weiter ambulant zur Behandlung. Der weitere Verlauf der Therapie war von der Trauerarbeit, der Trennung von der Tochter und auch der Trauer um den zu frühen Verlust ihres Ehemannes geprägt. Frau P. konnte noch einmal auf ihr gesamtes Leben zurückschauen. Es war wie ein Lösen von alten Bindungen aus einem früheren Leben und ein Aufbruch in eine neue Welt. Erst damit wurde es ihr möglich, auch in der neuen Wohngruppe Kontakte zu knüpfen und neue Bindungen und Beziehungen einzugehen.

Abschließende Bemerkungen und Katamnese

Frau P. wurde eine geschätzte und engagierte Heimbewohnerin, die sich auch durch zusätzliche Aktivitäten in ihrer neuen Wohngruppe auszeichnete. Sie blieb mit mir über viele Jahre in Kontakt und schilderte in seitenlangen Briefen ihr weiteres Leben; dessen neue Möglichkeiten zu erkunden hatte sie energisch in die Hand genommen. Mit Freude berichtete sie von der Entwicklung ihrer Enkelkinder, war voller Stolz darüber, wie sie gediehen und was sie schon alles konnten. Als sie viele Jahre später starb und ich von der Tochter eine Todesanzeige erhielt, war ich selbst sehr traurig, auch wenn ihr Abschied und Tod nach vorausgegangener kurzer Krankheit für mich nicht ganz überraschend kamen.

Zusammenfassende Bemerkungen

Im Folgenden fasse ich einige Grundgedanken zu den dargestellten Fallbeispielen zusammen.

Die Herstellung einer sicheren Bindungsbeziehung zum Patienten bzw. zur Patientin (»sichere Basis«) war jeweils eine wesentliche therapeutische Aufgabe. Dieser Vorgang ist eine Grundvoraussetzung dafür, dass es dem Patienten in der Übertragung möglich wird, seine pathologischen Selbst- und Objektrepräsentationen aus der Kindheit zu verändern.

Dabei erlebten die Patientinnen und Patienten während der stationären Behandlungen in unterschiedlicher Intensität sicherlich auch das Pflegepersonal, die Mitpatienten oder die Klinik selbst als eine solche »sichere Basis«. Besondere Schwierigkeiten in der Herstellung und Gestaltung einer sicheren therapeutischen Bindungsbeziehung bestanden bei Patienten mit einem unsicher-vermeidenden Bindungsmuster. Gerade bei diesem Muster waren meine Bemühungen, eine therapeutische Bindungsbeziehung herzustellen, dann nicht erfolgreich, wenn der Leidensdruck der Patientinnen bzw. Patienten fehlte oder wenn etwa das Kind erkrankt war und die eher bindungsvermeidenden Eltern sich auf keine Behandlung einlassen wollten oder ich ihnen die Notwendigkeit einer Behandlung nicht ausreichend vermitteln konnte.

Die Kenntnis der verschiedenen Bindungsmuster erleichterte es mir, die Bindungsstörung der jeweiligen Patientinnen oder Patienten besser zu verstehen, so dass ich mein therapeutisches Vorgehen entsprechend daran ausrichten konnte. Die Fallbeispiele verdeutlichen aber auch, dass die klinischen Varianten der Bindungsstörung auf der Verhaltens- und der Symptomebene weit von den klassischen Mustern einer unsicheren Bindung abweichen können.

Nach der Therapie konnten die Patienten im weiteren Verlauf ihres Lebens mehr oder weniger symptomfrei Beziehungen gestalten, die Bindung und Trennung ebenso wie die Erkundung ihrer Umwelt und ihrer intrapsychischen Welt mit mehr Flexibilität zuließen. Ich werte dies als einen Hinweis, dass sich vermutlich auch ihre inneren Arbeitsmodelle hin zu einem sicheren Bindungsmuster verändert haben und eine deutlichere Strukturierung und Hierarchie innerhalb der Arbeitsmodelle erreicht werden konnte. Dies äußerte sich auch darin, dass die Patientinnen und Patienten maladaptives Bindungsverhalten durch adaptives ersetzten konnten. Auf der Grundlage einer sicheren therapeutischen Bindung konnten libidinöse wie aggressive Affekte bei der Bearbeitung triebdynamischer Konflikte von Patienten in der Übertragung angstfreier geäußert und psychisch von ihnen integriert werden.

Weitere Bindungspersonen im Umfeld der Patientinnen und Patienten – wie etwa Partner oder Eltern – können als Schutz- wie auch als Risikofaktoren für die psychische Entwicklung betrachtet werden. Sie mussten während einer Behandlung in dem Netz der Bindungen des Patienten mit gesehen und einbezogen werden. Besonders bei unsicher-ambivalenter Bindung mit verstrickter Beziehung, etwa zwischen Partnern oder auch zwischen Eltern und Kind, kann es sonst zu Erkrankungen etwa des bisher gesunden Partners kommen, wenn der Patient bzw. die Patientin im Laufe der Therapie ein sicheres Bindungsmuster entwickelt und sich damit auch zwangsläufig vom Partner weiter ablöst.

Vermutlich bleibt bei den Patientinnen und Patienten trotz neuer Bindungserfahrungen in der Therapie eine gewisse Vulnerabilität für Themen zurück, bei denen es um Bindung, Trennung und Verlust geht. Einige Katamnesen zeigen, dass die Patienten mich nach abgeschlossener Therapie bei erneuter Symptomatik oder angstauslösenden Belastungen eigenständiger aufsuchen konnten. Auch in der Art ihrer Auseinandersetzung mit einer neuen Problematik erlebte ich sie als selbstreflexiver und in der Analyse der jeweiligen Bindungsdynamik kenntnisreicher.

In einigen kürzeren – mehr fokal orientierten – Therapien strebte ich keine Auflösung der Übertragung am Ende der Behandlung an, damit die Patienten auch zu späteren Zeitpunkten in Situationen mit Angst und Bedrohung wieder auf mich als »sichere Basis« zurückgreifen konnten, was sie in Einzelfällen auch taten. Manchmal war ich allerdings gegen Ende einer Therapie sehr um eine Bearbeitung des Abschieds bemüht, um die endgültige Ablösung und den Autonomieprozess der Patientinnen und Patienten zu fördern. Trotzdem haben sich einige Patienten später wieder gemeldet, was ich ursprünglich auf dem Hintergrund einer unzureichenden Bearbeitung der Trennung von mir verstand. Heute – rückblickend und in Kenntnis der Bindungstheorie – interpretiere ich dies so, dass auch die Bindung in der therapeutischen Beziehung ein lebenslanges Thema bleibt. Wenn es tatsächlich gelingt, mit den Patientinnen und Patienten in der therapeutischen Beziehung eine »sichere Basis« herzustellen, dann ist es aus meiner heutigen Sicht kein »Behandlungsfehler« und kein »Zeichen unzureichender Bearbeitung«, wenn sie sich später, in Zeiten der Not, wieder hilfesuchend an mich (bzw. ihre jeweiligen Therapeutinnen und Therapeuten) wenden.

Wenn wir uns auf eine Behandlung einlassen und uns der Patientin (dem Patienten) als sichere Basis zur Verfügung stellen, dann bedeutet jeder ihrer (seiner) Schritte in eine neue Lebensperspektive, jedes Abschiednehmen am Ende einer Therapie auch, dass *wir* (die Therapeutinnen und Therapeuten) Trennungs- und Trauerarbeit leisten müssen. Dieser Prozess ist umso intensiver und auch schmerzlicher, wenn eigene Übertragungen aus eigenen Bindungserfahrungen mitschwingen. Wir müssen uns dieser eigenen Bindungsanteile und Gegenübertragungsprozesse bewusst werden, damit wir die Patientinnen und Patienten in ihrer Autonomieentwicklung nicht wegen eigener Bindungsbedürfnisse festhalten. Diese Gefahr ist besonders groß, wenn Therapeuten allein leben oder – manchmal auch wegen ihres beruflichen Engagements – eigene private Bindungsbeziehungen vernachlässigen. Eine gute, bindungsbasierte therapeutische Arbeit ist nach meiner Erfahrung nur möglich, wenn der Therapeut (die Therapeutin) selbst in ein Netz von Beziehungen eingebunden ist, die für sein (ihr) Leben und seine (ihre) emotionale Bindung die sichere Basis darstellen. Dies hilft ihm, seine Patienten loszulassen, aber es erspart ihm nicht die notwendige eigene Trauerarbeit beim Abschied vom Patienten oder der Patientin.

TEIL 5

Weitere Anwendungsgebiete der Bindungstheorie

Prävention

Die Fallbeispiele haben gezeigt, dass Bindung eine Herausforderung ist, die vielleicht schon vorgeburtlich oder sogar vor der Zeugung beginnt und über die Geburt hinweg bis ins hohe Alter ihre Bedeutung behält. Keineswegs ist die Bindungsentwicklung auf das erste Lebensjahr beschränkt. Bindung und Exploration und die damit verbundene Trennung und Lösung sind Spannungspole einer Entwicklungsdynamik; diese Themen ziehen sich wie ein roter Faden durch das gesamte Leben.

Es ist wichtig, dass wir Eltern, Hebammen, Pädagoginnen und Pädagogen sowie Sozialarbeiter und Sozialarbeiterinnen, Lehrpersonen, Ärztinnen und Ärzte, Krankenschwestern und -pfleger, Psychologinnen und Psychologen, Seelsorger und Seelsorgerinnen sowie Familienrichterinnen und -richter darüber informieren, welchen Stellenwert Bindung als grundlegende Lebensmotivation hat, damit sich Medizin, Pflege, Psychologie, Soziale Arbeit, Rechtsmedizin, Pädagogik und Therapie darauf einstellen können. In Schwellensituationen der Entwicklung – wie etwa beim Beginn des Laufenlernens, bei der zunehmenden Selbständigkeit im Kleinkindalter oder bei der Ablösung in der Adoleszenz – herrschen oft einerseits noch Bindungsbedürfnisse vor, andererseits sind aber gleichzeitig auch Exploration und Loslösung gefordert. In diesen Phasen kann es aufgrund der damit verbundenen Spannungen jeweils auch zu ganz normalen Entwicklungskrisen kommen.

Auf dieser Basis bietet es sich an, Präventionsarbeit mit werdenden Eltern zu leisten. Anna Buchheim und ich hatten in den 1990er Jahren in Ulm damit begonnen, mit einem ersten präventiven und bindungsbasierten Schulungsprogramm für Eltern zu arbeiten. An fünf Gruppenabenden informierten wir Paare, die ihr erstes Kind bekamen, im letzten Drittel der Schwangerschaft über Ergebnisse der Säuglingsforschung. Dabei wurden speziell die Themen »Bindung« und »Trennung« behandelt und an Beispielen erläutert. Für die werdenden Eltern wurde auch eine Form der Selbsterfahrung, die eigene Vorstellungen und Erlebnisse zur Thematik »Bindung und Trennung« betraf, ins Programm integriert.

Nach der Geburt haben wir jeweils die Mutter und den Säugling sowie den Vater und den Säugling in ihrer Interaktion beobachtet. Wir zeichneten eine Videoszene auf, in der Mutter und Vater jeweils ihr Kind wickelten und mit ihm spielten. Gemeinsam mit den Eltern analysierten wir anschließend diese Aufzeichnung. Ziel dieses Trainings war es, die Wahrnehmung und die Interpretation der Signale ihres Kindes vonseiten der Eltern zu verbessern, um diese so für ihr eigenes Verhalten gegenüber ihrem Kind zu sensibilisieren. Allerdings reichte nach unserer Erfahrung *ein* solches Training nicht aus, wenn die Eltern – Vater oder Mutter – eine Bindungsstörung hatten. Es kann aber junge Eltern darauf vorbereiten, sich bei entsprechenden Schwierigkeiten eine therapeutische Hilfestellung zu holen. Dies war ein erster Ansatz, die frühkindliche Entwicklung und die notwendige Erziehungsarbeit der Eltern nicht länger einem Wechselspiel von Versuch und Irrtum zu überlassen. Die Eltern fühlen sich hier mit Recht oft mangels Erfahrung allein gelassen bis überfordert. Manchmal sind sie auch verzweifelt und sehen deutlich, wie ihre Bindungsbeziehung zu ihrem Kind in eine Sackgasse geraten ist, so dass sie sich auf eine zweite Schwangerschaft nicht mehr einlassen möchten. Andererseits besteht teils aber auch die Hoffnung, in einer zweiten Schwangerschaft könne alles wieder gut werden und man habe aus den Fehlern gelernt. Da sich aber die eigene Bindungsdynamik nicht wesentlich verändert hat, wiederholt sich oft das Bindungs- und Beziehungsdrama in Varianten auch beim zweiten Kind.

Im Hinblick auf die Schutzfunktion sekundärer Bezugspersonen im Rahmen der Entwicklung einer sicheren Bindung ist es hilfreich, Eltern gezielt von Anfang an zu motivieren, die Beziehung zu sekundären Bezugspersonen wie Freunden, Tanten, Großeltern, aber auch konstanten Babysittern zu pflegen und zu intensivieren. Dabei ist durchaus auf die Auswahl dieser Bezugspersonen Wert zu legen: Es sollte genau darauf geachtet werden, wieweit diese in der Lage sind, sich tatsächlich auf eine Bindung zum Kind einzulassen. Nur wenn dies gewährleistet ist, können solche sekundären Bezugspersonen auch hinsichtlich der Entwicklung einer sicheren Bindung präventiv wirken (vgl. auch Brisch et al., 1997).

Durch Informations- und Aufklärungsarbeit über die Konzepte der Bindung, besonders im therapeutisch-pädagogischen Bereich, ist es möglich, etwa für die dort Arbeitenden neue Denkschemata zu schaffen und Perspektiven zu eröffnen, damit sie z. B. die Kinder beim Eintritt in den Kindergarten und in die Schule sowie in ihren Schul- und Lernprozessen und gruppendynamischen Interaktionen besser verstehen können.

Die Eingewöhnung in neue Umgebungen während der Kindheit (wie etwa der

Beginn der Betreuung in der Krippe, bei der Tagesmutter, im Kindergarten, aber auch der Eintritt in die Grundschule, der Wechsel auf weiterführende Schulen, Schul- und Ortswechsel wegen eines Umzugs), aber auch im Erwachsenenalter (wie beim Wechsel der Arbeitsstelle, bei der Aufnahme in ein Seniorenheim) kann unter dem Gesichtspunkt der Bindungstheorie spezifisch gestaltet werden. Eine solche Eingewöhnung sollte z. B. beinhalten, dass ein Kind bei der Tagesmutter anfangs noch nicht allein bleibt, sondern gemeinsam von der Mutter und der Tagesmutter betreut wird, bis Letztere allmählich zur neuen sekundären Bindungsperson für das Kind wird. Erst dann können die Trennungszeiten verlängert werden, weil das Kind inzwischen in Abwesenheit der Mutter auf die Tagesmutter als weitere neue Bindungsperson zurückgreifen kann, die ihm emotionale Sicherheit vermittelt. Dieser Prozess der Eingewöhnung und des Aufbaus von neuen Bindungsbeziehungen braucht besonders im Säuglings- und Kleinkindalter Zeit und lässt sich nicht beschleunigen (Laewen et al., 1990).

Eine weitere wichtige Schwellensituation, in der Bindungsmuster und Ablösungsschwierigkeiten aktiviert werden, stellen die Adoleszenz und das junge Erwachsenenalter dar. Es ist von besonderer Bedeutung, Eltern in entsprechenden Seminaren zu schulen und ihnen die Möglichkeit zu geben, sich über ihre eigenen Bindungsbedürfnisse und Loslösungsängste gegenüber ihren Kindern in der Adoleszenz auszusprechen, damit sich nicht in diesem Alter das wiederholt, was bereits im ersten Lebensjahr zu Schwierigkeiten in der Bindung geführt hat oder dort fixiert wurde. Adoleszente und junge Erwachsene haben durchaus eine Chance, in der Krise auch innere Arbeitsmodelle zu korrigieren oder weiterzuentwickeln (Larstone & Moretti, 2014).

Das letzte Fallbeispiel hat gezeigt, dass auch im hohen Alter Abschieds- und Trennungsprozesse bindungstherapeutisch bearbeitet werden können, wenn ein entsprechender Bindungsfokus gesehen wird. Auch alte Bäume kann man verpflanzen, wenn den entsprechenden Loslösungsbedürfnissen, Trauerprozessen und neuen Bindungsmöglichkeiten Raum und Zeit eingeräumt werden und eine Möglichkeit zur Bearbeitung gegeben ist. Dies bedarf aber bei allen Beteiligten – bei den Kindern, die oft Trennung und Umzüge von altgewordenen Eltern vorantreiben, aber auch bei den Pflegekräften in Altenwohnheimen – entsprechender Kenntnisse über die Bedeutung von Bindung und Lösung (Browne & Shlosberg, 2006; Spence et al., 2020).

Allgemein wird die Entwicklung von aggressiven Verhaltensweisen und Gewalt in Kindergärten und Schulen beklagt. Die Untersuchungsergebnisse zur effektiven Zunahme von Gewalt und Aggression sind zunehmend eindeutiger;

es sprechen zudem viele Fakten dafür, dass die Form der aggressiven Auseinandersetzung und der Gewaltanwendung unter Schülern sich verändert hat, dass Schüler nämlich aggressive Handlungen selbst dann fortsetzen, wenn ihr Mitschüler bereits verletzt am Boden liegt. Die Möglichkeit der Einfühlung in die Situation des anderen scheint hierbei vollkommen verloren gegangen zu sein oder war womöglich nie vorhanden (Estévez et al., 2019; Deschamps et al., 2018). Dabei spielen offensichtlich auch traumatische Erfahrungen und, daraus folgend, eingeschränkte Fähigkeiten der Emotionsregulation der Kinder und Jugendlichen eine große Rolle (Craig & Moretti, 2019; Hentges et al., 2017).

Die Bindungsforschung weist darauf hin, dass vermeidend gebundene Kinder im Kindergartenalter wesentlich weniger prosoziale Lösungen zu Bildergeschichten, die Konflikte darstellen, entwickeln als andere, die mit einem Jahr sicher gebunden waren. Deshalb wird diskutiert, ob einer sicheren Bindung mit einem Jahr eine gewisse protektive Funktion im Hinblick auf prosoziales Verhalten zukommt. Diese Kinder können sich vielleicht empathischer, feinfühliger in die Welt eines anderen und auch in Konfliktsituationen ihres Gegenübers hineinversetzen und aufgrund dessen Lösungsmöglichkeiten finden, die prosozialer orientiert sind. Die Aggressionsforscher – hier sei Henry Parens (1993b) an vorderster Stelle genannt – gehen davon aus, dass es eine Form der prosozialen Aggression, wie etwa Erkundung und Kontaktsuchen, gibt, die sich von einer destruktiven Aggression unterscheidet. Die erste Form der Aggression sei durchaus motivational nachzuvollziehen und entspreche dem explorativen motivationalen System im Sinne von Lichtenberg (Lichtenberg et al., 1992) oder der Explorationsfähigkeit auf dem Boden einer sicheren Bindungsbasis nach Bowlby (Bowlby, 1988; Parens, 2010; Brisch, 2014b). Die zweite, destruktive Form der Aggression entspringt nach Parens einer als extrem erlebten Frustration. Eine solche extreme Frustration kann etwa dann zustande kommen, wenn die Bindungsbedürfnisse von Kindern nicht ihrem Alter entsprechend befriedigt werden oder wenn sie, weil sie unter einer Bindungsstörung leiden, an einer gesunden Exploration und Loslösung gehindert werden (vgl. hierzu die Fallbeispiele in Teil 4). Man kann sich nur annähernd vorstellen, welche Gefühle von Wut, Enttäuschung und letztlich Aggression einjährige vermeidend gebundene Kinder bereits unterdrücken müssen, um ihre Bindungsbedürfnisse gegenüber ihren Müttern nicht zu äußern.

Man kann sich aber vorstellen, dass sich diese Gefühle, die auch mit einer erheblichen physiologischen Spannung verbunden sind (Spangler & Schieche, 1995), in anderen Beziehungskontakten entladen. Vielleicht reichen kleinere Beziehungsfrustrationen dann als »Funke« aus, der Gewalt und Aggression entzündet. Dies könnte eine Erklärungsmöglichkeit für das Agieren von erheblichen Aggressionen auch bei ganz unbedeutenden Anlässen sein. Und vielleicht geht diesen Kindern mit extremer Bindungsstörung bei ausgesprochen unfeinfühligem Verhalten der Eltern auch die Fähigkeit verloren, sich selbst feinfühlig, empathisch in die emotionale Welt eines Gegenübers einzufühlen. So wäre es verständlich, dass sie auch dann noch zuschlagen, wenn ein völlig wehrloser Mitschüler überhaupt keine Bedrohung mehr darstellt (Brisch, 2009c; 2010b; Wininger, 2016).

Aus den genannten Gründen kann eine frühzeitige Feinfühligkeits- und Empathieschulung von Kindergartenkindern und Grundschülern eine korrigierende emotionale Erfahrung darstellen, die es erleichtert, einerseits angestaute Aggressionen aus Bindungserfahrungen mit den Eltern und anderen Bezugspersonen zu verstehen und andererseits Einfühlung zu lernen und neue Bindungserfahrungen zu machen, die korrigierenden Einfluss haben können (Brisch, 2011a).

Parens (1993a; 1993c; Parens & Kramer, 1993) hat auf diesem Hintergrund in Kindergärten nach einem sehr differenziert ausgearbeiteten Programm eine Form des Feinfühligkeits- und Empathietrainings durchgeführt. Im Kindergarten wurden die Kinder von fremden Müttern mit ihren Säuglingen besucht. Sie lernten unter Anleitung, die Mutter-Kind-Interaktion zu beobachten, zu beschreiben und sich auf diese Weise in die Welt des Säuglings hineinzuversetzen.

Es zeigte sich, dass Kinder, die ein solches Lernprogramm absolviert hatten, wesentlich feinfühliger aufeinander reagierten und deutlich mehr prosoziales Verhalten zeigten als Kinder einer Kontrollgruppe. Ähnliche Lernprogramme hat Parens für das Grundschulalter bis hin zur Abiturklasse ausgearbeitet, mit differenzierten Lernplänen, die jeweils der Altersstufe angepasste Lernziele – mit entsprechenden Operationalisierungen – umfassen. Ziel ist es jeweils, sich in emotionale Prozesse mit einer empathischen Haltung hineinzuversetzen und Konfliktlösungsstrategien zu entwickeln. Die positiven Präventionsergebnisse mit Rückgang von aggressiven Verhaltensstörungen bei Kindern und Jugendlichen in den Klassen, die an Parens' Programm teilnahmen, waren eindrücklich.

Henri Parens hat mit seiner Arbeit auch unser Präventionsprogramm »B. A. S. E. – Babywatching« inspiriert (Brisch, 2022b, S. 241; Brisch & Hollerbach, 2017). Wenn in dieser Weise unter Einbeziehung bindungstheoretischer Erkenntnisse größere präventive Programme in Kindergärten und Schulen eingeführt werden, so kann man der Aggression und der Gewalt in der Schule vorbeugend entgegenwirken, und eine solche Arbeit kann langfristig auch bei Risikokindern aus schwierigen sozialen und häuslichen Verhältnissen für eine emotionale und kognitive Korrekturerfahrung sorgen.

Es ist wichtig, gerade im Bereich der Prävention allen Gruppen, die mit der Frühentwicklung von Säuglingen und Kindern befasst sind – also z. B. Eltern, die ihr erstes Kind bekommen, Ärztinnen und Ärzten, Pädagoginnen und Pädagogen, Psychologinnen und Psychologen, Sozialarbeitern und Sozialarbeiterinnen , Hebammen, Kinderkrankenschwestern, Kinderpsychotherapeuten und -therapeutinnen –, bindungstheoretische Konzepte nahezubringen. Ihre Anwendung kann dazu führen, dass Bindungsstörungen erst gar nicht entstehen. Oder es kann doch in einem frühen Stadium durch geeignete Maßnahmen – wie etwa eine korrigierende emotionale Erfahrung mit sekundären Bindungspersonen – eine Veränderung in Richtung einer sicheren Bindung herbeigeführt werden. In diese Richtung zu wirken ist das Ziel verschiedener bindungsbasierter Interventionsstudien (Bakermans-Kranenburg et al., 1998; Brisch, 2007a, b, c; Brisch, 2008; Brisch, 2011a; Hepworth et al., 2020; Facompré et al., 2018; Slade et al., 2019; Walter et al., 2019; Zwönitzer et al., 2015).

Das Präventionsprogramm »SAFE® – Sichere Ausbildung für Eltern«

Zielgruppe einer Prävention zur Bindungsförderung

Insbesondere werdende Eltern – und zwar sowohl solche, die ihr erstes Kind bekommen, als auch solche, die schon ein oder mehrere Kinder haben – sollten an primären Präventionsprogrammen teilnehmen; dadurch können sie schon mit Beginn der Schwangerschaft in ihren Kompetenzen und Fähigkeiten durch Unterricht, Seminare und die zusätzlichen Möglichkeiten neuerer Medien wie Video-Feedback geschult und für die Bedürfnisse ihres Kindes emotional und auch kognitiv sensibilisiert werden. Grundsätzlich sollten die Eltern die Motivation mitbringen, sich auf die emotionale Entwicklung ihres Kindes einzulassen und hierfür ein Präventionsprogramm als unterstützende Maßnahme in Anspruch zu nehmen. Die klinische Erfahrung zeigt, dass Eltern gerade während der Schwangerschaft sehr mit möglichen eigenen traumatischen Erfahrungen aus ihrer Kindheit beschäftigt sind. Gerade positive Bindungserfahrungen wie auch traumatische Erfahrungen aus der Beziehung zu den eigenen Eltern werden wachgerufen und sind den Eltern während der Schwangerschaft oftmals – mit allen mit den Erinnerungen verbundenen Affekten wie Freude, Angst, Wut und Enttäuschung – sehr nahe. Eltern überlegen sich, wenn sie sich ihre eigene künftige Mutterschaft oder Vaterschaft vorstellen, ob sie so werden möchten wie ihre Eltern oder ob sie die eigenen Erfahrungen mit ihren Eltern in der neuen, eigenen Elternrolle auf gar keinen Fall wiederholen möchten.

Gerade während der Schwangerschaft sind Eltern aufgrund der eigendynamischen Prozesse bei der Beschäftigung mit ihrer Kindheit und Vergangenheit sehr motiviert und bereit, sich mit den selbsterlebten »guten wie bösen Geistern« nochmals auseinanderzusetzen. Ist ein Baby erst einmal geboren, sind die Eltern mit vielen dynamischen Prozessen beschäftigt, die aus der aktuellen Gegenwart mit ihren täglichen Anforderungen – wie füttern, wickeln und Schlaf des Babys – entstehen. Daher treten nach der Geburt Erfahrungen und Gefühle aus der eigenen Kindheit – positive wie schmerzliche – wieder in den Hintergrund, bleiben aber unbewusst aktiv.

Nach der Geburt des Babys – während seines ersten Lebensjahres – benötigen die Eltern zusätzliche Hilfestellungen, da viele Fragen erst auftauchen, wenn sie durch das Baby damit konkret konfrontiert sind. Oft sehen wir Eltern in der psychosomatischen Ambulanz erst dann, wenn viele interaktionelle Schwierigkeiten mit Füttern, Schlafen, Beziehungsaufbau bereits ein gewisses Maß an Verfestigung und Chronifizierung zeigen, also ein Baby etwa bereits über mehrere Wochen täglich für viele Stunden schreit und sich nicht beruhigen lässt. Die Eltern suchen unsere Ambulanz oftmals erst auf, wenn sie bereits im Stadium der psychischen Dekompensation sind. Um solche Zustände möglichst frühzeitig abzufangen und den Eltern mit einem Säugling unmittelbar bei den ersten Irritationen und Schwierigkeiten eine Hilfestellung anzubieten, sollte ein Präventionsprogramm Eltern möglichst auch in der Adaptationsphase nach der Geburt unterstützen.

Inhalte des Programms SAFE®

Auf diesem Hintergrund wurde ein primäres Präventionsprogramm mit dem Namen »SAFE® – Sichere Ausbildung für Eltern« entwickelt, das spezifisch eine sichere Bindungsentwicklung zwischen Eltern und Kind fördern, die Entwicklung von Bindungsstörungen verhindern und ganz besonders die Weitergabe von traumatischen Erfahrungen über Generationen verhindern kann. Der Name SAFE® verweist darauf, dass die Entwicklung sowohl für die Eltern als auch für das Kind sicher sein soll. Die Eltern werden über das Auslegen von Flyern bzw. Informationsmaterial in Apotheken, Arztpraxen (Gynäkologen, Kinderärzte), Familienbildungsstätten, Schwangerschaftsberatungsstellen sowie durch Presseberichte über das Präventionsprogramm informiert und für die Teilnahme an

»SAFE®-Gruppen« – die Intervention wird mit mehreren Elternpaaren bzw. Müttern und Vätern durchgeführt – geworben.

Es gibt unterschiedliche Finanzierungsmodelle, die jeweils davon abhängen, wo die SAFE®-Gruppen stattfinden und wer der Organisator ist. Teilweise werden SAFE®-Gruppen über Familienbildungsstätten oder Schwangerschaftsberatungsstellen organisiert und angeboten und auch über Zuschüsse finanziert, so dass die Eltern selbst nur einen kleinen Teilnehmerbeitrag zahlen müssen; manchmal werden die Gruppen aber auch etwa von niedergelassenen Hebammen und Psychotherapeuten organisiert, die von den Eltern eine verabredete Honorarvergütung erhalten. In der Regel werden die Gruppen gemeinsam von einem Leiter bzw. einer Leiterin und einer Co-Leitung über den gesamten Zeitraum von der Schwangerschaft bis zum Ende des ersten Lebensjahres geführt.

Das SAFE®-Programm besteht aus insgesamt vier Modulen. Modul I widmet sich den pränatalen sowie postnatalen Elterngruppen, in Modul II werden ein pränatales Video-Feinfühligkeitstraining und ein individuelles postnatales Video-Feedback durchgeführt, Modul III besteht aus der individuellen Hotline mit Beratung; in Modul IV wird den Eltern bei Bedarf eine individuelle, traumazentrierte Beratung oder auch Psychotherapie angeboten.

Die Gruppen – jeweils mit Eltern, die gleichzeitig in ähnlichen Schwangerschaftsphasen sind – stellen dabei für das gesamte Programm einen wesentlichen haltenden Rahmen dar. Über die Kursdauer – von der 20. Schwangerschaftswoche bis zum Ende des ersten Lebensjahres – entsteht eine große Gruppenkohäsion. Das Video-Feedback, die Traumapsychotherapie sowie die Benutzung der Hotline werden von den Eltern individuell in Anspruch genommen. Somit kombiniert SAFE® gruppenbezogene (gruppentherapeutische) Effekte wie auch individuelle Hilfestellungen (individualtherapeutische Möglichkeiten) in einem einzigen Präventionsprogramm.

Modul I

Pränatale Elterngruppen: Im pränatalen Modul treffen sich die Elterngruppen an vier Sonntagen während der Schwangerschaft, beginnend ab ca. der 20. Schwangerschaftswoche (SSW) und dann folgend in der 24., 28. und der 32. SSW. Das Programm beginnt bereits sehr frühzeitig – zu einem Zeitpunkt, zu dem in der Regel die Ultraschall-Fehlbildungsdiagnostik abgeschlossen ist und es somit an der Existenz und der Fortführung der Schwangerschaft keinen großen Zweifel mehr geben sollte. Der Sonntag hat sich als exzellenter Kurstag erwiesen, da die

Elternpaare dann in der Regel sehr entspannt teilnehmen können und besonders auch die Väter stärker motiviert sind. Zu den Inhalten des pränatalen Moduls gehören umfassende Informationen und der Austausch in der Gruppe, etwa über Kompetenzen des Säuglings und der Eltern, Erwartungen der Eltern – z.B. an das ideale Baby, die ideale Mutter, den idealen Vater –, über Phantasien und Ängste der Eltern sowie die pränatale Bindungsentwicklung. Grundlegend ist auch, dass das SAFE®-Programm von Anfang an die werdenden Väter motiviert und als wichtige Bindungs- und Bezugspersonen für das Baby mit einbezieht.

Bereits ab Kursbeginn erlernen die Eltern Stabilisierungs- und Entspannungstechniken, um mit stressvollen Situationen während der Schwangerschaft und nach der Geburt besser umgehen zu können. Es ist aus der Forschung bekannt, dass sich Ängste und Stresserleben während der Schwangerschaft sowohl auf die emotionale Bereitschaft der werdenden Mutter, sich im Sinne der vorgeburtlichen Bindung auf den Säugling einzulassen, als auch auf den Säugling selbst und seine Reizbarkeit und Stresstoleranz negativ auswirken können.

Wie gesagt sind die erwähnten Stabilisierungs- und Entspannungstechniken dazu geeignet, sie gezielt nach der Geburt einzusetzen, wenn stressvolle Phasen mit dem Säugling entstehen – und in der Regel entstehen sie bei allen Eltern-Kind-Paaren früher oder später. Erlernt werden sollten sie vor der Geburt – solange das Baby noch im Bauch versorgt ist –, denn jetzt haben die Eltern mehr Zeit und innere Bereitschaft dazu. Zudem finden sie, wenn das Baby da ist und die Eltern Tag und Nacht fordert, weniger, oft keine Ruhe mehr.

Postnatale Elterngruppen: Nach der Geburt werden die Elterngruppen bei sechs ganztägigen Sonntagsseminaren im 1., 2., 3., 6., 9. und 12. Monat fortgeführt. Die Eltern werden somit während der schwierigsten Zeit der Kindesentwicklung und Adaptation nach der Geburt des Säuglings sowie auch in der Phase der Umstellung in der Partnerschaft und wenn sich eine Beziehung zu dritt mit dem Säugling neu entwickelt unterstützt.

Auch postnatal zeigt sich die Kohäsion in der Gruppe als hilfreicher Faktor, da alle Eltern vergleichbare Entwicklungsprozesse erleben. Einzelne Eltern mit ihren Säuglingen treffen sich auch außerhalb der Gruppensonntage, um sich auszutauschen und zu gemeinsamen Unternehmungen. Es entsteht somit eine Eltern-Peer-Gruppe, die sich bereits vor der Geburt stabilisierend auf die Eltern ausgewirkt hat. Dieser positive Effekt intensiviert sich noch nach der Geburt.

Die postnatalen Inhalte, die den Eltern vermittelt werden, beziehen sich u.a. auf die Verarbeitung des Geburtserlebnisses, das nicht immer mit positiven Erfahrungen verbunden ist. Manchmal erfolgt die Geburt als »Notfall« durch Kaiserschnitt oder auch zu früh (Frühgeburt) , so dass in der Gruppe und auch individuell eine intensivere psychotherapeutische Hilfestellung notwendig ist, damit sich die Eltern-Kind-Beziehung nicht mit Angst und Schrecken entwickelt. Unverarbeitete Erlebnisse von der Geburt können sich negativ auf den Aufbau der Eltern-Kind-Interaktion und -Bindung auswirken. Die postpartale Depression, an der laut Längsschnittstudien 12–15 Prozent aller Mütter erkranken, könnte durch eine frühzeitige psychotherapeutische Gruppenbegleitung vielleicht verhindert werden (Murray, 2011, Murray et al., 2002; Zietlow & Reck, 2017).

Weitere wichtige Inhalte, die besprochen werden, sind die elterlichen Kompetenzen, die Triangulierung zwischen Mutter, Vater und Kind, interaktionelle Schwierigkeiten mit Füttern, Stillen, Schlafen sowie der Aufbau der emotionalen Beziehung (Frascarolo et al., 2002). Die Eltern bringen die Babys zu den Terminen mit, so dass das Bindungsverhalten der Eltern und das des Kindes sowie das Explorationsverhalten des Babys in der Gruppe direkt beobachtet und daraus gelernt werden kann.

Modul II: Feinfühligkeitstraining und Video-Feedback

Die Eltern werden bereits vor der Geburt mittels Videos zur Eltern-Kind-Interaktion darin geschult, die Signale von Babys in den verschiedensten Situationen wahrzunehmen, und werden somit dazu angehalten, sich über mögliche Interpretationen sowie eine angemessene und prompte Reaktion Gedanken zu machen. Dieses Video-Interaktionstraining ermöglicht es den Eltern, ganz spezifisch an konkreten Videoaufnahmen – etwa zum Füttern, Stillen, Wickeln sowie zum Spiel und Zwiegespräch zwischen Eltern und Kind – erste Erfahrungen zu sammeln und sich auf die Signale des Säuglings feinfühlig einzustellen.

Während der postnatalen Zeit werden von den Eltern und ihrem Baby auch individuelle Videoaufnahmen angefertigt, mit Interaktionen beim Wickeln, Füttern, Stillen, Spielen. Diese Videoszenen werden sowohl mit der Mutter als auch mit dem Vater in einem individuellen Feedbacktraining besprochen. Ziel ist es, dass die Eltern nun – mit den realen aktuellen Erfahrungen mit ihrem Baby – lernen sollen, dessen individuelle Signale besser zu erkennen, richtig zu interpretieren und angemessen und prompt hierauf zu reagieren. Irritationen und emotionale Schwierigkeiten der Eltern sowie Fehlinterpretationen und Projektionen aufgrund der eigenen Kindheitsgeschichte können bereits in diesem Stadium, also frühzeitig, erkannt und besprochen sowie korrigiert werden.

Wenn die Eltern einverstanden sind, können ihre individuellen Videoaufnahmen mit ihrem Baby auch in der Gruppe als Feedbacktraining für alle Teilnehmer verwendet werden. Die Eltern sind meist sehr motiviert, die Aufnahmen mit ihren Interaktionsverhaltensweisen auch der Gruppe zur Verfügung zu stellen, damit zum einen alle aus den positiven Interaktionen lernen können, zudem andere Eltern aus Schwierigkeiten in der Feinabstimmung oder »Missverständnissen« in der Interaktion Hinweise darauf bekommen, was sie bei ihrem Baby vielleicht anders sehen oder besser interpretieren könnten. Da sich bis dahin innerhalb der Gruppe in aller Regel vertrauensvolle Beziehungen entwickelt haben, bestehen meist keine größeren Probleme, sehr offen über Ängste, Befürchtungen und auch interaktionelle Schwierigkeiten zu sprechen (Brisch et al., 2010; Downing, 2010).

Modul III: Hotline

Ein weiteres Interventionsmodul besteht in einer *Hotline*. Gerade nach der Geburt sind Schwierigkeiten mit Adaptationsprozessen – etwa beim Einschlafen – relativ typisch, so dass Eltern hier in der Regel zum ersten Mal in Not geraten, wenn ihr Baby sich etwa nicht ablegen lässt und stundenlang weint, ohne dass sie es beruhigen oder für das unstillbare Schreien einen Grund ausmachen können (Brisch, 2007c). Aus der klinischen Erfahrung ist bekannt, dass die Eltern in diesen sehr stressvollen Situationen oft erst viel zu spät Hilfe suchen. Im schlimmsten Fall kommen sie erst in die Kinderklinik, wenn es bereits zu einer Gewalthandlung gegenüber dem schreienden Baby gekommen ist.

Die Hotline bietet den Eltern die Möglichkeit, die SAFE®-Gruppenleiterinnen und -leiter anzurufen und sich bei ihnen unmittelbar Rat und Unterstützung zu holen. Hierbei ist es von großem Vorteil, dass die Eltern diejenige oder denjenigen, die bzw. der an der Hotline erreichbar ist, bereits aus den Gruppensitzungen vor der Geburt kennen und ein Vertrauensverhältnis entstanden ist (Brisch, 2000). Die Häufigkeit, mit der die Hotline in Anspruch genommen wird, ist sehr unterschiedlich und schwankt sowohl beim einzelnen Elternpaar als auch zwischen den Elternpaaren, je nach individuellen Krisen- und Belastungssituationen, die sich nur schwer voraussagen lassen.

Die individuelle Geschichte der Eltern und ihre Ressourcen sowie ihre besonderen Risiken und Schwierigkeiten sind dem Gruppenleiter bzw. der Gruppenleiterin durch die vorausgegangenen Seminartage sowie auch durch das Erwachsenen-Bindungsinterview (vgl. den folgenden Abschnitt) bekannt. In der Regel konnten die Fähigkeiten der Eltern, Signale eines Babys wahrzunehmen und zu interpretieren, auch schon vor der Geburt anhand des Videotrainings eingeschätzt und gefördert werden. Auch aufgrund der individuellen Videoaufnahmen, die mit den Eltern und ihrem Baby etwa beim Wickeln und Füttern gemacht wurden, sind die elterlichen Kompetenzen und Ressourcen sehr gut bekannt. All dies macht es möglich, dass bei einem Anruf über die Hotline eine rasche und gezielte Intervention und Beratung erfolgen kann.

Falls die Eltern eigene unbewusste Ängste und Erwartungen auf ihr Baby projizieren und diese die Ursache der Interaktionsstörung sind, können solche Probleme im Rahmen einer Eltern-Säuglings-Therapie frühzeitig erkannt und behandelt werden (Brisch, 1995; 2004b; Bakermans-Kranenburg et al., 1998; Beebe, 2000; Bodeewes, 2002; Kühle et al., 2001; Papoušek, 2000; Zelenko & Benham, 2000; Schmücker et al., 2005).

Ziel des gesamten SAFE®-Programms ist es, dass nach dem Ablauf des ersten Lebensjahres möglichst viele Kinder von Eltern, die an der SAFE®-Gruppe teilgenommen haben, sichere Bindungsmuster aufweisen und sich Erfahrungen aus potentiellen Traumata der Elterln nicht mit dem Säugling wiederholt haben.

Modul IV: Individuelle Traumapsychotherapie

Mit allen Eltern wird ein Erwachsenen-Bindungsinterview (AAI) durchgeführt. Der spezifische Zweck dieses Interviews ist es, jeweils bei der werdenden Mutter und dem werdenden Vater festzustellen, welche Bindungsressourcen und welche traumatischen Erfahrungen, die eventuell noch ungelöst sind, von ihnen mit in die Beziehung zu ihren Kindern hineingebracht werden. Nach bisherigen Erkenntnissen gibt es bei ca. 30 Prozent der Eltern solche ungelösten traumatischen Erfahrungen, die eine *individuelle Traumapsychotherapie* nötig machen.

Besonders solche *ungelösten* Traumata sind von großer Bedeutung, weil die klinische Erfahrung zeigt, dass Kinder durch ihre Verhaltensweisen bei ihren Eltern ganz ungewollt traumatische Erfahrungen und die dazugehörigen Affekte wieder wachrufen können. Diese sind wie »Geister im Kinderzimmer« (Fraiberg et al., 1975), die ungerufen kommen. So kann etwa das Weinen eines Kindes, die Suche nach Zärtlichkeit, können Wutanfälle oder auch Forderungen des Kindes nach Nähe und Kontakt ungelöste traumatische Erfahrungen bei der Mutter oder dem Vater in Erinnerung bringen. Wenn dies unkontrolliert und unbewusst geschieht, befinden sich die Eltern eventuell plötzlich auf einer imaginären Bühne »im

Kampf«. Ihr Kind wird schlimmstenfalls gleichzeitig Akteur und Opfer in einem alten traumatischen Theaterstück, in dem ihm eine Rolle zugeschrieben wird, die es sich selbst nicht ausgesucht hat. Es kann etwa von selbst zur Zielscheibe und Projektionsfläche für gewalttätige Phantasien werden, und es kann etwa zu einer realen Wiederholung von Gewalterfahrungen kommen, indem das Kind von der Mutter oder dem Vater, ohne dass sie oder er es wollte, geschüttelt wird. Solche oft zeitlich kurzen traumatischen Reinszenierungen können fatale Folgen haben, da das Kind etwa durch eine Hirnblutung oder Augenblutung nach einem Schütteltrauma zeitlebens behindert oder geschädigt sein kann.

Wenn sich im Bindungsinterview zeigt, dass die Eltern solche unverarbeiteten eigenen Traumata mitbringen, werden sie von uns darauf hingewiesen, dass diese Erfahrungen – weil sie bisher nicht verarbeitet wurden – einen gewissen Risikofaktor für die Entwicklung des Kindes und die Eltern-Kind-Beziehung darstellen. Es könnte sich eine Situation ergeben, in der die Eltern solche eigenen traumatischen Erfahrungen mit ihrem Kind zu irgendeinem Zeitpunkt wiederholen, so dass sich dadurch der Teufelskreis von etwaiger selbsterlebter Gewalt und der Weitergabe dieser Gewalt in der nächsten Generation fortsetzt.

Es ist ein spezielles Ziel von SAFE®, solche Teufelskreise zu durchbrechen. Wenn die Eltern sich motivieren lassen und bereit sind, können wir mit ihnen bereits während der Schwangerschaft beginnen, ihre psychische Situation durch gezielte Stabilisierungstechniken aus der Traumapsychotherapie zu verbessern. Nach der Geburt besteht die Möglichkeit, den Eltern in individuellen traumazentrierten psychotherapeutischen Sitzungen durch eine Verarbeitung der traumatischen Erlebnisse mit modernen Methoden der Traumatherapie (z.B. mit der Methode des *Eye Movement Desensitization Reprocessing,* EMDR) zu helfen. Gerade dieser Anteil von SAFE® zielt auf Prävention durch Vermeidung einer Wiederholung des erlebten Traumas mit den eigenen Kindern.

SAFE®-Mentorenausbildung

Zur Verbreitung des Programms besteht die Möglichkeit, sich als SAFE®-Mentorin bzw. -Mentor ausbilden zu lassen. Hierzu können sich grundsätzlich Mitglieder aller Berufsgruppen, die mit Schwangeren, Eltern und ihren Säuglingen arbeiten, als potentielle SAFE®-Mentoren melden, wie etwa Schwangerschaftsberaterinnen, Hebammen und Stillberaterinnen, Krankenschwestern, Geburtshelfer, Psychologinnen und Psychologen, Kinderärztinnen und -ärzte, Kinder- und Jugendlichen-Psychotherapeuten und -therapeutinnen, Sprachheilpädagogen und -pädagoginnen, Sprachtherapeuten und -therapeutinnen und andere. Entscheidend für die Arbeit in SAFE®-Gruppen ist die Fähigkeit, sich auf Schwangere, Eltern und Eltern mit Säuglingen einzulassen, und dass man aus der alltäglichen beruflichen Praxis bereits konkrete Erfahrungen mit dieser Zielgruppe mitbringt.

Die Ausbildung zum SAFE®-Mentor umfasst vier ganztägige Seminartage einschließlich Praxistag, die je nach praktischer Vorerfahrung unterschiedlich lang (etwa von 9 bis 17 Uhr oder von 9 bis 20 Uhr) und intensiv sein können. Die Mentoren organisieren dann jeweils vor Ort unter ihren spezifischen Arbeitsbedingungen SAFE®-Gruppen. Vorzugsweise arbeitet man als Mentorenpaar als Gruppenleitung und Co-Leitung. Dieses Leitungsmodell eröffnet die Möglichkeit, dass ein Mentor jeweils Inhalte vermitteln kann, während der andere die gruppendynamischen Prozesse im Auge behält und die Gruppe leitet.

Evaluation und Forschung zum Programm SAFE®

In der Pilotphase konnten das SAFE®-Programm und seine Inhalte zunächst ausführlich getestet und adaptiert werden. Anschließend wurde eine prospektive randomisierte Längsschnittstudie durchgeführt, welche die SAFE®-Gruppenintervention im Vergleich zu einer herkömmlichen Schwangerschafts- und Geburtsvorbereitung und Stillbegleitung evaluiert. Die Kontrollgruppe, genannt GUSTA (= Guter Start), trifft sich für die gleiche Seminardauer und in der gleichen Häufigkeit wie die SAFE®-Gruppe, so dass die Effekte der unterschiedlichen Interventionen – SAFE®-Gruppe versus konventionelle Schwangerschafts-, Geburts- und Nachgeburtsbegleitung – untersucht werden können. Die Kontrollgruppe besteht aus Eltern, die sich im gleichen Zeitfenster wie die SAFE®-Gruppe – bis zum Ende des ersten Lebensjahres ihres Säuglings – an Sonntagen zu ganztägigen Seminartagen treffen. In der SAFE®- und in der Kontrollgruppe werden jeweils zu den gleichen Zeitpunkten mit verschiedenen Videoaufnahmen die Mutter-Kind- und die Vater-Kind-Interaktion beim Wickeln, Füttern sowie beim Spielen evaluiert, außerdem wird am Ende des ersten Lebensjahres die Entwicklung der Bindungsqualitäten der Säuglinge untersucht und ausgewertet.

Zusätzlich werden mit Hilfe von Fragebogen prä- und postnatale Daten erhoben, und bei allen Eltern werden Erwachsenen-Bindungsinterviews durchgeführt. Sowohl bei den Müttern als auch bei den Vätern werden vor und nach solchen Interviews – sowie auch bei den Kindern vor und nach der Untersuchung der Bindungsqualität – physiologische Stressparameter anhand von Untersuchungen der Werte des Stresshormons Cortisol im Speichel erhoben (Mayinger et al., 2017). Eine Zusammenfassung der Forschungsergebnisse kann als Broschüre abgerufen werden (Brisch, 2017, URL im Literaturverzeichnis).

Bemerkenswert ist, dass nicht nur die Mütter, sondern auch die Väter besonders von der Teilnahme am SAFE®-Programm profitiert haben. In der SAFE®-Gruppe fand sich ein signifikant höherer Anteil an sicheren Vater-Kind-Bindungen am Ende des ersten Lebensjahres (84,6 %), verglichen mit der GUSTA-Gruppe (65,8 %). Bei den sicheren Mutter-Kind-Bindungen war der Unterschied zwischen den beiden Gruppen nicht so groß (66,7 % in der SAFE®-Gruppe vs. 64,0 % in der GUSTA-Gruppe) (Walter et al., 2019; Walter et al., 2016; Beck et al., 2016; Quehenberger et al., 2017; Quehenberger, 2017; Landers et al., 2017). Auch die Follow-up-Studie bis ins Grundschulalter zeigt sehr spannende Ergebnisse (Beck & Walter, 2017).

Vom »Kompetenzzentrum für Nonprofit Organisationen und Social Entrepreneurship« der Wirtschaftsuniversität Wien wurde eine Analyse zum »Social Return on Investment« (SROI-Analyse) durchgeführt (Bogorin & Grünhaus, 2022), und zwar getrennt für die Anwendung von SAFE®-Kursen in Deutschland und für Österreich. Die SROI-Analyse hat die Frage untersucht: Welche Kosten entstehen der Gemeinschaft, wenn man werdenden Eltern SAFE®-Kurse anbietet, und welche monetären Vorteile ergeben sich langfristig, wenn Eltern schon ab der Schwangerschaft an solchen SAFE®-Kursen teilnehmen.

Diese Analyse ist von größter auch politischer Bedeutung im Hinblick auf eine mögliche flächendeckende Einführung von SAFE®-Kursen, da von allen Seiten – Jugendamt, Krankenkassen usw. – immer sofort die Frage gestellt wird: Wie viel kostet eine solche frühe Intervention die Gemeinschaft und mit welchem Gewinn – auch monetär – muss oder kann die Gemeinschaft rechnen, wenn sie Eltern schon während der Schwangerschaft zur Teilnahme an SAFE®-Kursen bzw. -Gruppen motiviert?

Die Ergebnisse sind sehr überzeugend: Für einen Euro, der in SAFE®-Kurse investiert wird, entsteht langfristig ein monetärer Mehrwert mit dem Faktor 18 in Deutschland und dem Faktor 19 in Österreich. Dies bedeutet, dass, langfristig gerechnet, die frühe Prävention der Gemeinschaft Ausgaben erspart und den Säuglingen bzw. Kindern, deren Eltern am Programm teilnehmen, zu einem gesünderen Aufwachsen verhilft (Bogorin & Grünhaus, 2022). Dabei ist darauf hinzuweisen, dass diese beeindruckenden Effekte besonders dann erzielt werden, wenn die Intervention so früh wie möglich schon pränatal beginnt und postnatal fortgeführt wird. Auch James Heckman (2013), der Nobelpreisträger für Wirtschaft, betonte aufgrund seiner Studien, dass die Effekte von Interventionen – bei geringstem Kosteneinsatz – dann am größten sind, wenn die frühen Hilfen für Eltern bereits in der Schwangerschaft einsetzen. Alle Interventionen, die dann erfolgen, wenn die Kinder schon größer sind, sind für die Gesellschaft teurer und die Effekte, die erzielt werden können, sind nicht mehr so groß!

SAFE®-Spezialprogramme

Das SAFE®-Programm wurde inzwischen für verschiedene Gruppen und Anwendungen modifziert und erweitert, so etwa für Eltern mit Frühgeborenen, Adoptiv- und Pflegekindern, für Eltern mit Mehrfachbelastungen (Belajouza, 2017), für Mutter-Säuglings-Heime mit speziell jugendlichen Müttern, für Mütter-Säuglingsgruppen im Strafvollzug (Forstner & Meinardi-Weichhart, 2017; Meinardi-Weichhart et al., 2016), für Schwangere mit einem Risiko, eine postpartale Depression zu entwickeln, und mit psychiatrischen Erkrankungen (Baller, 2017), für die Tagesbetreuung von Säuglingen in Krippen, für wohnungslose Mütter (Meinardi-Weichhart, 2017). Zudem wurden weitere Anwendungen für Eltern mit Suchterkrankungen (Roder, 2017) und Eltern nach einer Migration mit Folter- und Kriegserfahrungen (Schwald, 2017) entwickelt. In Zukunft werden hier sicherlich noch weitere Möglichkeiten entstehen, weil die Grundkonzeption von SAFE® sehr gut in anderen Anwendungsfeldern umgesetzt werden kann.

Zusammenfassung

Das Hauptziel der präventiven Intervention des SAFE®-Programms ist es, möglichst viele Eltern so zu unterstützen und zu fördern, dass ihre Kinder mit ihnen eine sichere Bindung entwickeln können; durch die Hilfestellungen im SAFE®-Programm soll erreicht werden, dass die Eltern trotz eigener schmerzlicher oder gar traumatischer Erfahrungen für die Signale ihrer Kinder emotional verfügbar werden und angemessen feinfühlig darauf reagieren können.

Das SAFE®-Programm beginnt bereits in der Schwangerschaft und wird fortgesetzt, bis der Säugling das erste Lebensjahr vollendet hat. Es nutzt sowohl gruppentherapeutische Effekte als auch die Möglichkeiten individueller therapeutischer Maßnahmen, die von einer einzelpsychotherapeutischen Beratung bis zur traumazentrierten Psychotherapie reichen. Auf diese Weise kombiniert es Effekte von Gruppen- und Einzelberatung bzw. -therapie. Es besteht die Möglichkeit, dass Eltern mit Hilfe einer individuellen traumazentrierten Psychotherapie das Muster von selbsterlebter Traumatisierung, insbesondere Gewalt, und deren Weitergabe an ihre Kinder durchbrechen können. Die Hotline, Modul III des Programms, bietet für interaktionelle Schwierigkeiten im Alltag Sicherheit und stellt einen »heißen Draht« zu kompetenten Mentoren her. Diese haben die Möglichkeit, schneller auf die Hilferufe der Eltern einzugehen, weil sie deren Geschichte bereits kennen.

Das SAFE®-Programm steht allen Eltern, Müttern wie Vätern sowie Alleinerziehenden offen. Es wird nicht nur für sogenannte »Risikoeltern« mit bekannten psychosozialen Risiken angeboten, da aus der klinischen Erfahrung bekannt ist, dass es in allen sozialen Schichten traumatisierte Eltern gibt. Gerade Eltern aus der Mittel- und Oberschicht fällt es besonders schwer, über traumatische Erfahrungen zu sprechen und sich jemandem anzuvertrauen. Dabei besteht bei diesen Eltern genauso wie bei anderen die Gefahr, dass sie eigene traumatische Erfahrungen an ihre Kinder durch Reinszenierung weitergeben. Durch die grundsätzliche Offenheit des SAFE®-Programms für Eltern aus allen Schichten können viele soziale Gruppierungen mit den unterschiedlichsten psychischen Problemen und Strukturen erreicht werden.

Dass die Elternseminare an Sonntagen stattfinden, ermöglicht es offensichtlich auch Vätern besonders gut, an der SAFE®-Gruppe teilzunehmen. Das frühe Ansprechen bereits während der Schwangerschaft, wenn alle Eltern noch mit ihrer individuellen Entwicklung der Mutterschaft, Vaterschaft und Elternschaft beschäftigt sind und die Schwierigkeiten, ein Baby zu versorgen, noch nicht im Vordergrund stehen, scheint die Motivation für die Teilnahme an einer SAFE®-Gruppe zu erhöhen. Durch das Einbinden in einen 1½-jährigen individuellen *und* gruppentherapeutischen Prozess wird die Zuverlässigkeit und Verbindlichkeit der Teilnahme gefestigt.

Nach unserer Erfahrung kann das SAFE®-Programm von vielen Eltern auch deshalb angenommen werden, weil sie durch die Teilnahme an der Elterngruppe nicht stigmatisiert werden. Die Verbreitung von SAFE® durch die Mentoren hilft dabei, dass möglichst viele Kinder eine sichere emotionale Bindung zu ihren Eltern aufbauen und damit eine wichtige Grundlage für ihre weitere soziale, emotionale und kognitive Entwicklung zur Verfügung haben.

Prävention durch »B.A.S.E.® – Babywatching«

Ziel dieses Präventionsprogramms ist die sekundäre Prävention in Bezug auf aggressive und ängstliche Verhaltensstörungen bei 3- bis 6-jährigen Kindergartenkindern mithilfe der Entwicklung einer besseren Feinfühligkeit und Empathiefähigkeit. Kinder ohne oder mit wenig ausgeprägter Empathiefähigkeit verhalten sich in Konflikten häufiger aggressiver gegenüber Gleichaltrigen und sind öfter unsicher gebunden (Parens, 1989; 1993a, b; Parens & Kramer, 1993; Parens et al., 1995; Suess et al., 1992). Kinder, die nach frühen Traumatisierungen eine Bindungsstörung entwickelten, haben extreme Schwierigkeiten, sich in die Fühl- und Denkwelt von anderen hineinzuversetzen (Fonagy, 1998a, b; 2003a, b).

Mit der Entwicklung der Fähigkeit zur Empathie und von selbstreflexiven Kompetenzen soll erreicht werden, dass sich Kinder weder feindselig noch ängstlich gegenüber anderen verhalten, da sie deren Absichten, Gefühle und Intentionen nun besser verstehen können. Stattdessen sollen sich die Kinder in der Kindergartengruppe kooperativer, prosozialer und insgesamt kreativer und aufmerksamer verhalten, wogegen Verhaltensstörungen wie Aggressivität, Unaufmerksamkeit, Hyperaktivität und oppositionelles Verhalten in den Hintergrund treten sollen.

Inhalte des Programms B.A.S.E.®

In diesem Programm, das auf den Arbeiten von Henri Parens beruht (Parens & Kramer, 1993; Brisch, 2022b), beobachten 3- bis 6-jährige Kinder über den Zeitraum von ca. einem Jahr eine Mutter mit ihrem Säugling. Für viele Einzelkinder ist dies die erste und oft einzige Möglichkeit, die »Meilensteine der Entwicklung« eines Babys während seines gesamten ersten Lebensjahres kontinuierlich zu beobachten.

Der Säugling ist nur wenige Wochen alt, wenn die Mutter bzw. der Vater zum ersten Mal mit ihm in die Kindergruppe kommt und sich und ihren Säugling in einem Stuhlkreis von den Kindergartenkindern beobachten lässt. Diese Form der teilnehmenden Interaktionsbeobachtung kann im Prinzip bald nach der Geburt beginnen und wird ungefähr bis zum Ende des ersten oder bis Anfang des zweiten Lebensjahres fortgeführt. Wenn das Kind frei zu laufen beginnt und die ersten Worte spricht, verabschiedet sich die Mutter aus diesem Stuhlkreis. Da manche Kinder erst im 2. Lebenjahr mit dem Laufen beginnen, wird diese Intervention manchmal auch über zwei Schuljahre fortlaufend mit dem gleichen Mutter- bzw. Vater-Kleinkind-Paar durchgeführt werden.

In der Regel kommt die Mutter bzw. der Vater mit dem Säugling einmal pro Woche in den Stuhlkreis, und die Beobachtung des Säuglings und der Mutter (oder des Vaters) erfolgt für ca. 20–30 Minuten. Dabei werden die Kinder angeleitet, wie sie Mutter bzw. Vater und Kind und deren Interaktion beobachten sollen. Eine Erzieherin führt in der Regel die Gruppe, während eine andere die Beobachtung anleitet. Über die Durchführung der Beobachtung wird Protokoll geführt. Dabei fokussiert die Erzieherin auf verschiedene Ebenen der Beobachtung: Die Kinder beschreiben unter Anleitung der Erzieherin sowohl, was die Mutter (der Vater) mit dem Säugling macht, d. h. wie die Handlungsebene (die erste Ebene) aussieht, als auch, was der Säugling in der gleichen Zeit unternimmt und wie beide sich wechselseitig in ihrer Interaktion beeinflussen (die zweite Ebene). Danach – oder gleichzeitig – machen sich die Kinder Gedanken über die Motivation der Handlung von Mutter bzw. Vater und Kind. Eine dritte Ebene der Beobachtung ist die emotionale Ebene: Die Kinder fühlen sich in die emotionale Situation von Mutter (Vater) bzw. Baby ein und müssen Fragen beantworten, wie es der Mutter (dem Vater) und dem Baby bei dieser oder jener Form der Interaktion emotional geht. Die letzte Stufe der Babybeobachtung ist die Stufe der Empathie. Hierbei müssen die Kinder die Frage beantworten, wie es ihnen selbst erginge und was sie selbst emotional erleben würden, wenn sie sich einmal probeweise in die Position der Mutter (des Vaters) bzw. des Babys hineinphantasierten.

Ergebnisse einer Pilotstudie

In einem prospektiv randomisierten Design mit einer Kontrollgruppe wurden in einem Kindergarten die Verhaltensauffälligkeiten von Kindern (N = 50) *vor* dem Babywatching und *ein Jahr danach* eingeschätzt. Sowohl die Erzieherinnen als auch die Eltern füllten neben verschiedenen anderen Fragebögen auch die Child-Behavior-Checklist (CBCL) aus; Achenbach, 1991) aus, mit der Verhaltensauffälligkeiten gemessen werden konnten. Die Ergebnisse vor dem Beginn und am Ende der Intervention nach einem Jahr Babywatching wurden miteinander verglichen.

Es zeigten sich signifikante Unterschiede zwischen der Kontrollgruppe und der Interventionsgruppe nach Babywatching. Insgesamt fanden sich – im Vergleich zur Kontrollgruppe – bei Jungen und Mädchen in der Interventionsgruppe positive Effekte. Die positiven Veränderungen betrafen sowohl externalisierende als auch internalisierende Störungen. Sowohl die Jungen als auch die Mädchen verhielten sich gemäß der Einschätzung der Erzieherinnen und auch der Eltern nach einem Jahr weniger aggressiv, zeigten mehr Aufmerksamkeit und weniger oppositionelles Verhalten. Die positiven Veränderungen bei internalisierenden Störungen beziehen sich darauf, dass sowohl Jungen wie auch Mädchen weniger ängstlich-depressiv waren, sich nicht so schnell zurückzogen und in Konfliktsituationen emotional reaktiver waren. Die Mädchen in der Interventionsgruppe (nicht die Jungen) fielen nach Einschätzung ihrer Erzieherinnen zudem dadurch auf, dass sie über weniger körperliche Beschwerden klagten und, nach der Einschätzung ihrer Eltern, auch weniger Schlafstörungen hatten. In den Ergebnissen und Einschätzungen der positiven Veränderungen stimmten Erzieherinnen und Eltern in der Grundrichtung überein. Bei der Kontrollgruppe konnten diese Veränderungen nicht festgestellt werden (als weiterführende Literatur siehe Brisch & Hollerbach, 2015; 2016a; 2017; Brisch et al., 2014; Hollerbach, 2017; Hollerbach et al., 2013; Stöckl et al., 2018).

Die Möglichkeit zu weiterer Information und zum Kontakt besteht über die Internetseite *http://www.khbrisch.de*.

Familientherapie

Die systemische Familientherapie hat sich vielfach mit den unsichtbaren Bindungen und den Loyalitäten zwischen Familienmitgliedern beschäftigt. Dabei spielen Konzepte der Bindung und Lösung seit vielen Jahren sowohl eine wesentliche theoretische als auch eine in der Therapieanwendung deutungspraktische Rolle.

Bowlby (1949) hat sich bereits in frühen Jahren mit einer familientherapeutischen Perspektive beschäftigt und zum Ausdruck gebracht, dass die Beziehungen zwischen den Eltern und die familiären Beziehungen bei der psychotherapeutischen Behandlung von Kindern ebenso gesehen und berücksichtigt werden müssen. Dieser Gedanke wurde weiterentwickelt, so dass die gesamten Interaktionen innerhalb der Familie auch bindungstheoretisch interpretiert wurden (Sroufe & Fleeson, 1988).

Byng-Hall (1991; Byng-Hall & Stevenson-Hinde, 1991) betrachtet die verschiedenen Bindungsbeziehungen innerhalb der Familie unter dem Gesichtspunkt eines sogenannten »Familien-Skripts«, das im Prinzip die verschiedenen Arbeitsmodelle der Familienmitglieder aus Dyaden und die jeweiligen Überschneidungen umfasst. Das Familien-Skript beschreibt auch das Wechselspiel zwischen den einzelnen Bindungsbeziehungen der Familienmitglieder. Es betrifft sowohl die Art und Weise, wie die Rollen verteilt sind, um sich Hilfe und Unterstützung innerhalb der Familie zu holen und Hilfe zu geben, als auch die Ebene der Repräsentation, wie diese Vorgänge mental abgebildet werden und entsprechende Erwartungen an das Bindungsverhalten der anderen entstehen lassen.

Ein besonderer Schwerpunkt der Diagnostik liegt auf der Frage, ob einzelne Familienmitglieder in diesem Bindungssystem ausgegrenzt sind oder ob einzelne ihre Bindungssicherheit immer auf Kosten von anderen erreichen. Hier kommt besonders das Konzept der »Parentifizierung« zum Tragen. Dies bedeutet, dass Eltern ein Kind für sich selbst als »sichere Basis« gebrauchen und dass dieses entsprechend seine eigenen an die Eltern gerichteten Bindungsbedürfnisse unterdrücken muss.

Kinder können auch die Funktion von »Regulatoren« für die Distanz und die Nähe in Beziehungen übernehmen, indem sie etwa durch eine Symptombildung bei schwieriger Partnerschaft die Bindungsbeziehung zwischen den Eltern dadurch aufrechterhalten, dass diese sich gemeinsam um das kranke Kind kümmern müssen. Es ist verständlich, dass Eltern unter diesen Bedingungen die Ablösungswünsche des Kindes mit dem Ziel der außerfamiliären Exploration nicht erlauben werden.

Wenn eine Familie in einer Krisensituation Hilfe sucht und zur ersten Familientherapie-Sitzung kommt, ist das Bindungssystem jedes einzelnen Familienmitglieds aktiviert, und zwar in der jeweils individuellen Ausprägung. Es ist für den Familientherapeuten eine schwierige Aufgabe, in dieser Situation in Bezug auf jedes einzelne Familienmitglied eine sichere Bindungsbasis herzustellen, um familientherapeutisch zu arbeiten. Wenn dies gelingt, erhöhen sich die Chancen, dass sich eine Familie in einer Therapiesitzung auf emotionale Veränderungsprozesse einlassen wird. Insofern wird der Therapeut oder die Therapeutin selbst ein Teil des erweiterten familiären Bindungssystems.

Um diesen anfänglichen Bindungsprozess zwischen den Familienmitgliedern und dem Therapeuten zu intensivieren, schlägt Byng-Hall (1991) vor, sich für die erste Sitzung ausreichend Zeit zu nehmen (etwa zwei Stunden und mehr) und die Familie in der ersten Behandlungsphase auch wöchentlich zu sehen. Wenn die therapeutische Bindung später etabliert ist, können die Termine in größeren Zeitabständen fortgesetzt werden.

Eine grundlegende Aufgabe der Therapie ist es, dazu beizutragen, dass die Familie für sich ein Skriptum etablieren kann, das die Kennzeichen eines »zielkorrigierten Systems« trägt. Hiermit ist zum einen gemeint, dass jedes Familienmitglied seine jeweils individuellen Enwicklungsziele im familiären Rahmen des Systems offenlegen und bei Bedarf auch im Hinblick auf die Ziele und Interessen der anderen Familienmitglieder korrigieren kann – etwa im Hinblick auf die Erfüllung der jeweiligen spezifischen Bedürfnisse nach Bindung mit dem Erfahren von Nähe, Sicherheit, Schutz vor Gefahr und Geborgenheit; zum andern geht es darum, dass die Familie dem einzelnen Mitglied ebenfalls eine Möglichkeit der Ablösung bzw. Exploration innerhalb und der Exploration besonders auch außerhalb der Familie ermöglicht.

Die Grundlagenforschung über die Bedeutung von Bindungen innerhalb des gesamten Familiensystems begann mit der Arbeit von Joan Stevenson-Hinde (Stevenson-Hinde, 1990; Byng-Hall & Stevenson-Hinde, 1991). Eine gute Einführung und einen breiten Überblick, wie die bindungsorientierte Sicht auch in der Systemischen Therapie und in der Sozialen Arbeit berücksichtigt und erfolgreich angewendet werden kann, bietet Alexander Trost (2002; 2014; 2018; 2021).

Bindung und Gruppen

Neben der dyadischen Bindung entwickelt ein Kind und entwickeln insbesondere Jugendliche auch Bindungen an verschiedene Gruppen, die gerade in der Adoleszenz, wenn es um Ablösung geht, wichtig sind, indem sie Sicherheit vermitteln (Brisch, 2018a; Brisch, 2018b; Doll & Braitinger, 2018; Eberl & Posch, 2018; Eckstein et al., 2018; Plank-Matias & Müller, 2018; Pudelek & Hees, 2018; Shimony & Mikulincer, 2018; Schultz-Venrath, 2018).

Eine *sichere Gruppenbindung* ist dadurch charakterisiert, dass die gesamte Gruppe für den Einzelnen einen sicheren emotionalen Hafen darstellt, den er bei Angst nutzen kann und der gleichzeitig auch der Ausgangspunkt für exploratives Verhalten ist, entweder mit der gesamten Gruppe zusammen oder auch als Einzelner, der sich aus der Gruppe hinausbewegt, die Umwelt oder angstmachende Situationen erkundet. Er lebt und fühlt in der Sicherheit, dass er bei Angst und Gefahr jederzeit in die Gruppe zurückkehren und dort Schutz finden kann und wieder aufgenommen wird, was seine Angst abbaut (Strauß, 2018). Eine *unsicher-vermeidende Gruppenbindung* ist dadurch charakterisiert, dass die Gruppe gerne für hilfreiche gemeinsame Aktivitäten und Explorationen genutzt wird, emotionale Beziehungen in der Gruppe erzeugen aber eher Angst und werden daher vermieden. Eine *unsicher-ambivalente Gruppenbindung* ist durch einen intensiven Wechsel zwischen Gruppenaktivitäten und Einzelaktivitäten geprägt. Wenn der Einzelne die Gruppe verlässt, fühlt er sich eher verunsichert und flieht dann wieder in die Nähe der Gruppe, so dass es ein ambivalentes Verhalten zwischen Nähesuchen und Vermeidung der Gruppe gibt.

Gruppenbindungs-Psychopathologie

Die *desorganisierte Gruppenbindung* ist dadurch charakterisiert, dass die Gruppe einerseits große Angst erzeugt, gleichzeitig aber, verglichen mit einer dyadischen Bindungsbeziehung, insgesamt als weniger bedrohlich erlebt wird. Die Gruppe bietet dem Einzelnen mehr Projektionsmöglichkeiten zur Angstentlastung und auch einen größeren Raum für Handlung und Agieren, was z. B. für Menschen mit einer Borderline-Persönlichkeitsstörung relevant ist und von ihnen auch genutzt wird. In einem Spektrum, zu dem die Möglichkeit, dass die Beziehung zu anderen Gruppenmitgliedern oder der ganzen Gruppe abrupt abgebrochen wird, sexuelle Beziehungen in der Gruppe, heftige, auch feindselige aggressive Affekte in der Gruppe sowie die Idealisierung der Gruppe als Ort absoluten Schutzes, von Sicherheit und Omnipotenz gehören, zeigen sich zahlreiche Verhaltenspathologien, wie sie von Patienten und Patientinnen mit einer Borderline-Persönlichkeitsstörung bekannt sind (Brisch & Hellbrügge, 2009; Brisch, 2009a; Schultz-Venrath, 2018).

Gruppenpsychotherapie

Nach Lichtenberg (1989) gibt es ein eigenes motivationales System der Bindung, das auch auf die Bindung des Einzelnen an eine Gruppe und die Bindungsbeziehungen der Gruppenmitglieder innerhalb der Gruppe angewandt werden kann. Dieser Gedanke findet in therapeutischen Überlegungen und im Vergleich zu seiner Bedeutung zu wenig Berücksichtigung. Die Gruppenpsychotherapie spielt – sicherlich auch durch kassenrechtliche und abrechnungstechnische Erwägungen bedingt – zahlenmäßig im Rahmen der ambulanten Richtlinienpsychotherapie immer noch nicht die Rolle, die ihre aufgrund ihrer Wirksamkeit zustünde (Schultz-Venrath, 2016). Dies ist umso bedauerlicher, als der menschliche Bindungsprozess sich nicht nur in der Dyade etabliert, sondern es, wie gesagt, auch die Entwicklung einer Bindung an eine Gruppe gibt, zunächst an die Familie, dann an Gruppen in der näheren Lebensumgebung, bis hin zum Staat. Viele Befunde der Sozialforschung lassen vermuten, dass der Mensch im Grunde ein Gruppenwesen ist. Daher geht es darum, dass eine Gruppenpsychotherapie, die bindungstheoretische Annahmen zugrunde legt, in Kombination mit der Einzeltherapie oder als Fortführung der Einzeltherapie durchgeführt wird. In therapeutische stationäre Settings ist ein solches Vorgehen oft in dieser Form integriert, leider in der ambulanten Behandlung aber bisher zu wenig realisiert. Im gruppenpsychotherapeutischen Prozess kann man regelmäßig beobachten, dass Patienten, die neu in eine Gruppe kommen, sich erst nach einer »Aufwärmphase« allmählich von den anderen Gruppenmitgliedern angenommen und in der Gruppe geborgen fühlen müssen, bevor die Gruppe für sie als »Mutter-Matrix« insgesamt eine haltende und sicherheitspendende Repräsentanz ergibt. Erst auf diesem Hintergrund wird es den Patientinnen und Patienten möglich sein, sich in einer Gruppe emotional zu öffnen und sich und ihre angstmachenden Themen zu explorieren.

Ein klassisches analytisches Setting der Gruppenpsychotherapie, in dem z.B. viel geschwiegen wird und auch der Gruppenpsychotherapeut (die Therapeutin) sich sehr zurückhaltend bis abstinent und schweigend verhält, wird wenig dazu angetan sein – etwa für neu in die Gruppe eintretende Patienten oder in einer Phase der Konstitution einer neuen Gruppe –, einen Boden zu bereiten, auf dem sich für alle Gruppenteilnehmer eine sichere Gruppenmatrix mit dem Gefühl entwickeln kann: »Das ist meine Gruppe, hier gehöre ich dazu« (Schain, 1989; Sachse & Strauß, 2002; Brisch, 2018a; Brisch, 2018b)

Auch das Verhalten und die Denkweise von Menschen in radikalen bis terroristischen Gruppen, die sich einer fanatischen Ideologie verschrieben haben, könnten unter bindungsdynamischen Überlegungen besser verstanden werden, wie Schultz-Venrath (2018) eindrücklich darlegt.

Pädagogik

Wenn man die Aussage der Bindungstheorie bedenkt, dass Sicherheit der Bindung einerseits und Explorationslust oder -vermögen andererseits in Wechselwirkung miteinander stehen, wird man die Tragweite bindungstheoretischer Maximen für die Arbeit im pädagogisch-therapeutischen oder pädagogisch-schulischen Bereich ermessen können. Die Herstellung einer guten Beziehung zum Lehrer bzw. der Lehrerin wird im optimalen Fall nicht allein eventuelle Bindungsdefizite in Bezug auf die primäre Bezugsperson zu kompensieren vermögen, sondern auch Neugier und Lernbereitschaft steigern. Die Kenntnis bindungstheoretischer Konzepte kann Pädagoginnen und Pädagogen helfen, Interaktionsprozesse sowohl zwischen ihnen und einzelnen Schülern als auch innerhalb einer ganzen Gruppe besser zu verstehen (Brisch, 2009d; 2011b; 2014c).

In der Grundschulzeit wird dem Bindungsaspekt durch die Konstanz eines Klassenlehrers zwar noch Rechnung getragen, aber spätestens mit dem Besuch der weiterführenden Schulen verliert die Bindung an den Klassenlehrer durch die Vielzahl an Fachlehrern an Bedeutung. Auf diesem Hintergrund wird verständlich, warum Schüler nach dem Wechsel auf eine neue, manche ängstigende Schule psychisch und damit auch leistungsmäßig dekompensieren, weil sie die notwendige emotionale Sicherheit als Vorausbedingung für optimales Lernen nicht finden (Geddes, 2009; Brisch, 2016; Brisch, 2019).

Der Schüler, der sich in einer Gruppe und bei einem Lehrer bzw. einer Lehrerin aufgehoben und geborgen fühlt, wird sich unter Umständen erfolgreicher auf den Lernprozess einlassen können. Diesen Überlegungen steht aber entgegen, dass unser heutiges Schulsystem, auch unsere Gesellschaft insgesamt, im Wesentlichen bindungsvermeidend organisiert und angelegt ist. Ein Schüler, der wenig auf Beziehungen achtet, wenige Bindungen eingeht, sich kognitiv und leistungsorientiert verhält, entspricht dem eher geförderten und geschätzten »Prototyp« des Schülers. Auch Lehrpersonen haben manchmal die Vorstellung, dass sie sich »keinen Ärger« einhandeln, wenn sie in der Klasse mit Schülern eher bindungsvermeidend und distanziert umgehen und sich lediglich »auf den Lernstoff konzentrieren«. Eine solche Vorgehensweise wird zwar bei bindungsvermeidenden Schülern keine Probleme hervorrufen, aber alle anderen Schüler, d.h. solche mit sicherer Bindung, die auch beim Lehrer Bindungsbeziehungen suchen, wie auch insbesondere ambivalent gebundene Kinder werden an einem solchen Verhalten des Lehrers »rütteln« und Bindungsverhalten und emotionale Bezogenheit einfordern. Sie werden dies allerdings nicht immer direkt verbal tun, sondern auch über Umwege wie etwa durch störendes Verhalten (siehe hierzu auch das Fallbeispiel zu »Aggressivität« in Teil 4, Kapitel »Bindungsstörungen im Schulalter«).

Für die pädagogisch-therapeutische Arbeit mit Kindern und Jugendlichen gelten die gleichen Grundsätze, wie sie für die bindungsbasierte Psychotherapie formuliert wurden. Nur müssen sie entsprechend den jeweiligen Gegebenheiten dem Setting angepasst und bei Bedarf modifiziert werden. Auf eine bindungsbasierte familienergänzende bzw. außerfamiliäre Betreuung und Begleitung von Kindern im Alter von 3 bis 6 Jahren bin ich weiter vorne (Teil 1, Kapitel »Entwicklung der bindungstheoretischen Konzepte«, im Verlauf des Abschnitts »Bedeutung von Schutz- und Risikofaktoren«) näher eingegangen. Wichtig sind in diesem Zuammenhang auch die Empfehlungen der GAIMH zur Betreuung und Erziehung von Säuglingen und Kleinkindern in Krippen mit dem Titel »Verantwortung für Kinder unter 3 Jahren« (zu beziehen über www.gaimh.de; Brisch et al., 2009).

Kritischer Ausblick

Im Prinzip gibt es keine Symptomatik, kein Störungsbild und keinen Therapieansatz, bei dem nicht bindungstheoretische Überlegungen angestellt werden können. Da Bindung als eine Grundmotivation anzusehen ist und ihre Entwicklung einen lebenslangen Prozess darstellt, muss bei einer Behandlung zumindest überlegt werden, ob im Bindungssystem eine Störung. vorliegen könnte. Dies bedeutet allerdings nicht, dass grundsätzlich bei jeder Erkrankung eine Bindungsstörung vorhanden ist. Selbstverständlich ist es möglich, dass andere motivationale Bereiche gestört oder als Hauptfokus beeinträchtigt sind (Lichtenberg et al., 1992). Ich erinnere an dieser Stelle nur noch einmal an Störungen im Motivationssystem der Gruppenbindung oder in dem der basalen physiologischen Bedürfnisse. Ebenso kann es im System der sexuellen Motivationsbedürfnisse Störungen geben, wie dies von Freud als primärer Störungsfokus und Konfliktort angenommen wurde und bis heute als Kernstück der Psychoanalyse betrachtet wird. Eine ähnliche Überlegung gilt auch für die Bedeutung von aggressivem Verhalten im aversiven Motivationssystem.

In diesem Buch habe ich zu zeigen versucht, wie bindungstheoretische Konzepte in der therapeutischen Arbeit umgesetzt werden können. Die Fallbeispiele sollten dazu dienen, bindungstherapeutisches Vorgehen zu illustrieren. Die Bindungstheorie selbst und ihre Umsetzung in der Therapie werden dabei nicht als »Allheilmittel« betrachtet. Sie kann auch nicht als alle Störungsbilder erklärende primäre »Ur-Sache« dienen. Sie wird aber als eine fundamentale, durch Forschung gut belegte, menschliche Motivation beschreibende Theorie gesehen, die in allen therapeutischen Prozessen reflektiert und bei entsprechender Störung der Bindung therapeutische Beachtung finden sollte. Selbstverständlich können in anderen Behandlungen und bei anderen Störungsbildern ganz andere Schwerpunkte gesetzt werden, die auch aus unterschiedlichen Therapiemodellen heraus erklärt werden können.

Eine bindungsbasierte Therapie soll daher kein Ersatz für die Konzepte anderer Therapieansätze sein. Sie ist vielmehr als Ergänzung gedacht, um manche Verhaltensweisen von Patienten besser erklären zu können und, daraus resultierend, auch andere therapeutische Vorgehensweisen anzuwenden. Seit einer Reihe von Jahren wird die bindungsbasierte Therapie von einer Reihe von Forschern und Klinikern in eigenen Anwendungen weiterentwickelt, weitere Ansätze der Prävention werden realisiert.

Worauf es ankommt, ist, ganz im Sinne Bowlbys, bindungstheoretisches Denken so in Prävention und Therapie zu integrieren, dass es als selbstverständliche grundlegende, zwischenmenschliche Motivation in allen Beziehungskontakten – nicht nur therapeutischen – mitgefühlt und mitgedacht werden sollte; hier sind wir seit einigen Jahren auf einem guten Weg.

Für die Auswahl von Pädagoginnen und Pädagogen und Therapeutinnen und Therapeuten und die Überprüfung der Eignung für den gewählten Beruf gibt es bis heute wenig einheitliche Maßstäbe. Die Fähigkeit oder auch die grundlegende Möglichkeit, auf dem Boden einer sicheren Bindung Beziehungen einzugehen, könnte ein Auswahlkriterium sein, das vielleicht nicht ausreichend gewürdigt wird. Es könnte z.B. auch durch eine entsprechende Forschung überprüft werden, ob sich die Bindungshaltung eines Kandidaten bzw. einer Kandidatin – sofern zu Beginn eine andere Bindungshaltung vorlag – während der therapeutischen Ausbildung vom Anfang bis zum Ende seiner bzw. ihrer Selbsterfahrung, gemessen nach dem Abschluss der Ausbildung, in Richtung einer sicheren Bindung verändert hat. Sollte dies nicht der Fall sein, so wäre zu bezweifeln, ob ein Therapeut oder eine Therapeutin mit einer vermeidenden oder nach wie vor ausgeprägt ambivalenten Bindungshaltung in der Lage sein kann – zumindest wenn er oder sie die Absicht hat, bindungsbasiert zu arbeiten –, den Patienten und Patientinnen das an sicherer Bindungsbasis zu vermitteln, was diese bei Bindungsstörungen zu ihrer Gesundung benötigen.

Nach meiner Einschätzung spielt bei der Überweisung von Patientinnen und Patienten zu verschiedenen Therapeuten ein intuitives Wissen um die unterschiedlichen Bindungsmuster von Kollegen immer wieder eine Rolle; dafür spricht, dass bestimmte Patienten an bestimmte Therapeuten und Therapeutinnen verwiesen werden, ohne dass der überweisende Kollege bzw. die Kollegin objektive Gründe dafür nennen könnte (Enke, 1996; Talia et al., 2019; Talia et al., 2020).

Eine spezielle Frage ist, ob man die Bindungsrepräsentation oder das innere Arbeitsmodell eines Patienten, wie es vor der Therapie gemessen wurde, tatsächlich durch eine bindungsbasierte Behandlung hin in eine sichere Richtung verändern kann. Empirische Studien zu dieser Frage weisen in die Richtung, dass eine Veränderung der Bindungsrepräsentation durch eine Psychotherapie möglich ist (Fonagy et al., 1995b; Burgess Moser et al., 2016; Taylor et al., 2015; Tmej et al., 2021).

Wichtig ist, dass eine klinisch orientierte Bindungsforschung, wie sie an Kliniken und Universitäten betrieben wird, die in diesem Buch anhand von Fallbeispielen postulierten und dargestellten Veränderungen in weiteren zukünftigen Studien auf ihre breitere klinische Relevanz hin überprüft (Talia et al., 2017). Aber der Königsweg ist die primäre Prävention, denn die Entwicklung einer sicheren Bindung zwischen Eltern und Kind ist eine großartige Grundlage für eine gesunde körperliche, psychische und soziale Entwicklung eines Kindes. Wir sollten daher alle Anstrengungen unternehmen, Eltern und Kinder in ihren ganz frühen Entwicklungsphasen so gut zu unterstützen, dass dieser wichtige Entwicklungsschritt bestmöglich gelingen kann.

ANHANG

Fragen des Adult Attachment Interviews

1. Vielleicht können Sie mir zunächst einen kurzen Überblick über Ihre damalige Familiensituation geben. Erzählen Sie mir einfach, wo Sie geboren sind, wo Sie mit Ihren Eltern gelebt haben, ob Sie häufig umgezogen sind und was Ihre Eltern beruflich gemacht haben.
   Haben Sie mit Ihren Großeltern als Kind viel Zeit verbracht?
   Eventuell:
   Starb Ihre Großmutter/Ihr Großvater väterlicherseits/mütterlicherseits, bevor Sie geboren wurden? Wie alt war Ihre Mutter/Ihr Vater damals? Hat sie/er häufig von ihr/ihm erzählt? Haben Sie Geschwister? Sind Sie zusammen mit Ihren Geschwistern bei Ihren Eltern aufgewachsen? Lebten außer Ihren Geschwistern und Ihren Eltern noch weitere Personen bei Ihnen zu Hause?

2. Können Sie nun mal versuchen, mir die Beziehung, die Sie als kleines Kind zu Ihrer Mutter und zu Ihrem Vater hatten, zu beschreiben? Am besten wäre es, wenn Sie mit den frühesten Erinnerungen beginnen würden.
   Falls der Proband Schwierigkeiten mit der Beantwortung dieser Frage hat, sollte mit konkreten Fragen weitergeholfen werden:
   Was hat Ihre Mutter/Ihr Vater denn so mit Ihnen gemacht? Haben Sie mit Ihnen gespielt? Wann waren Ihre Mutter/Ihr Vater daheim? Wie sahen die Wochenenden aus … haben Sie etwas zusammen unternommen? Können Sie sich an ein bestimmtes Ereignis mit Ihrer Mutter/Ihrem Vater erinnern?

3. Versuchen Sie nun mal, fünf Eigenschaftswörter zu finden, welche die Beziehung zu Ihrer Mutter in Ihrer Kindheit *(Kindheit bis Jugend)* möglichst treffend beschreiben. Lassen Sie sich dafür ruhig Zeit und überlegen Sie erst einmal eine Minute. Danach werde ich Sie fragen, warum Sie gerade diese Eigenschaftswörter ausgewählt haben.

… gut, lassen Sie mich zu Ihrer Beschreibung noch ein paar Fragen stellen. Sie haben die Beziehung zu Ihrer Mutter als ______________ beschrieben. Sind damit bestimmte Erinnerungen verbunden, fällt Ihnen dazu ein bestimmtes Ereignis ein?

4. So, jetzt kommen wir mal auf Ihren Vater zu sprechen. Versuchen Sie nun einmal fünf Eigenschaftswörter auszuwählen, welche die Beziehung zu Ihrem Vater in Ihrer Kindheit widerspiegeln. Lassen Sie sich wieder Zeit dafür. Ich werde Sie danach ebenfalls fragen, warum Sie diese Eigenschaftswörter ausgesucht haben.
   Nachfrage wie bei Frage 3.

5. Fühlten Sie sich Ihrem Vater näher oder Ihrer Mutter? Woran lag das? (Warum hatten Sie die Gefühle nicht zu …?)
   Wenn Sie die Beziehung in Ihrer Kindheit einerseits zu Ihrer Mutter und andererseits die zu Ihrem Vater vergleichen, wie unterscheiden sie sich voneinander?

6. Wenn Sie sich als Kind nicht wohlgefühlt haben, was haben Sie dann gemacht?
   (Die Person soll zu ihrer eigenen Interpretation von »nicht wohlfühlen« angeregt werden, erst dann mit weiteren Fragen fortfahren.)
   - Wenn Sie als Kind Kummer hatten oder traurig waren, was haben Sie dann gemacht?
     Fällt Ihnen dazu ein bestimmtes Ereignis ein?
   - Können Sie sich erinnern, was passiert ist, wenn Sie sich als Kind wehgetan haben, wenn Sie sich verletzt hatten? Gibt es da eine bestimmte Situation, die Ihnen dazu einfällt?
   - Wie war das, wenn Sie als Kind krank waren? Sind damit bestimmte Erinnerungen verbunden? *Wenn berichtet wird, dass man zu den Eltern gegangen ist, soll nach Details gefragt werden, die dem Patienten/der Patientin spontan dazu einfallen. Danach direkt nachfragen, ob die Person von ihren Eltern in den Arm genommen worden ist und ob sie sich körperlichen Kontakt gewünscht hat. Nimmt die Person in ihren Antworten nur auf einen Elternteil Bezug, soll nach dem anderen Elternteil gefragt werden.*

7. Können Sie sich erinnern, wann Sie als Kind zum ersten Mal von Ihren Eltern getrennt waren?
   Wie kam es zu dieser Trennung? Wie alt waren Sie damals?
   Wie haben Sie diese Trennung erlebt?
   Wie haben Ihre Eltern auf diese Trennung reagiert?
   Können Sie sich noch an andere Trennungserlebnisse erinnern?

8. Haben Sie sich als kleines Kind jemals abgelehnt gefühlt?
   Hier ist es wichtig, dass Sie diese Ablehnung als Kind so empfunden haben, auch wenn Sie dies vielleicht heute als Erwachsener ganz anders beurteilen würden.
   (Eventuell ein eigenes Beispiel geben oder ein Beispiel, das schon genannt wurde, jedoch genügend Zeit für eine eigene Interpretation lassen.)
   Wie alt waren Sie, als Sie sich zum ersten Mal so fühlten?
   Wie haben Sie darauf reagiert?
   Warum glauben Sie, haben sich Ihre Eltern so verhalten? Denken Sie, dass sich Ihre Eltern dieser zurückweisenden Haltung bewusst waren?

9. Haben Sie sich jemals von Ihren Eltern bedroht gefühlt, vielleicht dann, wenn Ihre Eltern Ihnen etwas aus Spaß oder aus disziplinarischen Gründen angedroht haben?
   Einige Personen, die wir interviewt haben, berichteten uns, dass ihnen angedroht wurde, von ihren Eltern verlassen oder von zu Hause weggeschickt zu werden. Haben Sie jemals erlebt, dass Ihre Eltern Ihnen angedroht haben, Sie zu verlassen oder wegzuschicken?
   Manche Personen haben uns erzählt, dass sie misshandelt oder missbraucht worden sind. Haben Sie so etwas Ähnliches auch erlebt? Gab es etwas Derartiges in Ihrer Familie?
   Wie alt waren Sie zu dieser Zeit? Ist es häufiger vorgekommen?

   Haben Sie das Gefühl, dass Ihnen dieses Erlebnis/diese Erlebnisse heute als Erwachsener noch zu schaffen macht/machen?
   Glauben Sie, dass es Auswirkungen auf Ihre Person gehabt hat?
   Hat es die Art und Weise, wie Sie mit Ihren eigenen Kindern umgehen, beeinflusst?
   (Falls die Person die Frage verneint, kann nachgefragt werden, ob und wie die Eltern das Kind bestraft haben.)

10. In welcher Weise, glauben Sie, haben die Erfahrungen mit Ihren Eltern Ihre Persönlichkeit als Erwachsener beeinflusst?
Gibt es bestimmte Ereignisse (Aspekte), die Ihrer Meinung nach Ihre Entwicklung behindert haben?

11. Haben Sie eine Erklärung dafür, warum sich Ihre Eltern Ihnen als Kind gegenüber so verhalten haben, wie sie es getan haben? (Generell)
Gab es neben Ihren Eltern noch weitere Erwachsene, die Ihnen sehr nahestanden, die Ihnen besonders wichtig waren?
War die … so eine Art Elternfigur?
(Hatten Sie Ihnen gegenüber eine elterngleiche Beziehung?)
(Bedeutung/Art der Beziehung)

12. Haben Sie als kleines Kind den Tod irgendeines nahen Familienmitglieds erlebt?
Könnten Sie mir die näheren Umstände beschreiben?
Wie alt waren Sie damals?
Wie haben Sie damals auf den Tod reagiert?
Waren Sie auf den Tod vorbereitet, oder kam er eher überraschend?
Können Sie sich daran erinnern, wie Sie sich damals fühlten?
Haben sich Ihre Gefühle in Bezug auf diesen Verlust im Verlauf der Zeit verändert?
Durften Sie an der Beerdigung teilnehmen, und welche Bedeutung hatte diese für Sie?
(Wenn die Eltern/Geschwister gestorben sind:)
Welche Auswirkungen hatte der Tod Ihrer Mutter/Ihres Vaters/Ihres Bruders/Ihrer Schwester auf die anderen Familienmitglieder und auf ihr Zusammenleben *(auf den anderen Elternteil, Haushalt, die Lebensumstände)?* Hat sich diese Situation über die Jahre hinweg verändert?
Glauben Sie, dass dieser Verlust Ihre Persönlichkeit beeinflusst hat? Wurde Ihre Beziehung zu Ihren Kindern dadurch beeinflusst?

12. (a) Haben Sie noch eine andere wichtige Person in Ihrer Kindheit verloren?
– *Gleiche Nachfragen wie oben*

12. (b) Gab es nahestehende Personen, die Sie als Erwachsener verloren haben?
– *Gleiche Nachfragen wie oben*

13. Hat es in Ihrer Beziehung zu Ihren Eltern seit Ihrer Kindheit viele Veränderungen gegeben? Also über die ganze Kindheit hinweg bis heute? *(Pubertät/Rebellion; Versöhnungen)*

14. Wie sieht das Verhältnis, Ihre Beziehung zu Ihren Eltern heute aus? *(Wie viel Kontakt; Ursache von Zufriedenheit/Unzufriedenheit)*

Frage 15–17 (Unterschiedlich für Probanden mit oder ohne Kinder)

Mit Kindern:
Mit welchen Gefühlen reagieren Sie jetzt auf Trennungen von Ihrem Kind? Machen Sie sich jemals Sorgen um Ihr Kind?

Wenn Sie drei Wünsche für Ihren Sohn/Ihre Tochter frei hätten, wenn er/sie ungefähr 20 Jahre alt wäre, wie sähen die aus? Ich denke u.a. daran, was für eine Zukunft Sie Ihrem Kind wünschen. Lassen Sie sich ruhig eine Minute Zeit, um darüber nachzudenken.

Gibt es etwas Bestimmtes, von dem Sie annehmen, dass Sie es aus Ihren Kindheitserfahrungen gelernt haben?
Was, hoffen Sie, wird Ihr Sohn/Ihre Tochter einmal durch seine/ihre Erfahrungen mit seinen/ihren Eltern lernen?

Keine Kinder vorhanden:
Stellen Sie sich nun mal vor, Sie hätten Kinder … mit welchen Gefühlen, glauben Sie, würden Sie auf eine Trennung von Ihrem Kind reagieren?

Wenn Sie Kinder hätten, und Sie hätten drei Wünsche für Ihren Sohn/Ihre Tochter offen, für die Zeit, wenn er/sie ungefähr 20 Jahre alt ist. Was wären das für Wünsche?
Ich denke u.a. daran, was für eine Zukunft Sie Ihren Kindern wünschen würden. Lassen Sie sich ruhig eine Minute Zeit, um darüber nachzudenken.

Gibt es etwas Bestimmtes, von dem Sie annehmen, dass Sie es aus Ihren Kindheitserfahrungen gelernt haben?
Wenn Sie Kinder hätten, würden Sie sich dann wünschen, dass sie etwas Bestimmtes aus ihren eigenen Erfahrungen mit ihren Eltern lernen würden?

Anmerkungen

Vorworte und Einleitung

1 Inzwischen hat es eine Annäherung zwischen der Bindungstheorie und der Psychoanalyse gegeben, die sich besonders in den Arbeiten von Peter Fonagy (2001) widerspiegelt. [Anmerkungen zum Vorwort von Lotte Köhler von K. H. B.]

2 Heute spielt die Bindungstheorie in fast allen psychosozialen Berufsfeldern eine wichtige Rolle zum Verständnis von menschlichen Beziehungen und ihren Störungen. Dies ist eine äußerst erfreuliche Entwicklung, die 1999, zum Zeitpunkt der Erstauflage dieses Buches und der Abfassung des Vorworts von Lotte Köhler, nicht vorauszusehen war.

3 Die Schülerinnen und Schüler des Ehepaars Grossmann setzen deren wissenschaftliches Werk auf ihre Weise in der Bindungsforschung mit ihren unterschiedlichen Anwendungsgebieten fort. Das hat zur Folge, dass die Bindungstheorie im deutschsprachigen Raum bei Analytikern und Therapeuten, bei Pädagogen und vielen anderen Berufsgruppen, die mit Menschen »arbeiten«, inzwischen immer besser bekannt ist.

4 Heute, 2022, müsste man schreiben: Da die Psychoanalyse die Bedeutung der Bindungstheorie seit einigen Jahren zunehmend sieht und akzeptiert hat, gibt es aus psychoanalytischer Sicht immer mehr Literatur über Erfahrungen mit der Anwendung bindungstheoretischer Konzepte in der klinischen Praxis sowie eine wachsende Zahl von Literatur über »Bindungsstörungen« oder »Bindungspsychopathologie«. Jetzt fülle ich mit diesem Buch auch keine »Lücke« mehr, wie Lotte Köhler damals zu Recht schreiben konnte.

5 Ich habe bis zu meiner Emeritierung zunächst am Universitätsklinikum Ulm, später am Dr. von Haunerschen Kinderspital der Universität München, dann zeitgleich ab 2016 auch an dem von mir gegründeten Lehrstuhl und gleichnamigen Forschungsinstitut für »Early Life Care« an der Paracelsus Medizinischen Privatuniversität in Salzburg/Österreich objektivierbare Studien sowohl zur Bindungsforschung als auch zur Anwendung der Bindungstheorie in der Psychotherapie und Pädagogik sowie der klinischen Psychoanalyse betrieben.

6 Die Einrichtung eines Video-Labors konnte durch die Förderung der »Sanitätsrat Dr. Emil Alexander Huebner und Gemahlin-Stiftung im Stifterverband für die Deutsche Wissenschaft Essen« realisiert werden.

7 Für einen umfassenden Überblick verweise ich auf das *Handbook of Attachment,* das Jude Cassidy und Phillip R. Shaver herausgegeben haben (Cassidy & Shaver, 2016).

8 Wenn ich im Folgenden aus Gründen der Vereinfachung bei allgemeinen Überlegungen und Aussagen in der männlichen Form von »dem Patienten«, »dem Therapeuten«, »dem Pädagogen« usw. spreche, beziehen sich selbstverständlich alle Aussagen im jeweiligen Kontext auf alle Geschlechter.

Teil 1: Die Bindungstheorie und ihre Konzepte

1 Im deutschen Sprachraum haben besonders Gerd und Renate Biermann mit unermüdlichem Engagement für eine Veränderung der Besuchszeiten und die Anwesenheit von Eltern in den Kinderkliniken zur Betreuung ihrer Kinder gekämpft. Zu nennen wäre auch Hans Hopf (1982) mit seiner Publikation: *Unser krankes Kind. Besser verstehen, einfühlsamer werden.* Reinbek bei Hamburg: Rowohlt Verlag.

2 Die deutsche Übersetzung des amerikanischen Begriffs »strange situation« mit »Fremde Situation« ist nicht glücklich, wird aber in der wissenschaftlichen Literatur durchgehend so benutzt.

3 Es gibt ein Set von Stammgeschichten, die bindungsorientierte Konflikte beinhalten. Beispiel: Ein Monster ist unter dem Bett. Das Kind hört zu, während der Untersucher den ersten Teil der Geschichte erzählt und auch anspielt – mit Handpuppen und auf einem Puppenspielbrett; wenn der Untersucher dann das Monster im Spiel unterm Bett entdeckt, schreit er: »Papa – Mama, da ist ein Monster unter meinem Bett!« Und an das Kind gerichtet: »Jetzt zeig mir und spiel mir vor, wie die Geschichte weitergeht.« Das Kind ist jetzt aufgefordert, die Stammgeschichte zu ergänzen, zu Ende zu spielen, und es nimmt die Handpuppen und spielt damit weiter.
Das Erzählen und Anspielen des Anfangs der Geschichte dient also zur Aktivierung des kindlichen Bindungssystem. Man will wissen, welche Bindungsrepräsentation das Kind hat, die jetzt durch das Hören der Geschichte und das Sehen des Puppenspiels »anspringt«, und wie es entsprechend seiner Bindungsrepräsentation die Geschichte zu Ende spielt.
Bindungssichere Kinder holen die Eltern zu Hilfe, die das Monster vertreiben; bindungsvermeidende Kinder spielen, dass die Eltern rufen, es gäbe keine Monster, das Kind solle jetzt endlich ins Bett gehen, d. h. das Kind bekommt keine Hilfe, sondern ist mit seinem Bindungsstress alleine.

4 Für eine ausführlichere Darstellung der Bindungstheorie, insbesondere auch mit psychometrischen Angaben zu den Methoden der Bindungsforschung sowie zu den Ergebnissen der statistischen Analysen aus verschiedenen Studien, wird auf andere Quellen verwiesen (Buchheim et al., 1998; Schmidt & Strauß, 1996; Spangler & Zimmermann, 1995; Strauß & Schmidt, 1997).

5 Im Folgenden spreche ich auch von »Bindungsbeziehung« und meine damit den spezifischen Teil des Bindungssystems innerhalb der Beziehung. Die Beziehung zwischen den Eltern und ihrem Kind wird aber nach Emde (1989) noch durch eine Vielzahl von anderen Aspekten bestimmt, wie z. B. durch das Mitteilen und Regulieren von Affekten, durch die Regulation von physiologischen Bedürfnissen, durch Lernen, Spiel und Selbstkontrolle.

6 Viele Väter sehen inzwischen ihre Rolle anders als früher, so dass man nicht mehr selbstverständlich von der Mutter als alleiniger primärer Bezugsperson sprechen kann. Über Mutter und Vater hinaus können auch etwa die Großmutter, eine älteres Geschwister, die Tagesmutter oder andere wichtige Personen für den Säugling zur primären Bezugsperson werden.

7 Die Bedeutung der frühen Interaktionen zwischen Mutter und Säugling für die Herstellung der Bindung erinnert auch an die von Stern (1989) angenommene Konstruktion. Stern geht von repetitiven interaktiven Verhaltensmustern zwischen Mutter und Kind aus, die internalisiert und repräsentativ als generalisierte Muster abgespeichert werden.

8 Nach Stern (1992) besteht das Bindungs-Arbeitsmodell aus vielen verschiedenen generalisierten Interaktionsrepräsentationen. Diese bilden die »basalen Bausteine des Arbeitsmodells«. Das Arbeitsmodell ist somit nach Stern eine übergeordnetere Struktur. Neue Interaktionserfahrungen werden in das Arbeitsmodell aufgenommen, alte möglicherweise daraus getilgt. So kann man sich eine Veränderung im Sinne einer Reorganisation des Arbeitsmodells auf längere Sicht vorstellen (S. 165 ff.).

9 Ausgehend von der Säuglingsforschung, hat Lichtenberg (1989) Bindung und Exploration in einen umfassenderen Kontext von motivationalen Systemen eingebettet. Als Motivationssysteme werden von ihm das System zur Regulation physiologischer Anforderungen (es wird besonders an Hunger, Durst, Wärmeregulation und ähnliche körperliche Bedürfnisse gedacht), weiterhin das System zur Bindung sowie das zur Exploration angeführt. Diese werden später um das System der »Selfassertion« erweitert, d. h. die Fähigkeit des Kindes, sich als ein selbstaktives und »selbst etwas in Bewegung setzendes Wesen« zu erfahren, sowie um das System der »Aversion«, d. h. die Fähigkeit, auf bedrohliche, gefährliche Reize mit Abwehr zu reagieren, und schließlich um das System der sinnlichen und sexuellen Bedürfnisbefriedigung.

10 Die Untersuchungen von Papoušek (1977) haben gezeigt, dass Säuglinge schon sehr früh in der Lage sind, Zusammenhänge zwischen externen Reizen, ihren Aktionen und der Auslösung von Reaktionen zu realisieren und auch aktiv herzustellen, mit einem deutlichen Gefühl der Selbsteffektivität, die mit freudiger Erregung einhergeht (vgl. auch Legerstee, 2008; Aschersleben, 2008; Hyde et al., 2018).

11 Wenn ein Säugling bereits laufen kann, aber dennoch im Alter von einem Jahr für viele Stunden am Tag in einen 1 m^2 großen Laufstall gesetzt wird, sind seine Explorationsbedürfnisse nicht befriedigt. Wenn er dagegen in diesem Alter das ganze Haus vom Keller bis zum Dachboden erkunden kann, so wird es dringend notwendig sein, ihm Grenzen zu setzen. Der altersgemäße Erkundungsraum und die dazugehörigen Grenzen müssen sich der jeweiligen Altersentwicklung anpassen und entsprechend ausgeweitet werden, ohne aber zu eng oder zu weit zu sein.

12 Nach meiner Auffassung ist hierfür eine Vorbedingung, dass die Mutter einerseits ihre eigene Trennungsangst – wegen des Verlusts der engen Beziehung mit dem Säugling während dessen Exploration – aushalten kann und nicht auf den Säugling überträgt (projiziert), andererseits muss sie dessen Ängste im Zustand der Wegbewegung wahrnehmen, sie intrapsychisch aufnehmen und halten bzw. aushalten (containment, holding function).

13 Diese »zielkorrigierte Partnerschaft« entwickelt sich während der Kindheit und gestaltet sich je nach altersentsprechenden Forderungen. Becker-Stoll (1997; Becker-Stoll, 2017) untersuchte in einer Studie mit Jugendlichen, wie sich diese »zielkorrigierte Partnerschaft« in einem Streitgespräch zwischen dem Adoleszenten und der Bezugsperson im Hinblick auf die Aufgabe einer gemeinsamen Urlaubsplanung gestaltete.

14 Manche Mütter wachen nachts beim kleinsten Laut ihres Kindes auf; andere berichten, ihr Schlaf sei so tief, dass ihr Kind bereits in Panik schreiend im Bett stünde, bevor sie wach würden und auf das Weinen ihres Kindes reagierten. Das Ausmaß der Sensibilität wird nicht nur von der inneren Befindlichkeit der Mutter bestimmt, sondern auch von den sozialen Randbedingungen. So kann sich eine Mutter, die von ihrem Partner unterstützt wird, besser auf die Bedürfnisse ihres Kindes konzentrieren als eine Mutter, die wegen Erschöpfung und Überforderung abends todmüde ist und kaum die Kraft aufbringt, auf das laute Weinen ihres Kindes angemessen zu reagieren.

15 Man hätte erwarten können, dass Mütter, die traditionsgemäß ihre Säuglinge die meiste Zeit des Tages an ihrem Körper tragen, von diesen mit deren Ausscheidungen beschmutzt würden. Bei Feldforschungen in Papua-Neuguinea konnte dies aber nicht beobachtet werden. Man könnte dieses Phänomen so erklären, dass eine Mutter feinfühlig etwa an der zunehmenden Unruhe ihres Kindes wahrnimmt, wann es bereit ist, Stuhl abzusetzen (Wulf Schiefenhövel, mündliche Mitteilung). Ähnliche Beobachtungen wurden auch in einer Studie in Ost-Afrika gemacht (deVries & deVries, 1977).

16 Der Aufbau dieses Instituts sowie die Realisierung dieser Studie wurden durch die Forschungsförderung der Köhler-Stiftung Darmstadt ermöglicht.

17 Heute ist die Literatur zur videogestütztem Feinfühligkeitstraining sehr umfangreich, weil diese Art der bindungsfördernden Intervention in viele Präventionsprogramme Einzug gehalten hat (Bünder et al., 2015; Fukkink, 2008; Juffer et al., 2017a; Juffer et al., 2017b; Rusconi-Serpa et al., 2009; Brisch, 2023; McClure & Barr, 2017).

18 In klinischen Stichproben wurden bei bis zu 80 Prozent der Probanden desorganisierte Verhaltensweisen gefunden, dagegen nur bei 10–25 Prozent der Probanden in Stichproben aus der Mittelschicht (van IJzendoorn et al., 1992).

19 Die Inkohärenz des Dialogs im folgenden Beispiel kommt nicht daher, dass das Tonbandprotokoll nicht korrekt transkribiert worden wäre. Das Beispiel ist real so verworren und gibt die »Verstrickung« deutlich wieder.

20 Da sich Anna Freud zusammen mit Dorothy Burlingham auch für die psychotherapeutische Behandlung von Kriegskindern engagierte, hätte es über diese Thematik eine intensivere Zusammenarbeit mit Bowlby geben können, die aber leider nicht zustande kam.

21 Winnicott beschäftigt sich auch mit den Ursachen der »antisoziale Tendenz«. In seinen Überlegungen zeigen sich Parallelen zur frühen Theorie von Bowlby. Winnicott erklärt die Entwicklung von Dissozialität als eine Folge von erlebter emotionaler Deprivation, denn »(…) das Kind, das einen Gegenstand stiehlt, sucht nicht den gestohlenen Gegenstand, sondern die Mutter, auf die es ein Recht hat« (Winnicott, 1976b, S. 230).

22 Diese theoretische Überlegung und Konzeptualisierung ist nach den Ergebnissen der Säuglingsforschung heute nicht mehr aufrechtzuerhalten. Vielmehr muss man davon ausgehen, dass der Säugling von Anfang an intrapsychisch auf Interaktion und Differenzierung ausgerichtet ist und diese mit seinen Bezugspersonen in einer sehr raschen dynamischen Entwicklung erproben und herstellen will. Die Kenntnisse über die differentiellen Wahrnehmungs- und Ausdrucksmöglichkeiten des Säuglings bereits in den ersten Lebenswochen waren zu Lebzeiten Margaret Mahlers aber so noch nicht bekannt und wurden erst durch die expandierende Entwicklung der Säuglingsforschung und durch die jetzt auch in der Psychoanalyse erfolgte Rezeption dieser Forschung für Psychotherapeuten zugänglicher.

23 Dornes (1997) hat auf die Ähnlichkeit zwischen dem Verhalten der Kinder in der von Mahler beschriebenen Wiederannäherungskrise und dem ambivalenten Bindungsmuster der Bindungstheorie hingewiesen. Er bezweifelt, dass die Phase der Wiederannäherungskrise eine normale Entwicklungsphase der Individuationsenwicklung sei.

24 Auf die mögliche Fähigkeit des Kindes zur Symbolisierung seiner Mutter in einer Trennungssituation wurde auch schon von Freud (1920) hingewiesen. Dort interpretierte er das wiederholte Spiel seines eineinhalbjährigen Neffen, der von seiner Mutter getrennt war, mit einer Garnrolle als den Versuch, im Spiel die Trennung von der Mutter und das ersehnte Wiedertreffen symbolisch darzustellen und intrapsychisch das Verlassensein zu verarbeiten.

25 Der Begriff »epistemisches Vertrauen« leitet sich von Epistemiologie = Erkenntnistheorie ab. – Ein Kind vertraut einer erwachsenen Bindungsperson, dass die Dinge der Welt so sind, wie diese Person sie ihm als Kind erklärt. Wenn dem Kind etwas gesagt wird, was der objektiven Realität und seiner Wahrnehmung und Empfindung nicht entspricht – etwa dass ein blauer Stift rot sei –, ist es irritiert; in manchen Familien gibt es ständig solch eine irritierende Kommunikation, mit negativen Folgen für die psychische Entwicklung des Kindes.

Teil 2: Bindungsstörungen

1 In der Diagnoseklassifikation ICD-10 wie auch in ICD-11 wird die Schulphobie heute auch als eine Störung mit Trennungsangst angesehen.
2 Diese Form der Bindungsstörung mit exzessivem Klammern wird von Zeanah (Zeanah & Emde, 1994) als ein Subtyp des »gehemmten Bindungsverhaltens« aufgeführt. Die Bezeichnung »übersteigertes Bindungsverhalten« erscheint mir aber als für die Beschreibung der klinischen Bilder dieser Art von Bindungsstörung passender.
3 Diese Form der Bindungsstörung habe ich hinzugefügt. Sie wurde bisher in der Literatur nicht beschrieben.

Teil 3: Bindungsbasierte Psychotherapie

1 Die ersten 5 Bände für die Altersbereiche »Schwangerschaft und Geburt«, »Säuglings- und Kleinkindalter«, »Kindergartenalter«, »Grundschulalter« und »Pubertät« sind bereits erschienen, die weiteren Bände mit den Titeln »Jugendalter und junge Erwachsene«, »Erwachsene«, »Paare«, »Älterwerden« sowie zu »Abschiede und Sterben« erscheinen in den kommenden Jahren.
2 Ich habe für den Begriff »therapeutic bond« die Übersetzung »Bindungsbeziehung zwischen Patient und Therapeut« gewählt, weil sie der Beschreibung von Orlinsky am nächsten kommt. Von anderen Autoren werden in diesem Zusammenhang andere Übersetzungen und Begriffe genannt, wie z. B. »therapeutic alliance«, was im Deutschen mit »therapeutische Allianz« oder auch mit »therapeutisches Bündnis« übersetzt wird, aber eher die bewussten Anteile der Patient-Therapeut-Beziehung wiedergibt. Der Begriff »bond« dagegen steht in direktem Zusammenhang mit »bonding« und »attachment« und betont den Bindungsaspekt innerhalb der Beziehung mit seinen affektiven Anteilen.
3 In der psychotherapeutischen Technik der Traumatherapie ist es eine wesentliche Voraussetzung zur Bearbeitung des Traumas, dass sich der Therapeut vor der Bearbeitung ausreichend Zeit nimmt, um mit dem Patienten einen »sicheren Ort« ausfindig zu machen. Dieser vom Patienten imaginierte Ort kann innerhalb oder außerhalb der Person liegen. Der Patient sucht ihn in Augenblicken größter Angst während der Traumaaktivierung in der Phantasie auf, um dort emotional Schutz und Sicherheit zu erfahren. Auch die Imagination von »inneren hilfreichen Begleitern«, die an eine Bindungsperson erinnern und welche Schutz, Sicherheit und Angstentlastung bieten sowie Hilfs-Ich-Funktionen übernehmen, erinnert an das Konstrukt der »sicheren Basis« der Bindungstheorie (Reddemann & Sachsse, 1996).
4 Man kann sich vorstellen, dass feinfühlige Deutungen, durch die sich der Patient zutiefst verstanden fühlt, ebenfalls dazu beitragen, die therapeutische Bindung zu verstärken (Stuhr, 1993).

5 Man könnte sich diese – in Anlehnung an die Teilobjekte der Objektbeziehungstheorie – als widersprüchliche »Teil-Arbeitsmodelle« vorstellen.
6 Vgl. auch Main (1995), die diesen Vorgang der später erworbenen Bindungssicherheit als ein Gefühl von »earned secure« bezeichnet.

Teil 4: Behandlungsbeispiele aus der klinischen Praxis

1 Zusätzliche bindungsdynamische Interpretationen und ergänzende Betrachtungen zu Bindungsaspekten, die hier nicht aufgeführt sind, können möglich sein – ich erhebe keinen Anspruch auf Vollständigkeit.
2 Auf die Wiedergabe von biografischen Details wurde im Sinne der Anonymisierung verzichtet, wenn diese für das Verständnis der Bindungsdynamik und des Behandlungsverlaufs als nicht wesentlich erachtet wurden. Für eine lebendige Wiedergabe wurden Initialen (»A«, »B«, »C« usw.) benutzt, die aber frei erfunden sind.
3 Diese Frage nach konkreten Beispielen stellte ich in Anlehnung an den Interviewstil im Erwachsenen-Bindungsinterview.
4 Ähnlichkeiten zwischen der Bindungstheorie und der Selbstpsychologie wurden im Theorieteil bereits erläutert.
5 Eine umfassendere Betrachtung dieser Problematik unter bindungsdynamischen Gesichtspunkten findet sich bei Wöller (1998).
6 Für Mütter mit an Neurodermitis erkrankten Kindern ist es extrem schwierig, in der notwendigen und ärztlicherseits geforderten Hautpflege die Bedürfnisse der Kinder zu berücksichtigen, denn sie stehen unter großem Druck, ihre Kinder auf jeden Fall einzucremen, da sich die Hautsymptomatik sonst oft unmittelbar verschlechtert. Eine Verstärkung der Hautsymptomatik ist aber für jeden sichtbar und führt zu sozialen Rückmeldungen von Verwandten und Freunden, aber auch vom Arzt, in Bezug auf die mangelnde Hautpflege. Die Mütter stecken somit in dem unlösbaren Dilemma, dass sie einerseits die Haut eincremen müssen, um eine Verschlechterung der Symptomatik zu verhindern, dass sie aber andererseits die Bedürfnisse ihrer Kinder in feinfühliger Weise wahrnehmen sollen, was im Rahmen der medizinisch geforderten Zwangshandlungen kaum möglich ist.
7 Diese Aufgabe von Sicherheit gebenden »Hilfs-Ich-Personen« wurde von König (1981) bei Angstpatienten auch als die Funktion eines »steuernden Objekts« beschrieben.

Bibliografie

Aas, M., Dieset, I., Mørch, R., Steen, N. E., Hope, S. et al. (2019). Reduced brain-derived neurotrophic factor is associated with childhood trauma experiences and number of depressive episodes in severe mental disorders. *Schizophrenia Research, 205*, 45–50; doi: https://doi.org/10.1016/j.schres.2018.08.007.

Abrines, N., Barcons, N., Marre, D., Brun, C., Fornieles, A. & Fumadó, V. (2012). ADHD-like symptoms and attachment in internationally adopted children. *Attachment & Human Development*, 14 (4), 405–423.

Achenbach, T. (1991). *Manual for the Child Behavior Checklist/4–18 and 1991 profile.* Burlington, VT: University of Vermont, Department of Psychiatry.

Adshead, G. & Bluglass, K. (2001). A vicious circle: Transgenerational attachment representations in a case of Factitious Illness by Proxy. *Attachment & Human Development*, 3, 77–95.

Ahnert, L., Eckstein-Madry, T., Supper, B., Bohlen, U., Suess, E. S. & Suess, G. J. (2012). *Waters' Attachment Q-Sort according to German translation and application.* Universität Wien (unveröffentlichtes Manuskript).

Ainsworth, M. D. S. (1967). *Infancy in Uganda. Infant care and the growth of love.* Baltimore: Johns Hopkins Press.

Ainsworth, M. D. S. (1985). Mutter-Kind-Bindungsmuster: Vorausgegangene Ereignisse und ihre Auswirkungen auf die Entwicklung. In: K. E. Grossmann & K. Grossmann (Hrsg.), *Bindung und menschliche Entwicklung. John Bowlby, Mary Ainsworth und die Grundlagen der Bindungstheorie.* Stuttgart: Klett-Cotta 2003, 317–340.

Ainsworth, M. D. S. (1974). Feinfühligkeit versus Unfeinfühligkeit gegenüber den Mitteilungen des Babys. In: K. E. Grossmann & K. Grossmann (Hrsg.), *Bindung und menschliche Entwicklung. John Bowlby, Mary Ainsworth und die Grundlagen der Bindungstheorie.* Stuttgart: Klett-Cotta 2003, 414–421.

Ainsworth, M. D. S. & Wittig, B. A. (1969). Bindungs- und Explorationsverhalten einjähriger Kinder in einer Fremden Situation. In: K. E. Grossmann & K. Grossmann (Hrsg.), *Bindung und menschliche Entwicklung. John Bowlby, Mary Ainsworth und die Grundlagen der Bindungstheorie.* Stuttgart: Klett-Cotta 2003, 112–145.

Ainsworth, M. D. S., Blehar, M. C., Waters, E. & Wall, S. (1978). *Patterns of attachment. A psychological study of the strange situation.* Hillsdale, NJ: Erlbaum.

Akbari, E., Binnoon-Erez, N., Rodrigues, M., Ricci, A., Schneider, J., Madigan, S. & Jenkins, J. (2018). Kangaroo mother care and infant biopsychosocial outcomes in the first year: A meta-analysis. *Early Human Development, 122*, 22–31.

Alen, N. V., Hostinar, C. E., Mahrer, N. E., Martin, S. R., Guardino, C., Shalowitz, M. U. et al. (2020). Prenatal maternal stress and child hair cortisol four years later: Evidence from a low-income sample. *Psychoneuroendocrinology, 117*, 104707; doi: https://doi.org/10.1016/j.psyneuen.2020.104707.

Alexander, F. & French, T. M. (1946). *Psychoanalytic therapy*. New York: Rolande.

Allen, B. (2011). The use and abuse of attachment theory in clinical practice with maltreated children; part II: treatment. *Trauma Violence Abuse,* 12 (1), 13–22; doi: 10.1177/1524838010386974.

Allen, B., Bendixsen, B., Babcock Fenerci, R. & Green, J. (2018). Assessing disorganized attachment representations: A systematic psychometric review and meta-analysis of the Manchester Child Attachment Story Task. *Attachment & Human Development,* 20 (6), 553–577; doi: 10.1080/14616734.2018.1429477.

Allen, J. & Fonagy, P. (Hrsg.) (2002). *The development of mentalizing and its role in psychopathology and psychotherapy*. Topeka: Menninger Clinic.

Als, H. & Butler, S. (2008). Die Pflege des Neugeborenen: Die frühe Gehirnentwicklung und die Bedeutung von frühen Erfahrungen. In: K. H. Brisch & T. Hellbrügge (Hrsg.), *Der Säugling – Bindung, Neurobiologie und Gene*. Stuttgart: Klett-Cotta, 44–87.

Alvarenga, P., Machado Dazzani, M. V., da Rocha Lordelo, E., dos Santos Alfaya, C. A. & Piccinini, C. A. (2013). Predictors of sensitivity in mothers of 8-month-old infants. *Paidéia,* 23 (56), 311–319.

Alvarez Gutierrez, S. & Ventura, A. K. (2021). Associations between maternal technology use, perceptions of infant temperament, and indicators of mother-to-infant attachment quality. *Early Human Development,* 154: 105305; doi: https://doi.org/10.1016/j.earlhumdev.2021.105305.

Archer, M., Steele, M., Lan, J., Jin, X., Herreros, F. & Steele, H. (2015). Attachment between infants and mothers in China: Strange situation procedure findings to date and a new sample. *International Journal of Behavioral Development,* 39 (6), 485–491.

Arntz, A. & van Genderen, H. (Hrsg.) (2010). *Schematherapie bei Borderline-Persönlichkeitsstörungen*. Weinheim, Basel: Beltz.

Aschersleben, G. (2008). Der Einfluss der frühen Mutter-Kind-Interaktion auf die sozial-kognitive Entwicklung. In: K. H. Brisch & T. Hellbrügge (Hrsg.), *Der Säugling – Bindung, Neurobiologie und Gene*. Stuttgart: Klett-Cotta, 298–312.

Atkinson, L. (1997). Attachment and psychopathology: From laboratory to clinic. In: L. Atkinson & K. J. Zucker (Hrsg.), *Attachment and psychopathology*. New York, London: Guilford Press, 3–16.

Atkinson, L. (2019). Reactive attachment disorder and attachment theory from infancy to adolescence: Review, integration, and expansion. *Attachment & Human Development,* 21 (2), 205–217; doi: 10.1080/14616734.2018.1499214.

Atzaba-Poria, N., Deater-Deckard, K. & Bell, M. A. (2017). Mother-child interaction: Links between mother and child frontal electroencephalograph asymmetry and negative behavior. *Child Development,* 88 (2), 544–554; doi: 10.1111/cdev.12583.

Bachelor, A., Meunier, G. et al. (2010). Client attachment to therapist: Relation to client personality and symptomatology, and their contributions to the therapeutic alliance. *Psychotherapy (Chic),* 47 (4), 454–68.

Bakermans-Kranenburg, M. J. & van IJzendoorn, M. H. (2004). No association of the dopamine D4 receptor (DRD4) and -521 C/T promotor polymorphisms with infant attachment disorganization. *Attachment & Human Development*, 6, 211–218.

Bakermans-Kranenburg, M. J. & van IJzendoorn, M. H. (2009). The first 10,000 Adult Attachment Interviews: Distributions of adult attachment representations in clinical and non-clinical groups. *Attachment & Human Development,* 11 (3), 223–263; doi: 10.1080/14616730902814762.

Bakermans-Kranenburg, M., Juffer, F. & van IJzendoorn, M.H. (1998). Interventions with video feedback and attachment discussions: Does type of maternal insecurity make a difference? *Infant Mental Health Journal*, 19, 202–219.

Bakermans-Kranenburg, M.J., van IJzendoorn, M.H., Mesman, J., Alink, L.R.A. & Juffer, F. (2008a). Effects of an attachment-based intervention on daily cortisol moderated by dopamine receptor D4: A randomized control trial on 1- to 3-year-olds screened for externalizing behavior. *Development and Psychopathology*, 20 (3), 805–820; doi: 10.1017/S0954579408000382.

Bakermans-Kranenburg, M.J., van IJzendoorn. M.H., Pijlman, F.T., Mesman, J. & Juffer, F. (2008b). Experimental evidence for differential susceptibility: Dopamine D4 receptor polymorphism (DRD4 VNTR) moderates intervention effects on toddlers' externalizing behavior in a randomized controlled trial. *Developmental Psychology*, 44 (1), 293–300; doi: 10.1037/0012-1649.44.1.293.

Balint, M. (1960). *Angstlust und Regression.* Stuttgart: Klett-Cotta.

Balint, M. (1973). Therapeutische Regression, primäre Liebe und Grundstörung. In: Ders., *Therapeutische Aspekte der Regression.* Hamburg: Rowohlt, 193–209.

Balint, M. (1988a). Beitrag zum Symposium über die Theorie der Eltern-Kind-Beziehung. In: Ders., *Die Urformen der Liebe und die Technik der Psychoanalyse.* München: dtv, 160–164.

Balint, M. (1988b). Frühe Entwicklungsstadien des Ichs. Primäre Objektliebe. In: Ders., *Die Urformen der Liebe und die Technik der Psychoanalyse.* München: dtv, 83–102.

Baller, W. (2017). SAFE® für psychiatrisch erkrankte oder traumatisierte Eltern. In: K.H. Brisch (Hrsg.), *Bindung und emotionale Gewalt.* Stuttgart: Klett-Cotta, 42f.

Bange, D. (2018). Risiko- und Schutzfaktoren in Einrichtungen. In: J. Fegert, M. Kölch, E. König, D. Harsch, S. Witte & U. Hoffmann (Hrsg.), *Schutz vor sexueller Gewalt und Übergriffen in Institutionen: Für die Leitungspraxis in Gesundheitswesen, Jugendhilfe und Schule.* Berlin, Heidelberg: Springer, 91–105.

Barglow, P., Jaffe, C.M. & Vaughn, B. (1988). Psychoanalytic reconstruction and empirical data: Reciproce contribution. *Journal of the American Psychoanalytic Association*, 37, 401–436.

Bauer, J. (2005). *Warum ich fühle, was du fühlst. Intuitive Kommunikation und das Geheimnis der Spiegelneurone.* Hamburg: Hoffmann und Campe.

Bauer, J. (2008). Das System der Spiegelneurone: Neurobiologisches Korrelat für intuitives Verstehen und Empathie. In: K.H. Brisch & T. Hellbrügge (Hrsg.), *Der Säugling – Bindung, Neurobiologie und Gene.* Stuttgart: Klett-Cotta, 117–123.

Beck, A. & Walter, I. (2017). Das Follow-up der SAFE®-Evaluationsstudie im Grundschulalter. In: K.H. Brisch (Hrsg.), *Bindung und emotionale Gewalt.* Stuttgart: Klett-Cotta, 19–24.

Beck, A., Meinardi-Weichhart, L. et al. (2016). *The impact of early parent-child-interaction on the transition to school.* Vortrag, 15th World Congress of the World Association of Infant Mental Health. Infant Mental Health in a rapidly changing world: Conflict, adversity, and resilience, Prag/Tschechien.

Becker-Stoll, F. (1997). *Interaktionsverhalten zwischen Jugendlichen und Müttern im Kontext längsschnittlicher Bindungsentwicklung.* Unveröffentl. Diss., Regensburg.

Becker-Stoll, F. (2017). Zeit für den Aufbau von Bindungsbeziehungen in Familie und Kita. In: P. Zimmermann & G. Spangler (Hrsg.), *Feinfühlige Herausforderung: Bindung in Familie, Kita, Kinderheim und Jugendhilfe.* Gießen: Psychosozial-Verlag, 61–76.

Beebe, B. (2000). Brief mother-infant treatment using psychoanalytically informed video microanalysis: Integrating procedural and declarative processing. *Bulletin of the Association for Psychoanalytic Medicine*, 37.

Beebe, B. & Lachmann, F. M. (2002). *Infant research and adult treatment. Co-constructing interactions*. Hillsdale, NJ: Analytic Press. Dt. (2004): *Säuglingsforschung und die Psychotherapie Erwachsener. Wie interaktive Prozesse entstehen und zu Veränderungen führen*. Stuttgart: Klett-Cotta.

Beebe, B., Lachmann, F., Markese, S. & Bahrick, L. (2012). On the origins of disorganized attachment and internal working models: Paper I. A dyadic systems approach. *Psychoanalytic Dialogues*, 22 (2), 253–272.

Beeney, J. E., Wright, A. G. C., Stepp, S. D., Hallquist, M. N., Lazarus, S. A., Beeney, J. R. S. et al. (2017). Disorganized attachment and personality functioning in adults: A latent class analysis. *Personality Disorders: Theory, Research, and Treatment*, 8 (3), 206–216; doi:10.1037/per0000184.

Behrens, K. Y., Haltigan, J. D. & Bahm, N. I. G. (2016). Infant attachment, adult attachment, and maternal sensitivity: Revisiting the intergenerational transmission gap. *Attachment & Human Development*, 18 (4), 337–353; doi: 10.1080/14616734.2016.1167095.

Belajouza, D. (2017). SAFE® für Eltern mit Mehrfachbelastungen. In: K. H. Brisch (Hrsg.), *Bindung und emotionale Gewalt*. Stuttgart: Klett-Cotta, 35–38.

Belsky, J. & Russell, I. (1988). Maternal, infant, and social-contextual determinants of attachment security. In: J. Belsky & T. Nezworski (Hrsg.), *Clinical implications of attachment*, Hillsdale, NJ: Erlbaum, 41–94.

Bender, A. & Ingram, R. (2018). Connecting attachment style to resilience: Contributions of self-care and self-efficacy. *Personality and Individual Differences*, 130, 18–20; doi: https://doi.org/10.1016/j.paid.2018.03.038.

Benoit, D. & Parker, K. H. C. (1994). Stability and transmisson of attachment across three generations. *Child Development*, 65, 1444–1456.

Bernier, A., Calkins, S. D. & Bell, M. A. (2016). Longitudinal associations between the quality of mother-infant interactions and brain development across infancy. *Child Development*, 87 (4), 1159–1174; doi: 10.1111/cdev.12518.

Berthelot, N., Ensink, K., Bernazzani, O., Normandin, L., Luyten, P. & Fonagy, P. (2015). Intergenerational transmission of attachment in abused and neglected mothers: The role of trauma-specific reflective functioning. *Infant Mental Health Journal*, 36 (2), 200–212.

Bianco, M. C. (2017). At-risk youth and attachment-based therapy: Implications for clinical practice. *Canadian Journal of Counselling and Psychotherapy*, 51 (1), 81–96.

Bion, W. (1962). Eine Theorie des Denkens. In: E. Bott Spillius (Hrsg.) (1990), *Melanie Klein Heute*, Bd. 1: *Beiträge zur Theorie*. München, Wien: Verlag Internationale Psychoanalyse, 110–129.

Blatz, W. (1940). *Hostages to peace: Parents and the children of democracy*. New York: Morrow.

Bodeewes, T. (2002). Videogestützte Mikroanalyse des Interaktionsverhaltens zwischen Mutter und Säugling als Basis der frühen Sprachanbindung. *Pediatrics and Related Topics*, 41, 497–501.

Bogorin, F.-E. & Grünhaus, C. (2022). Prävention bringt's. Der gesellschaftliche und ökonomische Mehrwert von Programmen mit Präventivcharakter anhand von drei Fallbeispielen. In: K. H. Brisch (Hrsg.), *Trauma und Bindung zwischen den Generationen*. Stuttgart: Klett-Cotta, 217–236.

Bokhorst, C.L., Bakermans-Kranemburg, M.J., Fearon, R.M.P., van IJzendoorn, M.H., Fonagy, P. & Schuengel, C. (2003). The importance of shared environment in mother-infant attachment security: A behavioral genetic study. *Child Development*, 74, 1769–1782.

Bonapersona, V., Joëls, M. & Sarabdjitsingh, R.A. (2018). Effects of early life stress on biochemical indicators of the dopaminergic system: A 3 level meta-analysis of rodent studies. *Neuroscience & Biobehavioral Reviews*, 95, 1–16; doi: https://doi.org/10.1016/j.neubiorev.2018.09.003.

Bošković, A. & Rando, O.J. (2018). Transgenerational epigenetic inheritance. *Annual Review of Genetics*, 52 (1), 21–41; doi: 10.1146/annurev-genet-120417-031404.

Bosquet Enlow, M., Egeland, B., Carlson, E., Blood, E. & Wright, R.J. (2013). Mother-infant attachment and the intergenerational transmission of posttraumatic stress disorder. *Development and Psychopathology*, 26 (1), 41–65; doi: 10.1017/S0954579413000515.

Boszormenyi-Nagy, I. & Spark, G. (1973). *Unsichtbare Bindungen. Die Dynamik familiärer Systeme.* Stuttgart: Klett-Cotta.

Bowlby, J. (1946). Forty-four juvenile thieves: Their characters and home life. *International Journal of Psycho-Analysis*, 19–52 und 107–127.

Bowlby, J. (1949). The study and reduction of group tension in the family. *Human Relations*, 2, 123–128.

Bowlby, J. (1951). *Maternal care and mental health.* World Health Organisation. Monographs Series No. 2. Dt.: (1973a). *Mütterliche Zuwendung und geistige Gesundheit.* München: Kindler.

Bowlby, J. (1953). *Child care and the growth of love.* London: Penguin Book. Dt.: (1995a). *Mutterliebe und kindliche Entwicklung.* München: Reinhard.

Bowlby, J. (1958). The nature of the child's tie to his mother. *International Journal of Psycho-Analysis*, 39, 350–373.

Bowlby, J. (1960a). Grief and mourning in infancy and early childhood. *The Psychoanalytic Study of the Child*, 15, 9–52.

Bowlby, J. (1960b). Separation anxiety. *International Journal of Psycho-Analysis*, 41, 313–317.

Bowlby, J. (1969). *Attachment and loss.* Vol. 1: *Attachment.* New York: Basic Books. Dt.: (1975). *Bindung. Eine Analyse der Mutter-Kind-Beziehung.* München: Kindler.

Bowlby, J. (1973b). *Attachment and loss.* Vol. 2: *Separation. Anxiety and Anger.* New York: Basic Books. Dt.: (1976). *Trennung. Psychische Schäden als Folge der Trennung von Mutter und Kind.* München: Kindler.

Bowlby, J. (1980). *Attachment and loss.* Vol. 3: *Loss, sadness and depression.* New York: Basic Books. Dt.: (1983). *Verlust – Trauer und Depression.* München: Kindler.

Bowlby, J. (1988). *A secure base: Clinical implications of attachment theory.* London: Routledge. Dt.: (1995b). *Elternbindung und Persönlichkeitsentwicklung. Therapeutische Aspekte der Bindungstheorie.* Heidelberg: Dexter.

Bowlby, J., Robertson, J. & Rosenbluth, D. (1952). A two-year-old goes to hospital. *The Psychoanalytic Study of the Child*, 7, 82–94.

Bowlby, R. (2009). Das Londoner Modell der bindungsorientierten Tagesbetreuung: Hintergrund. In: K.H. Brisch & T. Hellbrügge (Hrsg.), *Wege zu sicheren Bindungen in Familie und Gesellschaft. Prävention, Begleitung, Beratung und Psychotherapie.* Stuttgart: Klett-Cotta, 213–224.

Braun, K. (1996). Synaptische Reorganisation bei frühkindlichen Erfahrungs- und Lernprozessen: Relevanz für die Entstehung psychischer Erkrankungen. *Zeitschrift für Klinische Psychologie, Psychiatrie und Psychotherapie,* 44, 253–266.

Braun, K., Lange, E., Metzger, M. & Poeggel, G. (2000). Maternal separation followed by early social isolation affects the development of monoaminergic fiber systems in the medial prefrontal cortex of Octodon degus. *Neuroscience,* 95, 309–318.

Braun, K., Helmeke, C. & Bock, J. (2009). Bindung und der Einfluss der Eltern-Kind-Interaktion auf die neuronale Entwicklung präfrontaler und limibischer Regionen: Tierexperimentelle Befunde. In: K. H. Brisch & T. Hellbrügge (Hrsg.), *Wege zu sicheren Bindungen in Familie und Gesellschaft. Prävention, Begleitung, Beratung und Psychotherapie.* Stuttgart: Klett-Cotta, 52–78.

Bretherton, I. (1995). Attachment theory and developmental psychopathology. In: D. Cicchetti, S. Toth (Hrsg.), *Emotion, cognition and representation.* Bd. 6. Rochester, NY: University of Rochester Press, 231–260.

Bretherton, I. (1998). *The development of internal working models of attachment.* Development, Structure, and Functioning of Internal Working Model. Symposium Universität Regensburg, 6.–7. Juli.

Bretherton, I. & Munholland, K. A. (2008). Internal working models in attachment relationships: Elaborating a central construct in attachment theory. In: J. Cassidy & P. R. Shaver (Hrsg.), *Handbook of attachment: Theory, research, and clinical applications.* 2. Aufl. New York, NY: Guilford Press, 102–127.

Bretherton, I., Oppenheim, D., Buchsbaum, H. & Emde, R. N. (1990a). *The MacArthur Story Stem Battery (MSSB).* Unveröffentl. Manual. University of Wisconsin, Madison (MacArthur Narrative Group).

Bretherton, I., Prentiss, C. & Ridgeway, D. (1990b). Chidren's representations of family relationships in a story completion task at 37 and 54 months. In: I. Bretherton & M. Watson (Hrsg.), *Children's perspectives on the family*: 48. San Francisco: Jossey-Bass, 85–105.

Bretherton, I., Ridgeway, D. & Cassidy, J. (1990c). Assessing internal working models of the attachment relationship: An attachment story completion task for 3-year-olds. In: M. T. Greenberg, D. Cicchetti & E. M. Cummings (Hrsg.), *Attachment in the preschool years,* Chicago: The University of Chicago Press, 273–310.

Bretherton, I., Page, T. & Golby, B. (1997). *Narratives of preschoolers from postdivorce families: Gender differences and maternal style.* Biennial Meeting of the Society for Research in Child Development: The MacArthur Story Stem Battery: A new tool for research on children's emotions and relationships, Washington, D. C., April 1997.

Brisch, K. H. (1995). *Feinfühligkeitstraining für werdende Eltern.* Kongress Sozialpädiatrie Universität, München, 03. November 1995.

Brisch, K. H. (1998a). *Development of infantile anorexia nervosa and its psychotherapeutic treatment.* Int. Conference: ›The treatment of eating disorders. Research meets clinical practice‹, Stuttgart. 11.–13. Juni 1998.

Brisch, K. H. (1998b). Die Bedeutung der Psychodynamik im Rahmen der pränatalen Fehlbildungsdiagnostik. *Speculum,* 16 (1), 23–31.

Brisch, K. H. (1999). Familiäre Bindungen – Die transgenerationale Weitergabe familiären Bindungsverhaltens. In: E. Reinke (Hrsg.), *Psychoanalyse der Familie.* Gießen: Psychosozial-Verlag, 7–16.

Brisch, K.H. (2000). The use of the telephone in the treatment of attachment disorders. In: J. Aronson (Hrsg.), *Use of the telephone in psychotherapy*. New Jersey: Aronson, 375–395.

Brisch, K.H. (2002a). *Fragebogen zur Bindungsentwicklung von Kindern*. Unveröffentl. Fragebogen. München (Abt. Pädiatrische Psychosomatik und Psychotherapie, Kinderklinik und Kinderpoliklinik im Dr. von Haunerschen Kinderspital, Ludwig-Maximilians-Universität München).

Brisch, K.H. (2002b). Hyperaktivität und Aufmerksamkeitsstörung aus der Sicht der Bindungstheorie. In: G. Bovensiepen, H. Hopf & G. Molitor (Hrsg.), *Unruhige und unaufmerksame Kinder. Psychoanalyse des hyperkinetischen Syndroms*. Frankfurt/M.: Brandes & Apsel, 45–69.

Brisch, K.H. (2002c). Klassifikation und klinische Merkmale von Bindungsstörungen. *Monatsschrift für Kinderheilkunde*, 150, 140–148.

Brisch, K.H. (2002d). Psychotherapeutische Intervention für Eltern mit sehr kleinen Frühgeborenen: Das Ulmer Modell. In: B. Strauss, A. Buchheim & H. Kächele (Hrsg.), *Klinische Bindungsforschung. Theorie – Methoden – Ergebnisse*. Stuttgart, New York: Schattauer, 191–195.

Brisch, K.H. (2004a). Der Einfluss von traumatischen Erfahrungen auf die Neurobiologie und die Entstehung von Bindungsstörungen. *Psychotraumatologie und Medizinische Psychologie*, 2, 29–44.

Brisch, K.H. (2004b). Störungsspezifische Diagnostik und Psychotherapie von Bindungsstörungen. In: U. Lehmkuhl & G. Lehmkuhl (Hrsg.), *Frühe psychische Störungen und ihre Behandlung*. Göttingen: Vandenhoeck & Ruprecht, 135–152.

Brisch, K.H. (2005). *Die Bindungsentwicklung von sehr kleinen Frühgeborenen mit einem Geburtsgewicht ≤ 1.500 Gramm. Prospektive Längsschnittstudie*. Unveröffentl. med. Habilitationsschrift. München: Kinderklinik und Poliklinik im Dr. von Haunerschen Kinderspital, Abteilung Pädiatrische Psychosomatik und Psychotherapie, Ludwig-Maximilians-Universität München.

Brisch, K.H. (2006). Disorganized attachment quality in very low birthweight preterm infants and postnatal neurobiological risk. *Infant Mental Health Journal*, 27 (3 A), 9–10.

Brisch, K.H. (2007a). Prävention von Bindungsstörungen. In: W. von Suchodoletz (Hrsg.), *Prävention von Entwicklungsstörungen*. Göttingen: Hogrefe, 167–181.

Brisch, K.H. (2007b). Unterbrechung der transgenerationalen Weitergabe von Gewalt: Primäre Prävention durch »SAFE® – Sichere Ausbildung für Eltern«. *Psychologie in Österreich*, 1, 62–68.

Brisch, K.H. (2007c). Sleep and attachment disorders in children. In: S.R. Pandi-Perumal, M. Kramer & R.R. Ruoti (Hrsg.), *Sleep and psychosomatic medicine*. Boca Raton, FL. Taylor & Francis, 219–230.

Brisch, K.H. (2008). Prävention von Gewalt durch die Förderung von Bindungssicherheit und Empathie: »SAFE® – Sichere Ausbildung für Eltern« und »B.A.S.E.® – Babywatching in Kindergarten und Schule«. In: M. Franz & B. West-Leuer (Hrsg.), *Bindung – Trauma – Prävention. Entwicklungschancen von Kindern und Jugendlichen als Folge ihrer Beziehungserfahrungen*. Gießen: Psychosozial-Verlag, 129–161.

Brisch, K.H. (2009a). Bindung, Psychopathologie und gesellschaftliche Entwicklungen. In: K.H. Brisch & T. Hellbrügge (Hrsg.), *Wege zu sicheren Bindungen in Familie und Gesellschaft. Prävention, Begleitung, Beratung und Psychotherapie*. Stuttgart: Klett-Cotta, 350–371.

Brisch, K. H. (2009b). Diagnostik von Bindungsstörungen. In: D. Irblich & G. Renner (Hrsg.), *Diagnostik in der klinischen Kinderpsychologie. Die ersten sieben Lebensjahre.* Göttingen u. a.: Hogrefe, 301–310.

Brisch, K. H. (2009c). The ability of empathy: The common aim of the attachment-based interventions. Vortrag, International Attachment Conference, Barcelona/Spanien.

Brisch, K.-H. (2009d). »Schütze mich, damit ich mich finde.« Bindungspädagogik und Neuerfahrung nach Traumata. In: J. Bausum, L. Besser, M. Kühn & W. Weiß (Hrsg.), *Traumapädagogik. Grundlagen, Arbeitsfelder und Methoden für die pädagogische Praxis.* Weinheim, München: Juventa Verlag, 139–156.

Brisch, K. H. (2010a). Posttraumatische Belastungsstörung und Störungen der Aufmerksamkeit und Hyperaktivität. In: Die Kinderschutz-Zentren (Hrsg.), *ADHS – Diagnostik und Hilfen für betroffene Kinder und Jugendliche und ihre Eltern.* Köln: Bundesarbeitsgemeinschaft der Kinderschutz-Zentren e. V., 35–71.

Brisch, K. H. (2010b). Attachment – the roots of empathy and love. Vortrag, IAIM Education Conference, London.

Brisch, K. H. (2011a). Early attachment-based interventions. In: H. E. Fitzgerald, K. Puura, M. Tomlinson & P. Campbell (Hrsg.), *International perspectives on children and mental health.* Bd. 2: *Prevention and treatment.* Santa Barbara, CA: Praeger, 125–141.

Brisch, K. H. (2011b). Bindung und Autonomie in der Pädagogik. *Sozialpädagogische Impulse,* 1, 4–6.

Brisch, K. H. (2012). Bindungsstörungen und ihre Therapie nach Gewalterfahrungen in der Kindheit. *Kindesmisshandlung und -vernachlässigung,* 15 (2), 126–147; doi: 10.13109/kind.2012.15.2.126.

Brisch, K. H. (Hrsg.) (2013a). *Bindung und Sucht.* Stuttgart: Klett-Cotta.

Brisch, K. H. (2013b). Die bindungsbasierte Behandlung von Suchterkrankungen auf verschiedenen Altersstufen. In: K. H. Brisch (Hrsg.), *Bindung und Sucht.* Stuttgart: Klett-Cotta, 277–297.

Brisch, K. H. (2013c). *Schwangerschaft und Geburt.* Bindungspsychotherapie – Bindungsbasierte Beratung und Psychotherapie. Stuttgart: Klett-Cotta.

Brisch, K. H. (2014a). *Säuglings- und Kleinkindalter.* Bindungspsychotherapie – Bindungsbasierte Beratung und Psychotherapie. Stuttgart: Klett-Cotta.

Brisch, K. H. (2014b). German perspectives on Henri Parens' pioneering work in Philadelphia: The development of attachment-based parenting programmes. Early parenting and prevention of disorder. In: R. N. Emde & M. Leuzinger-Bohleber (Hrsg.), *Psychoanalytic research at interdisciplinary frontiers.* London, Karnac, 200–212.

Brisch, K. H. (2014c). Die Bedeutung von Bindung in Sozialer Arbeit, Pädagogik und Beratung. In: A. Trost (Hrsg.), *Bindungsorientierung in der Sozialen Arbeit. Grundlagen – Forschungsergebnisse – Anwendungsbereiche.* Dortmund: Borgmann, 15–42.

Brisch, K. H. (2015). *Kindergartenalter.* Bindungspsychotherapie – Bindungsbasierte Beratung und Psychotherapie. Stuttgart, Klett-Cotta.

Brisch, K. H. (2016). *Grundschulalter.* Bindungspsychotherapie – Bindungsbasierte Beratung und Psychotherapie. Stuttgart: Klett-Cotta.

Brisch, K. H. (Hrsg.) (2017). *SAFE® – Sichere Ausbildung für Eltern.* 2. Aufl. München: in Kooperation mit dem Klinikum der LMU. Im Internet: https://www.khbrisch.de/fileadmin/user_upload/safe_internet_v2_broschuere_1.pdf (Zugriff: 26.7.2022).

Brisch, K.H. (Hrsg.) (2018a). *Die Macht von Gruppenbindungen. Ressourcen und Sicherheit, Gefahren und Fanatismus. Möglichkeiten der Therapie und Prävention.* Stuttgart: Klett-Cotta.

Brisch, K.H. (2018b). Kreative Gruppentherapien mit schwer und früh traumatisierten Kindern und Jugendlichen während der stationären Behandlung. In: K.H. Brisch (Hrsg.), *Die Macht von Gruppenbindungen. Ressourcen und Sicherheit, Gefahren und Fanatismus. Möglichkeiten der Therapie und Prävention.* Stuttgart: Klett-Cotta, 190–192.

Brisch, K.H. (2019). *Pubertät.* Bindungspsychotherapie – Bindungsbasierte Beratung und Psychotherapie. Stuttgart: Klett-Cotta.

Brisch, K.H. (2020a). *SAFE® – Sichere Ausbildung für Eltern: Sichere Bindung zwischen Eltern und Kind.* 10. Aufl. Stuttgart, Klett-Cotta.

Brisch, K.H. (Hrsg.) (2020b). *Bindung und psychische Störungen.* Stuttgart: Klett-Cotta.

Brisch, K.H. (Hrsg.) (2022a). *Trauma und Bindung zwischen den Generationen.* Stuttgart: Klett-Cotta.

Brisch, K.H. (2022b). Trauma-Resilienz zwischen den Generationen. In: K.H. Brisch (Hrsg.), *Trauma und Bindung zwischen den Generationen.* Stuttgart: Klett-Cotta, S. 237–251.

Brisch, K.H. (2023). Die Bedeutung von Videos in Forschung, Klinik und Lehre. Wissenskulturen und Early Life Care. In: B. Bussmann & F. Gmainer-Pranzl (Hrsg.), *Wissenskulturen. Stile, Methoden und Vermittlung von Wissenschaft* (Salzburger interdisziplinäre Diskurse). Berlin: Peter Lang.

Brisch, K.H. & Hellbrügge, T. (Hrsg.) (2003). *Bindung und Trauma. Risiken und Schutzfaktoren für die Entwicklung von Kindern.* (3. Aufl. 2009) Stuttgart: Klett-Cotta.

Brisch, K.H. & Hellbrügge, T. (Hrsg.) (2009). *Wege zu sicheren Bindungen in Familie und Gesellschaft. Prävention, Begleitung, Beratung und Psychotherapie.* Stuttgart: KlettCotta.

Brisch, K.H. & Hollerbach, J. (2015). Sekundäre Prävention von emotionalem Problemverhalten durch B.A.S.E.® – Babywatching gegen Aggression und Angst zur Förderung von Sensitivität und Empathie. In: I. Seifert-Karb (Hrsg.), *Frühe Kindheit unter Optimierungsdruck. Entwicklungspsychologische und familientherapeutische Perspektiven.* Gießen, Psychosozial-Verlag, 165–173.

Brisch, K.H. & Hollerbach, J. (2016). B.A.S.E.® – Babywatching: Background of the program, results on its effectiveness and its clinical application in an in-patient treatment for severely early traumatized children. Paper, vorgelegt beim 15th World Congress of the World Association for Infant Mental Health. Infant mental health in a rapidly changing world: Conflict, adversity, and resilience, Prag/Tschechien.

Brisch, K.H. & Hollerbach, J. (2017). B.A.S.E.®-Babywatching: An attachment-based program to promote sensitivity and empathy and counter fear and aggression. In: H. Steele & M. Steele (Hrsg.), *Handbook of attachment-based interventions.* New York: Guilford Press, 339–359.

Brisch, K.H., Buchheim, A., Köhntop, B., Kunzke, D., Schmücker, G., Kächele, H. & Pohlandt, F. (1996). Präventives psychotherapeutisches Interventionsprogramm für Eltern nach der Geburt eines sehr kleinen Frühgeborenen – Ulmer Modell. Randomisierte Längsschnittstudie. *Monatsschrift für Kinderheilkunde, 144*, 1206–1212.

Brisch, K.H., Gontard, A. v., Pohlandt, F., Kächele, H., Lehmkuhl, G. & Roth, B. (1997). Interventionsprogramme für Eltern von Frühgeborenen. Kritische Übersicht. *Monatsschrift für Kinderheilkunde,* 145, 457–465.

Brisch, K. H., Buchheim, A. & Kächele, H. (1998a). *Bindungsprozesse beim Übergang zur Elternschaft: Beeinflussung der Eltern-Kind-Beziehung durch eine pränatale und postnatale Intervention für erstgebärende Eltern*. 12. Kongreß der Deutschen Gesellschaft für Medizinische Psychologie (DGMP), 4.–6. Juni. Hamburg.

Brisch, K. H., Bemmerer-Mayer, K., Munz, D. & Kächele, H. (1998b). Angst vor fetaler Fehlbildung und ihre Bewältigung. *Internationale Zeitschrift für pränatale und perinatale Psychologie und Medizin*, 10 (3), 349–364.

Brisch, K. H., Buchheim, A. & Kächele, H. (1999). Diagnostik von Bindungsstörungen. *Praxis der Kinderpsychologie und Kinderpsychiatrie*, 418, 442–454.

Brisch, K. H., Buchheim, A., Schmücker, G., Köhntop, B., Betzler, S., Pohlandt, F., Pokorny, D. & Kächele, H. (2000). *Development of quality of attachment in highrisk very low birthweight premature infants and maternal attachment representations*. 7th Congress, World Associations for Infant Mental Health, Montreal/Canada, 27. Juli.

Brisch, K. H., Munz, D., Bemmerer-Mayer, K., Terinde, R., Kreienberg, R. & Kächele, H. (2002). Ultrasound scanning for diagnosis of fetal abnormality and maternal anxieties in a longitudinal perspective. *Journal of Reproductive and Infant Psychologie*, 20, 223–235.

Brisch, K. H., Bechinger, D., Betzler, S. & Heinemann, H. (2003a). Early preventive attachment-oriented psychotherapeutic intervention program with parents of a very low birthweight premature infant: Results of attachment and neurological development. *Attachment & Human Development*, 5 (2), 120–135.

Brisch, K. H., Munz, D., Bemmerer-Mayer, K., Terinde, R., Kreienberg, R. & Kächele, H. (2003b). Coping styles of pregnant women after prenatal ultrasound screening for fetal malformation. *Journal of Psychosomatic Research*, 55, 91–97.

Brisch, K. H., Bechinger, D., Betzler, S., Heinemann, H., Kächele, H., Pohlandt, F., Schmücker, G. & Buchheim, A. (2005a). Attachment quality in very low-birthweight premature infants in relation to maternal attachment representations and neurological development. *Parenting: Science and Practice*, 5, 311–331.

Brisch, K. H., Munz, D., Kächele, H., Terinde, R. & Kreienberg, R. (2005b). Effects of previous pregnancy loss on level of maternal anxiety after prenatal ultrasound screening for fetal malformation. *Journal of Loss and Trauma*, 10, 131–153.

Brisch, K. H., Kern, C., Luber, S. & Speer, L. (2008). Longitudinal study on postnatal neurobiological risk and attachment, neurological, and cognitive outcome in very low birthweight preterm infants up to the age of six years. *Infant Mental Health Journal*, 29 (3A), 49.

Brisch, K. H., Erhardt, I. et al. (2010). Video-feedback training for expectant parents to promote parental sensitivity. *Infant Mental Health Journal,* 31, Abstract Supplement, 250.

Brisch, K. H., Mögel, M., Simoni, H., von Kalckreuth, B. & Kruppa, K. (2009). Verantwortung für Kinder unter 3 Jahren. Empfehlungen der Gesellschaft für Seelische Gesundheit in der Frühen Kindheit (GAIMH) zur Betreuung und Erziehung von Säuglingen und Kleinkindern in Krippen. Zürich: GAIMH. (Kann unter https://www.gaimh.org/reader-veroeffentlichungen/positionspapier.html heruntergeladen werden; Zugriff: 12.7.2022.) Engl. Fassung (2012): Responsibility for children under the age of three years. Recommendations of the German-Speaking Association for Infant Mental Health (GAIMH) for the care and teaching of infants and toddlers in daycare centers. *Pespectives in Infant Mental Health,* 20 (3–4); https://perspectives.waimh.org/wp-content/uploads/sites/9/2017/05/Responsibility-for-Children-under-the-Age-of-Three-Years.pdf (Zugriff: 8.5.2022).

Brisch, K.H., Hollerbach, J. et al. (2014). B.A.S.E. – Babywatching in England, New Zealand and Germany: A prevention program to counter aggression and anxiety and to promote empathy and sensitivity. *Infant Mental Health Journal,* 35 (3) (Supplement A), 256.

Brisch, K.H., Hilmer, C., Oberschneider, L. & Ebeling, L. (2018). Bindungsstörungen. *Monatsschrift Kinderheilkunde,* Ausg. 6, 533–541. Download als PDF über: https://www.springermedizin.de/sozialpaediatrie/reaktive-bindungsstoerung/bindungsstoerungen/15526958 (Zugriff: 4.5.2022).

Britner, P.A., Marvin, R.S. & Pianta, R.C. (2005). Development and preliminary validation of the caregiving behavior system: Association with child attachment classification in the preschool Strange Situation. *Attachment & Human Development,* 7 (1), 83–102.

Brockington, I. (2007). Die Notwendigkeit von Behandlungseinheiten für Mutter und Kind (»mother-baby-units«) in der Psychiatrie. In: K. H. Brisch & T. Hellbrügge (Hrsg.), *Die Anfänge der Eltern-Kind-Bindung.* Stuttgart: Klett-Cotta, 253–258.

Bromberg, P.M. (2003). Something wicked this way comes. Trauma, dissociation, and conflict: The space where psychoanalysis, cognitive science, and neuroscience overlap. *Psychoanalytic Psychology,* 20, 558–574.

Browne, C.J. & Shlosberg, E. (2006). Attachment theory, ageing and dementia: A review of the literature. *Aging & Mental Health,* 10 (2), 134–142; doi: 10.1080/13607860500312118.

Bruschweiler-Stern, N. (2007). Momente der Begegnung und die Entwicklung der Eltern-Kind-Bindung. In: K.H. Brisch & T. Hellbrügge (Hrsg.), *Die Anfänge der Eltern-Kind-Bindung.* Stuttgart: Klett-Cotta, 219–227.

Bucci, S., Seymour-Hyde, A., Harris, A. & Berry, K. (2016). Client and therapist attachment styles and working alliance. *Clinical Psychology & Psychotherapy,* 23 (2), 155–165; doi: https://doi.org/10.1002/cpp.1944.

Buchheim, A. (2008). Borderline – Persönlichkeitsstörung und Bindung – eine Übersicht. In: B. Strauß (Hrsg.), *Bindung und Psychopathologie.* Stuttgart: Klett-Cotta, 253–281.

Buchheim, A., Brisch, K.H. & Kächele, H. (1998). Einführung in die Bindungstheorie und ihre Bedeutung für die Psychotherapie. *Psychotherapie, Psychosomatik, Medizinische Psychologie,* 48, 128–138.

Buchheim, A., Brisch, K.H. & Kächele, H. (1999). Die klinische Bedeutung der Bindungsforschung für die Risikogruppe der Frühgeborenen: ein Überblick zum neuesten Forschungsstand. *Zeitschrift für Kinder- und Jugendpsychiatrie und Psychotherapie,* 27 (2), 125–138.

Buchheim, A., George, C. & West, M. (2003). Das Adult Attachment Projective (AAP) – Gütekriterien und neue Forschungsergebnisse. *Psychotherapie, Psychosomatik, Medizinische Psychologie,* 53, 419–427.

Buchheim, A., Gander, M. & Juen, F. (2014). Klinische Bindungsforschung mit dem Adult Attachment Projective Picture System: Methodik, klinische Anwendung und Perspektiven. *Psychotherapie Forum,* 19 (2), 42–49; doi: 10.1007/s00729-014-0011-6.

Bünder, P., Sirringhaus-Bünder, A., Helfer, A. & von Schlippe, A. (2015). *Lehrbuch der MarteMeo-Methode: Entwicklungsförderung mit Videounterstützung.* Göttingen: Vandenhoeck & Ruprecht.

Burchinal, M.R., Lowe Vandell, D. & Belsky, J. (2014). Is the prediction of adolescent outcomes from early child care moderated by later maternal sensitivity? Results from the NICHD study of early child care and youth development. *Developmental Psychology,* 50 (2), 542–553; doi: 10.1037/a0033709.

Burgess Moser, M., Johnson, S. M., Dalgleish, T. L., Lafontaine, M.-F., Wiebe, S. A. & Tasca, G. A. (2016). Changes in relationship-specific attachment in emotionally focused couple therapy. *Journal of Marital and Family Therapy*, 42 (2), 231–245; doi: https://doi.org/10.1111/jmft.12139.

Buss, C., Entringer, S., Moog, N. K., Toepfer, P., Fair, D. A., Simhan, H. N., Heim, C. M. & Wadhwa, P. D. (2017). Intergenerational transmission of maternal childhood maltreatment exposure: Implications for fetal brain development. *Journal of the American Academy of Child & Adolescent Psychiatry*, 56 (5), 373–382; doi: https://doi.org/https://doi.org/10.1016/j.jaac.2017.03.001.

Byng-Hall, J. (1991). The application of attachment theory to understanding and treatment in family therapy. In: C. M. Parkes, J. Stevenson-Hinde, P. Marris (Hrsg.), *Attachment across the life cycle*. London, New York: Tavistock, 199–215.

Byng-Hall, J. & Stevenson-Hinde, J. (1991). Attachment relationships within a family system. *Infant Mental Health Journal*, 12(3), 187–200.

Caldji, C., Tannenbaum, B., Sharma, S., Francis, D., Plotsky, P. & Meaney, M. J. (1998). Maternal care during infancy regulates the development of neural systems mediating the expression of fearfulness in the rat. *Proceedings of the National Academy of Science, USA*, 95, 5335–5340.

Campbell, S. B., Brownell, C. A., Hungerford, A., Spieker, S. J., Mohan, R. & Blessing, J. S. (2004). The course of maternal depressive symptoms and maternal sensitivity as predictors of attachment security at 36 months. *Development and Psychopathology*, 16 (2), 231–252; doi:10.1017/S0954579404044499.

Carlson, V., Ciccheti, D., Barnett, D. & Braunwald, K. G. (1989). Finding order in disorganization: Lessons from research on maltreated infants attachments to their caregiver. In: D. Cicchetti & V. Carlson (Hrsg.), *Child maltreatment*. Cambridge, MA: Cambridge University Press, 494–528.

Carr, S. C., Hardy, A. & Fornells-Ambrojo, M. (2018). Relationship between attachment style and symptom severity across the psychosis spectrum: A meta-analysis. *Clinical Psychology Review*, 59, 145–158; doi: https://doi.org/10.1016/j.cpr.2017.12.001.

Carrion, V. G. & Steiner, H. (2003). Trauma and dissociation in delinquent adolescents. *Journal of the American Academy of Child and Adolescent Psychiatry*, 39, 353–359.

Cassibba, R., Coppola, G., Sette, G., Curci, A. & Costantini, A. (2017). The transmission of attachment across three generations: A study in adulthood. *Developmental Psychology*, 53 (2), 396-405; doi:10.1037/dev0000242.

Cassidy, J. & Marvin, R. S. (1992). *Attachment organization in preschool children: Procedures and coding manual*. Unveröffentl. Manuskript. Seattle, WA: MacArthur Work Group on Attachment.

Cassidy, J. & Shaver, P. R. (Hrsg.) (2016). *Handbook of attachment: Theory, research, and clinical applications*. 3. Aufl. New York, London: Guilford Press.

Chaffin, M., Hanson, R., Saunders, B., Nichols, T., Barnett, D., Zeanah, C., Berliner, L., Egeland, B., Newman, E., Lyon, T., LeTourneau, E. & Miller-Perrin, C. (2006). Report of the APSAC/APA Division 37 Task Force on Attachment Therapy, reactive attachment disorder and attachment problems. *Child Maltreatment: Journal of the American Professional Society on the Abuse of Children*, 11, 76–98.

Chopik, W. J., Edelstein, R. S. & Grimm, K. J. (2019). Longitudinal changes in attachment orientation over a 59-year period. *Journal of Personality and Social Psychology*, 116 (4), 598–611; doi: 10.1037/pspp0000167.

Cicchetti, D. & Barnett, D. (1991). Attachment organization in maltreated preschoolers. *Development and Psychopathology: Attachment and Developmental Psychopathology*, 3, 397–411.

Cicchetti, D. & Doyle, C. (2016). Child maltreatment, attachment and psychopathology: Mediating relations. *World Psychiatry: Official Journal of the World Psychiatric Association (WPA)*, 15 (2), 89–90; doi:10.1002/wps.20337.

Cicchetti, D. & Toth, S. L. (1995). Child maltreatment and attachment organization: Implications for intervention. In: S. Goldberg, R. Muir & J. Kerr (Hrsg.), *Attachment theory: Social, developmental, and clinical perspectives.* Hilldale, NJ: Analytic Press, 279–308.

Cierpka, M. (1996). *Handbuch der Familiendiagnostik.* Heidelberg: Springer.

Clayton, K. E. (2019). *A meta-analysis on the rate of attachment classifications of infants in the strange situation paradigm: Distribution across cultures and demographic variables.* Phil. Diss., Winnipeg: University of Manitoba. Im Internet: https://mspace.lib.umanitoba.ca/xmlui/bitstream/handle/1993/34126/Clayton_Kylee.pdf?sequence=2&isAllowed=y (Zugriff: 4.3.2022).

Cooke, J. E., Kochendorfer, L. B., Stuart-Parrigon, K. L., Koehn, A. J. & Kerns, K. A. (2019). Parent-child attachment and children's experience and regulation of emotion: A meta-analytic review. *Emotion,* 19 (6), 1103–1126; doi: 10.1037/emo0000504.

Craig, S. G. & Moretti, M. M. (2019). Profiles of primary and secondary callous-unemotional features in youth: The role of emotion regulation. *Development and Psychopathology,* 31 (4), 1489–1500; doi: 10.1017/S0954579418001062.

Crittenden, P. M. (1985). Maltreated infants: Vulnerability and resilience. *Journal of Child Psychology and Psychiatry and Allied Disciplines,* 26, 85–96.

Crittenden, P. M. (1988). Relationships at risk. In: J. Belsky & T. Nezworski (Hrsg.), *Clinical implications of attachment.* Hillsdale, NJ: Erlbaum, 136–176.

Crittenden, P. M. (1995). Attachment and psychopathology. In: S. Goldberg, R. Muir & J. Kerr (Hrsg.), *Attachment theory: Social, developmental, and clinical perspectives.* Hillsdale, NJ: The Analytic Press, 367–406.

Crittenden, P. M. (1997). Patterns of attachment and sexual behavior: Risk of dysfunction versus opportunity for creative integration. In: L. Atkinson & K. J. Zucker (Hrsg.), *Attachment and psychopathology.* New York/London: Guilford Press, 47–96.

Crittenden, P. M. (2008). *Raising parents: Attachment, parenting and child safety.* Oregon: Willan Publishing.

Crittenden, P. M. & Ainsworth, M. D. S. (1989). Child maltreatment and attachment theory. In: D. Cicchetti & V. Carlson (Hrsg.), *Child maltreatment.* 1. Aufl. Cambridge, MA: Cambridge University Press, 432–463.

Crockenberg, S. B. (1986). Are temperamental differences in babies associated with predictable differences in care giving? In: J. V. Lerner & R. M. Lerner (Hrsg.), *Temperament and social interaction in infants and children: New directions for child development.* San Francisco, CA: Jossey-Bass, 53–72.

Cross, D., Fani, N., Powers, A. & Bradley, B. (2017). Neurobiological development in the context of childhood trauma. *Clinical Psychology: Science and Practice,* 24 (2), 111–124; doi: 10.1111/cpsp.12198.

Cuijpers, P., Donker, T., Weissman, M. M., Ravitz, P. & Cristea, I. A. (2016). Interpersonal psychotherapy for mental health problems: A comprehensive meta-analysis. *American Journal of Psychiatry,* 173 (7), 680–687; doi: 10.1176/appi.ajp.2015.15091141.

Cummings, E. M. (1990). Classification of attachment on a continuum of felt security: Illustrations from the study of children of depressed parents. In: M. T. Greenberg, D. Cicchetti & E. M. Cummings (Hrsg.), *Attachment in the preschool years.* Chicago: The University of Chicago Press, 311–338.

Cummings, E. M. & Cicchetti, D. (1990). Toward a transactional model of relations between attachment and depression. In: M. T. Greenberg, D. Cicchetti & E. M. Cummings (Hrsg.), *Attachment in the preschool years.* Chicago: The University of Chicago Press, 339–374.

Curtner-Smith, M. E., Middlemiss, W., Green, K., Murray, A. D., Barone, M., Stolzer, J. et al. (2006). An elaboration on the distinction between controversial parenting and therapeutic practices versus developmentally appropriate attachment parenting: A comment on the APSAC Task Force report. *Child Maltreatment,* 11 (4), 373 f.; doi: 10.1177/1077559506292635.

Dagan, O., Asok, A., Steele, H., Steele, M. & Bernard, K. (2017). Attachment security moderates the link between adverse childhood experiences and cellular aging. *Development & Psychopathology,* 30 (4), 1211–1223, doi: 10.1017/S0954579417001705.

Dallaire, D. & Weinraub, M. (2007). Infant-mother attachment security and children's anxiety and aggression at first grade. *Journal of Applied Developmental Psychology,* 28, 477–492.

Darling Rasmussen, P., Storebø, O. J., Løkkeholt, T., Voss, L. G. et al. (2018). Attachment as a core feature of resilience: A systematic review and meta-analysis. *Psychological Reports,* 122 (4), 1259–1296; doi: 10.1177/0033294118785577.

Davila, J., Ramsay, M., Stroud, C. B. & Steinberg, S. J. (2005). Attachment as vulnerability to the development of psychopathology. In: B. L. Hankin & J. R. Z. Abela (Hrsg.), *Development of psychopathology: A vulnerability-stress perspective.* Thousand Oaks, CA: Sage, 215–242.

De Haas, M. A., Bakermans-Kranenburg, M. J. & Van IJzendoorn, M. H. (1994). The adult attachment interview and questionnaires for attachment style, temperament, and memories of parental behavior. *Journal of Genetic Psychology,* 155, 471–487.

Deans, C. L. (2020). Maternal sensitivity, its relationship with child outcomes, and interventions that address it: A systematic literature review. *Early Child Development and Care,* 190 (2), 252–275; doi: 10.1080/03004430.2018.1465415.

Decety, J. & Jackson, P. L. (2004). The functional architecture of human empathy. *Behavioral and Cognitive Neuroscience Reviews,* 3, 71–100.

Degkwitz, R., Helmchen, H., Kockott, G. & Mombour, W. (Hrsg.) (1975). *Diagnosenschlüssel und Glossar psychiatrischer Krankheiten. ICD–8* (4. Aufl.). Berlin/Heidelberg/New York: Springer.

Degkwitz, R., Helmchen, H., Kockott, G. & Mombour, W. (Hrsg.) (1980). *Diagnosenschlüssel und Glossar psychiatrischer Krankheiten. ICD–9* (5. Aufl.). Berlin/Heidelberg/New York: Springer.

Degnan, A., Seymour-Hyde, A., Harris, A. & Berry, K. (2016). The role of therapist attachment in alliance and outcome: A systematic literature review. *Clinical Psychology and Psychotherapy,* 23 (1), 47–65.

Delpech, J.-C., Wei, L., Hao, J., Yu, X., Madore, C., Butovsky, O. & Kaffman, A. (2016). Early life stress perturbs the maturation of microglia in the developing hippocampus. *Brain, Behavior, and Immunity,* 57, 79–93; doi: https://doi.org/10.1016/j.bbi.2016.06.006.

Derksen, B. & Thiel, T. (2006). Charlotte & Felix. Kleine Prozessgeschichten der Befindlichkeitsveränderungen zweier drei Monate alter Kinder beim Wickeln und Spielen mit ihren Müttern. 2 DVDs. Ulm: Klinik für Kinder- und Jugendpsychiatrie/Psychotherapie (Kontakt: ute.ziegenhain@uniklinikulm.de).

Deschamps, P. K., Verhulp, E. E., de Castro, B. O. & Matthys, W. (2018). Proactive aggression in early school-aged children with externalizing behavior problems: A longitudinal study on the influence of empathy in response to distress. *American Journal of Orthopsychiatry,* 88 (3), 346–353; doi: 10.1037/ort0000319.

deVries, M. W. & deVries, M. R. (1977). Cultural relativity of toilet training readiness: A perspective from East Africa. *Pediatrics,* 60, 170–177.

De Wolff, M. & van IJzendoorn, M. H. (1997). Sensitivity and attachment: A metaanalysis on parental antecedents of infant attachment. *Child Development,* 68, 571–591.

Dieckmann, E. (2011). *Die narzissistische Persönlichkeitsstörung mit Schematherapie behandeln.* Stuttgart: Klett-Cotta.

Dietzel, J., König, L., Schölmerich, A. & Gawehn, N. (2019). Bindungsrepräsentationen frühgeborener Vorschulkinder. *Frühförderung interdisziplinär,* 38 (3), 135–145.

Doll, J. & Braitinger, S. (2018). Kunsttherapie in der stationären Behandlung von früh traumatisierten Kindern. In: K. H. Brisch (Hrsg.), *Die Macht von Gruppenbindungen. Ressourcen und Sicherheit, Gefahren und Fanatismus. Möglichkeiten der Therapie und Prävention.* Stuttgart: Klett-Cotta, 212–232.

Dornes, M. (1993). *Der kompetente Säugling.* Frankfurt/M.: S. Fischer.

Dornes, M. (1997). *Die frühe Kindheit. Entwicklungspsychologie der ersten Lebensjahre.* Frankfurt/M.: S. Fischer.

Dornes, M. (1998). Bindungstheorie und Psychoanalyse: Konvergenzen und Divergenzen. *Psyche,* 52, 299–348.

Downing, G. (2010). Videointervention bei gestörten Eltern-Kind-Beziehungen. In: K. H. Brisch & T. Hellbrügge m(Hrsg.), *Bindung, Angst und Aggression. Theorie, Therapie und Prävention.* Stuttgart: Klett-Cotta, 188–231.

Doyle, C. & Cicchetti, D. (2017). From the cradle to the grave: The effect of adverse caregiving environments on attachment and relationships throughout the lifespan. *Clinical Psychology: Science and Practice,* 24 (2), 203-217. doi: https://doi.org/10.1111/cpsp.12192.

Dozio, E., Feldman, M., Bizouerne, C., Drain, E., Laroche Joubert, M., Mansouri, M. et al. (2020). The transgenerational transmission of trauma: The effects of maternal PTSD in mother-infant interactions. *Frontiers in Psychiatry,* 11: 480690; doi: 10.3389/fpsyt.2020.480690.

Drew, P. D. & Chavis, J. A. (2000). Inhibition of microglial cell activation by cortisol. *Brain Research Bulletin,* 52 (5), 391–396; doi: https://doi.org/10.1016/S0361-9230(00)00275-6.

Duncan, G. & Browning, J. (2009). Adult attachment in children raised by parents with schizophrenia. *Journal of Adult Development,* 16 (2), 76–86; doi:10.1007/s10804-009-9054-2.

Dunn, E. C., Soare, T. W., Raffeld, M. R., Busso, D. S., Crawford, K. M., Davis, K. A., Fisher, V. A., Slopen, N., Smith, A. D. A. C., Tiemeier, H. & Susser, E. S. (2018). What life course theoretical models best explain the relationship between exposure to childhood adversity and psychopathology symptoms: Recency, accumulation, or sensitive periods? *Psychological Medicine,* 48 (15), 2562–2572; doi: https://doi.org/10.1017/S0033291718000181.

Duschinsky, R. (2018). Disorganization, fear and attachment: Working towards clarification. *Infant Mental Health Journal,* 39 (1), 17–29; doi: https://doi.org/10.1002/imhj.21689.

Eckstein, Y., Romero Velasco, K. & Brisch, K.H. (2018). Die bindungsorientierte Milieutherapie in der stationären Psychotherapie. In: K.H. Brisch (Hrsg.), *Die Macht von Gruppenbindungen. Ressourcen und Sicherheit, Gefahren und Fanatismus. Möglichkeiten der Therapie und Prävention.* Stuttgart: Klett-Cotta, 170–189.

Egeland, B. & Sroufe, L.A. (1981). Attachment and early maltreatment. *Child Development,* 52, 44–52.

Eberl, M. & Posch, M. (2018). Bewegungs- und Sporttherapie zur Förderung der Gruppenfähigkeit von Kindern. In: K.H. Brisch (Hrsg.), *Die Macht von Gruppenbindungen. Ressourcen und Sicherheit, Gefahren und Fanatismus. Möglichkeiten der Therapie und Prävention.* Stuttgart: Klett-Cotta, 233–248.

Ellis, E.E.; Yilanli, M. &; Saadabadi, A. (2022). Reactive attachment disorder. In: *StatPearls* [Internet]. Treasure Island: StatPearls Publishing.

Emde, R.N. (1989). The infants relationship experience: Developmental and affective aspects. In: A.J. Sameroff & R.N. Emde (Hrsg.), *Relationship disturbances in early childhood: A developmental approach.* New York: Basic Books, 33–51.

Emde, R.N. & Sorce, J.F. (1983). The rewards of infancy: Emotional availability and maternal referencing. In: J.D. Call, E. Galenson & P.I. Tyson (Hrsg.), *Frontiers of Infant Psychiatry.* New York: Basic Books, 17–30.

Emde, R.N., Oppenheim, D., Nir, A. & Warren, S. (1997). Emotion regulation in mother-child narrative co-construction: Associations with children's narratives and adaptation. *Developmental Psychobiology,* 33, 284–294.

Enke, H. (1996). Die Zukunft der psychotherapeutischen Ausbildung(en) – Notwendiges und Wünschenswertes. In: H. Henning et al. (Hrsg.), *Kurzzeittherapie in Theorie und Praxis.* Lengerich: Pabst, 1188–1196.

Engmann, O. & Mansuy, I.M. (2020). Stress and its effects across generations. In: A. Chen (Hrsg.), *Stress resilience. Molecular and behavioral aspects.* London: Academic Press, 269–290.

Entringer, S., Buss, C. & Heim, C. (2016). Frühe Stresserfahrungen und Krankheitsvulnerabilität. *Bundesgesundheitsblatt – Gesundheitsforschung – Gesundheitsschutz,* 59 (10), 1255–1261; doi: https://doi.org/10.1007/s00103-016-2436-2.

Erickson, N., Julian, M. & Muzik, M. (2019). Perinatal depression, PTSD, and trauma: Impact on mother-infant attachment and interventions to mitigate the transmission of risk. *International Review of Psychiatry,* 31 (3), 245–263; doi: 10.1080/09540261.2018.1563529.

Esser, G., Scheven, A., Petrova, A., Laucht, M. & Schmidt, M.H. (1989). Mannheimer Beurteilungsskala zur Erfassung der Mutter-Kind-Interaktion im Säuglingsalter (MBS-MKI-S). *Zeitschrift für Kinder- und Jugendpsychiatrie,* 17, 185–193.

Esser, G., Laucht, M. & Schmidt, M.H. (1995). Der Einfluß von Risikofaktoren und der Mutter-Kind-Interaktion im Säuglingsalter auf die seelische Gesundheit des Vorschulkindes. *Kindheit und Entwicklung,* 4, 33–42.

Esser, G., Dinter-Jörg, M., Herrle, J., Yantorno-Villalba, P., Rose, F., Laucht, M. & Schmidt, M.H. (1996). Bedeutung der Blickvermeidung im Säuglingsalter für den Entwicklungsstand des Kindes mit zwei und viereinhalb Jahren. *Zeitschrift für Entwicklungspsychologie und Pädagogische Psychologie,* 28, 3–19.

Estévez, E., Jiménez, T. I. & Segura, L. (2019). Emotional intelligence and empathy in aggressors and victims of school violence. *Journal of Educational Psychology, 111* (3), 488–496; doi: 10.1037/edu0000292.

Facompré, C. R., Bernard, K. & Waters, T. A. (2018). Effectiveness of interventions in preventing disorganized attachment: A meta-analysis. *Development and Psychopathology*, 30 (1), 1–11; doi: 10.1017/S0954579417000426.

Farina, B., Liotti, M. & Imperatori, C. (2019). The role of attachment trauma and disintegrative pathogenic processes in the traumatic-dissociative dimension. *Frontiers in Psychology*, 10: 933; doi:10.3389/fpsyg.2019.00933.

Feldman, R. (2007). Parent-infant synchrony and the construction of shared timing: Physiological precursors, developmental outcomes, and risk conditions. *Journal of Child Psychology and Psychiatry*, 48(3–4), 329–354; doi: https://doi.org/10.1111/j.1469-7610.2006.01701.x.

Ferrari, P. F. & Coudé, G. (2018). Mirror neurons, embodied emotions, and empathy. In: K. Z. Meyza & E. Knapska (Hrsg.), *Neuronal correlates of empathy. From rodent to human*. London u. a.: Academic Press, 67–77.

Finke, J. (1994). *Empathie und Interaktion. Methodik und Praxis der Gesprächspsychotherapie*. Stuttgart, New York: Thieme.

Fleming, A. S., O'Day, D. H. & Kraemer, G. W. (1999). Neurobiology of mother-infant interactions: Experience and central nervous system plasticity across development and generations. *Neuroscience and Biobehavioral Reviews*, 23, 673–685.

Follan, M. & McNamara, M. (2014). A fragile bond: Adoptive parents' experiences of caring for children with a diagnosis of reactive attachment disorder. *Journal of Clinical Nursing*, 23 (7–8), 1076–1085.

Fonagy, P. (1998a). Frühe Bindung und Bereitschaft zu Gewaltverbrechen. In: A. Streeck-Fischer (Hrsg.), *Adoleszenz und Trauma*. Göttingen: Vandenhoeck & Ruprecht, 91–127.

Fonagy, P. (1998b). Metakognition und Bindungsfähigkeit des Kindes. *Psyche*, 52, 349–368.

Fonagy, P. (1999). The transgenerational transmission of holocaust trauma: Lessons learned from the analysis of an adolescent with obsessive-compulsive disorder. *Attachment & Human Development*, 1, 92–114.

Fonagy, P. (2001). *Bindungstheorie und Psychoanalyse*. Stuttgart (Klett-Cotta).

Fonagy, P. (2003a). Das Verständnis für geistige Prozesse, die Mutter-Kind-Interaktion und die Entwicklung des Selbst. In: P. Fonagy & M. Target (Hrsg.), *Frühe Bindung und psychische Entwicklung*. Gießen: Psychosozial-Verlag, 31–48.

Fonagy, P. (2003b). Die Bedeutung der Entwicklung metakognitiver Kontrolle der mentalen Repräsentanzen für die Betreuung und das Wachstum des Kindes. In: P. Fonagy & M. Target (Hrsg.), *Frühe Bindung und psychische Entwicklung*. Gießen: Psychosozial-Verlag, 49–69.

Fonagy, P. & Allison, E. (2014). The role of mentalizing and epistemic trust in the therapeutic relationship. *Psychotherapy*, 51 (3), 372–380.

Fonagy, P., Steele, H. & Steele, M. (1991). Maternal representations of attachment during pregnancy predict the organization of infant-mother attachment at one year of age. *Child Development*, 62, 891–905.

Fonagy, P., Leigh, T., Kennedy, R., Mattoon, G., Steele, H., Target, M., Steele, M. & Higgit, A. (1995a). Attachment, borderline states and the representation of emotions and cognition in self and other. In: D. Cicchetti & S. Toth (Hrsg.), *Emotion, cognition, and represen-*

tation. Rochester Symposium on Developmental Psychopathology. Rochester, NY: University of Rochester Press.

Fonagy, P., Steele, M., Steele, H., Leigh, T., Kennedy, R., Mattoon, G. & Target, M. (1995b). Attachment, the reflective self, and borderline states: The predictive specificity of the adult attachment interview and pathological emotional development. In: S. Goldberg, R. Muir & J. Kerr (Hrsg.), *Attachment theory: Social, developmental, and clinical perspectives,* Hillsdale, NJ: The Analytic Press, 233–278.

Fonagy, P., Leigh, T., Steele, M., Steele, H., Kennedy, R., Mattoon, G., Target, M. & Gerber, A. (1996a). The relation of attachment status, psychiatric classification and response of psychotherapy. *Journal of Consulting and Clinical Psychology*, 64, 22–31.

Fonagy, P., Steele, M., Steele, H., Target, M. & Schachter, A. (1996b). *Reflective-Self Functioning Manual for application to Adult Attachment Interview.* Unveröffentl. Manual, London: University College.

Fonagy, P., Target, M., Steele, M., Steele, H., Leigh, T., Levinson, A. & Kennedy, R. (1997). Morality, disruptive behavior, borderline personality disorder, crime, and their relationship to security of attachment. In: L. Atkinson & K. J. Zucker (Hrsg.), *Attachment and psychopathology.* New York/London: Guilford Press, 223–276.

Forstner, B. & Meinardi-Weichhart, L. (2017). SAFE® für Mütter auf der Mutter-Kind-Station der Justizvollzugsanstalt. In: K. H. Brisch (Hrsg.), *Bindung und emotionale Gewalt.* Stuttgart: Klett-Cotta, 19–24.

Fox, N. A. (1992). Frontal brain asymmetry and vulnerability to stress: Individual differences in infant temperament. In: T. M. Field, P. M. McCabe & N. Schneiderman (Hrsg.). *Stress and coping in infancy and childhood.* Hillsdale, NJ: Erlbaum, 83–99.

Fox, N. A. (1995). On the way we were: Adult memories about attachment experiences and their role in determining infant-parent relationships: A commentary on van IJzendoorn (1995), *Psychological Bulletin,* 117, 404–410.

Fox, N. A., Kimmerly, N. L. & Schafer, W. D. (1991). Attachment to mother/attachment to father: A meta-analysis. *Child Development*, 62, 210–225.

Fraiberg, S. (1982). Pathological defenses in infancy. *Psychoanalytic Quarterly,* 51, 623–634.

Fraiberg, S., Adelson, E. & Shapiro, V. (1975). Ghosts in the nursery. A psychoanalytic approach to the problems of impaired infant-mother relationship. *Journal of the American Academy of Child and Adolescent Psychiatry*, 14, 387–422.

Fraley, R. C., Roisman, G. I., Booth-LaForce, C., Owen, M. T. & Holland, A. S. (2013). Interpersonal and genetic origins of adult attachment styles: A longitudinal study from infancy to early adulthood. *Journal of Personality and Social Psychology,* 104 (5), 817–838; doi: 10.1037/a0031435.

Francis, D., Diorio, J., Liu. D. & Meaney, M. J. (1999). Nongenomic transmission across generations of maternal behavior and stress responses in the rat. *Science*, 286, 1155–1158.

Franklin, T. B., Russig, H. et al. (2010). Epigenetic transmission of the impact of early stress across generations. *Biological Psychiatry,* 68 (5), 408–415.

Frascarolo, F., Fivaz-Depeursinge, E. & Corboz-Warnery, A. (2002). Triadische Allianzen zwischen Vätern, Müttern und ihren Kindern beim Spiel. Eine Untersuchung von triadischen Spielsituationen. In: K. Steinhardt, W. Datler & J. Gstach (Hrsg.), *Die Bedeutung des Vaters in der frühen Kindheit*, Gießen: Psychosozial-Verlag, 100–121.

Freud, A. (1958/1960). Diskussion von John Bowlbys Arbeit über Trennung und Trauer. In: *Schriften der Anna Freud,* Bd. VI, München: Kindler, 1772–1788.

Freud, A. (1980a). Anstaltskinder. Berichte aus den Kriegskinderheimen »Hampstead Nurseries« 1943–1945. In: *Die Schriften der Anna Freud,* Bd. III, München: Kindler.
Freud, A. (1980b). Kriegskinder. Berichte aus den Kriegskinderheimen »Hampstead Nurseries« 1941–1942. In: *Die Schriften der Anna Freud,* Bd. II, München: Kindler.
Freud, A. & Burlingham, D. (1982). *Heimatlose Kinder* (2. Aufl.). Frankfurt/M.: S. Fischer.
Freud, S. (1905). Drei Abhandlungen zur Sexualtheorie. In: *Gesammelte Werke,* Bd. I, Frankfurt/M.: S. Fischer, 27–145.
Freud, S. (1916). Trauer und Melancholie. In: *Gesammelte Werke,* Bd. X, Frankfurt/M.: S. Fischer, 428–446.
Freud, S. (1916/1917). Vorlesungen zur Einführung in die Psychoanalyse. In: *Gesammelte Werke,* Bd. XI, Frankfurt/M.: S. Fischer.
Freud, S. (1920). Jenseits des Lustprinzips. In: *Gesammelte Werke,* Bd. XIII, Frankfurt/M.: S. Fischer, 1–69.
Freud, S. (1926). Hemmung, Symptom und Angst. In: *Gesammelte Werke,* Bd. XIV, Frankfurt/M.: S. Fischer, 111–205.
Friedman, S. L. & Boyle, D. E. (2008). Attachment in US children experiencing nonmaternal care in the early 1990s. *Attachment & Human Development,* 10, 225–261.
Friedman, S. L. & Boyle, D. E. (2009). Kind-Mutter-Bindung in der NICHD-Studie »Early Child Care and Youth Development«: Methoden, Erkenntnisse und zukünftige Ausrichtungen. In: K. H. Brisch & T. Hellbrügge (Hrsg.), *Wege zu sicheren Bindungen in Familie und Gesellschaft. Prävention, Begleitung, Beratung und Psychotherapie.* Stuttgart: Klett-Cotta, 94–151.
Fukkink, R. G. (2008). Video feedback in widescreen: A meta-analysis of family programs. *Clinical Psychology Review,* 28 (6), 904–916; doi: https://doi.org/10.1016/j.cpr.2008.01.003.
Gallese, V. (2003). The roots of empathy: The shared manyfold hypothesis and the neural basis of intersubjectivity. *Psychopathology,* 36, 171–180.
Gapp, K., Bohacek, J., Grossmann, J., Brunner, A. M., Manuella, F., Nanni, P. & Mansuy, I. M. (2016). Potential of environmental enrichment to prevent transgenerational effects of paternal trauma. *Neuropsychopharmacology,* 41 (11), 2749–2758.
Geddes, H. (2009). Bindung, Verhalten und Lernen. In: K. H. Brisch & T. Hellbrügge (Hrsg.), *Wege zu sicheren Bindungen in Familie und Gesellschaft.* Stuttgart: KlettCotta, 170–186.
Geiger, U. (1991). *Reaktionen sechsjähriger Kinder in imaginären Trennungssituationen.* Unveröff. Diplomarbeit, Regensburg: Institut für Psychologie.
George, C. & Solomon, J. (1989). Internal working models of caregiving and security of attachment at age six. *Infant Mental Health Journal,* 10, 222–237.
George, C. & Solomon, S. (1994). *Six-year-old attachment doll play procedures and classification system.* Unveröffentl. Manuskript. Mills College, Oakland, CA.
George, C. & Solomon, J. (1996). Representational models of relationships: Links between caregiving and representation. *Infant Mental Health Journal,* 17, 198–216.
George, C. & Solomon, J. (1999a). Attachment and caregiving: The Caregiving behavioral system. In: J. Cassidy & P. R. Shaver (Hrsg.), *Handbook of attachment: Theory, research and clinical applications.* New York, London: Guilford Press, 649–670.
George, C. & Solomon, J. (1999b). The development of caregiving: A comparison of attachment theory and psychoanalytic approaches to mothering. *Psychoanalytic Inquiry,* 19, 618–646.

George, C. & West, M. (2001). The development and preliminary validation of a new measure of adult attachment: The Adult Attachment Projective. *Attachment & Human Development*, 3, 30–61.
George, C. & West, M. (2011). The Adult Attachment Projective Picture System: Integrating attachment into clinical assessment. *Journal of Personality Assessment*, 93 (5), 407–416; doi: 10.1080/00223891.2011.594133.
George, C., Kaplan, N. & Main, M. (1985). *The Attachment Interview for Adults*. Unveröffentl. Manuskript, Berkeley: University of California.
George, C., West, M. & Pettem, O. (1997). *Adult attachment projective: Protocol and classification scoring system*. Oakland CA: Mills College.
George, C., West, M. & Pettem, O. (1999). The Adult Attachment Projective: Disorganization of adult attachment at the level of representation. In: J. Solomon & C. George (Hrsg.), *Attachment Disorganization*. New York, London: Guilford Press, 318–346.
Gergely, G., Fonagy, P. & Target, M. (2003). Bindung, Mentalisierung und die Ätiologie der Borderline-Persönlichkeitsstörung. In: P. Fonagy & M. Target (Hrsg.), *Frühe Bindung und psychische Entwicklung*. Gießen: Psychosozial-Verlag, 219–231.
Gervai, J. (2008). Einflüsse von Genetik und Umwelt auf die Entwicklung von Bindungsverhaltensweisen. In: K. H. Brisch & T. Hellbrügge (Hrsg.), *Der Säugling – Bindung, Neurobiologie und Gene*. Stuttgart: Klett-Cotta, 185–206.
Gervai, J. & Lakatos, K. (2004). Comment on »No association of the dopamine D4 receptor (DRD4) and -521 C/T promotor polymorphisms with infant attachment disorganization« by M. J. Bakermans-Kranenburg and M. H. van IJzendoorn. *Attachment & Human Development*, 6, 219–222.
Gloger-Tippelt, G. (Hrsg.) (2001). *Bindung im Erwachsenenalter*. Bern: Huber.
Gloger-Tippelt, G. & Kappler, G. (2016). Narratives of attachment in middle childhood: Do gender, age, and risk-status matter for the quality of attachment? *Attachment & Human Development*, 18 (6), 570–595; doi: 10.1080/14616734.2016.1194440.
Gloger-Tippelt, G. & König, L. (2000). *Kodier- und Auswertungsmanual für das Geschichtenergänzungsverfahren zur Erfassung der Bindungsrepräsentationen 5- bis 7jähriger Kinder im Puppenspiel*. Unveröffentl. Manual. Heinrich-Heine-Universität Düsseldorf, Psychologisches Institut.
Gloger-Tippelt, G. & König, L. (2016). *Bindung in der mittleren Kindheit. Das Geschichtenergänzungsverfahren zur Bindung 5- bis 8-jähriger Kinder (GEV-B)*. 2., überarb. Aufl. Weinheim/Basel: Beltz.
Gloger-Tippelt, G., Gomille, B., König, L. & Vetter, J. (2002). Attachment representations in 6-year-olds: Related longitudinally to the quality of attachment in infancy and mothers' attachment representations. *Attachment & Human Development*, 4, 318–339.
Glover, V. & O'Connor, T. G. (2002). Effects of antenatal stress and anxiety. *The British Journal of Psychiatry*, 180, 389–391.
Goldberg, S. (1997). Attachment and childhood behavior problems in normal, at-risk, and clinical samples. In: L. Atkinson & K. J. Zucker (Hrsg.), *Attachment and psychopathology*. New York/London: Guilford Press, 171–195.
Goldberg, S., Muir, R. & Kerr, J. (Hrsg.) (1995). *Attachment theory: Social, developmental, and clinical perspectives*. Hillsdale, NJ: The Analytic Press.
Goldman, G. A. & Anderson, T. (2007). Quality of object relations and security of attachment as predictors of early therapeutic alliance. *Journal of Counseling Psychology*, 54 (2), 111–117.

Golds, L., de Kruiff, K. & MacBeth, A. (2019). Disentangling genes, attachment, and environment: A systematic review of the developmental psychopathology literature on gene-environment interactions and attachment. *Development and Psychopathology*, 32 (1), 357–381; doi: 10.1017/S0954579419000142.

Goodman, R. D. (2013). The transgenerational trauma and resilience genogram. *Counselling Psychology Quarterly*, 26 (3–4), 386–405.

Graffi, J., Moss, E., Jolicoeur-Martineau, A., Moss, G., Lecompte, V. et al. (2018). The dopamine D4 receptor gene, birth weight, maternal depression, maternal attention, and the prediction of disorganized attachment at 36 months of age: A prospective gene×environment analysis. *Infant Behavior and Development*, 50, 64–77; doi: https://doi.org/10.1016/j.infbeh.2017.11.004.

Granqvist, P., Sroufe, L. A., Dozier, M., Hesse, E., Steele, M., van IJzendoorn, M. et al. (2017). Disorganized attachment in infancy: A review of the phenomenon and its implications for clinicians and policy-makers. *Attachment & Human Development*, 19 (6), 534–558; doi:10.1080/14616734.2017.1354040.

Grawe, K. (1998). *Psychologische Therapie*. Göttingen u. a.: Hogrefe.

Grawe, K. (2004). *Neuropsychotherapie*. Göttingen: Hogrefe.

Greenberg, M. T. & Marvin, R. S. (1982). Reactions of preschool children to an adult stranger: A behavioral systems approach. *Child Development*, 53 (2), 481–490.

Greenberg, M. T. & Speltz, M. L. (1988). Attachment and the ontogeny of conduct problems. In: J. Belsky & T. Nezworski (Hrsg.), *Clinical implications of attachment*. Hillsdale, NJ: Erlbaum, 177–218.

Greenberg, M. T., Cicchetti, D. & Cummings, E. M. (Hrsg.) (1990). *Attachment in the preschool years*. Chicago: The University of Chicago Press.

Greenberg, M. T., DeKlyen, M., Endriga, M. C. & Speltz, M. L. (1991). Attachment security in preschoolers with and without externalizing behavior problems: A replication. *Attachment and Developmental Psychopathology*, 3, 413–430.

Greenberg, M. T., DeKlyen, M., Endriga, M. C. & Speltz, M. L. (1997). The role of attachment processes in externalizing psychopathology in young children. In: L. Atkinson & K. J. Zucker (Hrsg.), *Attachment and psychopathology*. New York: Guilford Press, 196–222.

Greenspan, I. & Lieberman, A. F. (1995a). Current clinical criteria for diagnosing attachment disorders. In: J. Belsky & T. Nezworski (Hrsg.), *Clinical implications of attachment*, Hillsdale, NJ: Erlbaum, 392–394.

Greenspan, I. & Lieberman, A. F. (1995b). The definition and classification of attachment disorders. In: J. Belsky & T. Nezworski (Hrsg.), *Clinical implications of attachment*, Hillsdale, NJ: Erlbaum, 388–390.

Grice, H. P. (1975). Logic and conversation. In: P. Cole & J. L. Moran (Hrsg.), *Syntax and semantics*. New York: Academic Press, 41–58.

Gröger, N., Matas, E., Gos, T., Lesse, A., Poeggel, G., Braun, K. & Bock, J. (2016). The transgenerational transmission of childhood adversity: Behavioral, cellular, and epigenetic correlates. *Journal of Neural Transmission*, 123 (9), 1037–1052; doi: 10.1007/s00702-016-1570-1.

Groh, A. M., Narayan, A. J., Bakermans-Kranenburg, M. J., Roisman, G. I., Vaughn, B. E., Fearon, R. M. P. & van IJzendoorn, M. H. (2017). Attachment and temperament in the early life course: A meta-analytic review. *Child Development*, 88 (3), 770–795; doi: https://doi.org/10.1111/cdev.12677.

Grossmann, K. (1997). *Infant-father attachment relationship: Sensitive challenges during play with toddler is the pivotal feature.* Poster, vorgestellt beim SRCD Biennal Meeting, Washington, D.C.

Grossmann, K. & Fremmer-Bombik, E. (1997). *Longitudinal sequelae of the child-father attachment relationship centering around a play situation.* VIIIth European Conference on Developmental Psychology, Rennes, Frankreich.

Grossmann, K. & Grossmann, K.E. (2021). *Bindungen – das Gefüge psychischer Sicherheit.* 8. Aufl. Stuttgart: Klett-Cotta.

Grossmann, K., Fremmer-Bombik, E., Rudolph, J. & Grossmann, K.E. (1988). Maternal attachment representations as related to child-mother attachment patterns and maternal sensitivity and acceptance of her infant. In: R.A. Hinde & J. Stevenson-Hinde (Hrsg.), *Relationships within families.* Oxford: Oxford University Press, 241–260.

Grossmann, K., Grossmann, K.E., Spangler, G., Suess, G. & Unzner, L. (1985). Maternal sensitivity and newborns orientation responses as related to quality of attachment in Northern Germany. In: I. Bretherton & E. Waters (Hrsg.), *Growing points of attachment theory and research.* (Monographs of the Society for Research in Child Development, 209 [= 50,1/2]), Chicago: The University of Chicago Press, 231–256.

Grossmann, K., Grossmann, K.E. & Waters, E. (Hrsg.) (2005). *Attachment from infancy to adulthood: The major longitudinal studies.* New York: Guilford Press.

Grossmann, K.E. (1988). Longitudinal and systemic approaches in the study of biological highand low-risk groups. In: M. Rutter (Hrsg.), *Studies of psychosocial risk: The power of longitudinal data.* New York: Cambridge University Press, 138–157.

Grossmann, K.E. (1993). Bindungsverhalten und Depression. In: D. Hell (Hrsg.), *Ethologie der Depression. Familientherapeutische Möglichkeiten.* Stuttgart/Jena: Fischer, 65–79.

Grossmann, K.E. (2003). Emmy Werner: Engagement für ein Lebenswerk zum Verständnis menschlicher Entwicklungen über den Lebenslauf. In: K.H. Brisch & T. Hellbrügge (Hrsg.), *Bindung und Trauma. Risiken und Schutzfaktoren für die Entwicklung von Kindern.* Stuttgart: Klett-Cotta, 15–33.

Grossmann, K.E. & Grossmann, K. (2010). Kindliche Bindungen in kulturvergleichender Sicht: Beobachtungen auf einer Südseeinsel. In: B. Mayer & H.-J. Kornadt (Hrsg.), *Psychologie – Kultur – Gesellschaft.* Wiesbaden: Verlag für Sozialwissenschaften, 71–99.

Grossmann, K.E., Grossmann, K., Loher, I., Scheuerer-Englisch, H., Schildbach, B., Spangler, G., Wensauer, M. & Zimmermann, P. (1993). *The development of attachment and adaption beyond infancy.* 60th Anniversary Meeting of the Society for Research in Child Development. New Orleans, 25.–28. März.

Grossmann, K.E., Becker-Stoll, F., Grossmann, K., Kindler, H., Schieche, M., Spangler, G., Wensauer, M. & Zimmermann, P. (1997). Die Bindungstheorie. Modell, entwicklungspsychologische Forschung und Ergebnisse. In: H. Keller (Hrsg.), *Handbuch der Kleinkindforschung,* 2. Aufl., Bern: Huber, 51–95.

Grossmann, K.E., Grossmann, K., Keppler, A., Liegel, M. & Schiefenhövel, W. (2003). Der förderliche Einfluss psychischer Sicherheit auf das spielerische Explorieren kleiner Trobriand-Kinder. In: M. Papoušek & A. von Gontard (Hrsg.), *Spiel und Kreativität in der frühen Kindheit.* Stuttgart: Pfeiffer bei Klett-Cotta, 112–137

Grützenmacher, H. (2001). Unfallgefährdung bei Aufmerksamkeits- und Hyperaktivitäts-Störung. *Deutsches Ärzteblatt,* 34–35, P524–P526.

Guidano, V. F. & Liotti, G. (1985). A constructivist foundation for cognitive therapy. In: M. J. Mahoney & A. Freeman (Hrsg.), *Cognition and psychotherapy*. New York: Plenum Press, 120–158.

Gunay-Oge, R., Pehlivan, F. Z. & Isikli, S. (2020). The effect of positive childhood experiences on adult personality psychopathology. *Personality and Individual Differences*, 158, 109862; doi: https://doi.org/https://doi.org/10.1016/j.paid.2020.109862.

Haarer, J. (1934). *Die deutsche Mutter und ihr erstes Kind*. München: Lehmanns.

Hakamata, Y., Suzuki, Y., Kobashikawa, H. & Hori, H. (2022). Neurobiology of early life adversity: A systematic review of meta-analyses towards an integrative account of its neurobiological trajectories to mental disorders. *Frontiers in Neuroendocrinology*, 65, 100994; doi: https://doi.org/https://doi.org/10.1016/j.yfrne.2022.100994.

Harder, S., Davidsen, K., MacBeth, A., Lange, T., Minnis, H., Andersen, M. S. et al. (2015). Wellbeing and resilience: Mechanisms of transmission of health and risk in parents with complex mental health problems and their offspring – The WARM Study. *BMC Psychiatry*, 15 (1), 310; doi: 10.1186/s12888-015-0692-6.

Harlow, H. F. & Harlow, M. K. (1969). Effects of various mother-infant relationships on rhesus monkey behaviors. In: B. M. Foss (Hrsg.), *Determinants of infant behavior*. London: Methuen, 15–36.

Harrist, A. W. & Gardner, B. C. (Hrsg.) (2019). *Biobehavioral markers in risk and resilience research*. Basel: Springer.

Hartmann, H.-P. (1997a). Mutter-Kind-Behandlung in der Psychiatrie: Eigene Erfahrungen – Behandlungskonzepte und besondere Probleme. *Psychiatrische Praxis*, 24, 172–177.

Hartmann, H.-P. (1997b). Mutter-Kind-Behandlung in der Psychiatrie: Übersicht über bisherige Erfahrungen. *Psychiatrische Praxis*, 24, 56–60.

Hartmann, H.-P. & Grande, B. (2007). Stationäre Behandlung von Müttern mit postpartalen psychiatrischen Erkrankungen und ihren Kindern nach dem »Heppenheimer Modell der Mutter-Kind-Behandlung®«. In: K. H. Brisch & T. Hellbrügge (Hrsg.), *Die Anfänge der Eltern-Kind-Bindung*. Stuttgart: Klett-Cotta, 259–270.

Haselbeck, C., Niederberger, U., Gubi-Kelm, S., Jahn, F., Dautwiz, F. & Siniatchkin, M. (2018). Eine sichere Bindung scheint die negativen Auswirkungen von pränatalem Stress auf die Temperamentsentwicklung des Kindes abzufedern. *Zeitschrift für Kinder- und Jugendpsychiatrie und Psychotherapie*, 47 (3), 239–251; doi: 10.1024/1422-4917/a000606.

Hautamäki, A. (Hrsg.) (2014). *The Dynamic-Maturational Model of attachment and adaptation – Theory and practice*. Helsinki: SSKH Skrifter.

Hayes, C. D., Palmer, J. L. & Zaslow, M. I. (1990). *Who cares for America's children: Child care policy for the 1990s*. Washington D. C.: National Academy Press.

Hazen, N. L., Allen, S. D., Christopher, C. H., Umemura, T. & Jacobvitz, D. B. (2015). Very extensive nonmaternal care predicts mother-infant attachment disorganization: Convergent evidence from two samples. *Development and Psychopathology*, 27 (3), 649–661; doi: 10.1017/S0954579414000893.

Heckman, J. J. (2013). *Giving kids a fair chance: A strategy that works*. Cambridge, Mass.: MIT Press.

Hédervári, É. (1995). *Bindung und Trennung. Frühkindliche Bewältigungsstrategien bei kurzen Trennungen von der Mutter*. Wiesbaden: Deutscher Universitäts-Verlag.

Hédervári-Heller, É., Eckert, M., Will, A., Wittmann, T., Kuchinke, L. & Antunes, F. M. (2019). Eine empirische Untersuchung zur Eingewöhnung von einjährigen Kindern in Berliner Kindertageseinrichtungen: Methoden und statistische Ergebnisse. In: É. Hédervári-Heller (Hrsg.), *Eingewöhnung und Bindung: Psychoanalytische und bindungstheoretische Grundlagen für gelungene Eingewöhnungsprozesse in Kindertageseinrichtungen.* Frankfurt/M.: Brandes & Apsel, 79–144.

Heilig, L. (2014). Risikokonstellationen in der frühen Kindheit: Auswirkungen biologischer und psychologischer Vulnerabilitäten sowie psychosozialer Stressoren auf kindliche Entwicklungsverläufe. In: K. Maaz, M. Neumann & J. Baumert (Hrsg.), *Herkunft und Bildungserfolg von der frühen Kindheit bis ins Erwachsenenalter: Forschungsstand und Interventionsmöglichkeiten aus interdisziplinärer Perspektive.* Wiesbaden: Springer Fachmedien, 263–280.

Hembacher, E., DeMayo, B. & Frank, M. C. (2017). Children's social referencing reflects sensitivity to graded uncertainty. *Cognitive Science,* 495–500.

Henseler, H. (1974). *Narzißtische Krisen. Zur Psychodynamik des Selbstmords.* Reinbek: Rowohlt.

Hentges, R. F., Shaw, D. S. & Wang, M.-T. (2017). Early childhood parenting and child impulsivity as precursors to aggression, substance use, and risky sexual behavior in adolescence and early adulthood. *Development and Psychopathology,* 30 (4), 1305–1319; doi: 10.1017/S0954579417001596.

Hepworth, A. D., Berlin, L. J., Martoccio, T. L., Cannon, E. N., Berger, R. H. & Harden, B. J. (2020). Supporting infant emotion regulation through attachment-based intervention: A randomized controlled trial. *Prevention Science,* 21 (5), 702–713; doi: 10.1007/s11121-020-01127-1.

Hesse, E. & Main, M. (1999). Second-generation effects of unresolved trauma in non maltreating parents: Dissociated, frightened, and threatening parental behavior. *Psychoanalytic Inquiry,* 19, 481–540.

Hoffman, K., Marvin, R. S., Powell, B. & Cooper, G. (2006). Changing toddlers' and preschoolers' attachment. *Journal of Consulting and Clinical Psychology,* 74 (5), 1017–1026.

Höger, D. (2002). Fragebögen zur Erfassung von Bindungsstilen. In: B. Strauß, A. Buchheim & H. Kächele (Hrsg.), *Klinische Bindungsforschung.* Stuttgart, New York: Schattauer, 94–117.

Hollerbach, J. (2017). Kinder lernen Empathie, Gefühle und Sprache: »B.A.S.E.® – Babywatching«. In: K. H. Brisch (Hrsg.), *Bindung und emotionale Gewalt.* Stuttgart: Klett-Cotta, 50–58.

Hollerbach, J., Quehenberger, J. et al. (2013). B.A.S.E. – Babywatching. Ein Präventionsprogramm gegen Aggression und Angst, zur Förderung von Sensitivität und Empathie bei Kindern im Alter von 3 bis 11 Jahren: Prospektive Längsschnittstudie zur Wirksamkeit. Vortrag, 18. GAIMH Jahrestagung, Oberursel.

Holmes, J. (1993). *John Bowlby and attachment theory.* London: Routledge. Dt. (2002): *John Bowlby und die Bindungstheorie.* München: Ernst Reinhardt.

Holmes, J. (2004). Disorganized attachment and borderline personality disorder: A clinical perspective. *Attachment & Human Development,* 6, 181–190.

Hopf, H. (1982). *Unser krankes Kind. Besser verstehen, einfühlsamer werden.* Reinbek b. Hamburg: Rowohlt Taschenbuch Verlag.

Hopf, H. (2006). Psychoanalyse von Aufmerksamkeits- und Hyperaktivitätsstörungen (ADHS). In: H. Hopf & E. Windaus (Hrsg.), *Lehrbuch der Psychotherapie. Tiefenpsychologisch fundierte und analytische Psychotherapie bei Kindern und Jugendlichen.* Bd. V. München CIP-Medien.

Horacek, U., Böhm, R., Klein, R., Thyen, U. & Wagner, F. (2008). Positionspapier der Deutschen Gesellschaft für Sozialpädiatrie und Jugendmedizin (DGSPJ) zu Qualitätskriterien institutioneller Betreuung von Kindern unter 3 Jahren (Krippen). Im Internet: https://www.dgspj.de/wp-content/uploads/service-stellungnahmen-krippen-lang-2008.pdf (Zugriff: 4.3.2022).

Hornung, O. & Heim, C. (2014). Gene-environment interactions and intermediate phenotypes: Early trauma and depression. *Frontiers in Endocrinology*, 5 (14); doi: https://doi.org/10.3389/fendo.2014.00014.

Houtepen, L. C., Vinkers, C. H., Carrillo-Roa, T., Hiemstra, M., van Lier, P. A., Meeus, W., Branje, S., Heim, C. M., Nemeroff, C. B., Mill, J., Schalkwyk, L. C., Creyghton, M. P., Kahn, R. S., Joëls, M., Binder, E. B. & Boks, M. P. M. (2016). Genome-wide DNA methylation levels and altered cortisol stress reactivity following childhood trauma in humans. *Nature Communications*, 7 (1), 10967; doi: https://doi.org/10.1038/ncomms10967.

Hüther, G. (1996). The central adaptation syndrom: Psychosocial stress as a trigger for adaptive modifications of brain structure and brain function. *Progress in Neurobiology*, 48, 569–612.

Hüther, G. (1998). Stress and the adaptive self-organization of neuronal connectivity during early childhood. *International Journal of Developmental Neuroscience*, 16, 297–306.

Hüther, G., Doering, S., Rüger, U., Rüther, E. & Schüssler, G. (1999). The stressreaction process and the adaptive modification and reorganization of neuronal network. *Psychiatry Research*, 87, 83–95.

Hyde, D. C., Simon, C. E., Ting, F. & Nikolaeva, J. I. (2018). Functional organization of the temporal-parietal junction for theory of mind in preverbal infants: A near-infrared spectroscopy study. *Journal of Neuroscience*, 38 (18), 4264–4274; doi: https://doi.org/10.1523/JNEUROSCI.0264-17.2018.

Hygen, B. W., Guzey, I. C., Belsky, J., Berg-Nielsen, T. S. & Wichstrøm, L. (2014). Catechol-O-methyltransferase Val158Met genotype moderates the effect of disorganized attachment on social development in young children. *Development and Psychopathology*, 26 (4), 947–961.

İngeç, C. & Evren Kılıçaslan, E. (2020). The effect of childhood trauma on age of onset in patients with schizophrenia. *International Journal of Social Psychiatry*, 66 (8), 763–769; doi: https://doi.org/10.1177/0020764020943629.

Iyengar, U., Rajhans, P., Fonagy, P., Strathearn, L. & Kim, S. (2019). Unresolved trauma and reorganization in mothers: attachment and neuroscience perspectives. *Frontiers in Psychology*, 10: 110; doi: 10.3389/fpsyg.2019.00110.

Jacobson, E. (1978). *Das Selbst und die Welt der Objekte*. Frankfurt/M.: Suhrkamp.

Jacobvitz, D., Leon, K. & Hazen, N. (2006). Does expectant mothers' unresolved trauma predict frightened/frightening maternal behavior? Risk and protective factors. *Development and Psychopathology*, 18 (2), 363–379; doi: 10.1017/S0954579406060196.

Jacoby, M. (1998). *Grundformen seelischer Austauschprozesse – Jungsche Therapie und neuere Kleinkindforschung*. Zürich/Düsseldorf: Walter.

Jaffe, J., Beebe, B., Feldstein, S., Crown, C. L. & Jasnow, M. D. (2001). *Rhythms of dialogue in infancy: Coordinated timing in development*. (Monographs of the Society for Research in Child Development 66, No. 2, Serial No. 265). Boston/Oxford: Blackwell.

Janus, L. (1996). Schwangerschaft und Geburt aus der Sicht des werdenden Kindes. In: E. Brähler & U. Unger (Hrsg.), *Schwangerschaft, Geburt und der Übergang zur Elternschaft.* Opladen: Westdeutscher Verlag, 90–107.

Jawaid, A., Roszkowski, M. & Mansuy, I. M. (2018). Transgenerational epigenetics of traumatic stress. *Progress in Molecular Biology and Translational Science,* 158, 273–298.

Jeon, H. & Lee, S.-H. (2018). From neurons to social beings: Short review of the mirror neuron system research and its socio-psychological and psychiatric implications. *Clinical Psychopharmacology and Neuroscience,* 16 (1), 18–31; doi: 10.9758/cpn.2018.16.1.18.

Juffer, F., Bakermans-Kranenburg, M. J. & van IJzendoorn, M. H. (2017a). Pairing attachment theory and social learning theory in video-feedback intervention to promote positive parenting. *Current Opinion in Psychology,* 15, 189–194;: doi: https://doi.org/10.1016/j.copsyc.2017.03.012.

Juffer, F., Struis, E., Werner, C. & Bakermans-Kranenburg, M. J. (2017b). Effective preventive interventions to support parents of young children: Illustrations from the Video-feedback Intervention to promote Positive Parenting and Sensitive Discipline (VIPP-SD). *Journal of Prevention & Intervention in the Community,* 45 (3), 202–214; doi: 10.1080/10852352.2016.1198128.

Kächele, H., Buchheim, A., Schmücker, G. & Brisch, K. H. (1999). Entwicklung, Bindung und Beziehung – Neuere Konzepte zur Psychoanalyse. In: H. Helmchen, F. A. Henn, H. Lauter & N. Sartorius (Hrsg.), *Psychiatrie der Gegenwart.* Berlin/Stuttgart: Springer, 605–630.

Kascakova, N., Furstova, J., Hasto, J., Madarasova-Geckova, A. & Tavel, P. (2020). When a head is about to burst: Attachment mediates the relationship between childhood trauma and migraine. *International Journal of Environmental Research and Public Health,* 17 (12), 4579; doi: 10.3390/ijerph17124579.

Kavanaugh, B. C., Dupont-Frechette, J. A., Jerskey, B. A. & Holler, K. A. (2017). Neurocognitive deficits in children and adolescents following maltreatment: Neurodevelopmental consequences and neuropsychological implications of traumatic stress. *Applied Neuropsychology: Child,* 6 (1), 64–78; doi: 10.1080/21622965.2015.1079712.

Kay, C., Green, J. & Sharma, K. (2016). Disinhibited attachment disorder in UK adopted children during middle childhood: Prevalence, validity and possible developmental origin. *Journal of Abnormal Child Psychology,* 44 (7), 1375–1386.

Keller, H. (2019). *Mythos Bindungstheorie. Konzept · Methode · Bilanz.* Kiliansroda: verlag das netz.

Khoury, J. E., Pechtel, P., Andersen, C. M., Teicher, M. H. & Lyons-Ruth, K. (2019). Relations among maternal withdrawal in infancy, borderline features, suicidality/self-injury, and adult hippocampal volume: A 30-year longitudinal study. *Behavioural Brain Research,* 374, 112139; doi: https://doi.org/10.1016/j.bbr.2019.112139.

Kim, S., Fonagy, P., Allen, J., Martinez, S., Iyengar, U. & Strathearn, L. (2014). Mothers who are securely attached in pregnancy show more attuned infant mirroring 7 months postpartum. *Infant Behavior and Development,* 37 (4), 491–504; doi: https://doi.org/10.1016/j.infbeh.2014.06.002.

Kirstein, J. T. (2021). *Die ADHS Prävalenz und Persistenz sowie der Einfluss von Kindheitserlebnissen auf ADHS bei Eltern und ihren Kindern.* Medizinische Dissertation, München: Ludwig-Maximilians-Universtität. Im Internet: https://edoc.ub.uni-muenchen.de/28228/7/Kirstein_Jessica.pdf (Zugriff: 11. 3. 2022).

Klein, M. (1983a). Bemerkungen über einige schizoide Mechanismen. In: Dies., *Das Seelenleben des Kleinkindes.* Stuttgart: Klett-Cotta, 131–163.

Klein, M. (1983b). *Das Seelenleben des Kleinkindes,* Stuttgart: Klett-Cotta.

Klein, M. (1983c). Die Bedeutung der Symbolbildung für die Ichentwicklung. In: Dies., *Das Seelenleben des Kleinkindes.* Stuttgart: Klett-Cotta, 36–54.

Knox, J. (2016). Epistemic mistrust: A crucial aspect of mentalization in people with a history of abuse? *British Journal of Psychotherapy,* 32 (2), 226–236.

Köhler, L. (1992). Formen und Folgen früher Bindungserfahrungen. *Forum der Psychoanalyse,* 8, 263–280.

Köhler, L. (1995). Bindungsforschung und Bindungstheorie aus der Sicht der Psychoanalyse. In: G. Spangler & P. Zimmermann (Hrsg.), *Die Bindungstheorie. Grundlagen, Forschung und Anwendung.* Stuttgart: Klett-Cotta, 67–85.

Köhler, L. (1998). Zur Anwendung der Bindungstheorie in der psychoanalytischen Praxis. *Psyche,* 52, 369–403.

König, K. (1981). Angst und Persönlichkeit. *Das Konzept vom steuernden Objekt und seine Anwendungen.* Göttingen: Medizinische Psychologie.

Körner, J. (1998). Einfühlung: Über Empathie. *Forum der Psychoanalyse,* 14, 1–17.

Kohler, E., Keysers, C., Umiltà, M. A., Fogassi, L. & Rizzolatti, G. (2002). Hearing sounds, understanding actions: Action representation in mirror neurons. *Science,* 297, 846–848.

Kohut, H. (1971). *Narzißmus.* Frankfurt/M.: Suhrkamp.

Kohut, H. (1973). Überlegungen zum Narzißmus und zur narzißtischen Wut. In: *Die Zukunft der Psychoanalyse.* Frankfurt/M.: Suhrkamp, 252–285.

Kohut, H. (1977). *Die Heilung des Selbst.* Frankfurt/M.: Suhrkamp.

Kreppner, J. M., O'Connor, T. G., Rutter, M. and the English and Romanian Adoptees (ERA) Study Team (2001). Can inattention/overactivity be an institutional deprivation syndrome? *Journal of Abnormal Child Psychology,* 29, 513–528.

Kroesen, S., Kügel, C., Thaler, D., Wörle, S. & Brisch, K. H. (2003). Traumaerfahrungen und posttraumatische Belastungen bei Kindern in stationärer pädiatrischer Behandlung. In: U. Lehmkuhl (Hrsg.), *Therapie in der Kinder- und Jugendpsychiatrie: Von den Therapieschulen zu störungsspezifischen Behandlungen.* Göttingen: Vandenhoeck & Ruprecht, 35.

Kübler-Ross, E. (1974). *Interviews mit Sterbenden.* Stuttgart: Kreuz-Verlag.

Kügel, C., Kroesen, S., Thaler, D., Wörle, S. & Brisch, K. H. (2003). Bindungsstörungen bei Kindern in stationärer pädiatrischer Behandlung. In: U. Lehmkuhl (Hrsg.), *Therapie in der Kinder- und Jugendpsychiatrie: Von den Therapieschulen zu störungsspezifischen Behandlungen.* Göttingen: Vandenhoeck & Ruprecht, 35.

Kühle, H.-J., Hoch, C., Rautzenberg, P. & Jansen, F. (2001). Kurze videogestützte Verhaltensbeobachtung von Blickkontakt, Gesichtsausdruck und Motorik zur Diagnostik des Aufmerksamkeitsdefizit/Hyperaktivitätssyndrom (ADHS). *Praxis der Kinderpsychologie und Kinderpsychiatrie,* 50, 605–621.

Laewen, H.-J., Andres, B. & Hédervári, É. (1990). *Ein Modell für die Eingewöhnungssituation von Kindern in Krippen.* Berlin: FI-Verlag.

Lakatos, K., Toth, I., Nemoda, Z., Ney, K., Sasvari-Szelsky, M. & Gervai, J. (2000). Dopamine D4 receptor (DRD4) gene polymorphism is associated with attachment disorganization in infants. *Molecular Psychiatry,* 5, 633–637.

Lakatos, K., Nemoda, Z., Toth, I., Ronai, Z., Ney, K., Sasvari-Szekely, M. & Gervai, J. (2002). Further evidence for the role of the dopamine D4 receptor (DRD4) gene in attachment disorganization: Interaction of the exon III 48-bp repeat and the-521 C/T promotor polymorphisms. *Molecular Psychiatry*, 7, 27–31.

Lakatos, K., Nemoda, Z., Birkas, E., Ronai, Z., Kovacs, E., Ney, K., Toth, I., SasvariSzekely, M. & Gervai, J. (2003). Association of D4 dopamine receptor gene and serotonin transporter promoter polymorphisms with infants' response to novelty. *Molecular Psychiatry*, 8, 90–97.

Lamb, M. E., Gaensbauer, T. J., Malkin, C. M. & Schultz, L. A. (1985). The effects of child maltreatment on security of infant-adult attachment. *Infant Behavior & Development*, 8, 35–45.

Lamm, C. & Majdandžić, J. (2015). The role of shared neural activations, mirror neurons, and morality in empathy – A critical comment. *Neuroscience Research,* 90, 15–24; doi: https://doi.org/10.1016/j.neures.2014.10.008.

Lamott, F., Pfäfflin, F., Ross, T., Sammet, N., Weber, M. & Frevert, G. (1998). Trauma, Beziehung und Tat. Bindungstheoretische Rekonstruktion interpersonaler Beziehungserfahrungen von Frauen, die getötet haben. *Monatsschrift für Kriminologie und Strafrechtsreform*, 81, 235–245.

Lanczik, M. (1997). »Mother and Baby-Units« an psychiatrischen Krankenhäusern in Großbritannien. *Spektrum*, 26, 38–40.

Landers, S., Quehenberger, J. et al. (2017). Attachment-based prevention program SAFE®. Results of an RCT-study. Vortrag, International Attachment Conference. London.

Larstone, R. & Moretti, M. M. (2014). Connect: Ein evidenzbasiertes Bindungsprogramm für Eltern gefährdeter Teenager. In: K. H. Brisch (Hrsg.), *Bindung und Jugend.* Stuttgart: Klett-Cotta, 139–157.

Laucht, M. (2003). Vulnerabilität und Resilienz in der Entwicklung von Kindern. Ergebnisse der Mannheimer Längsschnittstudie. In: K. H. Brisch & T. Hellbrügge (Hrsg.), *Bindung und Trauma. Risiken und Schutzfaktoren für die Entwicklung von Kindern.* Stuttgart: Klett-Cotta, 53–71.

Laucht, M., Esser, G. & Schmidt, M. H. (1998). Frühe Mutter-Kind-Beziehung: Risiko und Schutzfaktor für die Entwicklung von Kindern mit organischen und psychosozialen Belastungen: Ergebnisse einer prospektiven Studie von der Geburt bis zum Schulalter. *Vierteljahrszeitschrift für Heilpädagogik und ihre Nachbargebiete*, 66, 1–11.

Leerkes, E. M., Su, J., Calkins, S., Henrich, V. C. & Smolen, A. (2017). Variation in mothers' arginine vasopressin receptor 1a and dopamine receptor D4 genes predicts maternal sensitivity via social cognition. *Genes, Brain & Behavior,* 16 (2), 233–240; doi: 10.1111/gbb.12326.

Legerstee, M. (2008). Das Bewusstsein mentaler Zustände im Säuglingsalter: Die Rolle von Beziehungen. In: K. H. Brisch & T. Hellbrügge (Hrsg.), *Der Säugling – Bindung, Neurobiologie und Gene.* Stuttgart: Klett-Cotta, 266–288.

Lehtonen, J. (1994). From dualism to psychobiological interaction. A comment on the study by Tenari and his co-workers. *The British Journal of Psychiatry*, 164, 27 f.

Lester, B. M., Conradt, E., LaGasse, L. L., Tronick, E. Z., Padbury, J. F. & Marsit, C. J. (2018). Epigenetic programming by maternal behavior in the human infant. *Pediatrics,* 142 (4), e20171890; doi: 10.1542/peds.2017-1890.

Licata, M., Kristen, S. & Sodian, B. (2016). Mother-child interaction as a cradle of theory of mind: The role of maternal emotional availability. *Social Development,* 25 (1), 139–156.

Lichtenberg, J. D. (1989). *Psychoanalysis and motivation.* Hillsdale, NJ: The Analytic Press.

Lichtenberg, J. D., Lachmann, F. M. & Fosshage, J. L. (1992). *Self and motivational systems. Toward a theory of psychoanalytic technique.* Hillsdale, NY: The Analytic Press.

Lieberman, A. F. & Pawl, J. H. (1988). Clinical applications of attachment theory. In: J. Belsky & T. Nezworsky (Hrsg.), *Clinical implications of attachment.* Hillsdale, NJ: Erlbaum, 327–347.

Lieberman, A. F. & Pawl, J. H. (1990). Disorders of attachment and secure base behavior in the second year of life: Conceptual issues and clinical intervention. In: M. T. Greenberg, D. Cicchetti & E. M. Cummings (Hrsg.), *Attachment in the preschool years.* Chicago: The University of Chicago Press, 375–398.

Lieberman, A. F. & Pawl, J. H. (1993). Infant-parent psychotherapy. In: C. H. Zeanah (Hrsg.), *Handbook of infant mental health.* New York/London: Guilford Press, 427–442.

Lieberman, A. F. & Pawl, J. H. (1995). The treatment of disorders of attachment at the infant-parent program. In: J. Belsky & T. Nezworski (Hrsg.), *Clinical implications of attachment.* Hillsdale, NJ: Erlbaum, 336–346.

Lieberman, A. F. & Van Horn, P. (2015). *Psychotherapie mit Babys und Kleinkindern. Die psychodynamische Behandlung der Auswirkungen von Stress und Trauma auf die frühe Bindung.* Frankfurt/M.: Brandes & Apsel.

Lieberman, A. F., Weston, D. R. & Pawl, J. H. (1991). Preventive intervention and outcome with anxiously attached dyads. *Child Development,* 62, 199–209.

Liotti, G. (1991). Insecure attachment and agoraphobia. In: C. M. Parkes, J. Stevenson-Hinde & P. Marris (Hrsg.), *Attachment across the life cycle,* London/New York: Tavistock, 216–233.

Liotti, G. (1992). Disorganized/disoriented attachment in the etiology of the dissociative disorders. *Dissociation,* 4, 196–204.

Liu, C. H., Keshavan, M. S., Tronick, E. & Seidman, L. J. (2015). Perinatal risks and childhood premorbid indicators of later psychosis: Next steps for early psychosocial interventions. *Schizophrenia Bulletin,* 41 (4), 801–816; doi: 10.1093/schbul/sbv047.

Liu, D., Diorio, J., Tannenbaum, B., Caldji, C., Francis, D., Freedman, A., Sharma, S., Pearson, D., Plotsky, P. M. & Meaney, M. J. (1997). Maternal care, hippocampal glucocorticoid receptors, and hypothalamic-pituitary-adrenal responses to stress. *Science,* 1659–1662.

Lo, C. K. M., Chan, K. L. & Ip, P. (2017). Insecure adult attachment and child maltreatment: A meta-analysis. *Trauma, Violence & Abuse,* 20 (5), 706–719; doi: 10.1177/1524838017730579.

Lorenz, K. (1943). Die angeborenen Formen möglicher Erfahrung. *Zeitschrift für Tierpsychologie,* 5, 235–409.

Lorenz, K. (1965). Der Kumpan des Vogels. In: Ders., *Über tierisches und menschliches Verhalten. Aus dem Werdegang der Verhaltenslehre. Gesammelte Abhandlungen.* München: Piper, 235–409.

Loetz, C. & Müller, J. J. (2017). Die Patientenklingel als Bindungssignal. Eine bindungspsychologische Feldstudie zum Konzept der Feinfühligkeit in der Palliativversorgung. In: E. Frick& R. T. Vogel (Hrsg.), *Den Abschied vom Leben verstehen. Psychoanalyse und Palliative Care.* 2. Aufl. Stuttgart: Kohlhammer, 131–150.

Loetz, C. & Müller, J. J., Frick, E., Petersen, Y., Hvidt, N. C. & Mauer, C. (2013). Attachment theory and spirituality: Two threads converging in Palliative Care? *Evidence-Based Complementary and Alternative Medicine,* doi: 10.1155/2013/740291.

Luijk, M. P. C. M., Velders, F. P., Tharner, A., van IJzendoorn, M. H., Bakermans-Kranenburg, M. J. et al. (2010). FKBP5 and resistant attachment predict cortisol reactivity in infants:

Gene–environment interaction. *Psychoneuroendocrinology,* 35 (10), 1454–1461; doi: https://doi.org/10.1016/j.psyneuen.2010.04.012.

Lyons-Ruth, K. (1996). Attachment relationships among children with aggressive behavior problems: The role of disorganized early attachment patterns. *Journal of Consulting and Clinical Psychology*, 64, 64–73.

Lyons-Ruth, K. (2008). *From infant attachment disorganization to adult dissociation.* Vortrag bei der 1. Bi-Annual Conference European Society for Trauma and Dissociation (ESTD) Amsterdam: 18. April.

Lyons-Ruth, K. & Jacobvitz, D. (1999). Attachment disorganization: Unresolved loss, relational violence, and lapses in behavioral and attentional strategies. In: J. Cassidy & P. R. Shaver (Hrsg.), *Handbook of attachment. Theory, research and clinical applications.* New York, London: Guilford Press, 520–554.

Lyons-Ruth, K. & Jacobvitz, D. (2008). Attachment disorganization: Genetic factors, parenting contexts, and developmental transformation from infancy to adulthood. In: J. Cassidy & P. R. Shaver (Hrsg.), *Handbook of attachment: Theory, research, and clinical applications,* 2. Aufl. New York, NY: Guilford Press, 666–697.

Lyons-Ruth, K., Connell, D. B., Zoll, D. & Stahl, J. (1987). Infants at social risk: Relations among infant maltreatment, maternal behavior and infant behavior. *Developmental Psychology*, 23, 223–232.

Lyons-Ruth, K., Connell, D. B. & Zoll, D. (1989). Patterns of maternal behavior among infants at risk for abuse: Relations with infant attachment behavior and infant development at 12 months of age. In: D. Cicchetti & V. Carlson (Hrsg.), *Child maltreatment.* Cambridge, MA: Cambridge University Press, 464–493.

Lyons-Ruth, K., Connell, D. B., Grunebaum, H. U. & Botein, S. (1990). Infants at social risks: Maternal depression and familiy support services as mediators of infant development and security of attachment. *Child Development,* 61, 85–91.

Lyons-Ruth, K., Repacholi, B., McLeod, S. & Silva, E. (1991). Disorganized attachment behavior in infancy: Short-term stability, maternal and infant correlates, and risk-related subtypes. *Attachment and Developmental Psychopathology,* 3, 377–396.

Lyons-Ruth, K., Alpern, L. & Repacholi, B. (1993). Disorganized infant attachment classification and maternal psychosocial problems as predictors of hostile-aggressive behavior in the preschool classroom. *Child Development*, 64, 572–585.

Lyons-Ruth, K., Bronfman, E. & Parsons, E. (1999). Maternal frightened, frightening, or atypical behavior and disorganized infant attachment patterns. In: J. Vondra & D. Barnett (Hrsg.), *Atypical attachment in infancy and early childhood among children at developmental risk.* (Monographs of the Society for Research in Child Development, 258 [= 64,3]). Malden, Mass.: Blackwell, 67–96.

Lyons-Ruth, K., Melnick, S. & Bronfman, E. (2002). Desorganisierte Kinder und ihre Mütter – Modelle feindselig-hilfloser Beziehungen. In: K. H. Brisch, K. E. Grossmann, K. Grossmann & L. Köhler (Hrsg.), *Bindung und seelische Entwicklungswege – Grundlagen, Prävention und klinische Praxis.* Stuttgart: Klett-Cotta, 249–276.

Lyons-Ruth, K., Yellin, C., Melnick, S. & Atwood, G. (2005). Expanding the concept of unresolved mental states: Hostile/helpless states of mind on the Adult Attachment Interview are associated with disrupted mother-infant communication and infant disorganization. *Development and Psychopathology*, 17, 1–23.

Maas, A. J. B. M., de Cock, E. S. A., Vreeswijk, C. M. J. M., Vingerhoets, A. J. J. M. & van Bakel, H. J. A. (2016). A longitudinal study on the maternal-fetal relationship and postnatal maternal sensitivity. *Journal of Reproductive and Infant Psychology*, 34 (2), 110–121; doi: 10.1080/02646838.2015.1112880.

Madigan, S., Moran, G. & Pederson, D. (2006a). Uresolved states of mind, disorganized attachment relationships, and disrupted interactions of adolescent mothers and their infants. *Developmental Psychology*, 42, 293–304.

Madigan, S., Bakermans-Kranenburg, M. J., Van Ijzendoorn, M. H., Moran, G., Pederson, D. R. & Benoit, D. (2006b). Unresolved states of mind, anomalous parental behavior, and disorganized attachment: A review and meta-analysis of a transmission gap. *Attachment & Human Development*, 8 (2), 89–111; doi: 10.1080/14616730600774458.

Madigan, S., Voci, S. & Benoit, D. (2011). Stability of atypical caregiver behaviors over six years and associations with disorganized infant–caregiver attachment. *Attachment & Human Development*, 13 (3), 237–252.

Mahler, M., Pine, F. & Bergmann, A. (1978). *Die psychische Geburt des Menschen.* Frankfurt/M.: S. Fischer.

Main, M. (1991). Metacognitive knowledge, metacognitive monitoring and singular (coherent) vs. multiple (incoherent) models of attachment. In: C. M. Parkes, J. Stevenson-Hinde & P. Marris (Hrsg.), *Attachment across the life cycle.* London/New York: Tavistock, 127–159.

Main, M. (1995). Recent studies in attachment: Overview, with selected implications for clinical work. In: S. Goldberg, R. Muir & J. Kerr (Hrsg.), *Attachment theory: Social, developmental, and clinical perspectives.* Hillsdale, NJ: The Analytic Press, 407–474.

Main, M. & Cassidy, J. (1988). Categories of response to reunion with the parent at age 6: predicted from attachment classifications and stable over one-month period. *Developmental Psychology*, 24, 415–426.

Main, M. & Goldwyn, R. (1982). *Adult attachment interview: Scoring and classification manual.* Unveröffentl. Manual. University of California, Department of Psychology, Berkeley.

Main, M. & Hesse, E. (1990). Parents unresolved traumatic experiences are related to disorganized attachment status: Is frightened and/or frightening parental behavior the linking mechanism? In: M. T. Greenberg, D. Cicchetti & E. M. Cummings (Hrsg.), *Attachment in the preschool years.* Chicago: University of Chicago Press, 161–182.

Main, M. & Morgan, H. (1996). Disorganization and disorientation in infant strange situation behavior: Phenotypic resemblance to dissociative states? In: L. Michelson & W. Ray (Hrsg.) *Handbook of dissociation: Theoretical, empirical and clinical perspectives.* New York: Plenum, 107–138.

Main, M. & Solomon, J. (1986). Discovery of an insecure-disorganized/disoriented attachment pattern. In: T. B. Brazelton & M. Yogman (Hrsg.), *Affective development in infancy.* Norwood, NY: Ablex, 95–124.

Main, M. & Solomon, J. (1990). Procedures for identifying infants as disorganized/disoriented during the Ainsworth Strange Situation. In: M. T. Greenberg, D. Cicchetti & E. M. Cummings (Hrsg.), *Attachment in the preschool years.* Chicago: University of Chicago Press, 121–160.

Main, M., Kaplan, N. & Cassidy, J. (1985). Security in infancy, childhood and adulthood: A move to the level of representation. In: I. Bretherton & E. Waters (Hrsg.), *Growing points of attachment theory and research.* (Monographs of the Society for Research in Child Development, 209 [= 50,1/2]), Chicago: The University of Chicago Press, 66–106.

Mallinckrodt, B. & Jeong, J. (2015). Meta-analysis of client attachment to therapist: Associations with working alliance and client pretherapy attachment. *Psychotherapy*, 52 (1), 134–139; doi: 10.1037/a0036890.

Manning, L. B. (2018). The relation between changes in maternal sensitivity and attachment from infancy to 3 years. *Journal of Social and Personal Relationships*, 36 (6), 1731–1746; doi: 10.1177/0265407518771217.

Manzari, N., Matvienko-Sikar, K., Baldoni, F., O'Keeffe, G. W. & Khashan, A. S. (2019). Prenatal maternal stress and risk of neurodevelopmental disorders in the offspring: A systematic review and meta-analysis. *Social Psychiatry and Psychiatric Epidemiology*, 54 (11), 1299–1309; doi: 10.1007/s00127-019-01745-3.

Marvin, R. S. & Britner, P. A. (1995). *Classification system for parental caregiving patterns in the preschool strange situation*. Unveröffentl. Manual, University of Virginia.

Mayinger, C., Quehenberger, J. et al. (2017). Stress and attachment experiences in the early childhood: Does the quality of the mother-infant relationship influence the cortisol response during the Strange Situation Procedure? Poster, vorgestellt bei der International Attachment Conference. London.

McCartney, K., Dearing, E., Taylor, B. A. & Bub, K. L. (2007). Quality child care supports the achievement of low-income children: Direct and indirect pathways through caregiving and the home environment. *Journal of Applied Developmental Psychology*, 28 (5), 411–426; doi: https://doi.org/10.1016/j.appdev.2007.06.010.

McClure, E. & Barr, R. (2017). Building family relationships from a distance: Supporting connections with babies and toddlers using video and video chat. In: R. Barr & D. Nichols Linebarger (Hrsg.), *Media exposure during infancy and early childhood: The effects of content and context on learning and development*. Cham: Springer International Publishing, 227–248.

McElwain, N. L., Cox, M. J., Burchinal, M. R. & Macfie, J. (2003). Differentiating among insecure mother-infant attachment classifications: A focus on child-friend interaction and exploration during solitary play at 36 months. *Attachment and Human Development*, 5, 136–164.

McIntosh, J. E., Schnabel, A., Youssef, G. J. & Olsson, C. A. (2020). Preconception and perinatal predictors of offspring attachment disorganization: Advancing the replicated evidence. *Development and Psychopathology*, 33 (1), 240–251; doi: 10.1017/S0954579419 00172X.

Meaney, M., Aitken, D., Berkel, C. v., Bhatnagar, S. & Sapolsky, R. (1988). Effect of neonatal handling on age-related impairments associated with the hippocampus. *Science*, 239, 766–768.

Meaney, M. J., Aitken, D. H., Bhatnagar, S., Bodnoff, S. R., Mitchell, J. B. & Sarrieau, A. (1990). Neonatal handling and the development of the adrenocortical response to stress. In: N. Gunzenhauser (Hrsg.), *Advances in* touch*: New implications in human development*. Skillman, NJ: Johnson & Johnson, 11–23.

Meinardi-Weichhart, L. (2017). SAFE® für wohnungslose Mütter. In: K. H. Brisch (Hrsg.), *Bindung und emotionale Gewalt*. Stuttgart: Klett-Cotta, 39–41.

Meinardi-Weichhart, L., Forstner, B. et al. (2016). Promoting secure attachment for educators (SAFE®) in the mother-child-unit of a prison. Poster, vorgelegt beim 15th World Congress of the World Association of Infant Mental Health. Infant Mental Health in a rapidly changing world: Conflict, adversity, and resilience. Prag/Tschechien.

Meins, E. (1997a). Security of attachment and early cognitive development. In: E. Meins (Hrsg.), *Is security of attachment related to the infant's style of language acquisition?* East Sussex, GB: Psychology Press, 57–74.

Meins, E. (1997b). *Security of attachment and the social development of cognition.* Hillsdale, NJ: Erlbaum.

Meins, E. (1997c). Security of attachment and the understanding of other minds. In: E. Meins (Hrsg.), *Is security of attachment related to the infant's style of language acquisition?* East Sussex, GB: Psychology Press, 111–128.

Meins, E., Bureau, J.-F. & Fernyhough, C. (2018). Mother-child attachment from infancy to the preschool years: Predicting security and stability. *Child Development,* 89 (3), 1022–1038; doi: https://doi.org/10.1111/cdev.12778.

Mesman, J., Minter, T. & Angnged, A. (2016). Received sensitivity: Adapting Ainsworth's scale to capture sensitivity in a multiple-caregiver context. *Attachment & Human Development,* 18 (2), 101–114.

Meyer, A. (1957). *Psychobiology: A science of man.* Springfield: Thoma.

Mikulincer, M. & Shaver, P. R. (2012). An attachment perspective on psychopathology. *World Psychiatry,* 11 (1), 11–15; doi: https://doi.org/https://doi.org/10.1016/j.wpsyc.2012.01.003.

Miljkovitch, R., Deborde, A.-S., Bernier, A., Corcos, M., Speranza, M. & Pham-Scottez, A. (2018). Borderline personality disorder in adolescence as a generalization of disorganized attachment. *Frontiers in Psychology,* 9: 1962; doi: 10.3389/fpsyg.2018.01962.

Miller-Bottome, M., Talia, A. et al. (2019). Secure in-session attachment predicts rupture resolution: Negotiating a secure base. *Psychoanalytic Psychology,* 36 (2), 132–138.

Minde, K. K. (1992). The social and emotional development of low-birthweight infants and their families up to age 4. In: S. Friedman & M. Sigman (Hrsg.), *The psychological development of low-birthweight children.* Norwood, NY: Ablex, 157–185.

Minde, K. (1995). Bindung und emotionale Probleme bei Kleinkindern: Diagnose und Therapie. In: G. Spangler & P. Zimmermann (Hrsg.), *Die Bindungstheorie. Grundlagen, Forschung und Anwendung.* Stuttgart: Klett-Cotta, 361–374.

Minnis, H., Fleming, G. & Cooper, S.-A. (2010). Reactive attachment disorder symptoms in adults with intellectual disabilities. *Journal of Applied Research in Intellectual Disabilities,* 23 (4), 398–403; doi: https://doi.org/10.1111/j.1468-3148.2009.00532.x.

Möller, C., Odersjö, C., Pilesjö, F., Terpening, K., Österberg, M. & Holmqvist, R. (2017). Reflective functioning, limit setting, and emotional availability in mother-child dyads. *Parenting,* 17 (4), 225–241.

Monteleone, A. M., Ruzzi, V., Patriciello, G., Pellegrino, F., Cascino, G., Castellini, G., Steardo, L., Monteleone, P. & Maj, M. (2020). Parental bonding, childhood maltreatment and eating disorder psychopathology: An investigation of their interactions. *Eating and Weight Disorders – Studies on Anorexia, Bulimia and Obesity,* 25 (3), 577–589; doi: https://doi.org/10.1007/s40519-019-00649-0.

Moore, E. R., Bergman, N., Anderson, G. C. & Medley, N. (2016). Early skin-to-skin contact for mothers and their healthy newborn infants. *Cochrane Database of Systematic Reviews* (11); doi:10.1002/14651858.CD003519.pub4.

Morelli, G.A. & Tronick, E. Z. (1991). Efe multiple caretaking and attachment. In: J. L. Gewirtz & W. M. Kurtines (Hrsg.), *Intersections with attachment.* Hillsdale, NJ: Lawrence Erlbaum, 41–51.

Morley, T. E. & Moran, G. (2011). The origins of cognitive vulnerability in early childhood: Mechanisms linking early attachment to later depression. *Clinical Psychology Review,* 31 (7), 1071–1082; doi: https://doi.org/10.1016/j.cpr.2011.06.006.

Mosquera, D., Gonzalez, A. & Leeds, A. M. (2014). Early experience, structural dissociation, and emotional dysregulation in borderline personality disorder: The role of insecure and disorganized attachment. *Borderline Personality Disorder and Emotion Dysregulation,* 1: 15; doi: 10.1186/2051-6673-1-15.

Moss, E., Bureau, J.-F., Cyr, C., Mongeau, C. & St-Laurent, D. (2004). Correlates of attachment at age 3: Construct validity of the preschool attachment classification system. *Developmental Psychology,* 40 (3), 323–34; doi: 10.1037/0012-1649.40.3.323.

Müller, J. J. & Loetz, C. (2017). Wiederkehr der Kindheit? Psychoanalytische Überlegungen über das Sterben in der stationären Palliativversorgung. In: E. Frick & R. T. Vogel (Hrsg.), *Den Abschied vom Leben verstehen. Psychoanalyse und Palliative Care.* 2. Aufl. Stuttgart: Kohlhammer, 151–168.

Muñoz, J. M., Braza, P., Carreras, R., Braza, F., Azurmendi, A., Pascual-Sagastizábal, E. et al. (2017). Daycare center attendance buffers the effects of maternal authoritarian parenting style on physical aggression in children. *Frontiers in Psychology,* 8: 391; doi: 10.3389/fpsyg.2017.00391.

Murray, L. (2011). Die Entwicklung von Kindern postpartal depressiver Mütter: Befunde der Cambridge-Längsschnittstudie. In: K. H. Brisch (Hrsg.), *Bindung und frühe Störungen der Entwicklung.* Stuttgart: Klett-Cotta, 51–71.

Murray, L., Dymond, M. et al. (2002). Psychotherapeutische Intervention, mütterlicher Bindungsstil und Bindung des Kindes. In: K. H. Brisch, K. E. Grossmann, K. Grossmann & L. Köhler (Hrsg.), *Bindung und seelische Entwicklungswege – Grundlagen, Prävention und klinische Praxis.* Stuttgart: Klett-Cotta, 325–337.

Naslund, B., Persson-Blennow, I., McNeil, T., Kaij, L. & Malmquist-Larsson, A. (1984). Offspring of women with nonorganic psychosis: Infant attachment to the mother at one year of age. *Acta Psychiatrica Scandinavica,* 69, 231–241.

Newcombe, N. S. (2007). Developmental psychology meets the Mommy Wars. *Journal of Applied Developmental Psychology,* 28, 553–555.

Nguyen, T., Schleihauf, H., Kayhan, E., Matthes, D., Vrtička, P. & Hoehl, S. (2020). Neural synchrony in mother-child conversation: Exploring the role of conversation patterns. *Social Cognitive and Affective Neuroscience,* 16 (1–2), 93–102; doi: 10.1093/scan/nsaa079.

NICHD Early Child Care Network (1994). Child Care and Child Development: The NICHD Study of Early Child Care. In: L. Friedman & H. C. Haywood (Hrsg.), *Developmental follow-up: Concepts, domains, and method*, San Diego, CA: Academic Press, 37–396.

NICHD Study of Early Child Care Research Network (1996). *Infant child care and attachment security.* Results of the NICHD Symposium, International Conference on Infant Studies. Providence, RI, 20. April.

NICHD Study of Early Child Care Research Network (2006). Infant-mother attachment: Risk and protection in relation to changing maternal caregiving over time. *Developmental Psychology,* 42 (1), 38–58.

Nienhuis, J. B., Owen, J., Valentine, J. C., Winkeljohn Black, S., Halford, T. C., Parazak, S. E. et al. (2018). Therapeutic alliance, empathy, and genuineness in individual adult psychotherapy: A meta-analytic review. *Psychotherapy Research,* 28 (4), 593–605; doi: 10.1080/10503307.2016.1204023.

Neumann, E. (1985). *Die Große Mutter. Eine Phänomenologie der weiblichen Gestaltungen des Unbewußten.* Olten: Walter.

Nonnenmacher, N., Noe, D., Ehrenthal, J. C. & Reck, C. (2016). Postpartum bonding: The impact of maternal depression and adult attachment style. *Archives of Women's Mental Health,* 19 (5), 927–935; doi:10.1007/s00737-016-0648-y.

O'Connor, E., Bureau, J.-F., McCartney, K. & Lyons-Ruth, K. (2011). Risks and outcomes associated with disorganized/controlling patterns of attachment at age three years in the national institute of child health & human development study of early child care and youth development. *Infant Mental Health Journal,* 32 (4), 450–472.

O'Connor, S., Kivlighan Jr, D. M., Hill, C. E. & Gelso, C. J. (2019). Therapist–client agreement about their working alliance: Associations with attachment styles. *Journal of Counseling Psychology,* 66 (1), 83–93; doi: 10.1037/cou0000303.

O'Connor, T. G., Rutter, M. und the English and the Romanian Adoptees (ERA) Study Team (2000). Attachment disorder behavior following early severe deprivation: Extension and longitudinal follow-up. *Journal of the American Academy of Child and Adolescent Psychiatry,* 39, 703–712.

O'Connor, T. G., Heron, J., Golding, J., Beveridge, M. & Glover, V. (2002). Maternal anxiety and children's behavioural/emotional problems at 4 years. *British Journal of Psychiatry,* 502–508.

Özcan, N. K., Boyacioğlu, N. E., Enginkaya, S., Bilgin, H. & Tomruk, N. B. (2016). The relationship between attachment styles and childhood trauma: A transgenerational perspective – A controlled study of patients with psychiatric disorders. *Journal of Clinical Nursing,* 25 (15–16), 2357–2366.

Opie, J. E., McIntosh, J. E., Esler, T. B. et al. (2021). Early childhood attachment stability and change: A meta-analysis. *Attachment & Human Development,* 23 (6), 897–930.

Oppenheim, D., Emde, R. N. & Warren, S. (1997). Children's narrative representations of mothers: Their development and associations with child and mother adaptation. *Child Development,* 68, 127–138.

Oppenheim, D., Koren-Karie, N., Yirmiya, N. & Dolev, S. (2011). Welchen Einfluss haben die Einfühlsamkeit der Mutter und ihre Fähigkeit zur Verarbeitung der Diagnose auf die Bindungssicherheit autistisch gestörter Kinder? In: K. H. Brisch (Hrsg.), *Bindung und frühe Störungen der Entwicklung.* Stuttgart: Klett-Cotta, 203–222.

Orlinsky, D. E., Grawe, K. & Parks, B. K. (1994). Process and outcome in psychotherapy – noch einmal. In: A. E. Bergin & L. Garfield (Hrsg.), *Handbook of psychotherapy and behavior change,* 4. Aufl. New York: Wiley, 270–376.

Orso, R., Wearick-Silva, L. E., Creutzberg, K. C., Centeno-Silva, A. et al. (2018). Maternal behavior of the mouse dam toward pups: Implications for maternal separation model of early life stress. *Stress,* 21 (1), 19–27; doi: 10.1080/10253890.2017.1389883.

Owen, I. R. (2018). A return to Bowlby: Assessment, boundaries, and inner working models. *Attachment,* 12 (2), 164–180.

Papoušek, H. (1977). Die Entwicklung der Lernfähigkeit im Säuglingsalter. In: G. Nissen (Hrsg.), *Intelligenz, Lernen und Lernstörungen.* Berlin/Heidelberg: Springer, 75–93.

Papoušek, M. (1994). *Vom ersten Schrei zum ersten Wort.* Bern: Huber.

Papoušek, M. (1996). Kommunikations- und Beziehungsdiagnostik im Säuglingsalter – Einführung in den Themenschwerpunkt. *Kindheit und Entwicklung,* 5, 136–139.

Papoušek, M. (2000). Einsatz von Video in der Eltern-Säuglings-Beratung und -Psychotherapie. *Praxis der Kinderpsychologie und Kinderpsychiatrie,* 49, 611–627.

Parens, H. (1989). Toward a reformulation of the psychoanalytic theory of aggression. In: S. I. Greenspan & G. H. Pollock (Hrsg.), *The course of life: Early childhood.* Madison, Connecticut: International Universities Press, 83–127.

Parens, H. (1993a). Does prevention in mental health make sense? In: H. Parens & S. Kramer (Hrsg.), *Prevention in mental health.* Northvale, NJ/London: Aronson, 123–148.

Parens, H. (1993b). Neuformulierungen der psychoanalytischen Aggressionstheorie und Folgerungen für die klinische Situation. *Forum der Psychoanalyse,* 9, 107–121.

Parens, H. (1993c). Toward the prevention of experience-derived emotional disorders in children by education for parenting. In: H. Parens & S. Kramer (Hrsg.), *Prevention in mental health.* Northvale, NJ/London: Aronson, 123–148.

Parens, H. (2010). Bindung, Aggression und die Prävention bösartiger Vorurteile. In: K. H. Brisch & T. Hellbrügge (Hrsg.), *Bindung, Angst und Aggression. Theorie, Therapie und Prävention.* Stuttgart: Klett-Cotta, 12–46.

Parens, H. & Kramer, S. (Hrsg.) (1993). *Prevention in mental health.* Northvale, NJ/London: Aronson.

Parens, H., Scattergood, E., Singletary, W. & Duff, A. (1995). *Kindliche Aggressionen.* München: Kösel.

Parkes, C. M., Stevenson-Hinde, J. & Marris, P. (Hrsg.) (1991). *Attachment across the life cycle.* London/New York: Tavistock.

Pearson, J. L., Cohen, D. A., Cowan, P. A. & Cowan, C. P. (1994). Earned- and continuous-security in adult attachment: Relation to depressive symptomatology and parenting style. *Development & Psychopathology,* 6, 359–373.

Perrotta, G. (2020). Dysfunctional attachment and psychopathological outcomes in childhood and adulthood. *Open Journal of Trauma,* 4 (1), 12–21; doi: 10.17352/ojt.000025.

Perry, B. D. (2001). The neurodevelopmental impact of violence in childhood. In: D. Schetky & E. Benedek (Hrsg.), *Textbook of child and adolescent forensic psychiatry.* Washington, D. C.: American Psychiatric Press, 221–238.

Perry, B. D., Pollard, A. R., Blakley, T. L., Baker, W. L. & Wigilante, D. (1995). Childhood trauma, the neurobiology of adaptation and use dependant development of the brain: How states become traits. *Infant Mental Health Journal,* 16, 271–291.

Petersen, Y. & Köhler, L. (2005). Die Bindungstheorie als Basis psychotherapeutischer Interventionen in der Terminalphase. *Forum Psychoanalyse,* 21, 277–292.

Petrowski, K., Nowacki, K., Pokorny, D. & Buchheim, A. (2011). Matching the patient to the therapist: The roles of the attachment status and the helping alliance. *Journal of Nervous and Mental Disease,* 199 (11), 839–44.

Pilkonis, P. A. (1988). Personality prototypes among depressives: Themes of dependency and autonomy. *Journal of Personality Disorders,* 144–152.

Pinquart, M., Feußner, C. & Ahnert, L. (2013). Meta-analytic evidence for stability in attachments from infancy to early adulthood. *Attachment & Human Development,* 15 (2), 189–218; doi: 10.1080/14616734.2013.746257.

Pinto, C. (2011). Aufmerksamkeitsdefizit-/Hyperaktivitäts-Störung (ADHS) und frühe Bindungsdesorganisation. Eine prospektive Studie mit Kindern, die nach einer Totgeburt geboren wurden. In: K. H. Brisch (Hrsg), *Bindung und frühe Störungen der Entwicklung.* Stuttgart: Klett-Cotta, 256–281.

Plank-Matias, A. & Müller, M. (2018). Konzentrative Bewegungstherapie in der stationären Behandlung von früh traumatisierten Kindern. In: K. H. Brisch (Hrsg.), *Die Macht von*

Gruppenbindungen. Ressourcen und Sicherheit, Gefahren und Fanatismus. Möglichkeiten der Therapie und Prävention. Stuttgart: Klett-Cotta, 249–268.

Posada, G. (2006). Assessing attachment security at age three: Q-sort home observations and the MacArthur Strange Situation Adaptation. *Social Development,* 15 (4), 644–658; doi: https://doi.org/10.1111/j.1467-9507.2006.00362.x.

Preston, S. D. & de Waal, F. B. M. (2002). Empathy: Its ultimate and proximate bases. *Behavioral and Brain Sciences,* 25, 1–72.

Psychotherapie im Dialog (PiD) (2016). 17 (3), Themenheft »Bindung«.

Pudelek, S. & Hees, S. (2018). Musiktherapeutische Gruppenarbeit mit früh bindungsgestörten und traumatisierten Kindern und Jugendlichen. In: K. H. Brisch (Hrsg.), *Die Macht von Gruppenbindungen. Ressourcen und Sicherheit, Gefahren und Fanatismus. Möglichkeiten der Therapie und Prävention.* Stuttgart: Klett-Cotta, 193–211.

Qu, G., Ma, S., Liu, H., Han, T., Zhang, H., Ding, X., Sun, L., Qin, Q., Chen, M. & Sun, Y. (2022). Positive childhood experiences can moderate the impact of adverse childhood experiences on adolescent depression and anxiety: Results from a cross-sectional survey. *Child Abuse & Neglect,* 125: 105511; doi: https://doi.org/https://doi.org/10.1016/j.chiabu.2022.105511.

Quehenberger, J. (2017). Väter im Blick. In: K. H. Brisch (Hrsg.), *Bindung und emotionale Gewalt.* Stuttgart: Klett-Cotta, 19–24.

Quehenberger, J., Landers, S. et al. (2017). Can attachment-focused intervention facilitate sensitivity and attachment security in father-child dyads? Poster, vorgelegt bei der International Attachment Conference. London.

Raby, K. L., Labella, M. H., Martin, J., Carlson, E. A. & Roisman, G. I. (2017). Childhood abuse and neglect and insecure attachment states of mind in adulthood: Prospective, longitudinal evidence from a high-risk sample. *Development and Psychopathology,* 29 (2), 347–363; doi:10.1017/S0954579417000037.

Radke-Yarrow, M. (1991). Attachment patterns in children of depressed mothers. In: C. M. Parkes, J. Stevenson-Hinde & P. Marris (Hrsg.), *Attachment across the life cycle.* London/New York: Tavistock, 115–126.

Radke-Yarrow, M., Cummings, E. M., Kuczynski, L. & Chapman, M. (1985). Patterns of attachment in twoand three-year-olds in normal families and families with parental depression. *Child Development,* 56, 884–893.

Radojevic, M. (1992). *Predicting quality of infant attachment to father at 15 months from prenatal paternal representations of attachment: An Australian contribution.* 25th International Congress of Psychology: Brüssel.

Ramberg, A. & Feldkotter, S. (2015). Bindungsqualität von Kleinstkindern psychisch kranker Eltern am Beispiel des Münchhausen by Proxy Syndroms. *Praxis der Kinderpsychologie und Kinderpsychiatrie,* 64 (9), 656–672; doi:10.13109/prkk.2015.64.9.656.

Reddemann, L. & Sachsse, U. (1996). Imaginative Psychotherapieverfahren zur Behandlung in der Kindheit traumatisierter Patientinnen und Patienten. *Psychotherapeut,* 41, 169–174.

Reite, M. (1990). Effects of touch on the immune system. In: N. Gunzenhauser (Hrsg.), *Advances in touch: New implications in human development,* 22–31. Skillman, NY: Johnson & Johnson.

Reite, M. & Field, T. (Hrsg.) (1985). *The psychobiology of attachment and separation.* Orlando: Academic Press.

Remschmidt, H. & Schmidt, M.H. (Hrsg.) (1994). *Multiaxiales Klassifikationsschema für psychische Störungen des Kindes- und Jugendalters nach ICD–10 der WHO*. Bern: Huber.

Remschmidt, H., Schmidt, M.H. & Poustka, F. (Hrsg.) (2017). *Multiaxiales Klassifikationsschema für psychische Störungen des Kindes- und Jugendalters nach ICD-10 der WHO: Mit einem synoptischen Vergleich von ICD-10 und DSM-5*. 7., aktual. Aufl. Bern: Hogrefe.

Resch, F. (1996). *Entwicklungspsychopathologie des Kindes- und Jugendalters*. Weinheim: Psychologie Verlags Union.

Rholes, W.S., Paetzold, R.L. & Kohn, J.L. (2016). Disorganized attachment mediates the link from early trauma to externalizing behavior in adult relationships. *Personality and Individual Differences*, 90, 61–65; doi: 10.1016/j.paid.2015.10.043.

Ritz, S. & Witsch, V. (2022). Haut auf Haut. Förderung von psychischer und physischer Gesundheit auf der Wochenstation. In: K.H. Brisch (Hrsg.), *Kindliche Entwicklung zwischen Ur-Angst und Ur-Vertrauen*. Stuttgart: Klett-Cotta, 105–121.

Riva Crugnola, C., Ierardi, E., Bottini, M., Verganti, C. & Albizzati, A. (2019). Childhood experiences of maltreatment, reflective functioning and attachment in adolescent and young adult mothers: Effects on mother-infant interaction and emotion regulation. *Child Abuse & Neglect*, 93, 277–290; doi: https://doi.org/10.1016/j.chiabu.2019.03.024.

Rizzolatti, G. & Rozzi, S. (2016). Motor cortex and mirror system in monkeys and humans. In: G. Hickok & S.L. Small (Hrsg.), *Neurobiology of language*. San Diego: Academic Press, 59–72.

Rizzolatti, G., Craighero, L. & Fadiga, L. (2004). The mirror system in humans. In: M. Stamneov & V. Gallese (Hrsg.), *Mirror neurons and the evolution of brain and language*. Amsterdam: John Benjamins, 37–59.

Robertson, J. (1952). Film: *A two-year-old goes to hospital*. London: Tavistock.

Roder, D. (2017). SAFE® für Eltern mit Suchterkrankungen. In: K.H. Brisch (Hrsg.), *Bindung und emotionale Gewalt*. Stuttgart: Klett-Cotta, 32–34.

Roediger, E. (2009). *Was ist Schematherapie? Eine Einführung in Grundlagen, Modell und Anwendung*. Paderborn: Junfermann.

Rogers, C. (1973). *Die klientenzentrierte Gesprächspsychotherapie*. München: Kindler.

Rogosch, F.A., Cicchetti, D. & Aber, J.L. (1995). The role of child maltreatment in early deviations in cognitive and affective processing abilities and later peer relationship problems. *Development and Psychopathology*, 7 (4), 591–609.

Roskam, I., Stievenart, M., Tessier, R., Muntean, A., Escobar, M., Santelices, M. et al. (2014). Another way of thinking about ADHD: The predictive role of early attachment deprivation in adolescents' level of symptoms. *Social Psychiatry & Psychiatric Epidemiology*, 49 (1), 133–144.

Rothbaum, F., Weisz, J., Pott, M., Miyake, K. & Morelli, G.A. (2000). Attachment and culture: Security in the United States and Japan. *American Psychologist*, 55, 1093–1104.

Rusconi-Serpa, S., Sancho Rossignol, A. & McDonough, S.C. (2009). Video feedback in parent-infant treatments. *Child and Adolescent Psychiatric Clinics of North America*, 18 (3), 735–751; doi: 10.1016/j.chc.2009.02.009.

Rudolf, G., Grande, T. & Porsch, U. (1988). Die initiale Patient-Therapeut-Beziehung als Prädiktor des Behandlungsverlaufs. *Zeitschrift für Psychosomatische Medizin und Psychoanalyse*, 34, 32–49.

Rutter, M. (1978). *Bindung und Trennung in der frühen Kindheit. Forschungsergebnisse zur Mutterdeprivation*. München: Juventa.

Rutter, M., Andersen-Wood, L., Beckett, C., Bredenkamp, D., Castle, J., Groothues, C., Kreppner, J., Keaveney, L., Lord, C., O'Connor, T. G. und the English and Romanian Adoptees (ERA) study team (1999). Quasi-autistic patterns following severe early global privation. *Journal of Child Psychology and Psychiatry*, 40, 537–549.

Sachse, J. & Strauß, B. (2002). Bindungscharakteristika und Behandlungserfolg nach stationärer psychodynamischer Gruppenpsychotherapie. *Psychotherapie, Psychosomatik, Medizinische Psychologie*, 52 (3–4), 134–140; doi: 10.1055/s-2002-24959.

Salari, R., Bohlin, G., Rydell, A. & Thorell, L. B. (2017). Neuropsychological functioning and attachment representations in early school age as predictors of ADHD symptoms in late adolescence. *Child Psychiatry and Human Development*, 48 (3), 370–384.

Sameroff, A. J. & Emde, R. N. (1989). Relationship disturbances in context. In: A. J. Sameroff & R. N. Emde (Hrsg.), *Relationship disturbances in early childhood: A developmental approach*. New York: Basic Books, 221–255.

Saß, H., Wittchen, H.-U. & Zaudig, M. (Hrsg.) (1996). *Diagnostisches und statistisches Manual psychischer Störungen. DSM-IV*. Göttingen u. a.: Hogrefe.

Sauvé, M., Cyr, C., St-Laurent, D., Amédée, L. M., Dubois-Comtois, K., Tarabulsy, G. M. et al. (2021). Transmission of parental childhood trauma to child behavior problems: Parental hostile/helpless state of mind as a moderator. *Child Abuse & Neglect*, 104885; doi:https://doi.org/10.1016/j.chiabu.2020.104885.

Sayyah, M. D., Merrick, J. S., Larson, M. D. & Narayan, A. J. (2022). Childhood adversity subtypes and young adulthood mental health problems: Unpacking effects of maltreatment, family dysfunction, and peer victimization. *Children and Youth Services Review*, 137, 106455; doi: https://doi.org/https://doi.org/10.1016/j.childyouth.2022.106455.

Schain, J. (1989). The new infant research: Some implications for group therapy. *Group*, 13 (2), 112–122.

Schelbe, L. & Geiger, J. M. (2017). What is intergenerational transmission of child maltreatment? In: L. Schelbe & J. M. Geiger (Hrsg.), *Intergenerational transmission of child maltreatment*. Cham: Springer, 1–14.

Scheuerer-Englisch, H. (1989). *Das Bild der Vertrauensbeziehung bei 10jährigen Kindern und ihren Eltern*. Unveröffentl. Diss., Regensburg.

Schieche, M. & Spangler, G. (1994). Biobehavioral organization in one-year-olds: Quality of mother-infant-attachment and immunological and adrenocortical regulation. *Pychologische Beiträge*, 36, 30–35.

Schmidt, S. & Strauß, B. (1996). Die Bindungstheorie und ihre Relevanz für die Psychotherapie. *Psychotherapeut*, 41, 139–150.

Schmücker, G., Buchheim, A., Köhntop, B., Betzler, S., Pohlandt, F., Pokorny, D., Kächele, H. & Brisch, K. H. (2000). *Mother-child interaction of very low birthweight premature infants: Investigating the influence of neurobiological risk factors and a psychotherapeutic intervention*. 7th Congress World Association for Infant Mental Health, Montreal/Canada, 28. Juli.

Schmücker, G., Brisch, K. H., Köhntop, B., Betzler, S., Österle, M., Kächele, H., Pohlandt, F., Pokorny, D., Laucht, M. & Buchheim, A. (2005). The influence of prematurity, maternal anxiety, and infants' neurobiological risk on mother-infant interactions. *Infant Mental Health Journal*, 26 (5), 423–441.

Schnell, T. (2016). Bindung in der modernen kognitiven Verhaltenstherapie. *PiD – Psychotherapie im Dialog*, 17 (3), 60–65.

Schnell, T. (2021). Bindung in der Verhaltenstherapie. In: K. H. Brisch (Hrsg.), *Bindung und psychische Störungen.* Stuttgart: Klett-Cotta, 44–69.

Schwald, O. (2017). SAFE® für Flüchtlinge: Eltern nach Folter- und Kriegserfahrungen. In: K. H. Brisch (Hrsg.), *Bindung und emotionale Gewalt.* Stuttgart: Klett-Cotta, 44–46.

Schoenmaker, C., Juffer, F., van IJzendoorn, M. H., Linting, M., van der Voort, A. & Bakermans-Kranenburg, M. J. (2015). From maternal sensitivity in infancy to adult attachment representations: A longitudinal adoption study with secure base scripts. *Attachment & Human Development,* 17 (3), 241–256.

Schore, A. N. (1996). The experience-dependent maturation of regulatory system in the orbital prefrontal cortex and the origin of developmental psychopathology. *Development and Psychopathology*, 8, 59–87.

Schore, A. N. (1997). Early development of the nonliniar right brain and development of a predisposition to psychiatric disorders. *Development and Psychopatholgy*, 9, 595–631.

Schore, A. N. (2001a). The effects of early relational trauma on right brain development, affect regulation, and infant mental health. *Infant Mental Health Journal*, 22, 201–269.

Schore, A. N. (2001b). Effects of secure attachment relationship on right brain development, affect regulation, and infant mental health. *Infant Mental Health Journal*, 22, 7–66.

Schore, A. N. (2007). *Affektregulation und die Reorganisation des Selbst.* Stuttgart: Klett-Cotta.

Schore, J. R. & Schore, A. (2008). Modern attachment theory: The central role of affect regulation in development and treatment. *Clinical Social Work Journal*, 36, 9–20.

Schramm, E. (1996). *Interpersonelle Psychotherapie.* Stuttgart/New York: Schattauer.

Schramm, E. (2019). Interpersonelle Psychotherapie. Mit dem Original-Therapiemanual von Klerman, Weissman, Rounsaville und Chevron. 4. Aufl. Stuttgart: Schattauer.

Schuengel, C., Bakermans-Kranenburg, M. J. & van IJzendoorn, M. H. (1999a). Frightening maternal behavior linking unresolved loss and disorganized infant attachment. *Journal of Consulting and Clinical Psychology,* 67, 54–63.

Schuengel, C., M Bakermans-Kranenburg, M. J., van IJzendoorn, M. H. & Blom, M. (1999b). Unresolved loss and infant disorganization: Links to frightening maternal behavior. In: J. Solomon & C. George (Hrsg.), *Attachment disorganization.* New York, London: Guilford Press, 71–94.

Schultz-Venrath, U. (2016). Un(d)zeitgemäßes über Gruppenpsychotherapie(n) … *Gruppenpsychotherapie und Gruppendynamik,* 52 (4), 292–307; doi: 10.13109/grup.2016.52.4.292.

Schultz-Venrath, U. (2018). Ressourcen oder Katastrophen in Gruppen. In: K. H. Brisch, *Die Macht von Gruppenbindungen. Ressourcen und Sicherheit, Gefahren und Fanatismus. Möglichkeiten der Therapie und Prävention.* Stuttgart: Klett-Cotta, 91–107.

Schultz-Venrath, U. (2021). *Mentalisieren des Körpers.* Stuttgart: Klett-Cotta.

Schultz-Venrath, U. (2023). *Lehrbuch Mentalisieren: Psychotherapien wirksam gestalten.* 4. Aufl. Stuttgart: Klett-Cotta.

Schultz-Venrath, U. & Felsberger, H. (2023). *Mentalisieren in Gruppen.* Stuttgart: Klett-Cotta.

Schur, M. (1960). Discussion of Dr. John Bowlby's paper. *Psychoanalytic Study of the Child,* 15, 63–84.

Segal, H. (1983). *Melanie Klein. Eine Einführung in ihr Werk.* Frankfurt/M.: S. Fischer.

Sherman, L. J., Rice, K. & Cassidy, J. (2015). Infant capacities related to building internal working models of attachment figures: A theoretical and empirical review. *Developmental Review,* 37, 109–141; doi: https://doi.org/10.1016/j.dr.2015.06.001.

Shimony, M. & Mikulincer, M. (2018). Die Lehre von der Gruppenbindung. In: K. H. Brisch (Hrsg.), *Die Macht von Gruppenbindungen. Ressourcen und Sicherheit, Gefahren und Fanatismus. Möglichkeiten der Therapie und Prävention.* Stuttgart: Klett-Cotta, 70–90.

Shoemaker, F. E. & Benuto, L. T. (2017). Examining the relationship between child maltreatment and severity of attachment difficulties among children five years of age and older. *Children and Youth Services Review,* 75, 35–41.

Silverman, R. C. & Lieberman, A. F. (1999). Negative maternal attributions, projective identification, and the intergenerational transmission of violent relational patterns. *Psychoanalytic Dialogues*, 9, 161–186.

Slade, A. (2007). Disorganized mother, disorganized child: The mentalization of affective dysregulation and therapeutic change. In: D. Oppenheim & D. F. Goldsmith (Hrsg.), *Attachment theory in clinical work with children.* New York: Guilford Press, 226–250.

Slade, A., Holland, M. L., Ordway, M. R., Carlson, E. A., Jeon, S., Close, N. et al. (2019). Minding the Baby®: Enhancing parental reflective functioning and infant attachment in an attachment-based, interdisciplinary home visiting program. *Development and Psychopathology,* 32 (1), 123–137; doi: 10.1017/S0954579418001463.

Smith, J. D., Woodhouse, S. S., Clark, C. A. C. & Skowron, E. A. (2016). Attachment status and mother-preschooler parasympathetic response to the strange situation procedure. *Biological Psychology,* 114, 39–48; doi: https://doi.org/10.1016/j.biopsycho.2015.12.008.

Solomon, J. & George, C. (Hrsg.) (1999a). *Attachment disorganization.* New York, London: Guilford Press.

Solomon, J. & George, C. (1999b). The caregiving system in mothers of infants: A comparison of divorcing and married mothers. *Attachment & Human Development*, 1, 171–190.

Solomon, J. & George, C. (1999c). Toward an integrated theory of maternal caregiving. In: J. Osofsky & H. E. Fitzgerald (Hrsg.), *WAIMH. Handbook of infant mental health.* Bd. 3. New York: Wiley, 323–368.

Spangler, G. (1998). *Attachment representation and emotional regulation: A psychobiological perspective.* Development, Structure, and Functioning of Internal Working Models. Symposium Universität Regensburg, 6.–7. Juli 1998.

Spangler, G. (2013). Individual dispositions as precursors of differences in attachment quality: Why maternal sensitivity is nevertheless important. *Attachment & Human Development,* 15 (5–6), 657–672.

Spangler, G. & Grossmann, K. E. (1993). Biobehavioral organization in securely and insecurely attached infants. *Child Development*, 64, 1439–1450.

Spangler, G. & Schieche, M. (1995). Psychobiologie der Bindung. In: G. Spangler & P. Zimmermann (Hrsg.), *Die Bindungstheorie. Grundlagen, Forschung und Anwendung.* Stuttgart: Klett-Cotta, 297–310.

Spangler, G. & Zimmermann, P. (Hrsg.) (1995). *Die Bindungstheorie. Grundlagen, Forschung und Anwendung.* Stuttgart: Klett-Cotta.

Spangler, G., Johann, M., Ronai, Z. & Zimmermann, P. (2009). Genetic and environmental influence on attachment disorganization. *Journal of Child Psychology and Psychiatry, and Allied Disciplines,* 50 (8), 952–961; doi: 10.1111/j.1469-7610.2008.02054.x.

Spence, R., Jacobs, C. & Bifulco, A. (2020). Attachment style, loneliness and depression in older age women. *Aging & Mental Health,* 24 (5), 837–839; doi: 10.1080/13607863.2018.1553141.
Spieker, J. & Booth, C. L. (1988). Maternal antecedents of attachment quality. In: J. Belsky & T. Nezworski (Hrsg.), *Clinical implications of attachment.* Hillsdale, NJ: Erlbaum, 95–135.
Spitz, R. A. (1945). Hospitalism: An inquiry into the genesis of psychiatric conditions in early childhood. *Psychoanalytic Study of the Child,* 1, 53–74.
Spitz, R. A. (1946). Hospitalism: A follow-up report. *Psychoanalytic Study of the Child,* 2, 113–116.
Spitz, R. A. (1957). *Die Entstehung der ersten Objektbeziehungen.* Stuttgart: Klett-Cotta.
Spitz, R. A. (1960). Discussion of Dr. John Bowlby's paper. *Psychoanalytic Study of the Child,* 15, 113–117.
Spitz, R. A. (1967). *Vom Säugling zum Kleinkind. Naturgeschichte der Mutter-Kind-Beziehungen im ersten Lebensjahr.* Stuttgart: Klett-Cotta.
Spitzer, M. (2000). Das hast Du von der Mutter – aber nicht geerbt. Nichtgenetische Weitergabe von Charaktereigenschaften über mehrere Generationen im Tierexperiment. *Nervenheilkunde,* 19, 48–87.
Sroufe, L. A. (1979). The coherence of individual development: Early care, attachment and subsequent developmental issues. *American Psychologist,* 34, 84–841.
Sroufe, L. A. (1985). Attachment classification from the perspective of infant-caregiver relationships and infant temperament. *Child Development,* 56, 1–14.
Sroufe, L. A. & Fleeson, J. (1988). The coherence of family relationships. In: R. A. Hinde & J. Stevenson-Hinde (Hrsg), *Relationships within families. Mutual Influences.* Oxford: Clarendon Press, 27–47.
Sroufe, L. A. & Rutter, M. (1984). The domain of developmental psychopathology. *Child Development,* 55, 17–29.
Steele, H. & Steele, M. (1994). Intergenerational patterns of attachment. *Advances in Personal Relationships,* 5, 93–120.
Steele, M. (2006). The »added value« of attachment theory and research for clinical work in adoption and foster care. In: J. Kenrick, C. Lindsey & L. Tollemache (Hrsg.), *Creating new families: Therapeutic approaches to fostering, adoption and kinship care.* London: Karnac, 33–42.
Steele, M., Hodges, J., Kaniuk, J., Henderson, K., Hillman, S. & Bennett, P. (2002). Weitererzählungen von Geschichten als Methode zur Erfassung der inneren Welt des Kindes – Implikationen für die Adoption. In: K. H. Brisch, K. E. Grossmann, K. Grossmann & L. Köhler (Hrsg.), *Bindung und seelische Entwicklungswege – Grundlagen, Prävention und klinische Praxis.* Stuttgart: Klett-Cotta, 339–352.
Stern, A., Agnew-Blais, J., Danese, A. et al. (2018). Associations between abuse/neglect and ADHD from childhood to young adulthood: A prospective nationally-representative twin study. *Child Abuse and Neglect,* 81, 274–285.
Stern, D. (1989). The representation of relational patterns: Developmental consideration. In: A. J. Sameroff & R. N. Emde (Hrsg.), *Relationship disturbances in early childhood: A developmental approach.* New York: Basic Books, 52–69.
Stern, D. (1992). *Die Lebenserfahrung des Säuglings.* Stuttgart: Klett-Cotta.
Stevenson-Hinde, J. (1990). Attachment within family systems: An overview. *Infant Mental Health Journal,* 218–227.
Stierlin, H. (1980). *Von der Psychoanalyse zur Familientherapie.* Stuttgart: Klett-Cotta.

Stob, V., Slade, A., Adnopoz, J. & Woolston, J. (2020). The Family Cycle: Breaking the intergenerational transmission of trauma through mentalizing. *Journal of Infant, Child, and Adolescent Psychotherapy,* 19 (3), 255–270; doi: 10.1080/15289168.2020.1786762.

Stöckl, R., Swinde, L. et al. (2018). Socio-emotional functioning in children with attention-deficit/hyperactivity disorder (ADHD): What role does maternal reflective functioning capacity play? Vortrag, 16th World Congress of the World Association for Infant Mental Health, WAIMH, Rom, Italien.

Stonawski, V., Frey, S., Golub, Y., Moll, G. H., Heinrich, H. & Eichler, A. (2017). Affektive Belastungen der Mutter in der Schwangerschaft und assoziierte epigenetische Veränderungen beim Kind: Eine Übersicht. *Zeitschrift für Kinder- und Jugendpsychiatrie und Psychotherapie,* 46 (2), 155–167; doi: 10.1024/1422-4917/a000515.

Strauß, B. (Hrsg.) (2008). *Bindung und Psychopathologie.* Stuttgart: Klett-Cotta.

Strauß, B. (2018). Die Gruppe als sichere Basis: Bindungstheoretische Überlegungen zur Gruppenpsychotherapie. In: B. Strauß & D. Mattke (Hrsg.), *Gruppenpsychotherapie: Lehrbuch für die Praxis.* Berlin, Heidelberg: Springer, 85–98.

Strauß, B. & Schauenburg, H. (Hrsg.) (2017). *Bindung in Psycholgie und Medizin. Grundlagen, Klinik und Forschung. Ein Handbuch.* Stuttgart: Kohlhammer.

Strauß, B. & Schmidt, S. (1997). Die Bindungstheorie und ihre Relevanz für die Psychotherapie. *Psychotherapeut,* 42, 1–16.

Storebø, O. J., Rasmussen, P. D. & Simonsen, E. (2016). Association between insecure attachment and ADHD: Environmental mediating factors. *Journal of Attention Disorders,* 20 (2), 187–196.

Stuhr, U. (1993). *Die Deutungsarbeit im psychoanalytischen Dialog.* Göttingen: Vandenhoeck & Ruprecht.

Suess, G. J., Grossmann, K. E. & Sroufe, L. A. (1992). Effects of infant attachment to mother and father on quality of adaption in preschool: From dyadic to individual organization of self. *International Journal of Behavioral Development,* 15, 43–65.

Talia, A. & Siepe, B. (2021). Von der Wiege bis in den Behandlungsraum. Zur Manifestation von Bindungsmustern in der Psychotherapie. In: K. H. Brisch (Hrsg.), *Bindung und psychische Störungen. Ursachen, Behandlung und Prävention.* Stuttgart: Klett-Cotta, 230–247.

Talia, A., Daniel, S. I. et al. (2014). AAI predicts patients' in-session interpersonal behavior and discourse: A »move to the level of the relation« for attachment-informed psychotherapy research. *Attachment and Human Development,* 16 (2), 192–209.

Talia, A., Miller-Bottome, M. & Daniel, S. I. F. (2017). Assessing attachment behavior in psychotherapy: Validation study of the patient attachment coding system. *Clinical Psychology & Psychotherapy,* 24 (1), 149–161.

Talia, A., Miller-Bottome, M. et al. (2019). Mentalizing in the presence of another: Measuring reflective functioning and attachment in the therapy process. *Psychotherapy Research,* 29 (5), 652–665.

Talia, A., Muzi, L., Lingiardi, V. & Taubner, S. (2020). How to be a secure base: Therapists' attachment representations and their link to attunement in psychotherapy. *Attachment & Human Development,* 22 (2), 189–206; doi: 10.1080/14616734.2018.1534247.

Target, M., Fonagy, P. & Shmueli-Goetz, Y. (2003). Attachment representations in school-age children: The development of the child attachment interview (CAI). *Journal of Child Psychopathology,* 29, 171–186.

Taylor, P., Rietzschel, J., Danquah, A. & Berry, K. (2015). Changes in attachment representations during psychological therapy. *Psychotherapy Research,* 25 (2), 222–238; doi: 10.1080/10503307.2014.886791.

Teicher, M.H. (2000). Wounds that time won't heal: The neurobiology of child abuse. *Cerebrum,* 4, 50–67.

Teicher, M.H. & Samson, J.A. (2016). Annual Research Review: Enduring neurobiological effects of childhood abuse and neglect. *Journal of Child Psychology and Psychiatry,* 57 (3), 241–266; doi: 10.1111/jcpp.12507.

Teicher, M.H., Polcari, A., Andersen, S.L., Anderson, C.M. & Navalta, C. (2003). Neurobiological effects of childhood stress and trauma. In: S.W. Coates (Hrsg.), *September 11, trauma and human bonds.* Hillsdale: The Analytic Press, 211–238.

Teicher, M.H., Samson, J.A., Anderson, C.M. & Ohashi, K. (2016). The effects of childhood maltreatment on brain structure, function and connectivity. *Nature Reviews Neuroscience,* 17 (10), 652–666; doi: 10.1038/nrn.2016.111.

Thomä, H. & Kächele, H. (1985). *Lehrbuch der psychoanalytischen Therapie.* Bd. 1: *Grundlagen.* Berlin/Heidelberg: Springer.

Thomas, J.C., Letourneau, N., Campbell, T.S., Tomfohr-Madsen, L., Giesbrecht, G.F. & APrON Study Team (2017). Developmental origins of infant emotion regulation: Mediation by temperamental negativity and moderation by maternal sensitivity. *Developmental Psychology,* 53 (4), 611–628; doi: 10.1037/dev0000279.

Tietze, W., Becker-Stoll, F., Bensel, J., Eckhardt, A.G., Haug-Schnabel, G., Kalicki, B., Keller, H. & Leyendecker, B. (Hrsg). (2013). *Nationale Untersuchung zur Bildung, Betreuung und Erziehung in der frühen Kindheit (NUBBEK).* Weimar: verlag das netz.

Tinbergen, N. (1952). *Instinktlehre. Vergleichende Erforschung angeborenen Verhaltens.* Berlin/Hamburg: Parey.

Tmej, A., Fischer-Kern, M., Doering, S., Hörz-Sagstetter, S., Rentrop, M. & Buchheim, A. (2021). Borderline patients before and after one year of transference-focused psychotherapy (TFP): A detailed analysis of change of attachment representations. *Psychoanalytic Psychology,* 38 (1), 12–21; doi: 10.1037/pap0000302.

Tress, W. (1986). *Das Rätsel der seelischen Gesundheit. Traumatische Kindheit und früher Schutz gegen psychogene Störungen.* Göttingen: Vandenhoeck & Ruprecht.

Tronick, E.Z., Morelli, G.A. & Ivey, P.K. (1992). The Efe forager infant and toddler's pattern of social relationships: Multiple and simultaneous. *Developmental Psychobiology,* 28, 568–577.

Trost, A. (2002). Binden – Halten – Lösen: Ein mehrdimensionales Entwicklungs- und Balancemodell für die seelische Gesundheit von Kindern, Jugendlichen und Familien. In: H. Kretz (Hrsg.), *Lebendige Psychohygiene 2000plus.* München: Eberhard Verlag, 253–292.

Trost, A. (2014). *Bindungsorientierung in der Sozialen Arbeit. Grundlagen – Forschungsergebnisse – Anwendungsbereiche.* Dortmund: Borgmann.

Trost, A. (2018). *Bindungswissen für die systemische Praxis. Ein Handbuch.* Göttingen: Vandenhoeck & Ruprecht.

Trost, A. (2021). Bindungswissen für die systemische Praxis. Eine klinische Annäherung. In: K.H. Brisch (Hrsg.), *Bindung und psychische Störungen. Ursache, Behandlung und Prävention.* Stuttgart: Klett-Cotta, 14–43.

Uvnäs Moberg, K. (2007). Die Bedeutung des Hormons »Oxytocin« für die Entwicklung der Bindung des Kindes und der Anpassungsprozesse der Mutter nach der Geburt.

In: K. H. Brisch & T. Hellbrügge (Hrsg.), *Die Anfänge der Eltern-Kind-Bindung*. Stuttgart: Klett-Cotta, 183–212.

Uvnäs Moberg, K. (2016). Nähe schenkt uns Gesundheit und ein längeres Leben. In: K. Uvnäs-Moberg, U. Streit & F. Jansen (Hrsg.), *Oxytocin, das Hormon der Nähe: Gesundheit – Wohlbefinden – Beziehung*. Berlin, Heidelberg: Springer, 193–223.

Uvnäs Moberg, K. & Petersson, M. (2005). Oxytocin, ein Vermittler von Antistress, Wohlbefinden, sozialer Interaktion, Wachstum und Heilung. *Zeitschrift für Psychosomatische Medizin und Psychotherapie*, 51, 57–80.

van den Boom, D. C. (1990). Preventive intervention and the quality of mother-infant interaction and infant exploration in irritable infants. In: W. Koops, H. Soe, J. van der Linden, P. C. M. Molenaar & J. J. F. Schroots (Hrsg.), *Developmental psychology behind the dikes*. Delft/NL: Uitgeverij Ekuron, 249–268.

van den Boom, D. C. (1994). The influence of temperament and mothering on attachment and exploration: An experimental manipulation of sensitive responsiveness among lower-class mothers with irritable infants. *Child Development*, 65, 1457–1477.

van der Hart, O., Nijenhuis, E. R. S. & Steele, K. (2008). *Das verfolgte Selbst: Strukturelle Dissoziation und die Behandlung chronischer Traumatisierung*. Paderborn: Junfermann. (Engl. Original: *The haunted self. Structural dissociation and the treatment of chronic traumatization*. New York: Norton.

van der Voort, A., Linting, M., Juffer, F., Schoenmaker, C., Bakermans-Kranenburg, M. J. & van IJzendoorn, M. H. (2014). More than two decades after adoption: Associations between infant attachment, early maternal sensitivity and the diurnal cortisol curve of adopted young adults. *Children and Youth Services Review*, 46, 186–194; doi: 10.1016/j.childyouth.2014.08.022.

van IJzendoorn, M. H. (1995). Adult attachment representations, parental responsiveness and infant attachment: A meta-analysis on the predictive validity of the adult attachment interview. *Psychological Bulletin*, 117, 387–403.

van IJzendoorn, M. H. & Bakermans-Kranenburg, M. J. (1996). Attachment representations in mothers, fathers, adolescents and clinical groups: A meta-analytic search for normative data. *Journal of Consulting and Clinical Psychology* 64 (1), 8–21.

van IJzendoorn, M. H. & Bakermans-Kranenburg, M. J. (1997). Intergenerational transmission of attachment: A move to the contextual level. In: L. Atkinson & K. J. Zucker (Hrsg.), *Attachment and psychopathology*. New York/London: Guilford Press, 135–170.

van IJzendoorn, M. H. & De Wolff, M. (1997). In search of the absent father – metaanalysis of infant-father attachment: A rejoinder to our discussant. *Child Development*, 68, 604–609.

van IJzendoorn, M. H., Frenkel, O. J., Goldberg, S. & Kroonenberg, P. M. (1992). The relative effects of maternal and child problems on the qualitiy of attachment: A meta-analysis of attachment in clinical samples. *Child Development*, 63, 840–858.

van IJzendoorn, M. H., Juffer, F. & Duyvesteyn, M. G. C. (1995). Breaking the intergenerational cycle of insecure attachment: A review of the effects of attachment-based interventions on maternal sensitivity and infant security. *Journal of Child Psychology and Psychiatry and Allied Disciplines*, 36, 225–248.

van IJzendoorn, M. H., Schuengel, C. & Bakermans-Kranenburg, M. J. (1999). Disorganized attachment in early childhood: Meta-analysis of precursors, concomitants and sequelae. *Development and Psychopathology*, 11, 225–249.

Vandell, D. L., Burchinal, M. & Pierce, K. M. (2016). Early child care and adolescent functioning at the end of high school: Results from the NICHD Study of Early Child Care and Youth Development. *Developmental Psychology*, 52 (10), 1634–1645; doi: 10.1037/dev0000169.

Vaughn, B. E., Waters, T. E. A., Steele, R. D., Roisman, G. I., Bost, K. K., Truitt, W. et al. (2016). Multiple domains of parental secure base support during childhood and adolescence contribute to adolescents' representations of attachment as a secure base script. *Attachment & Human Development*, 18 (4), 317–336; doi: 10.1080/14616734.2016.1162180.

Verhage, M. L., Schuengel, C., Madigan, S., Fearon, R. M. et al. (2016). Narrowing the transmission gap: A synthesis of three decades of research on intergenerational transmission of attachment. *Psychological Bulletin*, 142 (4), 337–366; doi: 10.1037/bul0000038.

Verhage, M., L. Fearon, R. M. P., Schuengel, C. et al. (2018). Examining ecological constraints on the intergenerational transmission of attachment via individual participant data meta-analysis. *Child Development*, 89 (6), 2023–2037.

von Lucadou, A. & Schramm, E. (2018). Interpersonelle Psychotherapie bei affektiven Störungen. *PSYCH up2date*, 12 (01), 39–54.

Vuksanovic, N. (2013). *Die Funktionalität der HPA-Achse bei Aufmerksamkeitsdefizit- und Hyperaktivitätsstörungen (ADHS)*. Diss., München: Medizinische Fakultät der Ludwig-Maximilians-Universität.

Vuksanovic, N. (2015). Traumatische Erfahrungen, Stress und ADHS. Was können wir von der Neuroendokrinologie lernen? In: K. H. Brisch (Hrsg.), *Bindung und Psychosomatik*. Stuttgart: Klett-Cotta, 135–170.

Wade, M., Wright, L. & Finegold, K. E. (2022). The effects of early life adversity on children's mental health and cognitive functioning. *Translational Psychiatry*, 12 (1), 1–12; doi: https://doi.org/10.1038/s41398-022-02001-0.

Walter, C. (2012). *Überraschende Pfundskerle! – eine empirisch-qualitative Untersuchung des Erlebens von Müttern wie auch ihres Umgangs mit der Situation nach einer Frühgeburt*. Diplomarbeit. Wien: Universität Wien. Im Internet: https://phaidra.univie.ac.at/open/o:1282087 (Zugriff: 20.4.2021).

Walter, C. (2021): *Bindung, Bindungsbeziehungen und psychosoziale Entwicklung von ehemals sehr kleinen Frühgeborenen (< 1500 g) in der späten Adoleszenz — eine prospektive Längsschnittuntersuchung.* (Dissertation zum Erwerb des Doktorgrades der Humanbiologie) Medizinische Fakultät der Ludwig-Maximilian-Universität München.

Walter, C., Beese, J., Bembenek, S., Sieber, S., Geis, L. & Brisch, K. H. (2018): *Self-reported mental health problems among late adolescents previously born extremely or very preterm (EP/VP) and maternal attachment representation: An attachment-based longitudinal study from 320 g in incubator to early majority*. Paper, vorgestellt bei der WAIMH-Konferenz, Mai 2018, Rom.

Walter, I., Landers, S. et al. (2016). The influence of parental reflective functioning on children's attachment security at age 7. Poster, vorgelegt beim 15th World Congress of the World Association of Infant Mental Health. Infant Mental Health in a rapidly changing world: Conflict, adversity, and resilience. Prag/Tschechien.

Walter, I., Landers, S., Quehenberger, J., Carlson, E. & Brisch, K. H. (2019). The efficacy of the attachment-based SAFE® prevention program: A randomized control trial including mothers and fathers. *Attachment & Human Development*, 21 (5), 510–531; doi: 10.1080/14616734.2019.1582599.

Wan, M. W. & Green, J. (2009). The impact of maternal psychopathology on child-mother attachment. *Archives of Women's Mental Health*, 12 (3), 123–134; doi:10.1007/s00737-009-0066-5.

Wartner, U. G., Grossmann, K., Fremmer-Bombik, E. & Suess, G. (1994). Attachment patterns at age six in South Germany: predictability from infancy and implications for preschool behavior. *Child Development*, 65, 1014–1027.

Waters, E. (1995). The attachment Q-set (Version 3.0). *Monographs of the Society for Research in Child Development*, 60 (2–3), 234–246; https://doi.org/10.1111/j.15405834.1995.tb00214.x.

Weaver, I. C. G., Cervoni, N., Champagne, F. A., D'Alessio, A. C., Sharma, S., Seckl, J. R., Dymov, S., Szyf, M. & Meaney, M. J. (2004). Epigenetic programming by maternal behavior. *Nature Neuroscience*, 7, 847–854.

Weaver, I. C. G., Meaney, M. J. & Szyf, M. (2006). Maternal care effects on the hippocampal transcriptome and anxiety-mediated behaviors in the offspring that are reversible in adulthood. *PNAS*, 103, 3480–3485.

Wegemer, C. M. & Vandell, D. L. (2020). Parenting, temperament, and attachment security as antecedents of political orientation: Longitudinal evidence from early childhood to age 26. *Developmental Psychology*, 56 (7), 1360–1371; doi: 10.1037/dev0000965.

Weissman, M. M., Markowitz, J. C. & Klerman, G. (2018). *The guide to interpersonal psychotherapy: Updated and expanded edition.* New York: Oxford Press.

Werner, E. (1990). Protective factors and individual resilience. In: S. Meisels & J. P. Shonkoff (Hrsg.), *Handbook of early childhood intervention.* New York: Cambridge University Press, 97–116.

Werner, E. E. (2007a). Entwicklung zwischen Risiko und Resilienz. In: G. Opp & M. Fingerle (Hrsg.), *Was Kinder stärkt. Erziehung zwischen Risiko und Resilienz.* 2. Aufl. München: Reinhardt, 20–31.

Werner, E. E. (2007b). Resilienz: Ein Überblick über internationale Längsschnittstudien. In: G. Opp & M. Fingerle (Hrsg.), *Was Kinder stärkt. Erziehung zwischen Risiko und Resilienz.* 2. Aufl. München: Reinhardt, 311–326.

West, M. & George, C. (2002). Attachment and dysthymia: The contributions of preoccupied attachment and agency of self to depression in women. *Attachment & Human Development*, 4, 278–293.

Winnicott, D. W. (1974). *Reifungsprozesse und fördernde Umwelt.* München: Kindler.

Winnicott, D. W. (1976a). Primäre Mütterlichkeit (1956). In: Ders., *Von der Kinderheilkunde zur Psychoanalyse.* München: Kindler, 153–160.

Winnicott, D. W. (1976b). *Von der Kinderheilkunde zur Psychoanalyse.* München: Kindler.

Wininger, L. S. (2016). *Understanding psychopathy with measures of attachment, anxiety, and childhood trauma.* Diss., The Richard L. Conolly College of Long Island University, ProQuest Publishing.

Winston, R. & Chicot, R. (2016). The importance of early bonding on the long-term mental health and resilience of children. *London Journal of Primary Care*, 8 (1), 12–14; doi: 10.1080/17571472.2015.1133012.

Wittchen, H. U., Saß, H., Zaudig, M. & Koehler, K. (Hrsg.) (1991). *Diagnostisches und Statistisches Manual psychischer Störungen DSM-III-R.* (3. Aufl.). Weinheim/Basel: Beltz.

Wöller, W. (1998). Die Bindung des Mißbrauchsopfers an den Mißbraucher – Beiträge aus der Sicht der Bindungstheorie und der Psychoanalyse. *Psychotherapeut*, 43 (2), 117–120.

Wrobel, A. L., Russell, S. E., Jayasinghe, A., Lotfaliany, M., Turner, A., Dean, O. M., Cotton, S. M., Diaz-Byrd, C., Yocum, A. K., Duval, E. R., Ehrlich, T. J., Marshall, D. F., Berk, M. & McInnis, M. G. (2022). Attachment insecurity partially mediates the relationship between childhood trauma and depression severity in bipolar disorder. *Acta Psychiatrica Scandinavica*, 145 (6), 591–603 ; doi: https://doi.org/https://doi.org/10.1111/acps.13419.

Wulf, M.-A., Apolinário, J. M. & Tress, W. (2012). Zum Einfluss der Bindungsdimensionen »Angst« und »Vermeidung« auf den psychosomatischen Beschwerdedruck. *Zeitschrift für Psychosomatische Medizin Psychotherapie*, 58 (4), 374–384; doi: 10.13109/zptm.2012.58.4.374.

Wurmser, H. (2007). Einfluß der pränatalen Streßbelastung der Mutter auf die kindliche Verhaltensregulation im ersten Lebenshalbjahr. In: K. H. Brisch & T. Hellbrügge (Hrsg.), *Die Anfänge der Eltern-Kind-Bindung*. Stuttgart: Klett-Cotta, 129–156.

Yarger, H. A., Bronfman, E., Carlson, E. & Dozier, M. (2019). Intervening with attachment and biobehavioral catch-up to decrease disrupted parenting behavior and attachment disorganization: The role of parental withdrawal. *Development and Psychopathology*, 32 (3), 1139–1148; doi: 10.1017/S0954579419000786.

Yates, K., Lång, U., Peters, E. M., Wigman, J. T. W., McNicholas, F., Cannon, M., DeVylder, J., Oh, H. & Kelleher, I. (2022). Sexual assault and psychosis in two large general population samples: Is childhood and adolescence a developmental window of sensitivity? *Schizophrenia Research*, 241, 78–82; doi: https://doi.org/10.1016/j.schres.2022.01.033.

Yehuda, R. & Lehrner, A. (2018). Intergenerational transmission of trauma effects: Putative role of epigenetic mechanisms. *World Psychiatry*, 17 (3), 243–257; doi: 10.1002/wps.20568.

Young, J. E., Klosko, J. S. & Weishaar, M. E. (2005). *Schematherapie. Ein praxisorientiertes Handbuch*. Paderborn: Junfermann.

Zajac, L., Raby, K. L. & Dozier, M. (2019). Attachment state of mind and childhood experiences of maltreatment as predictors of sensitive care from infancy through middle childhood: Results from a longitudinal study of parents involved with Child Protective Services. *Development and Psychopathology*, 31 (1), 113–125.

Zeanah, C. H. & Emde, R. N. (1994). Attachment disorders in infancy and childhood. In: M. Rutter, E. Taylor & L. Hersov (Hrsg.), *Child and adolescents psychiatry: Modern approaches*, 3. Aufl. Oxford: Blackwell Scientific Publication, 490–504.

Zeanah, C. H., Mammen, O. K. & Lieberman, A. F. (1993). Disorders of attachment. In: C. H. Zeanah (Hrsg.), *Handbook of infant mental health*. New York/London: Guilford Press, 332–349.

Zeanah, C. H., Scheeringa, M., Boris, N. W., Heller, S. S., Smyke, A. T. & Trapani, J. (2004). Reactive attachment disorder in maltreated toddlers. *Child Abuse & Neglect*, 28 (8), 877–888.

Zeber, K. (2013). *Hypothalamus-Hypophysen-Nebennierenrinden-Achsen-Reagibiltät auf einen kognitiven Stressor bei ADHS-Kindern im Vergleich zu einer nicht-klinischen Kontrollgruppe*. Diss., München: Medizinische Fakultät der Ludwig-Maximilians-Universität.

Zelenko, M. & Benham, A. (2000). Videotaping as a therapeutic tool in psychodynamic infant-parent therapy. *Infant Mental Health Journal*, 21, 192–203.

Zeegers, M. A. J., Colonnesi, C., Stams, G.-J. J. M. & Meins, E. (2017). Mind matters: A meta-analysis on parental mentalization and sensitivity as predictors of infant–parent attachment. *Psychological Bulletin*, 143 (12), 1245–1272; doi: 10.1037/bul0000114.

Zemp, M., Bodenmann, G. & Zimmermann, P. (2019a). Müssen zwingend die Eltern die Bezugspersonen sein? Der Einfluss multipler Betreuungssysteme. In: M. Zemp, G. Bodenmann & P. Zimmermann (Hrsg.), *Außerfamiliäre Betreuung von Kleinkindern: Bindungstheoretische Hinweise für Therapeuten, Pädagogen und Pädiater.* Wiesbaden: Springer Fachmedien, 17–24.

Zemp, M., Bodenmann, G. & Zimmermann, P. (2019b). Die Auswirkungen von außerfamiliärer Betreuung von Kleinkindern. In: M. Zemp, G. Bodenmann & P. Zimmermann (Hrsg.), *Außerfamiliäre Betreuung von Kleinkindern: Bindungstheoretische Hinweise für Therapeuten, Pädagogen und Pädiater.* Wiesbaden: Springer Fachmedien, 25–33.

Ziegenhain, U., Fries, M., Bütow, B. & Derksen, B. (Hrsg.) (2004). *Entwicklungspsychologische Beratung für junge Eltern. Grundlagen und Handlungskonzepte für die Jugendhilfe.* Weinheim: Juventa.

Zimmermann, P. & Grossmann, K. (1996). *Transgenerational aspects of stability in attachment quality beween parents and their adolescent children.* Vortrag beim Biennial Meeting of the ISSBD Quebec City, Kanada, 12.–16. August 1996.

Zimmermann, P., Spangler, G., Schieche, M. & Becker-Stoll, F. (1995). Bindung im Lebenslauf: Determinanten, Kontinuität, Konsequenzen und künftige Perspektiven. In: G. Spangler & P. Zimmermann (Hrsg.), *Die Bindungstheorie. Grundlagen, Forschung und Anwendung.* Stuttgart: Klett-Cotta, 311–332.

ZERO TO THREE [ZTT]. National Center for Infants, Toddlers, and Families (Hrsg.) (1999). *Diagnostische Klassifikation: 0–3. Seelische Gesundheit und entwicklungsbedingte Störungen bei Säuglingen und Kleinkindern.* Wien/New York: Springer.

ZERO TO THREE [ZTT]. National Center for Infants, Toddlers, and Families (Hrsg.) (2017). *DC: 0-5: Diagnostische Klassifikation seelischer Gesundheit und Entwicklungsstörungen der frühen Kindheit.* Stuttgart: Kohlhammer.

Zietlow, A.-L. & Reck, C. (2017). Die Bedeutung von postpartaler Depression und Angststörungen für das Beziehungserleben der Mutter, die Mutter-Kind-Interaktion und die Entwicklung des Kindes. In: K. H. Brisch (Hrsg.), *Bindung und emotionale Gewalt.* Stuttgart: Klett-Cotta, 98–122.

Zwönitzer, A., Ziegenhain, U., Bovenschen, I., Bressem, K., Pillhofer, M., Fegert, J. M. et al. (2015). Effects of early intervention in children at risk: Short-term and long-term findings from an attachment-based intervention program. *Mental Health & Prevention,* 3 (3), 98–102; doi: https://doi.org/10.1016/j.mhp.2015.07.004.

Personenregister

Sachregister

B

O

P

U

V

W

Z

Der Autor

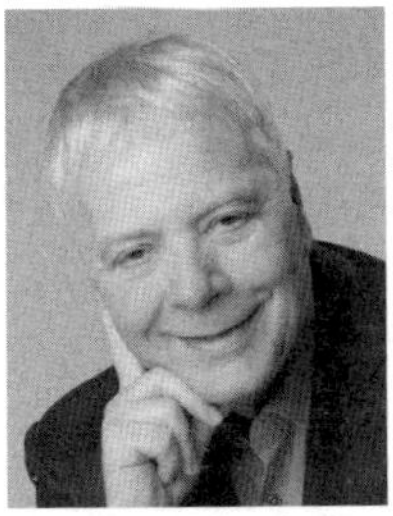

Karl Heinz Brisch, Dr. med. habil., ist Facharzt für Kinder- und Jugendpsychiatrie, Psychiatrie und Psychosomatische Medizin und Psychotherapie sowie Neurologie; Psychoanalytiker für Kinder, Jugendliche, Erwachsene und Gruppen; Ausbildung in spezieller Psychotraumatologie für Kinder, Jugendliche und Erwachsene. Er war Vorstand des weltweit ersten Lehrstuhls für Early Life Care und leitete das gleichnamige Forschungsinstitut an der PMU in Salzburg.

Seine klinische Tätigkeit und sein Forschungsschwerpunkt umfassen den Bereich der frühkindlichen Entwicklung und der Psychotherapie von bindungstraumatisierten Menschen in allen Altersgruppen.

Brisch leitete über viele Jahre die Abteilung für Pädiatrische Psychosomatik und Psychotherapie am Dr. von Haunerschen Kinderspital der Universität München und entwickelte dort das MOSES®-Therapiemodell zur erfolgreichen Intensiv-Psychotherapie von früh traumatisierten Kindern und Jugendlichen.

Brisch entwickelte die Präventionsprogramme »SAFE® – Sichere Ausbildung für Eltern« und »B.A.S.E® – Babywatching«, die inzwischen in vielen Ländern Europas, aber etwa auch in Australien, Neuseeland und Russland Verbreitung gefunden haben.

Er ist Gründungsmitglied der »Gesellschaft für Seelische Gesundheit in der Frühen Kindheit« (GAIMH e. V. – German-Speaking Association for Infant Mental Health) und war dort viele Jahre lang im Vorstand. Die GAIMH ist eine Tochtergesellschaft der WAIMH – World Association for Infant Mental Health.

Seit 2000 organisiert er die jährlich stattfindende renommierte Internationale Bindungskonferenz (www.bindungskonferenz.de) sowie seit 2018 die Internationale »Early Life Care«-Konferenz in Salzburg (www.earlylifecare.at) (bisher zwei Konferenzen).

Brisch verbreitet die Inhalte und Ergebnisse der Bindungs- und Traumaforschung und -psychotherapie auch durch viele Publikationen, Vorträge und die Teilnahme an zahlreichen Radio- und Fernsehsendungen (www.khbrisch.de).